AF649750

E-Book inside

Mit dem Kauf dieses Buchs erhalten Sie das zugehörige E-Book gratis. Sie können dabei aus drei Dateiformaten wählen: EPUB (gängiges Format für E-Reader und Tablets), PDF (für PC und Laptop) oder MOBI (für den Amazon Kindle). So kommen Sie an Ihr kostenloses E-Book:

Rufen Sie im Internet diese Website auf:
↗ http://www.junfermann.de/ebook-inside

Geben Sie den unten stehenden Code in das dafür vorgesehene Feld ein und klicken Sie → Code einlösen. Nach Eingabe Ihrer E-Mail-Adresse und Auswahl des E-Book-Formats erhalten Sie sofort einen Download-Link für das gewünschte E-Book an Ihre E-Mail-Adresse.

Bitte beachten Sie, dass der Code für Sie personalisiert wird und nur einmal gültig ist. Die Datei müssen Sie zunächst auf Ihrem Computer speichern, bevor Sie sie auf ein mobiles Endgerät überspielen können.

SYH2P2ZC

Michaela Huber

Trauma und die Folgen

Trauma und Traumabehandlung

Teil 1

www.junfermann.de

blogweise.junfermann.de

www.facebook.com/junfermann

twitter.com/junfermann

www.youtube.com/user/Junfermann

www.instagram.com/junfermannverlag

MICHAELA HUBER

TRAUMA UND DIE FOLGEN

TRAUMA UND TRAUMABEHANDLUNG
TEIL 1

Überarbeitete Neuauflage

Junfermann Verlag
Paderborn
2020

Copyright	© Junfermann Verlag, Paderborn 2003 6., überarbeitete Auflage 2020
Coverbild	© 2017 Andrew Ostrovsky – StockAdobe
Covergestaltung / Reihenentwurf	JUNFERMANN Druck & Service GmbH & Co. KG, Paderborn
Satz & Layout	JUNFERMANN Druck & Service GmbH & Co. KG, Paderborn

Bibliografische Information der Deutschen Nationalbibliothek

Die Deutsche Nationalbibliothek verzeichnet diese Publikation in der Deutschen Nationalbibliografie; detaillierte bibliografische Daten sind im Internet über http://dnb.d-nb.de abrufbar.

ISBN 978-3-7495-0139-7
Dieses Buch erscheint parallel als E-Book.
ISBN 978-3-7495-0140-3 (EPUB), 978-3-7495-0142-7 (PDF), 978-3-7495-0141-0 (MOBI).

Inhalt

Vorwort zur überarbeiteten Auflage

„Ich habe kein Trauma. Was soll das sein, ein Trauma? Andere haben doch viel Schlimmeres erlebt. Und wenn – ich bekomme doch ohnehin keinen Therapieplatz." So könnte man zusammenfassen, was – auch laut Umfragen im Jahr 2020 – viele Menschen denken. Sie glauben, ein Trauma, das ist etwas ganz, ganz Schlimmes, das nur andere Leute haben. Und wenn ihre Belastungen ihnen noch so sehr zu schaffen machen: Lieber versuchen die meisten, irgendwie allein damit fertigzuwerden, als sich auf die mühsame Suche nach einer guten PsychotherapeutIn zu machen. Das ist aller Ehren wert, könnte aber auf Dauer doch immer wieder zu Einbrüchen im Leben führen, vielleicht auch zu Zusammenbrüchen.

Ja, was ist das eigentlich, ein Trauma? Haben das nur andere Leute? Inzwischen gehen ForscherInnen davon aus, dass wir so gut wie alle im Leben mindestens einmal einer Situation ausgesetzt sind, die uns innerlich kollabieren lässt. In oder nach der wir denken: „Jetzt ist alles aus." In der wir so existenziell bedroht sind, dass wir spüren: „Das verkrafte ich nicht." Viele von uns schaffen es, das Ereignis einigermaßen gut zu verarbeiten, auch wenn manches viele Jahre braucht. Aber was ist, wenn das Ereignis tiefere Wunden hinterlässt, etwa weil es sich auch noch – gefühlt oder tatsächlich – mehrfach wiederholt? Wie lange können wir aus- und durchhalten, ohne langfristige schwere Folgen davonzutragen?

Als dieses Buch in der ursprünglichen Version 2003 zum ersten Mal erschien, standen viele Menschen noch unter dem Eindruck von „Nine Eleven": dem Terrorangriff auf die Twin Towers in New York am 11. September 2001, ein weltweites traumatisierendes Ereignis, nach dem nichts mehr war wie zuvor. Inzwischen – ich schreibe dies im Frühjahr 2020 – sind wir weltweit von zahllosen Terrorangriffen heimgesucht worden, auch in Deutschland. Wir sehen so viele Geflüchtete einzeln und in Menschenmassen unterwegs wie noch nie in der Menschheitsgeschichte, weil drei Faktoren diesem kleinen blauen Planeten extrem zusetzen: der Klimawandel, zahlreiche nicht enden wollende Kriege und eine Mischung aus hemmungslosem Raubtierkapitalismus und brutaler Unterdrückungspolitik in den und durch die meisten mächtigen Staaten der Welt. Alle diese Faktoren hängen zusammen und bedrohen den Fortbestand der Menschheit, der Tierwelt, der gesamten Natur auf der Erde.

Viele Menschen sind daher neben dem, was sie an persönlichen Belastungserfahrungen mitbringen, auch zusätzlich gestresst: durch den Dauerbeschuss mit schlechten Nachrichten, von einem verbreiteten „Apokalypse"-Gefühl und der Notwendigkeit, für sich und ihre Lieben das tägliche Leben organisieren zu müssen. Wozu sich dann noch der eigenen Vergangenheit zuwenden?

Eine Antwort könnte lauten: Um Energie freizusetzen. Energie, die gebunden ist. Dadurch, dass man sich die früheren Schrecken vom Hals halten muss, was einen Preis hat: Lebensfreude. Stattdessen engt man sich ein aufs Funktionieren, fühlt sich wie ein Hamster im Rad, und ab und zu bricht etwas durch, das man dann mit Alkohol, Medikamenten oder anderen Mitteln bekämpfen muss: Schmerz. Körperlicher und seelischer Schmerz.

Heute wissen wir aus Neurobiologie, Hirnforschung, Epigenetik, Bindungsforschung und aus der klinisch-psychiatrischen und psychotherapeutischen Forschung und Praxis: Wer zu viel Stress hat, wird krank an Körper, Geist und Seele. Manchmal schleichend, mal sofort. Und schädigt auch die Nachkommen, denn körperlich und seelisch chronischer Stress wirkt ähnlich wie traumatisierende Ereignisse: Er erodiert bis in unsere Zellstrukturen hinein unsere Gesundheit, fördert Entzündungsprozesse, schädigt das Immunsystem, lässt uns schneller altern und früher sterben. Dies gilt ganz besonders für Menschen, die bereits als Kind viel Stress erdulden mussten. Und von diesen leiden wiederum besonders diejenigen unter teils extremen Spätfolgen, die von ihren eigenen primären Bindungspersonen (Mutter, Vater …) als Kind seelisch, körperlich und / oder sexuell gequält wurden. Die Befunde sind einheitlich und erschreckend.

Was hilft dagegen? Zum einen Aufklärung. Weshalb kann Stress so eine verheerende Wirkung haben, dass eine dauerhafte Wunde entsteht? Denn nichts anderes bedeutet „Trauma" als: Wunde. Wann ist Stress in der Lage, so verheerend zu wirken, dass wir Jahrzehnte unserer Lebenserwartung verlieren und unterwegs mit überwältigenden Ängsten, niederschmetternden Depressionen oder unzähligen Schmerzsyndromen ringen, von Beziehungsproblemen ganz zu schweigen?

Was hilft hier noch? Vor allem dreierlei: Beziehung. Und dann: Beziehung. Und schließlich: Beziehung. Zumindest dann, wenn sie unterstützend ist. Und zwar von allem Anfang an. Sichere Bindungserfahrung als Kind schützt uns vor dem Abstürzen in die ultimative Verzweiflung, wenn wir in Not geraten. Soziale Unterstützung ist auch nach traumatisierenden Einwirkungen lebenslang der wichtigste protektive Faktor vor langfristig schlimmen Konsequenzen für Körper, Seele und Geist. Und selbst wenn schon viele negative Folgen eingetreten sind, kann gute Bindungs- und Beziehungserfahrung, privat und in professionellem Rahmen, uns helfen, aus dem tiefen Tal der Traumafolgen herauszufinden.

Daher ist dieses Buch – auch in der nun völlig überarbeiteten Fassung – vor allem ein Plädoyer an Sie, die Sie dies lesen: Geben Sie nicht auf. Geben Sie die Suche nicht auf nach unterstützenden Menschen. Seien Sie selbst so jemand für ein Lebewesen in Not, ein Tier, ein Kind, eine/n Jugendliche/n, eine NachbarIn, FreundIn, PartnerIn, KollegIn, KlientIn oder PatientIn. Sie selbst, Ihre Umwelt, ja der ganze Globus sind bedroht, das stimmt. Hier hilft – auch das zeigen zahllose Studien: aufrichtig zu sich selbst und anderen sein; genau hinschauen, auch wenn's weh tut; lernen und verstehen und kompetenter werden; loslassen, was losgelassen werden muss, und kämpfen für Veränderung, wo immer dies nötig und möglich ist. Begnügen Sie sich nicht. Niemals. Biologische Systeme können sich bis zum letzten Lebensmoment verändern. Wenn sie lernen.

Dieses Buch beschäftigt sich mit „toxischem", also giftigem, traumatischem Stress und seinen Folgen. Dabei gilt es, in alle Himmelsrichtungen zu schauen, um das Verständnis zu vergrößern darüber, wer und was diesen Stress verursacht und welche Konsequenzen er hat. Toxischer Stress kann verhindern, dass ein Kind überhaupt ein zusammenhängendes Ich entwickelt. Er kann auch später im Leben Menschen zerbrechen. Und sie gleichgültig, zynisch oder zu Ausbeutern werden lassen, für die nur Macht und Geld zählen. Oder zu ewigen Opfern, die wieder und wieder geschädigt werden. Oder zu ohnmächtigen Zeugen, die das Gefühl haben, dass alles, was sie tun könnten, ohnehin nichts helfen würde. Egal zu welcher Kategorie Sie sich im Zweifelsfall zählen: Geben Sie nicht auf. Sie können Ihr Leben verändern und mehr Lebensfreude und vor allem: Sinn im Leben finden. Das, was man posttraumatisches Wachstum nennt. Damit – und mit allem, was helfen kann, von Traumata zu genesen – wird sich der zweite Band dieses Zweiteilers beschäftigen: *Wege der Traumabehandlung.*

Gefahr erkannt – Gefahr gebannt? So schnell geht es nicht. Zur Veränderung gehören die Prozesse: Erkennen und Anerkennen. Daher beginnt es hier. Mit dem genauen Hinsehen. Manches wird keine einfache Lektüre für Sie sein, vor allem, wenn Sie selbst unter den Spätfolgen schwerer Kindheitsbelastungen leiden oder solche Menschen begleiten und selbst über viel Mitgefühl verfügen. Lesen Sie das Buch daher langsam, portioniert, sorgsam. Vielleicht machen Sie sich Notizen. Und zum Weiterlesen habe ich einen besonderen Service beigefügt: Eine Auswahl der besten deutschen und internationalen Literatur, die es zum Thema Trauma und die Folgen gibt, Stand heute.

Möge die Lektüre Sie ermutigen.

Göttingen / Lanzarote im Frühjahr 2020

Michaela Huber

Danksagung

Herzlichen Dank an alle die vielen Menschen, die helfen, Wissen zum Thema Trauma und die Folgen zusammenzutragen:

Zuallererst sind meine KlientInnen und alle die vielen Menschen, auch die vielen „Vielen“, die mir z. B. über meine Website schreiben, eine einzige große Fortbildung für mich gewesen und sind es immer noch. Sie lehren mich, wie sie empfinden, wie sie die Welt sehen, was sie erlebt haben, wie sie damit umgehen, was ihnen beim Überleben und „Leben danach“ geholfen hat, wofür sich das Leben für sie trotz all der körperlichen und seelischen (Aufarbeitungs-)Schmerzen lohnt und wie viel Energie freigesetzt werden kann, wenn diese Energie nicht mehr nur zum Überleben gebraucht wird.

Dann bin ich natürlich allen KollegInnen dankbar, die sich des Themas Traumafolgen annehmen, die ihre KlientInnen und PatientInnen ernst nehmen, die sie befragen, beforschen und die Ergebnisse zur Diskussion stellen. Äußerst dankbar bin ich meinen KollegInnen von der DGTD, der Deutschen Gesellschaft für Trauma und Dissoziation e.V., Nachfolgeorganisation der „ISSD e.V., deutsche Fachstudiengruppe“, deren 1. Vorsitzende zu sein ich seit 1995 die Ehre habe und mit denen ich jedes Jahr eine spannende Tagung auf die Beine stelle.

Dankbar bin ich allen, die mir Material für dieses Buch und die Überarbeitung zur Verfügung gestellt haben, darunter die Illustratorinnen Emmyou Schappert und Janina Röhrig sowie die FachkollegInnen Ursula Gast, Jan Gysi, Ulrich Frommberger, Eli Somer, Frauke Rodewald, Yolanda Schlumpf und zahllose andere. Besonderen Dank schulde ich auch Lisa Grosse, die mir monatelang bei der Literaturrecherche für die Überarbeitung geholfen hat.

Meine wunderbare Geschäftsführerin Renate Vorwald und alle MitarbeiterInnen meines kleinen Unternehmens, die mir den Rücken freihalten, mir zuarbeiten, meine Schusseligkeiten ausbügeln und all die fürchterlichen formalen Dinge für mich erledigen, vor denen ich mich fürchte – sie seien herzlich bedankt!

Heike Carstensen, die seit Jahrzehnten meine Bücher bei Junfermann betreut, hat sich sehr darum bemüht, dass ich das Buch noch einmal nach fast 20 Jahren neu bearbeite, und ich hoffe, sie findet, das hat sich gelohnt.

Last not least danke ich meinen FreundInnen und mit mir privat Verbündeten für ihre Freundlichkeit, Unterstützung und loyale Kritik. Meiner Wahl-Familie aus Zwei- und Vierbeinern danke ich für das manchmal turbulente große Glück.

Michaela Huber

Vorwort von Onno van der Hart

Die besondere Qual der Trauma-Überlebenden besteht darin, dass sie entweder zu viel oder zu wenig von ihrem Trauma erleben.

Wenn sie zu wenig davon erleben, dann versuchen sie, ihr alltägliches Funktionsniveau wiederzugewinnen und zu halten: Essen, Schlafen, Arbeiten, Kinder versorgen – Tätigkeiten, die unmöglich auszuführen wären, wenn sie sich gleichzeitig mit den Erinnerungen an das überwältigende Ereignis des Traumas herumschlagen müssten, das vielleicht in einem Überfall, einer Vergewaltigung oder infolge chronischer Folgen von Vernachlässigung und Misshandlung in der Kindheit bestand. Sie versuchen dann, alle Erinnerungen an ihr Trauma zu vermeiden, seine Bedeutung für ihr Leben herunterzuspielen oder leugnen sogar, dass das Trauma je stattgefunden hat. Auf diese Weise können Überlebende schwerer Misshandlungen in der Kindheit an der Überzeugung festhalten, sie hätten eine schöne Kindheit gehabt.

Erleben sie jedoch zu viel von ihrem Trauma, dann ist es häufig, als wären sie wieder zurück in ihrem ursprünglichen Schrecken, so als fände das Ereignis gerade jetzt statt: Sie erleben auf sensomotorische und emotionale Weise ihr Trauma noch einmal, und dieses Erleben kann sich so wirklich anfühlen, als existiere ihr normales Alltagsleben gar nicht.

Außer bei Terroranschlägen wie dem 11. September 2001, Kriegstraumata in weit entfernten Ländern, Katastrophen oder medial groß aufbereiteten Ereignissen wie die Ermordung eines Kindes durch einen Fremden vermeidet unsere Gesellschaft es eher, die Bedeutung von Traumatisierungen wahrzunehmen. Holocaust-Überlebende, Kriegsveteranen, Opfer von Vergewaltigung, Inzest oder anderen akuten oder chronischen Gewaltformen haben erlebt, dass die Gesellschaft ihre Geschichte nicht hören wollte – und viele Überlebende haben niemals eine gesellschaftliche Anerkennung ihrer Qualen erfahren. Zwar betonen politische Stellen stets aufs Neue, dass Kindesmisshandlung – die wahrscheinlich verbreitetste und am wenigsten erkannte Form der Traumatisierung – ein ernstes gesellschaftliches Problem sei. Doch gleichzeitig werden kaum oder gar nicht Konsequenzen aus diesem allgemeinen Wissen gezogen, keine wirklich angemessenen Dienstleistungen zum Schutz der Kinder vor Misshandlungen und kaum Hilfen für misshandelte Kinder und beraterische sowie therapeutische Einrichtungen für Überlebende bereitgestellt; falls es überhaupt entsprechende Einrichtungen gibt, müssen diese jedes Jahr aufs Neue um ihr finanzielles Überleben kämpfen.

Und es gibt außerordentlich wenig spezialisierte Behandlungsprogramme für Erwachsene, die als Kind misshandelt wurden. Wer als Erwachsener um Hilfe nachsucht, wird wahrscheinlich häufig eine unangemessene Behandlung, wenn nicht gar eine eindeutige Fehlbehandlung erfahren. Denn die gesellschaftliche Missachtung von Traumatisierungen, besonders von Kindesmisshandlung und Vernachlässigung, spiegelt sich nicht nur im Gesundheitswesen, sondern in allen Bereichen der Gesellschaft. Mit einigen positiven Ausnahmen stürzen sich die Medien zum Beispiel gern auf solche Themen wie angeblich falsche Beschuldigungen von Misshandlungen und „falsche Erinnerungen", statt sich mit der – sicher sehr viel größeren – gesellschaftlichen Bedeutung von Vernachlässigung sowie körperlicher, seelischer und sexueller Gewalt gegen Kinder und Frauen auseinanderzusetzen.

Krebs und Aids erhalten ebenfalls, zum Beispiel in der Presse und den elektronischen Medien, sehr viel mehr Aufmerksamkeit. Dabei stellen die gesellschaftlichen Kosten dieser Erkrankungen tatsächlich nur einen Bruchteil dessen dar, was an Folgen von Kindesmisshandlung auf die Gesellschaft zukommt. Langzeitstudien haben erwiesen, dass Opfer schwerer Kindesmisshandlung als Erwachsene sehr viel häufiger Herz-Kreislauf-Erkrankungen, Krebs, chronische Lungenerkrankungen, Knochenbrüche und Leberschäden erleiden; außerdem entwickeln sie häufig eine Posttraumatische Belastungsstörung und andere komplexe traumabedingte Störungen, die – wenn sie unentdeckt und unbehandelt bleiben – häufig schwere und komplexe Folgeschäden nach sich ziehen.

Häufige Folgen umfassen neben neurobiologischen Anomalien: Depressionen, Ängste, Störungen der Affekt- und Impulskontrolle, dissoziative Störungen, sexuelle Probleme, ein geringes Selbstwertgefühl, Selbstverletzungen, Alkohol-, Medikamenten- und Drogenabhängigkeit, Suizidgefährdung und vollendete Suizide. Prospektive Studien haben herausgefunden, dass Vernachlässigung sowie körperliche und sexuelle Kindesmisshandlung die kognitive Entwicklung verzögern sowie delinquentes Verhalten, Kriminalität und anderes gewalttätiges Verhalten, Prostitution und erneute Traumatisierung im Erwachsenenalter bewirken können.

In diesem verstörenden und alarmierenden Kontext ist als gute Nachricht festzuhalten, dass Traumaexperten – auch in deutschsprachigen Ländern – in den letzten Jahrzehnten einen enormen Fortschritt gemacht haben im Hinblick auf unser Verständnis der kindlichen und erwachsenen Traumatisierung und der erforderlichen Behandlungsmethoden.

So haben zum Beispiel neue neurobiologische Forschungstechniken unser Verständnis dafür vergrößert, welche Hirnregionen wie von Traumatisierungen betroffen sind, und in deutschen Verlagen erscheinen bedeutende klinische und Lehrbücher über dissoziative Störungen.

In ihrem außerordentlich gut dokumentierten Buch „Trauma und die Folgen" präsentiert die international anerkannte Psychologin Michaela Huber einen exzellenten Einblick in den Stand der Wissenschaft und die klinischen Erkenntnisse der vielen Facetten des Traumas. Dabei hat sie ihre Talente als sehr erfahrene Therapeutin, Supervisorin, Ausbilderin und als bekannte Autorin miteinander verknüpft und einen äußerst lesbaren Text geschaffen, der erklärt, was bei traumatisierenden Ereignissen wirklich geschieht, wie die erzwungenen Fragmentierungen während und nach dem Ereignis dem menschlichen Gehirn zusetzen, wie Opfern das Überleben gelingt, wie ihre Beziehungen und Bindungen durch die Bedeutung des Traumas beeinflusst werden, wie Traumatisierung sich in einer Reihe von Symptomen und psychischen Störungen niederschlagen können und welche Funktionen solche traumabedingten Schlüsselsymptome wie Selbstverletzung haben können.

Darüber hinaus ist sie nicht vor der äußerst schwierigen und undankbaren Aufgabe zurückgeschreckt, sich als Überbringerin schlechter Nachrichten zu erweisen, das heißt, eine der schrecklichsten Formen von Misshandlungen zu beschreiben, nämlich organisierte sadistische Gewalt, die häufig als rituelle Gewalt bezeichnet wird. Medien und viele Angehörige von Berufsgruppen im Sozial- und Gesundheitswesen tun dieses scheußliche Phänomen gern als „zu fantastisch, um wahr zu sein" ab; das würden viele von uns auch gern machen, die wir Überlebende solcher chronischen Misshandlungen behandeln und mit dem extremen Leid konfrontiert sind, das aus solcherart erlittener Gewalt herrührt.

In „Trauma und die Folgen" kann Michaela Huber ihre außergewöhnlichen Qualitäten so umsetzen, dass ihr Text sowohl äußerst instruktiv ist für KollegInnen im Sozial- und Gesundheitswesen als auch sehr informativ und gut lesbar für eine allgemeine Öffentlichkeit, einschließlich der Menschen, die selbst traumatisiert worden sind. Ihre Sorgfalt im Umgang mit den Traumaüberlebenden zeigt sich unter anderem darin, dass sie Texte, die möglicherweise zu belastend für sie sein könnten, kursiv drucken ließ. Auch wenn sie klare und nachvollziehbare Informationen über die diagnostischen Kriterien verschiedener traumabedingter Störungsformen gibt, gelingt es ihr, in einer Kombination von Faktendarstellung und persönlicher Bewertung den Lesern gute Hinweise zu geben. Ihre zahlreichen sehr informativen Fallbeispiele sind gekennzeichnet von ihrem tiefen Respekt für Traumaüberlebende. Indem sie ihnen sowohl in ihrem Leid wie in ihrer menschlichen Würde – die so sehr von den Menschen attackiert wurde, die ihnen Gewalt antaten – begegnet, hat Michaela Huber ein mutiges und von Achtsamkeit und Respekt getragenes Buch geschrieben.

Tatsächlich brauchen LeserInnen selbst einen gewissen Mut, um sich für die Wirklichkeit menschengemachter Traumata in ihren vielen Ausdrucksformen zu öffnen, die Michaela Huber so eindrucksvoll beschreibt. Vielleicht wird man nach der Lektüre trauriger, aber auch weiser sein. Und man erhält ein starkes empirisch fundiertes und klinisch überprüftes Wissen als solide Grundlage für weiteres Lernen über die Heilungsmöglichkeiten von seelisch erschütternden Ereignissen.

Ich wünsche diesem so wichtigen Buch viele LeserInnen und für uns alle noch mehr so engagierte und kompetente KollegInnen wie Michaela Huber. Möge dieses Buch in diesem Sinne dazu beitragen.

Onno van der Hart

Onno van der Hart ist emeritierter Professor für Psychopathologie chronischer Traumatisierungen an der Abteilung für Klinische Psychologie der Universität Utrecht, Niederlande.

Vorwort von Luise Reddemann

Das Thema schwere Traumatisierungen und deren Folgen ist in Deutschland später als in anderen Ländern ins Bewusstsein der Fachleute gerückt. Während insbesondere in den USA und den Niederlanden bereits eine Fülle von Erkenntnissen und klinischem Wissen zusammengetragen war, wussten wir hier in Deutschland Anfang der 1990er-Jahre so gut wie nichts über schwere Traumafolgen und in Sonderheit dissoziative Störungen.

Heute wissen erheblich mehr Therapeutinnen und Therapeuten als früher, nicht zuletzt dank Michaela Hubers Engagement, um Traumatisierungen und deren Folgen. Dennoch ist festzustellen, dass viele im Hinblick auf genaue Diagnostik und Therapie unsicher sind. Die genaue Kenntnis der Störungsbilder und eine präzise diagnostische und prognostische Einschätzung sind aber, wie bei jeder Psychotherapie, von großem Wert. Darüber hinaus kann eine nicht trauma-adaptierte Therapie bei einem traumatisierten Menschen viel Unheil anrichten, dessen Leiden verlängern und die Therapie verzögern.

Manche beklagen, dass die Beschäftigung mit Traumata und deren Folgen eine Mode geworden sei. Bei genauer Betrachtung sieht es aber eher so aus, dass, je mehr sich unser Wissen verbreitert und je mehr auf diesem Gebiet geforscht wird, sich umso mehr herausstellt, dass sehr viele seelische und psychosomatische Störungsbilder mit Traumatisierungen zusammenhängen. Für Betroffene kann das sogar eine befreiende Erfahrung sein, auch wenn sie schmerzhaft ist. Hier zeigt sich Michaela Huber als engagierte Anwältin derjenigen, die Traumatisierungen erlitten haben. Mehr noch: Wie schon in der Erstausgabe des Buches erwähnt, zeigen neuere Untersuchungen von Felitti und seiner Arbeitsgruppe aus Los Angeles, und inzwischen von vielen anderen ForscherInnen, dass u.a. Herz-Kreislauf-Erkrankungen im späteren Leben und vieles mehr mit Kindheitsbelastungen in Zusammenhang stehen.

Für viele mag das eine erschreckende Erkenntnis sein, der sich sogar Fachleute noch immer nicht stellen wollen; denn es mag schwer zu akzeptieren sein, dass Kindheit teilweise katastrophale Folgen hat. Bedenkt man: Als ich Ende der 1960er-Jahre begann, mich als Medizinalassistentin auf den Beruf der Ärztin vorzubereiten, wurde mir noch gesagt, dass ein kleines Kind keinen Schmerz verspürt und dass ihm infolgedessen Belastungen nichts anhaben können; so ist hier tatsächlich zum Glück ein eindrucksvoller Wandel geschehen, der uns immer tiefer beschäftigen sollte. Denn leider ist es uns trotz intensiven Bemühens noch immer nicht gelungen, Traumatisierungen von Kindern entscheidend einzugrenzen oder gar zu verhindern. Das halte ich für eine bittere Erkenntnis. Umso mehr ist es wichtig, dass es brauchbares Handwerkszeug für diejenigen gibt, die Traumaopfern beistehen wollen. Dazu trägt dieses Buch entscheidend bei.

Glücklicherweise heilen viele Menschen von ihren Traumatisierungen sogar spontan und über die Zeit. Dennoch müssen wir zur Kenntnis nehmen, dass vor allem die frühen Traumatisierungen zu schweren Beeinträchtigungen führen können, die die Betroffenen selbst und ihre BehandlerInnen vor große Herausforderungen stellen.

Michaela Huber ist eine der wichtigsten Pionierinnen auf dem Gebiet der Traumaforschung sowie kenntnisreicher Erfahrung mit der Therapie schwer traumatisierter Menschen und hat mit ihren Büchern Meilensteine im deutschen Sprachraum gesetzt. In dieser Überarbeitung ihres Buches legt sie erneut besonderen Wert auf das Verständnis der schweren Traumatisierungen. Und wie man Betroffenen angemessen beistehen kann. Dies ist sehr zu begrüßen. Denn wie wichtig das ist, hat sich in den Jahren nach der Ersterscheinung des Buches immer mehr bestätigt, nicht zuletzt durch Forschung, auf die Michaela Huber in diesem Buch detailliert eingeht, sodass alle, die dies interessiert, sich umfassend informieren können

Ein großes Verdienst dieses Buches sehe ich erneut darin, dass Michaela Huber eine ganze Reihe von Fragebögen zur Verfügung stellt. Da schließt dieses Buch nochmals eine Lücke. Damit und mit den genauen und einfühlsamen Beschreibungen der Symptome und Probleme von PatientInnen mit Traumafolgestörungen ist es auch für auf dem Gebiet noch nicht allzu erfahrene Therapeutinnen möglich, sich einen guten Überblick zu verschaffen, diagnostische Klarheit zu gewinnen und entsprechend zu handeln. Und auch auf dem Gebiet bereits erfahrene Therapeutinnen und Therapeuten werden zu neuen Sichtweisen vielfältig angeregt.

Nicht zuletzt hilft dieses Buch auch Betroffenen, sich umfassend informieren zu können. Es ist wertvoll, dass eine erfahrene Fachfrau diesen Weg geht und damit Betroffenen auf Augenhöhe begegnet, was leider nicht selbstverständlich ist.

Luise Reddemann

Einleitung

Die Bombe krepiert in der Bar um dreizehn zwanzig.
Jetzt ist erst dreizehn sechzehn.
Einige schaffen es noch, das Lokal zu betreten.
Andere es zu verlassen.

Der Terrorist ist bereits auf die andere Straßenseite gegangen.
Diese Entfernung schützt ihn vor allem Übel,
und die Sicht ist genau wie im Kino:

Die Frau in der gelben Jacke geht rein.
Der Mann mit der dunklen Brille kommt raus.
Die Jungen in Jeans unterhalten sich noch.
Dreizehn siebzehn und vier Sekunden.
Der Kleinere, der hat Glück und besteigt den Roller,
der Größere geht hinein.

Dreizehn siebzehn und vierzig Sekunden.
Ein Mädchen mit grünem Band im Haar kommt näher.
Nur dass der Bus sie plötzlich verdeckt.
Dreizehn achtzehn.
Das Mädchen ist weg.
Ob sie so dumm war, reinzugehen, oder auch nicht,
das wird sich später zeigen, wenn die Leichen herausgetragen werden.

Dreizehn neunzehn.
Niemand geht rein.
Dafür kommt ein Dicker mit Glatze noch raus.
Doch so, als suchte er etwas in seinen Taschen, und geht
zehn Sekunden vor dreizehn zwanzig
zurück, seinen elenden Handschuh zu holen.

Es ist dreizehn zwanzig.
Wie sie sich schleppt, die Zeit.
Wohl jetzt.
Noch nicht.
Ja, jetzt.
Die Bombe
krepiert.

(Wiszlawa Szymborska)

So zufällig wird in Wiszlawa Szymborskas Gedicht „Der Terrorist, er sieht zu" entschieden, wer lebt und wer sterben muss. Die polnische Lyrikerin, die als junger Mensch erlebte, wie die Nazis in ihrem Land wüteten, bringt damit ihre Fassungslosigkeit zum Ausdruck: darüber, dass Menschen andere zum Opfer machen; dass die Opfer in einem Moment noch nichts ahnen, völlig unschuldig sind, während sie im nächsten Moment etwas erleben, das sie entweder sofort tötet oder fürs Leben zeichnen wird. Und alles so zufällig – wenn man nicht an Schicksal glauben will, und Szymborska glaubt nicht an vorbestimmtes Schicksal. Wir erleben die herannahende, menschengemachte Katastrophe aus der Sicht des zuschauenden Täters. So wie wir im Fernsehen in Spielfilmen zuschauen können, wie Menschen in eine tödliche Falle gehen; oder in den Nachrichten und Dokumentarsendungen oder in Videoschnipseln im Internet Zeuge werden, wie Kriege und Terroranschläge vorbereitet und durchgeführt und wie danach die Opfer herausgetragen werden.

Wenn man sich von diesem Gedicht ergreifen lässt, kämpft man vielleicht mit den Tränen und möchte unwillkürlich ausrufen – ob man nun gläubig ist oder nicht: Mein Gott, wie schrecklich!

Müssen wie einfach so zusehen? Szymborska lässt den Lesern keine mentale Möglichkeit einzugreifen; sie beschreibt das herannahende Verhängnis bis zum Moment des unausweichlichen Ausbruchs: Die Bombe ist gezündet, sie wird auf jeden Fall krepieren. Nur ein Wunder könnte geschehen, und es geschieht nicht.

Müssen wir zusehen, ohnmächtig und hilflos? Ja. Wir können oft nicht verhindern, nicht aufhalten, was an Schrecken um uns herum geschieht. Müssen wir darüber resignieren? Ich meine: Nein.

Wir können unermessliches Leid oft nicht verhindern. Doch was wir tun können, ist, uns um die Opfer und Überlebenden zu kümmern, ihnen beizustehen. Und vielleicht aufmerksam dafür zu sein, ob wir ein andermal etwas Ähnliches verhindern könnten.

Lange habe ich mir überlegt, wie ich Sie sozusagen in dieses Buch „hineinholen" könnte, Sie interessieren, vielleicht sogar faszinieren, für das Thema und den Inhalt – für den menschlichen Umgang mit unfassbaren Schrecken, die man gerade eben so überlebt hat.

Dann fand ich Szymborkas Gedicht.

Für wen ist dieses Buch?

„Trauma und die Folgen" – das Thema ist ja kein leichtes, und so haben Sie wahrscheinlich auch nur deshalb nach diesem Buch gegriffen, weil Sie irgendetwas mit dem Thema verbindet. Etwas ist in Ihrem Leben geschehen, das Sie als ein Trauma beschreiben würden. Oder vielleicht überlegen Sie, ob das, was Sie erlebt haben, die Qualität eines Traumas hat. Denn ein Trauma ist ja eine Wunde, Chirurgen wissen das, und so scheint es auch eine seelische Entsprechung zu geben: ein Psychotrauma, eine Seelenwunde. Haben Sie solche Wunden, und wenn ja, wie könnten Sie diese feststellen lassen – mit dem Ziel, dass sie vielleicht gut versorgt heilen könnten? Vielleicht sind Sie aber auch eher theoretisch am Thema interessiert: Als StudentIn, KollegIn, interessierte BürgerIn, die sich informieren will. Also: Herzlich willkommen, mit welcher Motivation Sie auch immer dieses Buch in die Hand genommen haben.

Als Psychotherapeutin, die früher einmal Wissenschaftsjournalistin war, bemühe ich mich darum, komplexe Sachverhalte verständlich auszudrücken. Und dazu gehört natürlich, dieses mein zentrales berufliches Lebensthema fachlich zu vermitteln, wobei ich mich stets, auch bei diesem Buch und dessen erneuter gründlicher Überarbeitung, als Lernende verstehe. Jeden Tag lernen wir Neues hinzu, auch über das Ungeheuerliche, das Unaushaltbare, den – wie Fachleute sagen – „toxischen Stress" und dessen Folgen: das seelische Trauma, das auch sehr konkrete körperliche, soziale und Beziehungsfolgen haben kann.

Trauma: Viele Menschen interessieren sich seit der Auseinandersetzung um „Kriegskinder" und „Kriegsenkel" für das Thema, manche seit den Terroranschlägen vom 11. September 2001, manche seit dem Zugunglück in Eschede, wieder andere vielleicht seit dem Erfurter Amoklauf oder anderen öffentlichen Gewalttaten. Was macht es, extremen Stresssituationen ausgesetzt zu sein? Übrigens haben solche Ereignisse auch eine Fülle neuer Forschungen zum Thema Trauma allgemein und den Themen Krieg, Terroranschläge, Katastrophen sowie Amokläufe angeregt – was typisch ist für dieses Feld: Wenn die Medien über schreckliche Ereignisse berichten oder so viele Menschen davon betroffen sind, dass die Angehörigen Interessengruppen bilden und staatliche Stellen sich zum Handeln gezwungen sehen, werden mehr Forschungsgelder auch für psychologische Diagnostik, Therapien und Forschung bereitgestellt.

Vielleicht haben Sie also selbst Schreckliches erlebt und wollen nun mehr darüber wissen, ob es anderen Menschen ähnlich geht und ob es neue Forschungs- und Therapieansätze gibt. Oder jemand, den oder die sie kennen, ist betroffen und Sie versuchen zu verstehen, was mit ihm/ihr los ist. Oder Sie sind im weiten Feld der Psychotraumatologie beruflich tätig – als Ergotherapeutin oder Pflegekraft, ÄrztIn oder PsychologIn, BeraterIn oder PfarrerIn, Physio-, Logo- oder MusiktherapeutIn, WissenschaftlerIn oder oder …

Im letzteren Fall werden Sie wissen, wie mühsam es ist, konkrete (Langzeit-)Therapien und Forschungen zum Thema „Folgen von chronischer Gewalt" finanziert zu bekommen, und zwar sowohl im Bereich ambulante wie stationäre Behandlung. Der Großteil unserer Klientel ist ja nicht Opfer von Terroranschlägen oder Amokläufen oder Zugkatastrophen geworden – sondern von Gewalt in „ganz normalen Familien", auch transgenerational. Da müssen sie sich mit den Spätfolgen von Gewalterfahrungen ihrer Eltern und Großeltern auseinandersetzen, etwa mit den psychischen Langzeitfolgen von Kriegen und gewaltvollen Erziehungspraktiken. Manche, auch seelische Gewalt begann früh, dauerte lange und überschattete das gesamte weitere Leben der Betroffenen , machte sie im Extremfall zu „Drehtür-Psychiatrie-PatientInnen" und in ambulanten Psychotherapie-Praxen zu gefürchteten „Therapeuten-Killern", da offenbar wenig von dem, was traditionelle Psychotherapie und Psychiatrie anbieten können, ihnen hilft. Manche Formen von Gewalt machen die Betroffenen anfällig, wieder zum Opfer oder zu ohnmächtigen Zeugen zu werden, sich zum Täter zu wandeln und / oder eine Depression, Angststörung, Sucht oder Tendenz zur Selbstschädigung zu entwickeln. Jedenfalls dann, wenn niemand zwischendurch ausreichend erfolgreich eingreift oder wenn gar lebenslang niemand hilft.

Gerade früh und langjährig seelisch, körperlich und / oder sexualisiert gequälte Kinder, Jugendliche und Erwachsene haben im Sozial- und Gesundheitswesen, ja überhaupt in dieser Gesellschaft keine Lobby – und besonders sie werden im Mittelpunkt dieses Buches und des Folgebandes stehen.

Inzwischen – ich schreibe dies im Frühjahr 2020 – sind *Trauma und die Folgen* (Band 1) sowie *Wege der Traumabehandlung* (Band 2) Klassiker geworden. Beide Bände zusammen sind ein Grundlagenwerk, das Betroffenen, Angehörigen und Professionellen gleichermaßen einen Einblick in diese komplexe Disziplin vermitteln könnte und das vor allem aus der Praxis heraus entstanden ist und nicht nur trockene Theorie verbreitet.

Inzwischen habe ich auch in vielen anderen Büchern und Artikeln zu Papier gebracht, was ich aus diesem Arbeitsfeld berichtenswert finde, was mich nun insgesamt mehr als vierzig Jahre beschäftigt und – ja, auch fasziniert, immer noch. So wünsche ich mir natürlich, dass etwas von dieser Faszination und der Liebe für das Fach und die Menschen mindestens zwischen den Zeilen herauszulesen ist.

„Alles wirkliche Leben ist Begegnung", hat Martin Buber einmal gesagt. Es gibt wohl keine intensivere Begegnung als die in der Therapie mit Menschen, die nach Erfahrungen, welche ihnen buchstäblich den Boden unter den Füßen weggezogen haben, wieder versuchen, ins Leben zurückzufinden. Oder, wie es bei vielen früh und langjährig traumatisierten Mädchen und Frauen und einigen Jungen und Männern der Fall ist, mit denen ich meistens arbeite: Die überhaupt zum ersten Mal entdecken, wie äußere Sicherheit sich anfühlen, wie Lebensfreude schmecken kann. Sie dabei zu begleiten, sich zu der Persönlichkeit zu entwickeln, die erst einmal gewaltsam blockiert oder zersplittert wurde und die dann gereift und mit der Fähigkeit, nach innen beschützend und nach außen wehrhaft zu sein, ihr eigenes Potenzial entfalten kann – das ist eine große Freude. So herausfordernd und oft anstrengend diese Arbeit ist, sie verändert beide Beteiligten, und wenn es gelingt, bereichert sie und ist jeder Mühe wert.

Mühe kostet es natürlich, denn unterwegs gilt es für die KlientIn, so viel von den alten Schrecken hinter sich zu lassen wie nur irgend möglich. Bevor man das Entsetzliche jedoch wirklich los- und Vergangenheit werden lassen kann, muss man es anschauen und akzeptieren, ohne nur hineinzurutschen ins Wiedererleben, wie ja schon so oft zuvor. Und da sind beide gefordert: Die Betroffenen selbst, die hart arbeiten und konzentriert „dranbleiben" müssen und deren Kreativität und Disziplin stets aufs Neue herausgefordert werden – und die TherapeutInnen (und BeraterInnen etc., die ich hier oft mit meine), die mit der Not der Betroffenen konfrontiert werden und nicht nur selbst gut geerdet sein, sondern auch einen großen „Handwerkskoffer" voller Ideen und guter Arbeitstechniken mitbringen müssen. Letztlich braucht es aufseiten der TherapeutInnen vor allem Substanzielles in drei Bereichen:

1. Ein empfindendes Herz – wenn wir uns nicht anrühren lassen können, dann können wir auch nicht hilfreich sein – und dieses Berührbar-Bleiben will oft über lange Jahre gehalten sein, ohne dass man ausbrennt; das ist wirklich eine Kunst für sich;
2. eine belastbare Persönlichkeit und ein unterstützendes äußeres Umfeld – vor allem eine innere Unabhängigkeit, die verhindert, dass man sich in die Turbulenzen der Klientel (und oft auch in die ihres sozialen und familiären Umfelds) hineinziehen lässt;
3. nicht nur theoretische, sondern auch praktisch eingeübte Fertigkeiten im Umgang mit extremen Gefühlen, den Täteranteilen und dramatischen Körperzuständen bei der KlientIn (und deren Widerhall in der eigenen Person).

Meine Erfahrung ist, dass viele KollegInnen aus den oben genannten Bereichen, nicht nur ÄrztInnen und PsychologInnen (auch wenn diese noch einmal auf besondere Weise gefordert sind), das Potenzial oder schon sehr viel mehr dazu mitbringen. Meine Aufgabe ist es zunehmend geworden, KollegInnen dabei zu begleiten, die notwendigen Fähigkeiten zu entfalten und dabei auch in ihrer eigenen Persönlichkeit weiter zu reifen. Einige Tausend KollegInnen habe ich so im Laufe der letzten Jahre kennengelernt und begleiten dürfen, durch Vorträge und Ausbildungsseminare, Supervisionen und manche auch in Therapien.

Als Einlösung meines Versprechens, die Essenz der Erfahrungen plus der einschlägig relevanten Forschungsergebnisse aufzuschreiben, ist ein „Zweiteiler“ herausgekommen: Der hier vorliegende ist der erste von zwei Bänden zu „Trauma und Traumabehandlung“. Teil 2, *Wege der Traumabehandlung,* beschäftigt sich speziell mit dem Thema der Traumatherapie.

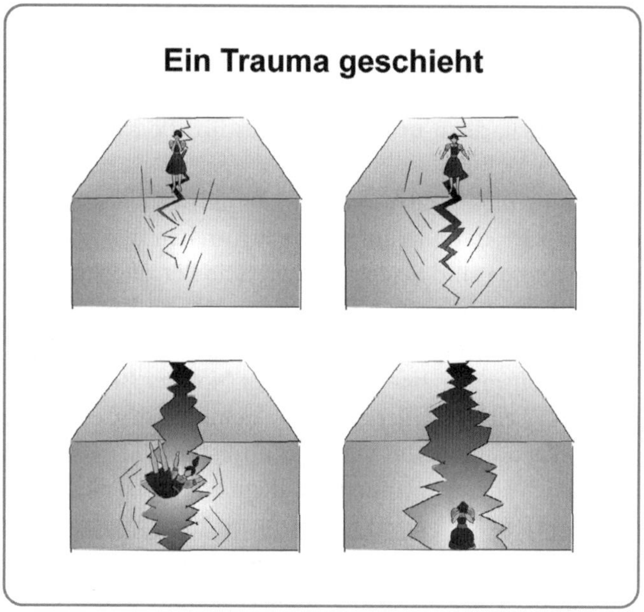

Abbildung: Ein Trauma geschieht

Sexuelle Gewalt

Als ich 1976 – gemeinsam mit der Sozialpädagogin Heidrun Zöllner – in Bielefeld eine erste therapeutische Gruppe zum Thema „tablettenabhängige Frauen“ anbot, kam ich frisch von der Uni mit einer klinischen Schwerpunktausbildung in Verhaltenstherapie. Mit Erschütterung stellte ich damals fest, dass samt und sonders alle Frauen dieser Gruppe – sie waren zwischen 18 und über 60 Jahren alt – schwere Traumatisierungen erlitten hatten, die meisten auch sexuelle Gewalt. Nun war ich selbst als Kind nicht auf Rosen gebettet gewesen, aber sexuelle Gewalt hatte ich nicht am eigenen Leib erfahren müssen. Als Berufsanfängerin fühlte ich mich daher nicht nur äußerst herausgefordert, ich war auch schlicht empört, wie es eine noch recht naive 24-Jährige nur sein kann. Von da an kam ich mir vor wie Margaret Mead bei den Pygmäen. Ich fragte mich dauernd: Was ist das denn für eine Gesellschaft? In unserem Fall: eine Gesellschaft, die es sich leistet, Generation für Generation überwiegend männliche Täter und überwiegend weibliche Opfer sexualisierter Gewalt hervorzubringen (Ausnahmen bestätigen die Regel)? Was hat diese Gesellschaft für merkwürdige Riten, und vor allem: Wie lassen sie sich ändern, um die Spirale der Gewalt zu durchbrechen?

Abertausende von durchgeführten Therapiestunden später fühle ich mich immer noch herausgefordert – und immer noch empört. Auch wenn meine Naivität inzwischen einer eher nüchternen Sicht auf zwischenmenschliche Gewalt, einem Mitgefühl auch für männliche Opfer und einem Hinschauen auf weibliche Täter sowie einer pragmatischen Einstellung zu therapeutischen Hilfsmöglichkeiten gewichen ist: Niemals werde ich mich damit abfinden – und ich hoffe, Sie auch nicht –, wie viel Brutalität Männer anderen Männern sowie Frauen und Kindern antun können (etwa 80 Prozent aller Gewalttäter sind Männer), wie viel Wegsehen und Bagatellisieren und Nicht-Wahrhaben-Wollen und Wegducken und Vermeiden – und ja, wie viel heimliche oder „implodierende“, aber auch gerade ihren Schutzbefohlenen gegenüber brutalste Zerstörungskraft in Frauen steckt. Und wie ausgeliefert Kinder sind.

Ein Beispiel:

In der deutschen Polizeilichen Kriminalstatistik 2018 heißt es: „Im Berichtsjahr 2018 wurden 63.782 Fälle von ‚Straftaten gegen die sexuelle Selbstbestimmung‘ registriert.“ Darunter 12.321 Fälle von „sexuellem Missbrauch von Kindern“ und 7.449 erfasste Fälle von „Verbreitung, Besitz und Herstellung kinderpornografischer Schriften“. So viel wie nie zuvor.

Und in beiden Bereichen – sexuelle Gewalt allgemein wie auch Kinderpornografie, die man ja besser „Kinderfolterdokumentation“ nennen sollte, – sind die Dunkelziffern sehr hoch. Mindestens das Zehnfache dessen, was offiziell erfasst wird, wird inoffiziell begangen, aber die Opfer wagen es nicht, den Täter anzuzeigen. Das gilt im Übrigen auch für andere Formen von Misshandlungen.

Stattdessen geschieht, was Judith Herman in ihrem Buch „Die Narben der Gewalt“ so formuliert hat: „Erst wenn die Wahrheit anerkannt ist, kann die Genesung des Opfers beginnen. Doch sehr viel häufiger wird das Schweigen aufrechterhalten und die Geschichte des traumatischen Ereignisses taucht nicht als Erzählung auf, sondern als Symptom“ (2018, S. 11).

Da nur etwa jeder Tausendste Täter jemals verurteilt wird, kann man sagen: In unserer Gesellschaft bleiben Misshandlungen juristisch verboten, aber faktisch straffrei. Der amerikanische Psychoanalytiker und Traumaexperte Harvey Schwartz schreibt dazu in seinem Buch „Dialogues with forgotten Voices“: „Wenn es in einer Gesellschaft möglich ist, dass massive Misshandlungen von Kindern praktisch ungehindert stattfinden können, dann werden in dieser Gesellschaft durchgängig solche kulturellen Kerndynamiken gefördert wie Ausbeutung, Entmenschlichung, Objektifizierung, Opferung, tödlicher Wettbewerb, Frauenfeindlichkeit und Erotisierung der Unterwerfung von Frauen sowie positive Bewertung von Dominanz und Kollusion [ungute Symbiose] als Formen menschlicher Beziehungen.“

Noch weiter gehen die Göttinger PsychotraumatologInnen Annette Streeck-Fischer, Ulrich Sachsse und Ibrahim Özkan in der Einleitung ihres lesenswerten Sammelbandes; „Gesellschaften, die Krieg führen und fortführen, folgen möglicherweise traumatisch bedingten Wiederholungszwängen. Unverarbeitete Kriegstraumata fließen vielleicht in korrupte Wert- und Normenvorstellungen einer Gesellschaft ein“ (Streeck-Fischer et al. 2001).

Die nach dem nationalen Trauma der Terroranschläge vom 11. September 2001 von den USA betriebene „Hau-drauf“-Politik inklusive der Spaltung, die sie damit bei den alliierten Europäern auslösten, und die Folgen – u. a. eine Radikalisierung der US-Politik nach rechts – mögen dafür international ein gutes Beispiel sein. In Deutschland waren es sicher im letzten Jahrhundert besonders die Nazi-Gräuel und die beiden Weltkriege, deren Traumata sich individuell auswirkten, aber kaum politisch und noch weniger persönlich aufgearbeitet wurden

Folgen von traumatisierenden Erlebnissen

Der Schwerpunkt dieses Buches und des zweiten Bandes *Wege der Traumabehandlung* werden also nicht Naturkatastrophen und Unglücke sein – auch wenn es zu den entsprechenden Forschungen Querverweise gibt. Sondern die zwischenmenschliche Gewalt soll uns hier beschäftigen, besonders die langjährige Gewalt, die in der Regel in den Familien ihren Ausgang nimmt und zu dem führen kann, was wir „komplexe Traumatisierung“ nennen.

Mit den oben angedeuteten gesellschaftlichen Auswirkungen, die eine sich stets weiterdrehende Spirale der Gewalt auslösen können, wenn diese nicht durchbrochen wird.

Wenn wir die Opfer (und wo immer möglich und so früh wie möglich auch die TäterInnen) behandeln und ihnen helfen, sich dem Trauma zu stellen, und wenn wir lernen, Gewalttaten effektiver zu sanktionieren, haben wir eine reelle Chance, diese

Spirale aufzulösen, die sonst immer mehr Menschen mit in den Abgrund der von Generation zu Generation weitergegebenen Traumatisierungen reißt.

Erstaunlicherweise reagieren Menschen auf Naturkatastrophen und Unglücke zwar oft nicht mit so nachhaltigen Folgen, aber doch auch mit ähnlichen Reaktionen wie auf konkrete zwischenmenschliche Gewalt. Diese Erkenntnis verdanken wir PionierInnen wie Judith Herman oder Rachel Yehuda, Bessel van der Kolk, Onno van der Hart, Leonore Terr und anderen AutorInnen wie Figley, Burgess und Holmstrom, Lifton oder Horowitz und ihren Kollegen und Schülern, Ellert Nijenhuis, Luise Reddemann und inzwischen Hunderten anderer KollegInnen, deren wichtigste Arbeiten Sie im Literaturverzeichnis finden.

Eine vergewaltigte Frau reagiert unter Umständen sehr ähnlich wie ein Kriegsflüchtling, fand Herman heraus; ein geschlagenes Kind ähnlich wie ein Feuerwehrmann nach besonders hartem Einsatz; die Überlebende eines Tornados ähnlich wie ein Mann nach einem Raubüberfall. Sie alle können unter Umständen eine langfristige und heftige Reaktion bekommen, die man „Posttraumatische Belastungsstörung" (PTBS) nennt – meist aber nach dem amerikanischen Begriff „Posttraumatic Stress Disorder" mit PTBS abgekürzt, was auch semantisch korrekter ist, denn es handelt sich nicht um eine Belastungs-, sondern um eine Stressverarbeitungsstörung.

Von allen Menschen müssen zwischen 60 und fast 90 Prozent in ihrem Leben eine unerträgliche, weil körperlich oder seelisch todesnahe Situation überstehen. Im Grunde können wir sagen: Fast alle Menschen erleben irgendwann einmal eine Situation, in der sie körperlich oder seelisch dem Tode nahe oder in absolut existenzieller Not waren. Zwei Drittel von ihnen schafft es glücklicherweise, das Ereignis ohne langfristige Schäden zu überleben. Doch einem Drittel immerhin geht es danach schlecht. Nicht nur unmittelbar danach – das geht allen Leuten so, die ein Trauma erlebt haben. Sondern auch noch mehr als drei Monate danach – der „Cutoff-Wert", nachdem eine posttraumatische Akutreaktion in eine chronische Reaktion übergeht. Auch Menschen, die nie zuvor seelisch beeinträchtigt waren, können schon nach einem einmaligen traumatisierenden Ereignis eine solche langfristige Beeinträchtigung erleben. Dann leiden sie so sehr unter den Folgen, dass viele von ihnen ohne besondere Anstrengungen, längerfristige äußere Unterstützung bzw. ohne eine traumazentrierte Psychotherapie nicht in der Lage sind, dieses Ereignis so zu überwinden, dass sie sagen können: „Ja, es war schlimm, aber es belastet mich kaum noch."

Allerdings werden sich für viele die traumatisierenden Ereignisse bis zur Unkenntlichkeit verändern, bis sie gar nicht mehr wissen, warum es ihnen so schlecht geht, warum diese Wunde, also dieses Trauma, einfach nicht heilen will. Sie kränkeln dann nur dauernd oder sind depressiv oder greifen zu Alkohol oder Beruhigungs-

oder Schlafmitteln etc. Die meisten der älteren Generation haben versucht, sich durch „Zähnezusammenbeißen" – oder „Einfach nicht mehr dran denken" – das einst Unaushaltbare vom Hals und aus dem alltäglichen Erleben zu halten. Sie hatten Schlafstörungen, haben Alkohol oder Medikamente gegen alle möglichen Schmerzen zur Verfügung gehabt und sie auch genommen, weil es anders nicht ging. Erst die nach 1945 geborene Generation „erlaubt" es sich, für das eigene seelische Leid überhaupt eine Psychotherapie in Betracht zu ziehen.

Welches sind diese Umstände, unter denen dieses eine Drittel der Menschen nach extremem Stress Traumafolgestörungen und wenn ja, welche, entwickelt? Wie sieht eine solche Störung aus? Wie fühlt sie sich an? Was macht sie mit Menschen? Davon soll dieser Band handeln.

Denn immer noch ist in der Allgemeinbevölkerung weitgehend unbekannt, dass extreme Ereignisse dauerhafte Schäden machen können, die nicht einmal der betroffene Mensch selbst mit diesem Ereignis in Verbindung bringt. Wer weiß schon, dass Menschen nach extrem belastenden Ereignissen mit chronischen oder solchen Depressionen oder Angststörungen reagieren können, die episodisch wiederkehren? Man dachte früher, das sei dann „endogen", also angeboren, bis die Forschung herausfand: Man kann schon eine „Vulnerabilität" für solche Reaktionen genetisch mitbringen, aber ob diese sich auch ausprägt, hängt von dem Ausmaß an (vor allem kindlichem) Stress ab. Und wer wusste schon, dass Kinder, die seelisch gequält, vernachlässigt oder misshandelt werden, nicht nur eine Bindungsstörung entwickeln, sondern auch hirnorganische Schäden erleiden können, die ihre weitere Entwicklung beeinträchtigen? Dass langjährige Gewalt nicht nur dauerhaft emotional „labil" machen, sondern eine Persönlichkeit buchstäblich bruchstückhaft bleiben oder später im Leben immer noch in Stücke sprengen kann, sodass eine zersplitterte Identität oder eine überdauernde Identitätsunsicherheit entsteht?

Und umgekehrt: Wer weiß schon, dass eine Depression, eine generalisierte Phobie oder eine Bindungsstörung, dass motorische und Lernbeeinträchtigungen, Essstörungen und der Drang, sich anderweitig selbst zu schädigen, dass Persönlichkeitsstörungen und Identitätsunsicherheiten und -spaltungen das Ergebnis von Traumatisierungen sein können und es sehr häufig tatsächlich sind?

Diagnostik von einfachen und komplexen Traumafolgestörungen

Besonderes Augenmerk habe ich in diesem Band auf die Diagnostik der komplexen Posttraumatischen Belastungsstörung gelegt. Denn neben den oben genannten Problemen und der klassischen PTBS, die drei Hauptmerkmale hat – quälendes Wiedererleben von traumatischen Sequenzen, Übererregungs- und Vermeidungssymptome –, leiden chronisch traumatisierte Menschen oft unter einer komplexen Form von posttraumatischer Störung, die amerikanische Kollegen als „DESNOS" – „Disorder of Extreme Stress Not Otherwise Specified" – bezeichnet haben und die sowohl im internationalen Diagnosehandbuch DSM-5 eine eigene Diagnose-Kategorie bekommen hat als auch in der ICD-11: als komplexe Posttraumatische Belastungsstörung, abgekürzt K-PTBS. Diese hat viel mehr bedeutsame Symptombereiche als die „einfache PTBS", nämlich Probleme mit der Regulation von Gefühlen, Bindungsstörungen, schwere Selbstwertprobleme, Somatisierungsstörungen, schwere Entfremdungserlebnisse in Wahrnehmung und Gedächtnis, chronische Empfindungen von Sinn- und Hoffnungslosigkeit bis hin zu immer wiederkehrenden Suizidgedanken oder -impulsen. So mancher „Lebensmüde" ist ein Mensch, der früh unter viel zu viel Stress gelitten hat, und zwar nachhaltig so sehr, dass das Gefühl, eine lebenswerte Zukunft zu haben, verschwunden ist. Und so manche Depressive ist eine Person, der man im übertragenen Sinne, aber vielleicht auch fast wörtlich zu nehmen, „das Rückgrat gebrochen hat". Wer unter dauernden Ängsten leidet, ist möglicherweise kein angeborener „Angsthase", sondern hat vielleicht als Kind dauernd in Angst gelebt. Und wer eine gescheiterte Beziehung nach der anderen beklagt, könnte Eltern gehabt haben, die ihrem Kind unaushaltbare Spannungen vermittelten.

Motor meiner Arbeit ist aber vor allem nach wie vor die Tatsache, dass ich mich einfach nicht begnügen will. Nicht begnügen will damit, dass in einem so reichen Land wie dem unseren so viele Kinder vernachlässigt, verwahrlost und misshandelt werden. Nicht begnügen damit, wie viel mittelbare und unmittelbare Gewalt es in unserer Gesellschaft gibt, wie wenig sie gesehen und wie wenig die Opfer und Überlebenden respektiert und in ihrer Aufarbeitung gefördert werden.

Beratungsstellen für Kinder und Frauen, die Opfer von (z. B. sexueller) Gewalt geworden sind, werden ständig finanziell bedroht, das Personal auf Traumastationen in Kliniken ist chronisch arbeitsmäßig überlastet und von Stellenstreichung bedroht. Gewaltüberlebende werden nicht selten, ja eher regelhaft als „psychisch krank" abgestempelt und stigmatisiert. Dies, finde ich, dürfen BürgerInnen in der Zivilgesellschaft einer lebendigen Demokratie so nicht hinnehmen. Wir brauchen den Respekt für die Opfer, Unterstützung für die Überlebenden, Finanzierung der Arbeit für die

Helfenden, die sich der Opfer, der traumatisierten Zeugen und so früh wie möglich auch der TäterInnen annehmen.

Als Psychotherapeutin wie als Supervisorin und Ausbilderin in Traumabehandlung habe ich viele Menschen kennengelernt, die am Rande der Verzweiflung waren: Gewaltüberlebende, die oft jahrelang nach traumatherapeutisch ausgebildeten und von der Krankenkasse zugelassenen PsychotherapeutInnen suchten, weil sie den Willen hatten, von ihrer Traumatisierung zu genesen. TäterInnen, die „es" nie mehr tun wollten und denen keine effektive Unterstützung gegeben wurde, sich ihrer Verantwortung und ihrer gewalttätigen Herkunft so zu stellen, dass die Rückfallwahrscheinlichkeit tatsächlich sinkt. Und ich habe Kolleginnen und Kollegen kennengelernt, die bis zum Umfallen arbeiten, weil sie die Not der Menschen nicht loslässt und sie Schwierigkeiten haben, jemanden wegzuschicken. KollegInnen, die teilweise bereits unter sekundärer Traumatisierung litten: unter chronischer Erschöpfung, Mitgefühlsmüdigkeit (compassion fatigue) oder Burn-out. Doch ich habe auch viele Menschen kennengelernt, die jeden Tag aufs Neue sich selbst und anderen vermitteln können: Es ist der Mühe wert, sich der Traumatisierung zu stellen. Es lohnt sich, ein besseres Leben zu wollen. Es lohnt sich, als PsychotherapeutIn traumatherapeutisch gut ausgebildet zu sein, weil man dann wirksam helfen kann, wo man früher nur „aushalten" und „dabeibleiben" konnte – was auch schon viel ist und was keineswegs alle TherapeutInnen fertigbringen.

Es gibt heute effektive Behandlungsmöglichkeiten für posttraumatische Störungen, basierend auf den Erkenntnissen darüber, wie sich Traumatisierung im Gehirn und Körper „niederschlägt", welche Auswirkungen sie auf Gefühle, Gedanken, Einstellungen und Verhaltensweisen hat. Dabei hat sich ein „schulenübergreifendes" Vorgehen als das Sinnvollste erwiesen. Wir brauchen heute Techniken zur Regulation von heftigen Gefühlen, die von verhaltenstherapeutischen KollegInnen entwickelt wurden, ebenso wie wir ein tiefes Verständnis für traumatische Beziehungsstrukturen und heilsame Bindungserfahrungen benötigen. Wir sollten uns in den Möglichkeiten der kognitiven Steuerung brisanter Lebenserinnerungen ebenso auskennen wie auf der Ebene der Körperreaktionen und der Förderung gesunden Umgangs mit dem Körper. Wir müssen als PsychotherapeutInnen wissen, wie wir Betroffenen helfen können, sich von belastenden traumatischen Erinnerungen zu distanzieren – manchmal lange bevor diese durchgearbeitet werden können. Wir sollten ein Verständnis für Identitätsentwicklung haben und ebenso für ihre traumabedingte Störung und lernen, von Symptomen, die unsere KlientInnen präsentieren, zu den Ursachen dieser Symptome vorzudringen, und ihnen dabei helfen, diese Ursachen zu verstehen und zu verwinden.

Paradigmenwechsel

Seit dem Altertum sind einzelne Schilderungen von Traumatisierungen bekannt, besonders bei Soldaten als Folge von Kriegseinsätzen oder einzelnen Zivilisten oder auch Gruppen nach Katastrophen. Systematischer befassten sich Ende des 19. Jahrhunderts die Pioniere der modernen Psychotherapie in der Pariser Salpêtrière mit der damals fast für alle psychischen Beeinträchtigungen diagnostizierten „Hysterie" bei Frauen als Folge von Traumata, vor allem sexueller Gewalt. Besonders Jean-Marie Charcot und Pierre Janet, aber auch Sigmund Freud veröffentlichten Arbeiten hierzu. Während Charcot und Janet keine „Schule" begründeten, gelang dies Sigmund Freud in Wien. Leider vollzog dieser bekanntermaßen im Jahre 1906 dann eine Kehrtwende seiner Ansichten in Bezug auf die vorher von ihm postulierte (sexuelle) Gewalterfahrung als Hintergrund für Neurosen.

Freuds Theorie vom „Ödipuskomplex" blieb dann jahrzehntelang in der Psychoanalyse meinungsbildend: Frauen, die sich an sexuelle Gewalt in der Kindheit erinnerten, so wurde gemutmaßt, lebten lediglich mit diesen Erinnerungen ihren Wunsch aus, den Vater zu verführen, und litten unter einem „Penisneid". Bis heute gibt es mehr als genug Psychoanalytiker, die dieser Theorie anhängen.

Zur Ehrenrettung Freuds für die Traumatheorie wird gelegentlich angeführt, dass er durch den Ersten Weltkrieg mit der Vielzahl von Soldaten, die mit „Kriegsneurosen" zusammenbrachen („Kriegszitterer"; „Granaten-Schock-Syndrom"), zumindest bereit war, einen Teil der Realtraumata anzuerkennen, indem er mutmaßte, dass von außen einstürmende Erregungen (wir würden heute sagen: Stress) den „Reiz-Schutz des Ich" durchbrächen. Womit er der Wahrheit schon recht nahe kam. Doch er wollte solche Themen dann doch lieber anderen Kollegen überlassen – und den vielen Menschen, meist Frauen, die in psychoanalytischen Behandlungen über real erlebte Gewalt berichteten und denen von ihren Analytikern, ganz zuerst von Sigmund Freud, nicht geglaubt wurde, hat das wenig geholfen.

Parallel und weniger bekannt: 1888 gebrauchte der deutsche Nervenarzt Oppenheimer den Begriff „traumatische Neurose" und beschrieb sie als Folge von Verkehrs- und Arbeitsunfällen – was wiederum eine Gegenbewegung auslöste, weil die Fülle von Rentenanträgen überhand zu nehmen drohte: Nun hieß es, die Betroffenen hätten eine „Begehrensvorstellung", wollten sich sozusagen eine Rente erschleichen. Auch eine Diskussion, die bis heute anhält.

Eine dritte Welle schwappte seit Mitte der 20er-Jahre des 20. Jahrhunderts über Europa und die Welt: die biologische-psychiatrisch-pharmakologische. Alles, was nach einer zersplitterten Persönlichkeit aussah, wurde unter dem Begriff „Schizophrenie" zusammengefasst, als endogen psychisch krank bezeichnet und medikamentös behandelt.

Bis heute herrscht in vielen Psychiatrien der Glaube vor, nicht nur organisch geisteskranke, sondern auch andere psychisch in Not geratene Menschen überwiegend mit Psychopharmaka behandeln zu sollen. Dies ging bis dahin, dass in weiten Teilen der Psychiatrie für solche Patienten, die schwerer beeinträchtigt waren, jede Form von Psychotherapie abgelehnt wurde. Und glauben Sie nicht, das sei heute gar nicht mehr so – diese Sichtweise greift gerade wieder um sich …

Die Herrschaft der Nationalsozialisten radikalisierte die Sichtweise, dass psychische Beeinträchtigungen im Grunde nicht heilbar seien. Für Störungen, die als „erbkrank" oder „rassisch bedingt" betrachtet wurden, gab es eine „Kur": den Tod. Unter den zigtausend in der Nazizeit ermordeten „psychisch Kranken" waren nicht nur etliche völlig gesunde politische Gegner, sondern sicher auch viele Menschen, die unter dem Druck der schlimmen Verhältnisse zusammengebrochen waren. Leider wurden nach dem Krieg viele führende Wissenschaftler, welche die damaligen Euthanasie-Programme mit unterstützt und durchgeführt hatten, im Bereich der Psychiatrie weiterbeschäftigt; und etliche, die geradezu Folter-Forschung an Kindern und Erwachsenen betrieben hatten, waren später renommierte (Kinder-)Psychiater, leiteten Kliniken, bildeten dort in ihrem Gedankengut junge Ärzte aus; manche werden sogar bis heute als führende Köpfe der modernen Psychiatrie und Psychosomatik gefeiert.

Vermutlich würden sich Laien sehr wundern, in wie vielen psychiatrischen Kliniken auch heute noch

- seelisch in Not geratenen PatientInnen psychotherapeutische Gespräche versagt werden.
- PatientInnen, die unbequeme Gefühlsäußerungen von sich geben oder sich selbst verletzen oder zugeben, dass sie sich mit Suizidgedanken tragen, ohne Umschweife auf die „geschlossene" Abteilung verlegt werden; dort werden sie lediglich weggeschlossen, bis sie beteuern, nun nicht mehr suizidal zu sein; PatientInnen bei Wut- oder Verzweiflungsausbrüchen „niedergespritzt" werden (manchmal stürzen sich mehrere Pfleger auf eine PatientIn, werfen sie buchstäblich nieder und injizieren ihr schwere Psychopharmaka oder fixieren sie, teils über lange Zeit. Es wird wiederholt ein Beschluss erwirkt, sie sei immer noch so gefährlich. Ich habe amoklaufende Innenanteile in Menschen mit dissoziativer Identität erlebt, die über lange Zeit nicht anders zu bändigen schienen – bis sich jemand neben sie setzte und begann, mit den Anteilen da innen nach und nach Kontakt aufzunehmen und zu verhandeln …

- PatientInnen, die als schwer depressiv gelten, mit Elektroschocks behandelt werden – ja, die Elektrokrampftherapie (ECT) boomt geradezu und gilt wieder als „Wunderwaffe" bei Depressionen.
- Das habe ich nicht nur selbst beobachtet. KollegInnen, die das Gefühl haben, ohnmächtig zuschauen zu müssen, erzählen es mir in Supervisionsstunden unter dem Siegel der Schweigepflicht. Manchmal wissen sie nicht, ob es richtig ist, dagegen aufzubegehren, weil es ja tatsächlich extrem selbst- und fremdgefährdende PatientInnen gibt, deren heftige Gewaltausbrüche eingebremst werden müssen. Dass aber Menschenrechte missachtet werden, kommt leider auch heute noch in Kliniken vor, und ich pflege die KollegInnen zu ermutigen, dagegen anzugehen.

Dies sind nur einige Beispiele, um zu zeigen: Die modernen Psychotherapien sind in einem Teil der psychiatrischen – ja sogar in einem Teil der psychotherapeutisch arbeitenden Kliniken noch keineswegs ausreichend angekommen, und alte Methoden werden gern wieder aufgegriffen.

Wenn ich in psychiatrischen Kliniken Vorträge, Fortbildungen und Supervisionen gebe, kommt mir – auch vom Pflegepersonal – oft noch das „alte psychiatrische Denken", wie es genannt wird, entgegen und macht mich manchmal ratlos, verzweifelt oder wütend, obwohl ich doch gern die KollegInnen gewinnen möchte. Es ist schwer, Einstellungen zu ändern, die sich in typischen Äußerungen zu erkennen geben wie: „Die Patientin gibt sich einmal so und einmal so – die spielt doch nur." (Die Äußerung kam auch nach Fortbildungen zu Komplextrauma und dissoziativer Identitätsstörung und mehreren Supervisionen wieder.)

- „Die (häufig wird der Name weggelassen oder nur der Nachname genannt) hat schon wieder so eine blutige Sauerei hier angestellt – und dann ist sie triumphierend rumgelaufen und hat ihre Schnitte rumgezeigt" (nach Selbstverletzung).
- „Das sind doch alles Hysterikerinnen, die muss man bloß in den Senkel stellen, dann spuren sie wieder" (über Patientinnen auf einer Traumastation).
- „Jetzt sollen wir die alle mit Samthandschuhen anfassen – früher hatten wir keine Probleme, da waren sie ruhig."
- „Lassen Sie sich bloß nicht von denen" – gemeint sind die PatientInnen – „auf dem Kopf rumtanzen. Wenn Sie denen den kleinen Finger hinhalten, nehmen sie die ganze Hand."

Genügt das? Ich könnte seitenlang weiterschreiben, weil ich solche Horrorsprüche, die ich leider oft genug zu hören bekomme, gerne loswerden und am liebsten verändern würde. Doch es gilt auch hier anzuerkennen, dass es Angehörige des Gesundheitswesens gibt, auch im Bereich Psychiatrie und Psychotherapie, die erst einmal nicht oder nicht mehr bereit sind, eine PatientIn als in Not geratenen Mitmenschen respektvoll zu behandeln. Stattdessen mag eine Einstellung bei ihnen Fuß gefasst haben, die man so übersetzen könnte: „Die Patienten sind meine Feinde. Sie gehören einer Art niederer Lebewesen an. Ich darf ihnen nicht glauben, darf bloß nicht weich werden, denn sie wollen mich nur reinlegen. Die muss man bändigen und ruhig halten wie wilde Tiere, das ist das Beste."

Natürlich weiß jeder Angehörige des Gesundheitswesens, dass man so etwas nicht laut sagen darf. Daher wollen selbst einige traumatherapeutisch vorgebildete KollegInnen nicht wahrhaben, dass es noch mehr als genug andere KollegInnen mit dieser Einstellung gibt. Doch ich komme sehr viel herum, von daher kann ich es aus eigenem Augenschein bestätigen.

Tatsächlich sind das genau die Ansichten, die Täter in destruktiven Familienstrukturen haben: „Früher gab es das nicht, da haben die sich nicht so angestellt." Und man hört die Nazi-Erziehung und die schwarze Pädagogik heraus, die manchen KollegInnen immer noch in den Knochen und im Hirn steckt, vielleicht weil sie sich nie mit den Erziehungsmethoden ihrer Eltern und Großeltern auseinandergesetzt haben. So kommt es für die PatientInnen häufig zu Reinszenierungen von früher erlebten Gewaltszenarien – und das kann eine Abwärtsspirale für sie in Gang setzen.

Es stimmt: PatientInnen, die weniger Medikamente bekommen und weniger Terror erfahren, sind unter Umständen „unbequemer"; und in der Phase der Traumakonfrontation kann es sogar sein, dass durch das Aufheben dissoziativer Barrieren und von Verdrängung und Verleugnung eine Überflutung mit Traumamaterial eintritt und/oder alte Symptome wieder auftreten, die schon „wie weg" waren. Außerdem haben viele Gewaltüberlebende tatsächlich gelernt, sich anzupassen und zu unterwerfen, um zu bekommen, was sie brauchen – das typische Opferverhalten. Sie geben dann jedem recht, der ihnen sagt, dass sie sicher übertreiben, dass ihre ambulante TherapeutIn ihnen falsche Erinnerungen eingeredet hat, dass sie unter „Münchhausen" leiden etc. Wer nicht erkennt, dass Menschen, die nur Macht oder Unterwerfung kennen, sich übermächtigen Menschen in Institutionen unterwerfen, während sie sich gleichzeitig am liebsten in ihrer Not in Luft auflösen würden – wer das als Berufstätiger im Gesundheitswesen nicht erkennt, kann so ein „wankelmütiges" angepasstes Verhalten leicht für „Lügen" halten.

Glücklicherweise gibt es inzwischen viele andere psychiatrische und psychosomatische Kliniken, die sorgfältig und traumatherapeutisch mit Menschen in Not umgehen. Selbstverständlich sind Medikamente zur Unterstützung in Notsituationen ebenfalls oft erforderlich, auch wenn sie nie eine Ursachenbehandlung sind, sondern immer nur zur Symptomverringerung beitragen sollen. Doch ein respektvoller und achtsamer Umgang mit Menschen in Not ist in jedem Fall unerlässlich, aber eben keineswegs selbstverständlich.

Übrigens: Mindestens zwei Drittel der Klinikpatienten in Psychiatrien und psychosomatischen Kliniken sowie in ambulanten Psychotherapien sind Mädchen und Frauen!

Falls Sie jemals in die Verlegenheit kommen, eine psychiatrische Klinik aufsuchen zu müssen, wünsche ich Ihnen, dass Ihre regional zuständige Klinik inzwischen einen achtsamen Umgang mit PatientInnen selbstverständlich findet. Vielleicht fragen Sie einmal nach oder machen sich, noch besser, vor Ort selbst ein Bild. Solche Kliniken gibt es. Es gibt aber nach wie vor mehr als genug von denen, wo ein geradezu menschenverachtendes Menschenbild von „Wir und die da" – „Wir" sind die Gesunden, „die da" die PatientInnen – durchaus noch oder wieder üblich ist.

Meine Aufgabe als Ausbilderin und Supervisorin sehe ich darin, jede einzelne KollegIn, die entwertend über PatientInnen spricht, zu gewinnen – oder zumindest die KollegIn der KollegIn, damit dieses „Wir hier oben – die da unten" aufhört und das Selbstverständliche Einzug hält. Damit die eine KollegIn der anderen – entwertenden – KollegIn widerspricht: Jeder Mensch kann psychisch in eine Krise geraten, meistens deswegen, weil in seinem oder ihrem Leben etwas geschehen ist, das nicht zu ertragen war.

Lektionen aus „Nine Eleven"

Vermutlich tun wir gut daran, uns alle immer wieder an den 11. September 2001 zu erinnern und daran, dass daraufhin rund 20 Prozent derjenigen, die im Bereich einer Meile um die Twin Towers herum lebten, später an einer Posttraumatischen Belastungsstörung erkrankten. Dass es zu einem 200-prozentigen Anstieg dieser schweren Traumafolgestörung bei New Yorkern kam und insgesamt mindestens (!) 422.000 Einwohner dieser Stadt einer soliden Schätzung zufolge langfristig unter einer Posttraumatischen Belastungsstörung leiden. Dazu zählen auch die 25 Prozent, die danach signifikant mehr Alkohol tranken, um ihre Erinnerungen zu bewältigen. 1.300 Kinder wurden damals plötzlich zu Waisen. 17 Babys von im September 2001 schwangeren Müttern haben nie ihren Vater kennengelernt, leben aber mit der Geschichte. Die Filmausschnitte werden alle, die den furchtbaren Angriff überlebten, immer wieder triggern, sie also an die schlimmsten Momente ihres Lebens erinnern. Und auch die unzähligen Menschen, die im amerikanischen Fernsehen direkt live und in den Wiederholungen zugesehen haben, wie die verzweifelten Menschen, die damals aus den Fenstern der brennenden Hochhäuser sprangen, unten aufkamen (im deutschen Fernsehen wurde das glücklicherweise nicht gezeigt), leben dauerhaft mit den Schrecken. Tausende von Menschen, Helfer, Überlebende und Anrainer, werden zudem an Spätschäden durch die gifthaltigen Stäube sterben, die beim Zusammenbruch der Twin Towers freigesetzt wurden, oder starben bereits daran. Und dass in den sechs Monaten nach Nine Eleven die USA insgesamt rund 22.000 Bomben auf Afghanistan warfen, um die „Terroristen zu bestrafen", und dies Tausende von Zivilisten das Leben kostete, um nur eine Folge der Schrecken zu nennen, soll nicht unerwähnt bleiben.

Niemand von uns ist gefeit davor, Opfer oder ZeugIn einer Katastrophe, einer Terrorattacke oder einer Grausamkeit durch nahestehende Menschen zu werden. Wir sollten also andere, die zu traumatisierten Opfern oder ZeugInnen geworden sind, die Unerträgliches erdulden mussten und davon schwere Symptome davongetragen haben, mit Achtsamkeit, Wertschätzung und Respekt begegnen, selbst wenn wir sie manchmal bizarr oder schwierig, überängstlich oder depressiv finden sollten. Wir sind nicht die besseren Menschen. Vielen von uns ist Schlimmes passiert im Leben, und manchmal erkennen – und bekämpfen! – wir in Schwächeren das, was uns selbst droht(e) … Umso wichtiger ist und bleibt es, das „trotz allem" zu betonen:

Viele Menschen lernen aus schrecklichen Erfahrungen. Sie richten sich auf, auch wenn es noch so schwerfällt. Sie gehen voran – und brechen wieder zusammen. Und richten sich wieder auf. Sie klammern sich an den Funken Hoffnung; sie finden Menschen, die sie unterstützen (das ist vielleicht sogar das Allerwichtigste: Menschen finden, die unterstützen!). Sie lernen aus Erfahrung. Sie entwickeln im besten Fall Mitgefühl für andere Lebewesen, die leiden oder gelitten haben, und tun ihr Bestes, diesen beizustehen. Sie hören nicht auf, trotz aller Einbrüche, aller Tiefs, allem „Ich kann nicht mehr" ihr kleines Flämmchen Lebenwollen, ihr „Ich will raus aus dem Dreck!" hochzuhalten. Leicht ist es nie.

Und wir, die wir ihnen beistehen möchten? Wir können sie als ausschließlich Traumatisierte sehen. Oder es so halten wie meine leider inzwischen verstorbene Kollegin Veronika Engl, die ehemalige Oberärztin in der Bielefelder Klinik für psychosomatische Medizin („Reddemann-Klinik"). Sie hatte selbst schwere Schicksalsschläge zu verarbeiten. Und doch war sie für alle in ihrer Umgebung eine liebevolle, ja fröhliche, zugewandte Zuhörerin und Unterstützerin. Und sie pflegte über ihre Schutzbefohlenen zu sagen: „Man kann die PatientInnen als 90 Prozent krank betrachten und sie entsprechend behandeln. Man kann sie aber auch als 90 Prozent gesund betrachten und schauen, dass wir ihre Gesundheit so weit fördern, dass sie mit den 10 Prozent fertigwerden und sich darum kümmern können."

Entstehung der Psychotraumatologie

Angesichts der Hartnäckigkeit, mit der seelisch beeinträchtigte PatientInnen im Gesundheitswesen entwertet werden, ist es eigentlich verwunderlich, dass die Psychotraumatologie überhaupt entstehen konnte. So ganz einfach war es auch nicht, es war eine Entwicklung in mehreren Wellen: Entwicklung und Rollback. Und so ist es bis heute.

Was war eigentlich der auslösende Funke für diese Entwicklung? Meist war es der Anblick der „Jungs" – der noch recht jungen Soldaten, die aus einem Krieg zurückkamen, körperlich zusammengeflickt werden konnten, aber erkennbar verstört blieben. Schaut man sich die Forschungsliteratur an, so lässt sich getrost mutmaßen: Hätte es nicht die Kriegsveteranen gegeben, die aus dem Ersten Weltkrieg, dem Zweiten und vor allem dem Vietnamkrieg, später dem Afghanistan- und Irakkrieg – dann wären vielleicht nicht so viele staatliche und private Forschungsgelder ausgegeben worden. Vielleicht wären wir dann nicht so weit wie heute, Spezifischeres zu wissen über das Traumagedächtnis, über Therapietechniken und Interventionsmöglichkeiten, als sie die herkömmliche „Rede-Kur" von Freud und nachfolgenden Therapieschulen zu bieten hatten.

Nach den ersten Diskussionen über „Kriegsneurosen" und „Kriegszitterer", über den „Granaten-Schock" (Shell-shock) durch den Ersten Weltkrieg, schuf Kardiner 1941 unter dem Eindruck der Zusammenbrüche von Soldaten im Zweiten Weltkrieg den Begriff der „Physioneurose", um den gleichzeitig körperlichen wie seelischen, chronischen Beeinträchtigungsprozess nach Trauma zu umschreiben. Damit begann im Grunde die moderne Psychotraumatologie. Diese beschäftigt sich damit, dass reale Extremstress-Erfahrungen sich auch im Gehirn und den Stoffwechsel-Mustern abbilden, dass zahlreiche psychosomatische Störungen und Erkrankungen daraufhin ebenso entstehen können wie Beeinträchtigungen bei Konzentration, Leistungsvermögen und Gefühlsregulation, und dass schließlich das Beziehungsgeschehen ebenso Schaden nehmen kann wie grundlegende Lebenseinstellungen der Betroffenen hinsichtlich des Sinns ihres Lebens und ihrer Spiritualität. Mit anderen Worten: dass es einfache Reaktionen auf traumatogene Auslöser gibt, man eine Zeit lang „von der Rolle" ist, weint, sich zurückzieht oder vermehrte Ängste hat etc. Dass es aber auch eine komplexe Traumastörung gibt, die besonders diejenigen plagt, die früh und langjährig unter massivem Stress gelitten haben. Die Diagnose der komplexen PTBS gewinnt seit den Zehner-Jahren des 21. Jahrhunderts immer mehr an Bedeutung, und sie ist es, von der hier schwerpunktmäßig die Rede sein soll.

Dass man überhaupt unter übermäßigem Stress massive und lange Zeit andauernde Probleme bekommen kann, wurde aber vor allem bei Überlebenden von Realereignissen untersucht, welche nicht – wie die „private sogenannte häusliche Gewalt" – angezweifelt werden konnten: Ereignisse wie Kriege, Verfolgung, KZ-Haft und Folter zum Beispiel. In Bezug auf innerfamiliäre Traumata war es vor allem die Frauenbewegung, die auf das enorme Ausmaß an Misshandlungen, auch sexualisierter Gewalt, gegen Kinder und Frauen hingewiesen hat. Niemals unwidersprochen, häufig sogar heftig infrage gestellt und attackiert.

Judith Herman, die selbst aus der Frauenbewegung stammt und später Professorin in Harvard war, hat in ihren Publikationen immer wieder darauf hingewiesen, wie oft die Angehörigen sämtlicher Berufsgruppen, die mit den Überlebenden sexueller Gewalt arbeiten – RechtsanwältInnen ebenso wie PsychotherapeutInnen, BeraterInnen ebenso wie WissenschaftlerInnen –, mitsamt den Opfern als unglaubwürdig, hysterisch, übertreibend etc. dargestellt werden – nur weil sie Überlebende unterstützen, begleiten, über sie forschen etc. Ein Thema, das wieder auf die gesellschaftlichen Dimensionen und den Drang zur Verleugnung sowie auf das gesellschaftlich tief verankerte Bedürfnis verweist, über manche Themen so lange nicht nachzudenken, bis sie nicht zu existieren scheinen. So ist es aus einer solch inneren Haltung der Leugnung und Verdrängung heraus einfach, den Betroffenen zu sagen, sie hätten sich ihre Gewalterfahrungen wahrscheinlich nur eingebildet oder sie sollten sich nicht so anstellen.

Die False Memory Syndrome Foundation, die in den USA in den 1980er-Jahren massiv ein nicht existentes „false memory syndrome" propagierte, wurde zur Erleichterung vieler Überlebender und KollegInnen Ende 2019 endlich aufgelöst Sie war es vor allem, die einen regelrechten Propagandafeldzug gegen PsychotherapeutInnen geführt hat, mit der Absicht, diese zu diskreditieren und die Betroffenen derart einzuschüchtern, dass sie nicht mehr wagen sollten, offensiv die Zahlung einer angemessenen Unterstützung zu fordern. Umso erfreulicher, dass Institutionen wie der Betroffenenrat beim Unabhängigen Beauftragten zum Thema sexueller Kindesmissbrauch (UBSKM) und die Phoenix-Initiative von Überlebenden und Fachleuten seit vielen Jahren angemessene Unterstützung für Kinder, Jugendliche und Erwachsene fordern, die Opfer anderer geworden sind; auch eine bedarfsgerechte Psychotherapie gehört zu dieser notwendigen Unterstützung.

Der Vollständigkeit halber sei erwähnt, dass es natürlich auch Erinnerungen oder Erinnerungsbestandteile geben kann, die Betroffene sich ausgedacht haben, die sie gezielt einsetzen, um andere dazu zu bekommen, ihre Wünsche zu erfüllen, oder die eine Verzerrung der real erlebten Situation darstellen, genauso wie es Irrtümer in der Diagnostik geben kann. Selbstverständlich wird in diesem Buch darauf hingewiesen, dass KlientIn und TherapeutIn (BeraterIn etc.) sorgfältig sein müssen bei dem, was sie als reales Trauma bezeichnen und anerkennen. Letztlich kommt es darauf an, was die KlientIn als ihre innere Wahrheit integrieren wird. Wenn es ihr nach der Integration ihrer Wahrheit besser geht, ist dies entscheidend – beratend und therapeutisch Tätige sind keine Staatsanwälte, sie werden gut daran tun, der Klientin ihre Wahrheit zu lassen und selbst eine Haltung der „empathischen Abstinenz" einzunehmen. Doch die oft viele Jahre dauernde Begleitung von Opfern und Überlebenden von Gewalt – oft genug von in Polizei- und Jugendamtsakten dokumentierter Gewalt – ergibt bei den meisten „Profis" ein gutes Gespür dafür, welche KlientIn sich in ihren Erinnerungsbestandteilen irrt und welche über Jahre die Splitterstücke des Gewalterlebens – meist verbunden mit heftigen Gefühlen wie Todesangst oder Schmerzen – zusammenträgt und integrieren kann. Letztlich entscheidet die Symptomverbesserung: Nichts ist erfolgreicher als der Erfolg. Und in diesen beiden Bänden soll davon die Rede sein, was sich als tragfähig und erfolgreich herausgestellt hat.

Reale Lebenserfahrungen, die besonders stressreich sind, können Symptome verursachen, die tiefenpsychologisch ausgebildete PsychotherapeutInnen leicht als „Neurose", andere als reine Depression oder Angststörung, als isolierte Essstörung, als Suchtverhalten oder Persönlichkeitsstörung missverstehen können. Es kann sein, dass alles dies AUCH zutrifft. Entscheidend ist es jedoch, den Hintergrund dieser Probleme zu erkennen. Und der ist meist in (frühem) toxischem Stress zu suchen.

Lange haben PsychotherapeutInnen sich auf die „neurotischen" inneren Konflikte der PatientInnen konzentriert, haben diese inneren Auseinandersetzungen und deren Widerspiegelungen in Beziehungen wichtiger genommen als reale Hintergrunderfahrungen. Allmählich kehrt sich diese Anfang des letzten Jahrhunderts begonnene Entwicklung wieder um und es verbreitet sich die simple Wahrheit: Es sind die konkreten Lebensbedingungen, die psychische Symptome verursachen; es sind unbewältigte Lebenserfahrungen im Sinne einer Geschichte unbewältigter Lebensbelastungen, die psychisch krank machen. Dabei sind Bindungen und Beziehungen allerdings durchaus entscheidend. Das gilt für die Entstehung schwererer Traumastörungen, denn besonders primäre Bindungspersonen (Eltern, Pflegeeltern etc.) können durch emotionale, körperliche und sexualisierte Gewalt desaströse Folgen bei den Kindern auslösen. Das gilt aber auch für die Prävention schwererer Störungen: Es hat sich gezeigt, dass soziale Unterstützung der wichtigste Faktor ist, um langfristig zerstörerische Folgen von extremem Stress zu verhindern. Und schließlich auch, was die Verarbeitung angeht: Bindungsorientiertes Arbeiten in Betreuung, Beratung und Psychotherapie gilt heute als wesentliche Basis für Heilungsprozesse von Traumata, noch weit vor einzelnen Arbeitstechniken. Das bedeutet: Beziehungen zerstören, Beziehungen verhindern unter Umständen langfristig schlimme Folgen und Beziehungen lassen heilen. Beziehungsstörungen komplizieren den Prozess. Aber:

„Auch die Psychoanalyse begreift zunehmend, dass Störungen der Objektbeziehungen nicht die Ursache, sondern die Folge von Traumata sind", stellte Ehlert-Balzer schon 1996 fest. Oft wünsche ich mir, dass alle PsychotherapeutInnen das wüssten und sich zuallererst darum bemühten, einen guten, verlässlichen und vertrauensvollen Kontakt zu ihren KlientInnen herzustellen – vor jeder Anwendung invasiver Methoden. Als HelferIn gleich die Ärmel aufzukrempeln und mit Tiefeninterventionen loszulegen hat selten jemandem geholfen, der oder die tiefe seelische Erschütterungen zu verarbeiten hat. Und umgekehrt: Misstrauische und übervorsichtige KlientInnen sind keinesfalls therapieresistent. Sie können mit Geduld und Respekt, vorsichtigen Einladungen und ein bisschen Herzenswärme durchaus aufgetaut werden. Das geht als Empfehlung auch an GynäkologInnen und andere ÄrztInnen, PolizistInnen, an die Kripo, an StaatsanwältInnen, GutachterInnen etc. Ein achtsamerer Umgang tut allen Menschen gut. Für zu betreuende Menschen, die bei jedem überraschenden Geräusch oder jeder Berührung zutiefst erschrecken, gilt das natürlich erst recht.

Ja, TraumapatientInnen sind „anstrengend". Sie bemühen sich in der Regel, nicht aufzufallen, und tun es doch, weil ihre Symptome – Ängste, Schreckhaftigkeit, Depressionen, Selbstverletzungen, Süchte, Zwangsgedanken und irrlichterndes Beziehungsverhalten – nun einmal auffallend sind. Doch wer als Profi im Sozial- und Gesundheitswesen bei den KlientInnen nur die Störungsformen sieht und versucht, an Symptomen zu kurieren, unterliegt leicht der Gefahr, bei den Überlebenden solch übermäßig stressreichen Erfahrungen nicht mehr deren Hintergrund zu erkennen und anzuerkennen, sondern sie individuell zu pathologisieren, sie als „genuin psychisch krank" zu behandeln. Und damit Ursache und Wirkung zu vertauschen.

Ein misshandeltes Mädchen, das als Jugendliche anfängt, sich selbst zu verletzen, als „Borderlinerin" zu pathologisieren, statt sie – wie es diagnostisch häufig richtig wäre – als komplex traumatisierte junge Frau mit akuten, aus der Not geborenen Gefühlsausbrüchen zu sehen und ihr eine adäquate traumaorientierte Behandlung anzubieten, halte nicht nur ich inzwischen für einen Kunstfehler. Was nicht heißt, dass bestimmte emotionsregulierende Medikamente oder Behandlungsprogramme für die Regulation von heftigen Gefühlen, wie das DBT von Marsha Linehan – beides inzwischen häufig bei Borderline-Störungen angewandt – nicht durchaus sinnvoll wären. Doch ohne ein Verständnis für den traumatischen Hintergrund der schweren Persönlichkeitsstörungen und ohne ein beziehungsorientiertes respektvolles Arbeiten können wir den betroffenen Frauen (Borderline ist zu vier Fünftel eine Frauendiagnose) nicht angemessen helfen.

Meiner Überzeugung nach, die von zahlreichen Studien gestützt wird, sind überdies auch viele chronische Depressionen, überdauernde Angstsymptome, Süchte und Zwänge, ebenso wie psychosomatische Erkrankungen und Störungen der Impulskontrolle eine Folge von (häufig frühen und lang andauernden) Traumatisierungen.

Nichts gegen die Symptombehandlung, etwa mithilfe von Verhaltenstherapie. Doch wenn solche Störungen überdauern oder es zu einer Symptomverschiebung kommt (etwa wenn eine Angststörung verschwindet, um als Essstörung wiederzukehren, eine Bulimie von einem enormen Schneidedruck abgelöst wird – oder umgekehrt), sollten wir daran denken, den möglichen traumatischen Hintergrund der Störung mit zu explorieren und wenn möglich zu behandeln.

Aber Achtung: Wenn wir nur „tief schürfen" und die Traumatisierungserfahrungen bereits zu einem frühen Zeitpunkt der Behandlung ausgiebig und im Detail erzählen lassen, destabilisieren wir häufig die Persönlichkeit mehr, als dass wir sie stützen. Häufig wird Traumatherapie von unerfahrenen KollegInnen so missverstanden, als müssten sie schnurstracks auf das Trauma zugehen und dieses sofort durcharbeiten. Wrong!

Moderne Traumabehandlung wird immer vorsichtig vorwärtsgehen. Die Devise lautet hier zunächst: „Erzählen Sie mir nur grobe Zusammenhänge, bitte so wenig Einzelheiten wie möglich, weil diese Sie sonst möglicherweise in die Wiedererlebensqualität führen werden, was wir zunächst vermeiden wollen"! Den Druck, „es rauslassen zu müssen", können wir effektiver umlenken, statt durch ein „Erzählen Sie mal – und was fühlen Sie jetzt?" der KlientIn neue (letztlich alte, nämlich wiedererlebte) affektive Nöte zu bereiten. In Band 2 beschäftige ich mich ausführlich mit solchen Themen.

Seit den bahnbrechenden Arbeiten von Judith Herman in den 1970er-Jahren, die sich auf die von Pierre Janet Ende des 19. Jahrhunderts entwickelte Dreiteilung besann, gilt dies in der Traumabehandlung als Methode der Wahl: Stabilisieren – Traumakonfrontation – Neu- oder Weiteraufbau des Lebens (mit Trauerarbeit und wo möglich dem Wiederanknüpfen an gute Erfahrungen vor der Traumatisierung).

Bei komplex traumatisierten Menschen müssen wir noch ein Stadium mehr einfügen. Es stimmt: Erst stabiler werden – die äußeren Lebensbedingungen sichern, sich Unterstützung in einer tragfähigen therapeutischen Beziehung, guten Freundschaften und einer unterstützenden Partnerschaft suchen; dann auch die eigene Persönlichkeit kennen- und koordinieren lernen. Zwischendurch aber und in einem weiteren Stadium gilt es zu lernen, das Traumamaterial (die belastenden Erinnerungen, Schmerzzustände, Alpträume etc.) in ausreichende innere DISTANZ zu bekommen. Danach erst ist es manchmal – keineswegs immer – möglich, die Traumageschichte weiter so durchzuarbeiten, dass die Quälgeister der Vergangenheit sich weitestgehend zur Ruhe begeben. Das kann aber nur geschehen, wenn die Persönlichkeit stabil genug dafür ist.

Dadurch schließlich wird die Integration der Erfahrungen in die eigene Identität und Biografie gefördert, zu der auch die Trauer über die schlimmen Erfahrungen und deren Auswirkungen gehört sowie die Erkenntnis von Sinnzusammenhängen: Was war das eigentlich, wer hat mir das angetan, weshalb ist es ausgerechnet mir passiert, was habe ich daraus gelernt? Bei Traumatisierungen im Erwachsenenleben kann der Prozess dann schnell gehen, wenn die Voraussetzungen gut sind. Dasselbe gilt für Kinder, die eine einmalige Traumatisierung erleiden und ansonsten gut und sicher geborgen sind. Da kann die Stabilisierungsphase kurz und konzentriert sein, die Durcharbeitung auch, und es gilt, an die frühere Lebensfreude wieder anzuknüpfen.

Wer aber eine Kindheit voller Gewalt hinter sich hat, wird zwischendurch und am Ende des durchaus anstrengenden Prozesses der Traumatherapie unter Umständen zum ersten Mal ahnen, was für ein Leben „da draußen" wartet, wenn man nicht mehr unter dem Bann der Traumageschichte steht. Oder wie es eine über viele Jahre ihrer Kindheit und Jugend gequälte Klientin einmal zu mir sagte: „Nun stehe ich an der offenen Käfigtür – und jetzt hab ich Angst, da rauszugehen!"

Auch die „Angst, da rauszugehen", überwinden zu lernen kann also – wie alle anderen Stadien auch – bei lange Zeit traumatisierten Menschen eine ganze Weile dauern. Übrigens hat diese Klientin wie viele andere, die ich begleiten durfte, inzwischen ein Leben, das sie sich fast 30 Jahre nicht einmal im Traum hätte ausmalen können. Sie schreibt mir immer wieder einmal eine E-Mail oder eine Karte aus dem Urlaub, und meist lautet die Botschaft:

„Tatsächlich – es geht mir (immer noch) gut. Klar habe ich Probleme, aber mit denen werde ich fertig!"

Was können Gewaltüberlebende tun?

Es würde mich sehr freuen, wenn dieses Buch über die Entstehung und die Folgen von Traumata ebenso wie der zweite Band über Traumabehandlung möglichst viele Betroffene dazu anregt, sich eine adäquate Behandlung zu suchen. Hierzu mein Rat an Gewaltüberlebende: Wenn Sie Ihr Symptom loswerden wollen, das mit der Traumatisierung verbunden ist, prüfen Sie genau, ob Sie bereit sind, den Schmerz durchzustehen, der es bedeutet, die Gewalterfahrung zu integrieren. Denn viele kommen in Behandlung und sagen zur TherapeutIn sinngemäß: „Machen Sie das weg!!" Tatsächlich kann Traumatherapie aber nichts „wegmachen". Wir sind keine Psychochirurgen. Sondern wir können dabei behilflich sein, die durch die Traumatisierung verursachte Stressverarbeitungsstörung zu lindern, die Traumatisierung in die eigene Lebensgeschichte zu integrieren, sie zu „verschmerzen" und zu betrauern – und auf diese Weise die Symptome zu mildern und im besten Fall ganz zum Verschwinden zu bringen. Traumatherapie hat also ihren Preis; die „Realisierung des Traumas", wie Pierre Janet sagte, der als Erster viel zu diesem Thema geforscht hat.

Prüfen Sie also, wenn Sie selbst von Traumatisierung betroffen sind, zunächst, ob „Sie es so genau wissen wollen" oder ob Sie nicht doch lieber mit Ihren daraus entstandenen Symptomen weiterleben wollen. Nicht alle Menschen sind von ihren äußeren Lebensbedingungen her dazu willens, in der Lage und / oder mental so stark, dass sie ihre Wahrheit der vergangenen traumatischen Ereignisse integrieren können. Um dann ihre unglückliche Lebensgeschichte auch loszulassen und schließlich kein Opfer und keine Überlebende mehr zu sein – zwei Begriffe, die für viele Menschen geradezu identitätsstiftend sein können.

Können Sie sich vorstellen, „nicht mehr Opfer" und „mehr als Überlebende" zu sein?

Was wären Sie dann? Es ist gut, sich schon vorher darüber ein paar Gedanken zu machen, damit Sie ein Ziel vor Augen haben.

Solange Sie jedoch noch in traumatisierenden Lebensumständen sind, sollten Sie keine Traumakonfrontation unternehmen. Sie brauchen erst sichere Lebensbedingungen. Und Sie brauchen einen eisernen Willen: „Ich will da raus, will da durch." Es wird nicht leicht, aber es lohnt sich. Mein Tipp: Suchen Sie sich auch für den Ausstieg aus gewaltvollen Verstrickungen eine Begleitung, vielleicht zunächst in einer Beratungsstelle. Traumadurcharbeitung kann dann sinnvoll sein, wenn Sie äußerlich in Sicherheit sind.

Aber, um Ihnen noch ein Argument für die ernsthafte Ausstiegsarbeit und die entsprechende Innenarbeit dazu an die Hand zu geben: In zahlreichen Langzeitstudien hat sich herausgestellt, dass früh traumatisierte Menschen leider ein deutlich erhöhtes Risiko für viele körperliche und seelische Erkrankungen haben und auch ein deutlich früheres Sterberisiko. Wenn sie allerdings durch gute Beziehungserfahrungen bzw. gute Innenarbeit innerlich zur Ruhe kommen, ihre Schrecken in Grenzen halten lernen und so viel verarbeiten, wie nur möglich, steigen nicht nur ihre körperliche Gesundheit und ihre Lebensfreude, sondern auch insgesamt ihre Lebenserwartung.

Und mein Tipp für die KollegInnen: Prüfen Sie genau, ob Sie Arbeitsbedingungen haben oder sie sich schaffen können und ob Sie selbst stabil genug sind, um Gewaltüberlebenden auch über einen längeren Zeitraum hinweg zur Seite stehen zu können. Können Sie eine sichere Bindung anbieten – und sind Sie gleichzeitig distanzierungsfähig genug, statt „Adoptivmutter" eine Art „Coach" für die Betroffenen zu sein? Denn ohne eine pragmatische Arbeitsbeziehung werden Sie – zumindest bei komplex traumatisierten KlientInnen – rasch ausbrennen. Setzen Sie sich mit Ihren eigenen Gewalterfahrungen auseinander.

Kümmern Sie sich darum, dass Ihnen genügend KollegInnen für Gespräche und Supervision zur Seite stehen. Und sorgen Sie für guten Ausgleich und eine maßvolle Arbeitsdichte, um eine „Mitgefühlsmüdigkeit" zu verhindern.

Wenn Sie das berücksichtigen, lohnt sich die Beschäftigung mit der Psychotraumatologie sehr. Sie lohnt sich, wie viele KollegInnen mir rückgemeldet haben und uns auch die Psychotherapie-Wirkungsstudien zeigen, schon allein deshalb, weil sie erfolgreich ist. Sie werden merken, dass Sie etliche Menschen, die früher als „chronische" oder gar „hoffnungslose Fälle" galten, durchaus so unterstützen können, dass diese dauerhaft ohne psychotherapeutische Unterstützung selbstständig leben können. „Manchmal eine tiefe Freude" im Leben zu haben ist eine der größten Belohnungen unserer Arbeit – für die Betroffenen, die oft damit schon nicht mehr gerechnet hätten, ebenso wie für uns TherapeutInnen.

Hinweise zur Arbeit mit diesem Buch

Schließlich noch ein paar formale Hinweise vorweg: Um der Lesbarkeit willen habe ich auf Fußnoten und in Klammern gesetzte Literaturhinweise verzichtet. Sie finden im Anhang eine ausführliche Liste wichtiger Arbeiten, die im Frühjahr 2020 noch einmal grundlegend neu überarbeitet und ergänzt wurde. Interessenten mögen sich dort informieren oder sich – falls sie an wissenschaftlichen Arbeiten und / oder meiner Experten-Mailingliste interessiert sind – direkt an mich wenden (↗ http://www.michaela-huber.com).

Zur Sprachregelung: Die Begriffe Trauma, Extrembelastung, toxischer oder exzessiver Stress und Traumatisierung werden synonym verwendet; die Posttraumatische Belastungsstörung wird häufig als PTBS abgekürzt; Begriffe wie Traumapsychotherapie, Traumabehandlung, traumaorientierte Psychotherapie und Traumatherapie werden synonym verwendet. Wenn von Klienten, Patienten oder Kollegen etc. allgemein die Rede ist, benutze ich grundsätzlich die weibliche Form, in der Regel mit großem I; die Männer mögen sich mitgemeint fühlen.

Als „Opfer“ bezeichne ich in der Regel solche Menschen, die noch mit Tätern verwickelt oder in deren unmittelbarem Einflussbereich sind. Den Begriff „Überlebende“ verwende ich für ehemalige Opfer, die – zumindest äußerlich – in Sicherheit sind.

Die zitierte Literatur finden Sie ebenso im Anhang wie Erstveröffentlichungen von teils neuen, teils schon bewährten Diagnoseinstrumenten sowie ein paar wichtige Internetseiten.

Sollte ich den einen oder die andere zitierte KollegIn nicht richtig interpretiert haben, ist dies ausschließlich mein Fehler. Passagen, die ich für Betroffene sehr schwierig zu lesen finde, weil sie möglicherweise Abreaktionen auslösen können, habe ich kursiv setzen oder mit einem entsprechenden Hinweis versehen lassen.

Bücher wie dieses enthalten natürlich nicht nur meine persönlichen Erfahrungen und Einsichten, sondern so etwas wie „collective wisdom“ unseres Faches – so, wie ich sie verstanden habe. Nach bestem Wissen habe ich direkte und indirekte Zitate als solche gekennzeichnet; sollte ich Begriffe oder Formulierungen verwenden, die eine andere KollegIn vor mir „erfunden“ hat, ohne dies besonders gekennzeichnet zu haben, so geschah dies unbewusst, und ich bitte es zu entschuldigen.

Und nun hoffe ich, dass Ihr Interesse geweckt ist, das Buch ganz zu lesen. Auf Ihre Rückmeldungen freue ich mich; auch die KollegInnen, die Diagnoseinstrumente beigesteuert haben (siehe Anhang), freuen sich über Hinweise darauf, wie Sie mit deren Anwendung in der klinischen Praxis zurechtgekommen sind. Übrigens: Diese Diagnose-Instrumente sind nicht zur Selbstdiagnostik und -behandlung gedacht. Wenn Sie selbst betroffen sind und einen dieser Fragebogen ausgefüllt haben und dabei feststellen, dass Ihre Antworten bestimmte Grenzwerte überschritten haben, so empfehle ich Ihnen, sich eine traumatherapeutisch geschulte psychotherapeutische Begleitung zu suchen.

Die Psychotraumatologie befindet sich zurzeit in einem derartigen Studien-Boom, dass ständig neue Anregungen, Ergebnisse und Befunde veröffentlicht werden. Wir lernen also täglich hinzu. Was mir bis zum Frühjahr 2020 als besonders berichtenswert erschien, lesen Sie hier.

1. Was ist ein Trauma – und was ein belastendes Lebensereignis?

In meinen Ausbildungskursen fordere ich gern am Anfang die KollegInnen zum Brainstorming auf, was denn ein Trauma im Gegensatz zu einem belastenden Lebensereignis kennzeichne, und beginne mit einem fiktiven Beispiel, etwa: „Als ich mir 1972 beim Skifahren ein Bein brach", sei das für mich zwar ein belastendes Lebensereignis gewesen, nicht aber ein Trauma. Was denn dann wohl ein Trauma sei? Zunächst versuchen die KollegInnen dann häufig, mir Ereignisse zu nennen, die sie mit Traumata gleichsetzen. Etwa „Kriegserlebnisse" – „Vergewaltigung" – „Banküberfall" – „Grubenunglück" – „Sexuelle Gewalt in der Kindheit". Woraufhin ich weiter frage: „Sind Sie sicher, dass dies alles Traumata sind? Ich behaupte, viele Menschen, die solche Ereignisse erleben, verarbeiten sie als zwar äußerst belastende, aber nicht als traumatische Ereignisse. Um Sie noch mehr zu verwirren:

Manche Menschen werden einen Skiunfall, bei dem sie sich ein Bein brechen, als Trauma verarbeiten. Ein Trauma ist eine Wunde. Also das Ergebnis von Ereignissen, die verletzend waren. Nehmen Sie solche realen Ereignisse, schauen Sie aber nun auf die innere Verarbeitung. Was kennzeichnet wohl ein Trauma im Vergleich zum belastenden Lebensereignis?" Jetzt kommen andere Antworten. Etwa:

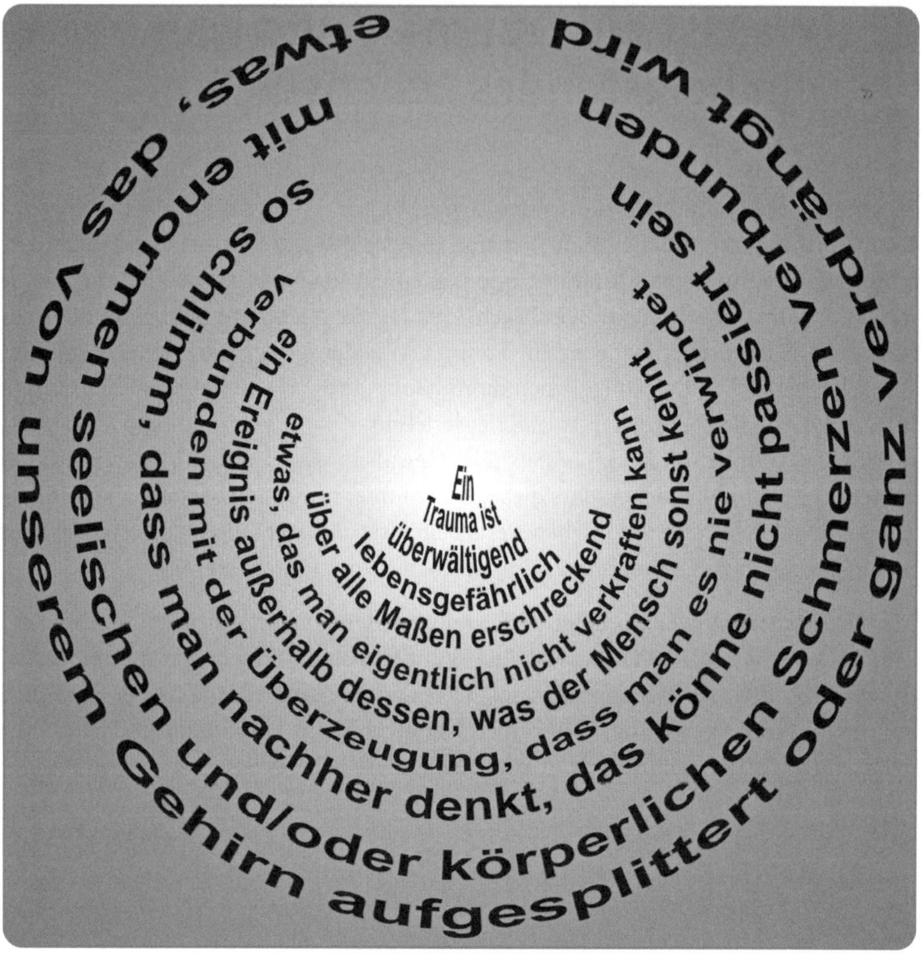

Abbildung 1.1: Wir wird ein Trauma im Innern verarbeitet?

Was die KollegInnen so oder ähnlich mit ihren eigenen Worten auszudrücken pflegen und was ich hier so dargestellt habe, als würde ein Stein ins Wasser geworfen, der immer weitere Kreise zieht, sind tatsächlich einige der wesentlichen Merkmale, durch die sich Traumata von anderen stressreichen Lebensereignissen unterscheiden.

Bei Traumata handelt es sich nicht um reine innere Konflikte, wie etwa das Problem: „Soll ich Abitur machen oder in Vaters Geschäft einsteigen?" – auch wenn ein solcher Konflikt sicherlich großen inneren Stress bedeuten kann.

Ausgangspunkt sind vielmehr tatsächliche, extrem stressreiche äußere Ereignisse. Damit ein Ereignis aber zum Trauma für einen Menschen werden kann, muss eine Dynamik in Gang kommen, die sein Gehirn buchstäblich „in die Klemme bringt" und es geradezu dazu nötigt, auf besondere Weise mit diesem Ereignis umzugehen. Diese „Klemme" nenne ich seit Jahrzehnten die „traumatische Zange" – ein Begriff, der sich inzwischen eingebürgert hat.

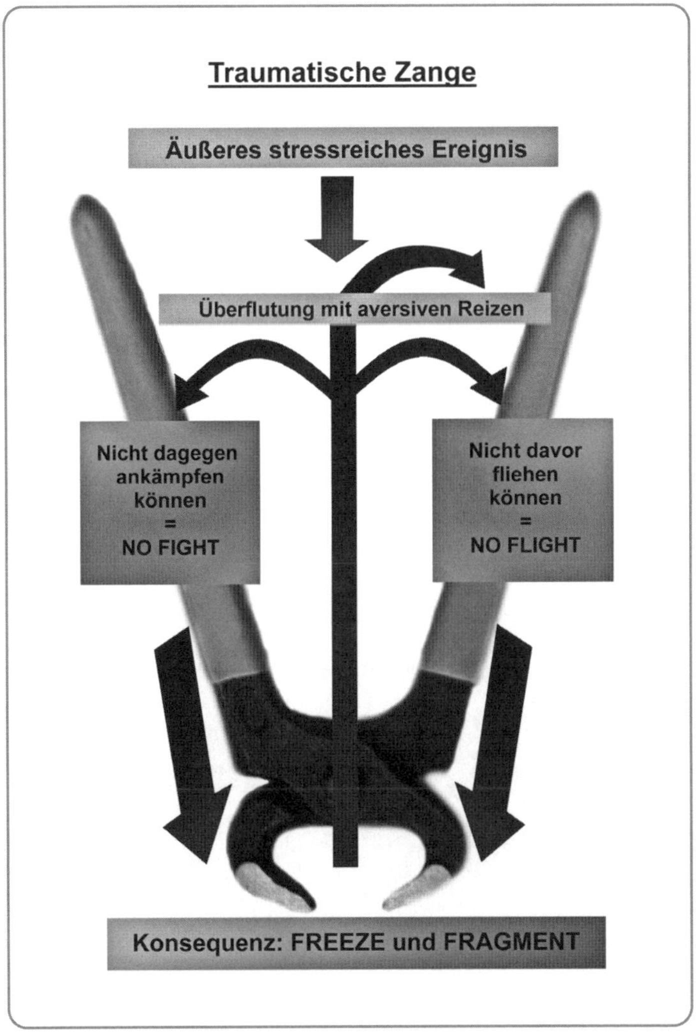

Abbildung 1.2: Traumatische Zange

Wie kann es zu so einer Klemme kommen? Das hängt mit unserem „dreieinigen Gehirn“ zusammen, ein Begriff, der von Paul D. MacLean geprägt wurde.

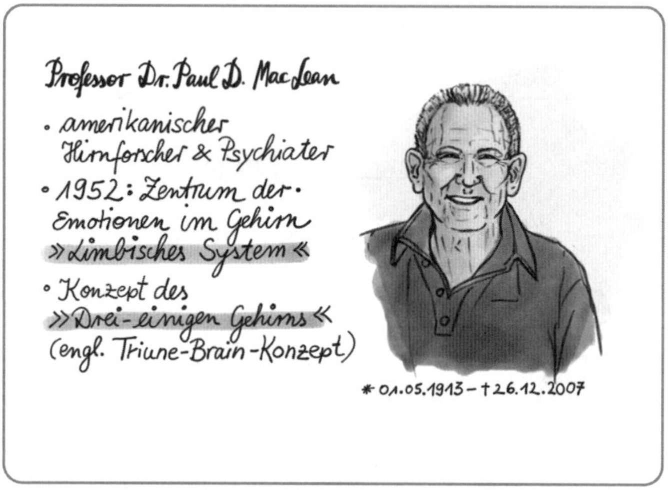
Professor Dr. Paul D. MacLean
• amerikanischer Hirnforscher & Psychiater
• 1952: Zentrum der Emotionen im Gehirn
»Limbisches System«
• Konzept des »Drei-einigen Gehirns«
(engl. Triune-Brain-Konzept)
* 01.05.1913 – † 26.12.2007

Abbildung 1.3: Paul D. McLean

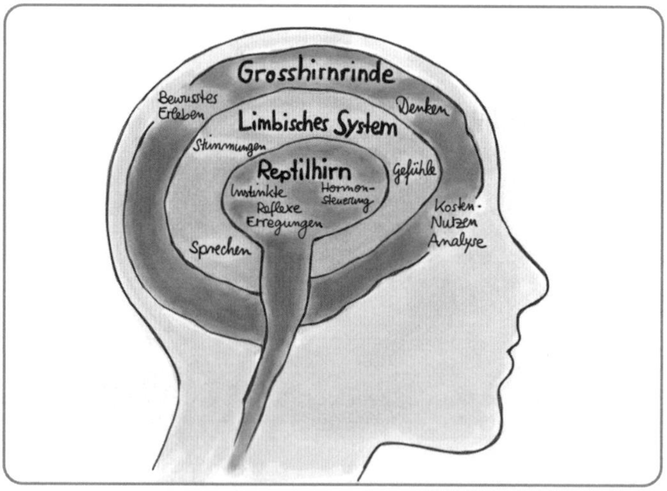

Abbildung 1.4: Das dreieinige Gehirn

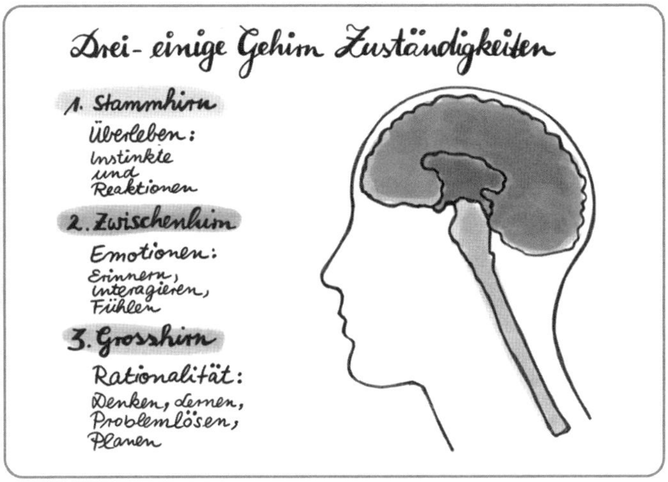

Abbildung 1.5: Die Zuständigkeiten des dreieinigen Gehirns

Wir haben in der Evolution drei große Hirnbereiche entwickelt: Zunächst unser Stammhirn, das „Reptiliengehirn", das für unsere basalen Instinkte und Reaktionen zuständig ist. Darüber entwickelte sich das Zwischenhirn, das für unsere Gefühlssteuerungen und die Erinnerung emotionaler Erlebnisgehalte steht. Und ganz oben darüber unser Großhirn, das Wunderwerk. Es ermöglicht unser rationales Denken, Planen, gezieltes Bündeln von Handlungsimpulsen und Problemlösen.

Wird das Gehirn durch zu viel Stress „in die Zange genommen", fällt als Erstes das Großhirn mehr oder weniger aus. Als Nächstes der Teil des Zwischenhirns, der dafür zuständig ist, unsere biografischen, episodischen, raum-zeitlichen und sprachlich kodierten Gefühls-Erinnerungen zu speichern. Übrig bleibt dann ein angstgesteuertes instinkthaftes Reagieren, bei dem der älteste Hirnteil, das Stammhirn, mehr oder minder die Regie übernimmt, mit archaischen, tierähnlichen Reaktionen: Flucht, Angriff, Sich-Wegducken, Erstarren, Erschlaffen und Krampfen, Erbrechen, In-Ohnmacht-Fallen bzw. auf andere Weise zusammenbrechen.

Die Abbildungen machen deutlich, wie sehr unser Gehirn bei einem extremen Stressor bemüht ist, auf möglichst rasche und effektive Weise mit dem Ereignis fertigzuwerden. Ein traumatisierendes Erlebnis muss ein Ereignis sein, das vom Gehirn als eine äußerste Bedrohung erkannt wird, man nennt dies die Annihilationsdrohung: Das Informationsverarbeitungssystem Gehirn – in der Wahrnehmung der Person das eigene Selbst, in Großhirn und Zwischenhirn angesiedelt – wird so überflutet, dass die Person den Eindruck bekommt, als „ginge jetzt nichts mehr", als sei „jetzt alles aus", als täte sich ein Abgrund auf, in den man hineinstürzt; oder als müsse man jetzt sterben. Hierfür einige unterschiedliche Erlebnis-Beispiele:

Beispiel 1: Eine Fahrradfahrerin fährt durch einen Park. Plötzlich springt ihr ein Mann in den Weg, zerrt sie vom Rad und ins Gebüsch.

Beispiel 2: Ein Mann biegt als Fußgänger abends um eine Ecke – und zwei junge Männer greifen ihn von hinten an, während ein dritter mit einem im Laternenlicht aufblitzenden Springmesser in der Hand auf ihn zukommt.

Beispiel 3: *Ein kleines Mädchen liegt im Bett. Ihr Vater schmust mit ihr und beginnt sie unvermutet an ihren „geheimsten Stellen" auf eine Art zu berühren, die ihr unangenehm ist und ihr zunehmend wehtut; dabei beginnt sich das Gesicht des Vaters zu verändern, es wird rot, sein Blick wird glasig, er fängt an, stoßweise zu atmen ...*

Beispiel 4: Ein Polizist wird mit seinen Kollegen zu einem „Familienstreit" gerufen. Er klingelt an der Haustür – und wird plötzlich aus einem Fenster beschossen.

Beispiel 5: Eine junge Frau mit chronischer Bronchitis geht zum Röntgen. Zwei Stunden später weiß sie, dass sie wahrscheinlich unheilbar an Lungenkrebs erkrankt ist.

Beispiel 6: Ein frisch verheirateter Mann erfährt, dass seine Frau bei einem Autounfall ums Leben gekommen ist.

Beispiel 7: Ein kleiner Junge muss zusehen, wie sein Vater seine Mutter brutal zusammenschlägt und -tritt.

Beispiel 8: Eine Frau tötet ihren Peiniger im Affekt mit mehreren Schlägen mit einem schweren Gegenstand, den sie in ihrer Not gegriffen hat.

Beispiel 9: Eine Mutter sitzt alkoholisiert am Tisch und beschimpft ihre Tochter: „Ich habe noch niemanden im Leben so gehasst wie dich. Hätte ich dich doch nie geboren!" Sie geifert und schreit sich immer mehr in Rage, bis sie tatsächlich Blut spuckt.

Beispiel 10: Ein Kleinkind ist nachts im Dunkeln oft allein. Es weint, es wirft sich herum, es ruft und sucht – und niemand kommt.

Alle diese Beispiele haben etwas gemeinsam: Die hier betroffenen Menschen durchleben eine Extremsituation. Eine Situation, auf die sie nicht angemessen vorbereitet sind und die all ihre Bewältigungsmechanismen überfordert. Dies nennen wir in der Psychotraumatologie eine „Überflutung mit aversiven Reizen". Diese Situation kann man als Opfer bzw. Betroffene/r erleben, doch auch als Zeuge (Beispiel 7) oder TäterIn (Beispiel 8 und 9), in Extremsituationen kann man von aversiven, also sozusagen giftigen (toxischen), zunächst unbewältigbar erscheinenden Reizen überflutet werden. Solche Reize können sehr unterschiedlich sein. In den oben genannten Beispielen kann man die aversiven Reize unter anderem so beschreiben:

Beispiel 1: Plötzlich von einem Unbekannten angegriffen und weggeschleift werden.

Beispiel 2: Gepackt werden und eine tödliche Waffe in der Hand des Gegners sehen.

Beispiel 3: Die „Verwandlung“ des Vaters in einen Angreifer wahrnehmen; körperlich unangenehm bis schmerzhaft berührt werden.

Beispiel 4: Das Geschoss sirren hören und erkennen: Das ist eine möglicherweise tödliche Kugel; sie gilt mir; es können noch weitere folgen.

Beispiel 5: Völlig unvorhergesehen die Nachricht erhalten, unheilbar krank zu sein; Röntgenbilder sehen, die den Tumor und seine Metastasen zeigen.

Beispiel 6: Der Gedanke: Die Frau, mit der er sich eine lange Zukunft erträumte, ist tot; sie wird nie wieder nach Hause kommen.

Beispiel 7: Sehen und fühlen, dass der Vater völlig außer Kontrolle ist und die Mutter töten könnte. Ohnmacht, Scham und Verzweiflung darüber, nicht eingreifen zu können.

Beispiel 8: Die Entladung der Wut in den tödlichen Schlägen; sehen wie der Körper unter den Schlägen sich aufbäumt, blutet, zusammenfällt; wissen, dass der Mann jetzt tot ist; Gedanken wie: dass er ihr nie wieder etwas tun kann; dass sie dafür viele Jahre ins Gefängnis muss; dass sie ihn mochte; dass das alles ihre Schuld ist …

Beispiel 9: Als Mutter auf die erstarrte Tochter schauen, die entsetzten Augen sehen und statt Mitgefühl nur bodenlosen Hass zu empfinden und das Bedürfnis, das Gegenüber (das ihre eigene zarte Seite widerspiegelt, die sie im Suff immer wieder zu ertränken versucht) am liebsten umzubringen. Als Tochter: Zusehen, wie die Mutter rasend wird (Zeugin des Außer-sich-Seins werden), Todesangst bekommen vor dem Hassausbruch der Mutter, Entsetzen, Verzweiflung, sich schlecht und schuldig fühlen.

Beispiel 10: Sich als Kleinkind im Dunkeln und völlig allein in extremer Not und Angst wiederfinden, vielleicht einkoten und einnässen, Hunger haben, sich außer Raum und Zeit in uferlosem Entsetzen fühlen.

In solchen Situationen, wie in den Beispielen beschrieben, kann niemand „cool“ bleiben. Instinktiv weiß man, dass dies hier eine Situation ist, die das eigene Leben für immer verändern könnte – von jetzt an wird es nie mehr so sein wie zuvor.

Eigentlich hat unser Gehirn, genauer: unser Stammhirn, das für unsere Reflexe, und unser limbisches System, das für unsere Gefühlswahrnehmungen zuständig ist, uns auch für Situationen ausgerüstet, in denen wir mit tödlichen Bedrohungen konfrontiert werden. Denn kaum kommt es zu einer Stressüberflutung, schon reagieren wir – meist gänzlich unbewusst und automatisch – mit einem von zwei Reflexen, die der stammesgeschichtlich älteste Teil unseres Gehirns uns als Erstes vorschreibt.

1.1 Fight or Flight

Fight or Flight nannte der amerikanische Forscher Walter Cannon dieses Phänomen bereits im Jahr 1914: Kämpfe gegen den Stressor an (fight) oder fliehe davor (flight). „Heute wissen wir, dass die von Cannon beschriebenen sympathischen (das bedeutet hier: das autonome Nervensystem betreffenden) Veränderungen in eine stärkere Perfusion der Blutglucose (Versorgung mit Blutzucker) auf Muskeln und lebenswichtige Organe ermöglichen und so den Skelettmuskeln mehr Energie zugeführt wird, was dem Organismus erlaubt, besser zu kämpfen oder vor gefährlichen Situationen zu fliehen." So beschreibt die New Yorker Biochemikerin Rachel Yehuda, die zur Neurophysiologie bei Stress besonders viel geforscht hat, diesen sich innerhalb von wenigen Millisekunden ereignenden Vorgang.

In einigen der oben genannten Beispiele könnte diese Reaktion noch dazu führen, dass die betreffende Person erfolgreich ein Trauma verhindert. Wenn es sich bei der Fahrradfahrerin um eine kräftige und wehrhafte Person handelt, könnte es ihr gelingen, den Täter niederzuringen. Wenn sie schnell und geschickt ist, könnte sie es vielleicht schaffen, sich loszureißen und wegzulaufen oder sich auf ihr Fahrrad zu schwingen und wegzufahren. Auch der Polizist im Beispiel 4 wird sich automatisch wegducken, noch bevor er überhaupt nachdenken kann – sein Stammhirn wird ihm zuerst eine „Flight-"Reaktion vorschreiben. Falls er aber schon seine Waffe gezogen hat, wird er vielleicht gleichzeitig – und unter Umständen ebenso „instinkthaft" – den Aggressor attackieren, indem er seinerseits auf ihn schießt (Fight-Reaktion).

Der Junge, der Zeuge der Misshandlung seiner Mutter wird (Beispiel 7), könnte vielleicht weglaufen und Hilfe holen oder sich zwischen die Eltern stellen und den Vater irritieren, beschwichtigen oder abdrängen und damit die Katastrophe verhindern oder mildern. Wer so etwas schafft, wird das Ereignis möglicherweise als stark belastend, wahrscheinlich aber nicht als Trauma, also als seelische Wunde, erleben.

Wovon hängt es ab, ob das Gehirn Flucht- oder Kampfreflexe in die Tat umsetzt? Es scheint so zu sein, dass in einer Extremsituation nicht immer „vernünftig" reagiert wird – etwa bei einer Massenpanik, wenn viele Menschen gleichzeitig aus einer extremen Situation weg- und zu einem Ausgang hinstreben (Flight-Reaktion) und sich gerade dadurch selbst und gegenseitig zusätzlich extrem gefährden, während ein „geordneter Rückzug" ihnen allen vielleicht das Leben retten könnte. Das Stammhirn aber ist nicht in der Lage, „vernünftig" zu sein, dazu ist in Extremsituationen keine Zeit mehr.

Die Fight-or-Flight-Reaktion ist zunächst überhaupt nicht verbunden mit den Großhirnregionen, in denen der Mensch vernunftgemäß denken kann, sondern es handelt sich um Reflexe aus der Frühgeschichte der Menschen. Wenn Sie beim Spazierengehen einen hohen Busch streifen und ein Zweig oder Insekt sich Ihrem Auge nähert, werden Sie automatisch die Augen schließen und sich evtl. auch wegducken, ohne dass Sie „denken" können. Genau das ist meistens sinnvoll, denn Ihr Großhirn einzuschalten dauert einfach zu lange: Bis Sie nachgedacht hätten, wäre Ihr Auge verletzt. Als eine ähnliche Reflexhandlung kann man sich die Fight-or-Flight-Reaktion vorstellen.

Dennoch scheint die Fight-or-Flight-Reaktion auch situations- und personenspezifisch ausgeprägt zu sein. In manchen Situationen – etwa umgeben von Menschen, die sich in einer ähnlichen Lage befinden, Zeuge oder Opfer von extremem Stress zu sein – können manche Personen (die ohnehin stress-resistenteren oder besonneneren Typen) warten, bis sich zusätzlich zum Stammhirn auch ihr Präfrontaler Cortex eingeschaltet hat, also jener Teil des vorderen Großhirns, der Sinneseindrücke einordnen und interpretieren kann und dem Alltagsbewusstsein zuarbeitet. So können sie mit mehr Übersicht planen und entscheiden, ob es eher möglich ist zu fliehen oder den Aggressor niederzuringen (unter Umständen auch, da ihr Sprachzentrum dann wieder arbeitet, mithilfe Außenstehender, die sie zur Hilfe rufen). Umgekehrt werden Menschen, die entweder schon früher traumatisiert wurden oder über generell wenig Impulskontrolle verfügen, in Situationen mit extremem Stress heftiger reagieren.

Offenbar gibt es, wie in allen Dingen, so auch in einer unmittelbaren Bedrohungssituation eine geschlechtsspezifische Reaktion: Frauen neigen mehr zu Flucht-, Männer mehr zu Kampfreaktionen bei akuter Bedrohung. Um es einmal mit einem Beispiel aus der Welt der Hunde zu erläutern: Beide stammen vom Wolf ab, doch über die Jahrtausende (patriarchaler Herrschaft) sind sie auseinander„gezüchtet" worden wie Kampfhund und Schoßhund.

Ein Kampfhund (falls die männlichen Leser diesen Vergleich erlauben) wird eher angreifen, wenn er eine gefährliche Situation erlebt. Ein Schoßhund (Verzeihung, liebe Leserin) fängt schnell an zu zittern, unterwirft sich („Tu mir nichts, ich bin doch so hilflos"), duckt sich und rennt weg, wenn die Situation unübersichtlich wird. Ausnahmen bestätigen selbstverständlich die Regel. So kenne ich als Hundeliebhaberin auch zartest besaitete Bullterrier; und fragen Sie mal einen Postboten, welche Art Hund er am meisten fürchtet, und er wird so etwas antworten wie: „Die kleinen, gemeinen Wadenbeißer."

Glücklicherweise für Frauen scheint sich an der geschlechtstypischen Reaktion, nicht zu kämpfen, sondern sich gleich wegzuducken, um Hilfe oder Gnade zu flehen und ansonsten zu versuchen wegzulaufen, einiges zu ändern: Schon so manches Mal musste ein Möchte-gern-Vergewaltiger zum Beispiel erkennen, dass die Frau, die er sich zum Opfer ausgesucht hatte, keineswegs nur mit Fluchtreflexen reagierte, sondern in der Lage war, ihn blitzschnell niederzuringen oder auf andere Weise (z.B. mit Reizgas) zu bekämpfen. Dennoch: Tendenziell neigen Frauen eher zur automatischen Fluchtreaktion, während Männern durchaus auch im ersten Reagieren eine Option bleibt: Aggression oder Flucht.

1.2 Freeze, Flag und Fragment

Wenn aber alles nichts hilft – no Fight, no Flight – dann bleibt dem Gehirn, um der äußersten Bedrohung, nämlich der Auflösung des Selbst, zu entkommen, nichts anderes übrig als: Freeze (Einfrieren), Flag (im Sinne von Erschlaffen) und Fragment. Diese alliterierenden Anglizismen sind einprägsam und leicht zu erinnern, daher verwende ich sie hier. Und vom Moment der Freeze-Reaktion an ist klar: Jetzt findet für den Menschen das Ereignis als Trauma statt.

Freeze bedeutet wörtlich „Einfrieren", Erstarren. Es ist, als ob das Gehirn sich sagt: Ich bringe den Organismus nicht erfolgreich aus der Situation heraus, und ich kann den aggressiven Reiz nicht äußerlich niederringen – also muss ich genau dies intern tun: Ich mache den aggressiven Reiz unschädlich und erlaube dem Organismus, sich innerlich davon zu distanzieren. Eine Flut von Endorphinen – schmerzbetäubenden körperlichen Opiaten – hilft bei diesem „geistigen Wegtreten" und der „Neutralisierung" akuter Todesangst. Auch das Noradrenalin aus der Nebennierenrinde, das zunächst zum „Tunnelblick" verhilft, kann, wenn viel davon durch den Körper rast, die normalerweise integrative Wahrnehmung blockieren. Der Mensch müsste jetzt eigentlich schreien, um Hilfe rufen, weinend zusammenbrechen – doch oft bedeutet die „Freeze-"Reaktion nichts anderes als eine Entfremdung vom Geschehen. Man erstarrt. Die Muskeln werden steif und hart. Tiere fallen in solchen Situationen wie tot um und strecken alle viere von sich – weshalb man auch von „Totstellreflex" spricht.

Viele Menschen werden erst deutlich später die eigentlich normalen Reaktionen zeigen – hinterher, wenn sie in Sicherheit sind und ihr gesamtes Hirn wieder „heruntergeschaltet" ist aus dem Alarmzustand, dann plötzlich schießen ihnen die Tränen in die Augen, sie brechen zusammen, weinen und schreien. Aber die meisten tun es jetzt noch nicht, nicht wenn innerlich erst einmal alles erstarrt.

Eine nächste Reaktion, wenn auch das Erstarren allein nicht hilft, ist ein totaler Zusammenbruch, der sich in einem Erschlaffen der gesamten Muskulatur zeigt. Im Erleben wird man plötzlich seelenruhig, bleischwer, sehr müde. Manche bekommen einen Krampfanfall und/oder fallen in Ohnmacht. Babys schreien sich weg, überstrecken und erschlaffen dann, als würden sie schlafen.

Die Zusammenbruchreaktion kann nach außen so wirken, als wäre man plötzlich einfach ganz ruhig. Dabei ist das eine für den Organismus durchaus gefährliche Situation. Manche Unfallopfer sagen auch mitten im Inferno lächelnd (z. B. zu Hilfskräften): „Ach lassen Sie mal, mir geht's gut!" – um dann womöglich plötzlich zu kollabieren.

Heute wissen wir, dass diese Pseudo-Ruhe mit einem Umschalteffekt des autonomen Nervensystems zu tun hat, den Stephen Porges in der sogenannten „Polyvagal-Theorie" beschrieben hat: Statt wirklich zur Ruhe zu kommen – dann würde der ventrale Vagus aktiviert und der Parasympathikus würde den vorderen Teil des Körpers aktivieren: Lunge, Herz-Kreislauf-System, Magen, Darm etc. –, wird der hintere, rudimentäre Teil des Vagus aktiv, den unsere Natur für Notfälle übriggelassen hat: Man wird innerlich ganz leer, man „spaced aus", wie Jugendliche das nennen würden. Man geht ganz weit weg, in eine Trance, die dann eine Pseudo-Ruhe erzeugt, in der einem alles egal ist. Soll doch geschehen, was geschieht, egal, egal … Das ist natürlich eine Notreaktion des Organismus, die zu einer weiteren Dissoziation führt: Etwas in einem „kommt" oder „bleibt da", etwas anderes „geht weg". Eine primäre Depersonalisationsreaktion, wie Fachleute das nennen.

Dann nämlich kommt das Mittel des Fragmentierens hinzu: Die Erfahrung wird zersplittert, und diese Splitter werden so „weggedrückt", dass das äußere Ereignis nicht mehr (jedenfalls nicht ohne spätere gezielte Anstrengungen) zusammenhängend wahrgenommen und erinnert werden kann. Der Hannoveraner Psychiater Lutz Besser hat dies einmal so ausgedrückt: „Der Vergleich eines Spiegels, der im Augenblick des traumatischen Stressgipfels zerspringt, macht deutlich, dass die zurückbleibenden Spiegelsplitter nicht mehr erkennen lassen, was passiert ist, sondern nur noch, dass etwas passiert ist".

1.3 Was passiert im Gehirn?

Das Wissen darum, was im Gehirn passiert, ist noch recht neu. Wir verdanken es den neuen bildgebenden Verfahren wie PET-Scans (Positronen-Emissions-Tomografie-Bilder), Kernspin (funktionelle Magnet-Resonanz-Tomografie – fMRT) und anderen, die es den Forschern ermöglicht haben, dem Gehirn direkt bei der Arbeit zuzusehen. Das heißt natürlich nicht, während der Mensch traumatisiert wird (von daher wissen wir nicht, wie lange die unter traumatischen Bedingungen anhält – vielleicht Sekunden, vielleicht sogar Tage), aber doch danach, wenn der Mensch sich an Ereignisse, auch traumatische Ereignisse, erinnert.

Man ist also nicht mehr allzu sehr darauf angewiesen, zu spekulieren oder vom kranken Gehirn auf das gesunde zu schließen oder durch Autopsie nach dem Tod des Menschen Rückschlüsse auf das Funktionieren seines Gehirns zu Lebzeiten zu ziehen. Sondern man kann direkt und unmittelbar beobachten und messen: Wenn dieser äußere Reiz erfolgt, reagiert das Gehirn dieses Menschen so und so. Wenn viele Menschen ähnlich reagieren, scheint es sich um typische Muster zu handeln. Auf diese Weise wurde die Funktionsweise eines früher eher unterbewerteten Teils unseres Gehirns – des limbischen Systems – genauer unter die Lupe genommen, denn offenbar ist dieses entscheidend bei der Erstbewältigung und späteren Erinnerung extrem stressreicher Ereignisse beteiligt.

Wenn es um die Speicherung und Verarbeitung stressreicher Ereignisse geht, stehen uns Menschen nämlich vor allem zwei Systeme zur Verfügung, deren Funktionsweise verschieden ist, die sich aber gegenseitig ergänzen: Ganz allgemein kann man sagen: das Amygdala-System und das Hippocampus-System. Janet Metcalfe von der Columbia University nennt das Amygdala-System das „hot system of memory under stress" und das Hippocampus-System entsprechend das „cool system".

Normalerweise werden Reize, die vom Gehirn aufgenommen werden, im limbischen System zum Thalamus geleitet, von dort aus zur Amygdala und zum Hippocampus, dann wieder über den Thalamus zurück zu beiden Hirnhälften, dort zu den Sprachzentren und zum Vorderhirn, und so beginnt eine innere Verarbeitung der aufgenommenen Reize. Das ist das „cool system".

Nicht so bei einem als „heiß" (stressreich) identifizierten Reiz. Um einen Reiz als „heiß" zu identifizieren, gibt es einen extrem schnellen „Temperaturfühler": eine nur aus einer einzigen Nervenzelle bestehende Schnellverbindung vom Thalamus zur Amygdala. Wenn die Amygdala, deren Aufgabe es ist, „Spitzenwerte" von Reizen zu identifizieren und Alarm zu schlagen, dies tut, wird im gesamten Organismus „Feueralarm" gegeben.

Die Amygdala bestimmt ganz wesentlich, ob es zu einer Reaktion auf Stress kommt. Wenn ja, setzt die Amygdala den Aktivierungsprozess für neurochemische und neuroanatomische Schaltungen für Angstreaktionen in Gang, noch bevor das Hormonsystem aktiviert wird. Schneller geht's nicht: reagieren, bevor der Hormonschub kommt. Mit einem Sprung aus der Gefahrenzone – dafür ist dieser blitzschnelle Reaktionsweg da.

Von der Amygdala-Erstreaktion ausgehend wird dann die bereits von Stressforscher Hans Selye in den 1970er-Jahren beschriebene „Stresskaskade" in Gang gesetzt. Diese dauert etwas länger, klingt dafür auch erst langsam ab. Entscheidend beteiligt ist die sogenannte „HPA-Achse": Die Achse zwischen Hypothalamus, Hypophyse (Pituitary) und Nebennierenrinde (Adrenal glands). Durch die Erstreaktion der Amygdala stimulieren bestimmte Eiweiße (Neuropeptide) im Gehirn den Hypothalamus, seinerseits bestimmte Eiweiße freizusetzen, darunter das CRF – den Corticotropin Releasing Factor – und Vasopressin. Die Freisetzung von CRF wiederum wirkt auf die Hirnanhangdrüse Hypophyse und stimuliert dort die Freisetzung von ACTH (Adreno-Cortico-Tropes Hormon), das wiederum die Freisetzung von Adrenalin, Noradrenalin und Cortisol aus der Nebennierenrinde anregt.

„Alles, was als Stress erlebt wird – besonders akuter Stress –, führt zu einer dosisabhängigen Erhöhung sowohl von Katecholaminen" (Adrenalin und Noradrenalin) „als auch von Cortisol. Je größer der Stress, umso höher der Spiegel beider Hormone", erläutert die amerikanische Hormonexpertin Rachel Yehuda.

Interessant ist besonders die Wirkung des Cortisols: Das nämlich dient als „Stressbremse" und setzt eine negative Rückkopplungsschleife in Gang: Normalerweise wirkt das Cortisol erst auf die Hypophyse „bremsend", dann auf den Hypothalamus, den Hippocampus und die Amygdala. Wenn ein Mensch aber chronisch unter Stress leidet, wird dieses System der „Stressbremse" geschwächt, sodass bei akutem Stress eine Erhöhung des Cortisols im Blut festgestellt werden kann, bei chronischem Stress hingegen eine Erniedrigung des Cortisolspiegels.

Um die Freeze- und Fragment-Reaktionen zu verstehen, lohnt sich ein näherer Blick auf die beiden stressverarbeitenden Gedächtnissysteme von Amygdala und Hippocampus.

Eine Anmerkung dazu: Oft werden diese Substrate – Amygdala ist ein erbsengroßer, mandelförmiger Kern im limbischen System, Hippocampus eine benachbarte größere Struktur, die aussieht wie ein Seepferdchen, daher die Namen – mit dem Amygdala- bzw. Hippocampus-System gleichgesetzt. Gemeint ist aber nicht nur das organische Substrat, sondern gemeint sind auch die charakteristischen Verbindungen von dort zu bestimmten anderen Hirnregionen, also ganze Hirnsysteme, die zusammenarbeiten

Erst in den letzten Jahrzehnten wurden diese beiden Systeme näher entschlüsselt. Hier einige wichtige Ergebnisse:

1.4 Gedächtnissysteme der Stressverarbeitung im limbischen System

Hippocampus: Archiv unseres Gedächtnisses

Merkmale: biografisch-episodisch-raumzeitlich-narrativ-semantisch, Vernetzung mit Sprachzentren, Thalamus und beiden Großhirnhemisphären

Subjektive Qualität: Erinnerungen gehören zum Selbst sowie zum „Dort und Damals" und haben Anfang, Mitte und Ende. Und man kann sich einen Reim darauf machen, „versteht" emotional, was passiert ist.

Amygdala: Feuerwehr

Bekämpft die unter hohem Affekt, insbesondere (Todes)-Angst stattfindenden Erlebnisqualitäten, indem sie diese aus der Verarbeitung herausgreift und sie in den Hirnregionen blockiert, in die frisch hereinkommendes Material gespeichert wird.

Merkmale: fragmentiert, leicht triggerbar, Blockade zu den Sprachzentren, zum Thalamus, zur linken Großhirnhälfte.

Subjektive Qualität: „Hier-und-Jetzt"-Erleben, vorwiegend affektiv-physiologisch (besonders mit Angst verbundene, körperliche und gefühlsmäßige Erlebnisqualitäten), ohne Integration ins Selbst.

Der Hippocampus wird auch als das „cool system" oder „Archiv des Gedächtnisses" bezeichnet. Eine weitere Bezeichnung für dieses Gedächtnissystem lautet: „explizites" Gedächtnis. Was dies bedeutet, soll das Beispiel „Als ich mir 1972 beim Skifahren das Bein brach" erläutern: Ein solches Ereignis ist wahrscheinlich gut integriert und seine Erinnerungsspuren haben inzwischen den Hippocampus Richtung Langzeitspeicher im Großhirn verlassen. Gut integriert ist stressreiches Erinnerungsmaterial dann, wenn es

- biografisch erinnert werden kann, das heißt: Ich kann mich genau erinnern, dass es mir passiert ist (und ich es nicht etwa geträumt habe oder nur zugesehen habe, wie es jemand anderem geschah);
- episodisch erinnert wird, das bedeutet: Es hat Anfang, Mitte und Ende, und ich bin nicht (wie etwa beim Träumen) versucht, alles durcheinanderzubringen;
- raumzeitlich erinnert werden kann, das heißt: Ich weiß, es ist dort und damals passiert, nicht hier und jetzt;
- narrativ erinnert wird, das heißt: Ich kann darüber reden (und bin nicht etwa sprachlich blockiert, wie es bei Traumamaterial aus dem Amygdala-System der Fall ist, siehe unten);

- semantisch erinnert werden kann, das heißt: Ich mache mir die Traumatisierung in Sinnzusammenhängen klar.

Das Hippocampus-System ist sehr gut vernetzt. Über die Sinnesrezeptoren aufgenommenes Material wird u.a. durch den Thalamus geleitet und erreicht den Hippocampus. Von dort wird es wieder durch den Thalamus zu den Sprachzentren (Broca Areale) geleitet und dort mit Zentren in beiden Großhirnhälften verknüpft, sodass die sogenannte raumzeitliche Einordnung des Geschehens ebenso möglich ist, wie darüber zu sprechen und das Ereignis mit der eigenen Biografie zu verknüpfen. Material aus dem Hippocampus unterliegt auf Dauer durchaus der Verfälschung, da es wieder und wieder erzählt und „hervorgeholt" und mit anderen Gedächtnisinhalten verknüpft werden kann. Man kann daher ins explizite Gedächtnis tatsächlich falsche Inhalte schmuggeln, was so beim impliziten Gedächtnis nicht funktioniert. Dessen stark emotionshaltigen Bestandteile werden auch als „Traumagedächtnis" bezeichnet.

Um bei dem Ski-Beispiel zu bleiben: Im Zuge der Bildung von Lebenslegenden könnte ich, wenn ich denn ein narzisstischer Mensch wäre und mein explizites Gedächtnis mir den Unfall immer und immer wieder zugänglich machte, die Geschichte irgendwann so erzählen: „Ich bin eine schwarze Abfahrt hinuntergesaust, als dieser Idiot mir plötzlich von links nach rechts quer über die Skier gefahren ist …"

Während die unverfälschte Geschichte, die mir mein Amygdala-System ab und zu schmerzlich zu verstehen gäbe, z. B. so lauten könnte: „Ich lernte gerade Ski fahren, eierte den Idiotenhügel hinunter, verlor das Gleichgewicht, verhakte beim Fallen die elend langen Bretter und kollerte kläglich mit abgeknicktem Bein noch ein paar Meter weiter."

Ganz offenbar also ist mit Gedächtnisinhalten, die mit dem Selbst-Verständnis verknüpft sind, die Gefahr verbunden, sich aus „echten Erinnerungen" mehr oder weniger charmante Lebenslügen zu basteln.

Ganz anders ergeht es den Erlebnissen, deren mit höchster emotionaler Erregung verbundenen Inhalte über das implizite Amygdala-System gespeichert werden, das gewöhnlich mit dem Hippocampus-System parallel arbeitet. Dieses Gedächtnissystem wird ja auch als „hot system" oder „Feuerwehr" oder „implizites Gedächtnis" bezeichnet. Implizit deshalb, weil die während hohem Stress vom Amygdala-System „herausgefischten" brisanten Erlebnisinhalte (zunächst) nicht integriert, nicht ins biografische Gedächtnis überführt werden. Stattdessen wird das aufgenommene Material und werden die unmittelbaren körperlichen und seelischen Reaktionen aufgesplittert.

Nehmen wir das Beispiel der Fahrradfahrerin. Es ist mehr als wahrscheinlich, dass sie in dem Augenblick, in dem sie realisiert: „Dieser Kerl zieht mich vom Rad und mit sich ins Gebüsch“ große Angst bekommt. Beide Systeme – Hippocampus und Amygdala – arbeiten parallel. Bei steigendem Stresspegel aber wird der „Temperaturfühler“ der Amygdala ausschlagen, es kommt zur Alarmreaktion. Dadurch wird das Hippocampus-System nach und nach „Ausfälle“ zeigen, das Amygdala-System hingegen wird – teilweise allein, also ohne gleichzeitige Arbeit des Hippocampus-Systems – weiter feuern. Dieses Speichern aber ist anders als im biografischen Gedächtnis. Es folgt eine Art „stroboskopartige“ Wahrnehmung mit kleineren oder größeren Brüchen in einem turbulenten Geschehen, das hinterher schwer wieder zusammenzusetzen sein wird.

Was die Fahrradfahrerin unter hoher Angst während des „Amygdala-Alarms“ erleben könnte, ist erst ein wildes Toben, dann: plötzliche Ruhe, ein Entfremdungsgefühl ihrer Umgebung gegenüber, ein raumzeitloses Geschehen, weit entfernt von jeder Sprache, auch wenn sie vielleicht registrieren wird, dass sie wimmert oder bettelt oder schreit oder stöhnt. Doch diese Lautäußerungen werden ihr wie „von ihr abgeschnitten“ vorkommen. Bis das Hippocampus-System wieder „anspringt“ und sie wieder weiß: „Ich war doch eben noch auf dem Rad unterwegs nach Hause. Dieser Mistkerl hat kein Recht mich anzugreifen. Ob jemand in der Nähe ist?“ und eventuell gezielt wieder handeln und um Hilfe rufen kann – um dann unter Umständen wieder von Angst überwältigt zu sein, die Amygdala wieder Alarm schlägt, die Mineralocorticoid-Rezeptoren des Hippocampus-Systems „abgefüllt“ sind und das entsprechende System ausfällt – und sie erneut Entfremdungserlebnisse hat, aber auch unter Umständen dieses seltsame Nicht-Wissen um alles, was vorher war und nachher sein wird, und ob die Stimme, die da wimmert, ihre eigene ist …

Das seltsame Zusammenspiel von Amygdala und Hippocampus und anderer Hirnregionen unter extremem Stress wirkt sich dabei im Gedächtnissystem so aus, dass über die Amygdala (insbesondere die rechtsseitige Amygdala) vor allem körperliche und emotionale Reaktionen „konditioniert“ werden, während die bewussten Erinnerungen, die vom Hippocampus-System gespeichert werden müssten, teilweise fehlen, und der Rest nur noch aus Einzelbildern und kurzen Wahrnehmungs-Sequenzen besteht.

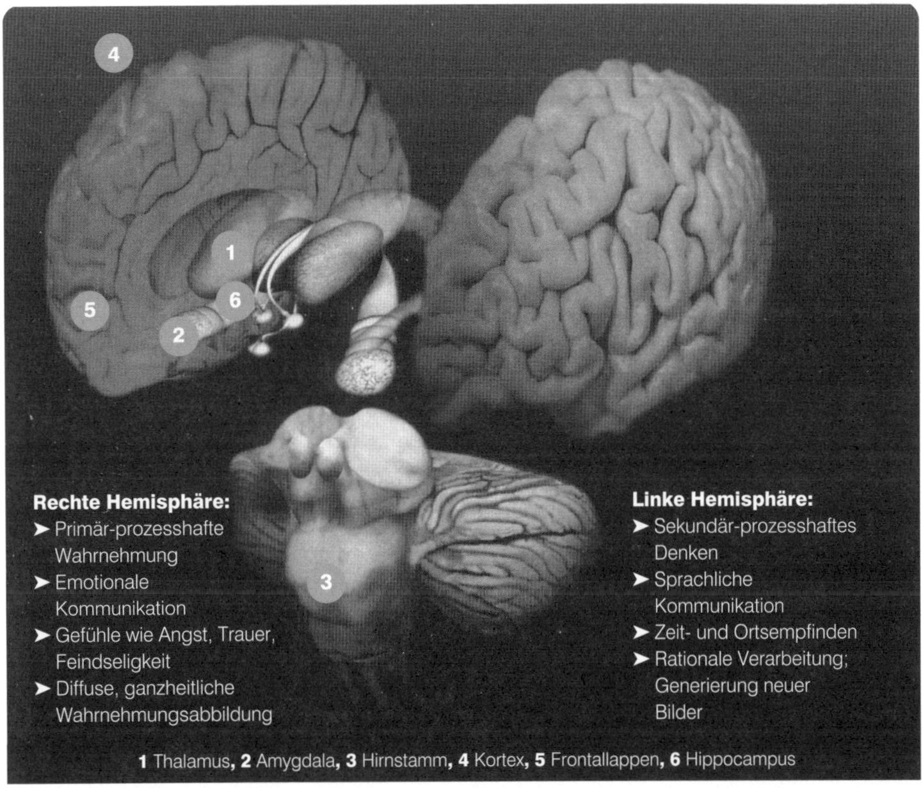

Wege des Schreckens

Der Thalamus (1) leitet eingehende Sinnesreize auf schnellstem Weg an die Amygdala (2) weiter, welche sie in einer bedohlichen Situation als angsterregend bewertet und im archaischen Hirnstamm (3) körperliche Reaktion auslöst. Eine langsamere Route führt vom Thalamus zum – im Kortex (4) verankerten – Bewusstsein, welches die Informationen genauer beurteilt. Sie werden vom Frontallappen (5) und auch vom Hippocampus (6) in bereits vorhandenes Wissen integriert. Für diese rationale Verarbeitung ist vor allem die linke Gehirnhälfte zuständig. Eine zu hohe Aktivität der Amygdala jedoch „überschwemmt" das Gehirn mit negativen Emotionen und verhindert deren Integration in Gedächtnis und Identität.

Abbildung 1.6: Wege des Schreckens

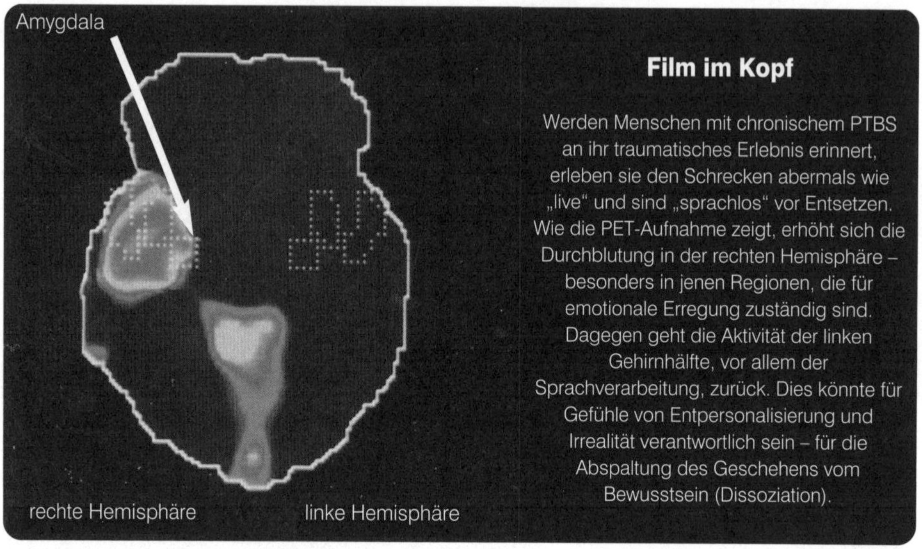

Abbildung 1.7: Der Film im Kopf

In diesem Zusammenhang wird noch einmal deutlich, was die beiden Gedächtnissysteme miteinander verbindet und was sie trennt.

Unter traumatischem Stress

- wird das Hippocampus-System (vorübergehend) dysfunktional – die Mineralcorticoid-Rezeptoren des Systems sind bei ansteigendem Stress schnell gesättigt und „schalten sich ab", körpereigene Morphine lassen den Menschen „geistig wegtreten", Frontalhirn schaltet sich ab → Fight, Fright, Freeze und Flag laufen ab;
- Das Amygdala-System feuert weiter und speichert emotionale und körperliche Reaktionen = peritraumatische Dissoziation. → Fragment.

Das ausschließlich vom Amygdala-System emotional-körperlich und vom Hippocampus-System in einzelnen Bildern und kurzen Sequenzen gespeicherte fragmentarische Material ist Traumamaterial.

Bis sich wieder beide Systeme gemeinsam um die innerpsychische Verarbeitung des Geschehens kümmern können, vergehen Sekunden, unter Umständen aber auch eine sehr viel längere Zeit.

Entwicklungsgeschichtlich ist das Amygdala-System das stressverarbeitende Gedächtnissystem, das als Erstes arbeitet: Gleich von Geburt an steht es zur Verfügung, wenigstens in rudimentärer Form. Das Hippocampus-System dagegen wird erst im Alter zwischen zwei und drei Jahren funktionstüchtig (die Myelinisierung, also die

Umhüllung der Nervenfasern dieses Systems mit einer Myelinschicht, wird erst in den ersten Lebensjahren nach und nach stattfinden) und richtig gut arbeitet es erst ab zehn bis zwölf Jahren.

Für stressreiche Ereignisse bedeutet dies: Was das Neugeborene und Kleinkind an Stress erlebt, muss es überwiegend auf dem „Amygdala-Niveau" speichern. Das biografische, explizite Gedächtnis – und damit die Fähigkeit, auf früher Gelerntes in Stress-Situationen gezielt zurückgreifen zu können – wird erst später funktionieren. Und bei manchen, die von früh an unter Dauerstress leben, wird das Hippocampus-System unter Umständen lange Zeit unterentwickelt bleiben, da sich das Gehirn an eine „Feuerwehr-Reaktion" des Amygdala-Systems offenbar gewöhnen kann; das Gleiche gilt für Zeiten von extremem Stress im Erwachsenenleben, wie etwa Fronteinsätze von Soldaten, Zivilleben unter Kriegsbedingungen oder Dauerstress in gewalttätigen Familien. Interessant: Wer sich früh angewöhnt, in hohem Stress das Erlebte abzuspalten, und dabei eine dissoziative Identitätsstruktur entwickelt, scheint eventuell an dem Problem des dauerhaft verkleinerten Hippocampus vorbeizukommen. Dazu gibt es einige neuere interessante Studienergebnisse.

Zusätzlich kann sich auf Dauer ein sogenanntes „Kindling-Phänomen" einstellen: Die Erregungsschwelle sinkt so, dass die Stressverarbeitungs-Systeme im limbischen System übermäßig empfindlich werden – ein Prozess, der sich verselbstständigen und auch ohne weitere Traumatisierung eine PTBS verstärken kann.

Das, was das Amygdala-System an „brisantem Material herausfischt", ist affektiv-physiologisches Traumamaterial, also die heftigen Gefühle und Körperreaktionen. Zum Traumamaterial gehören ebenso solche Bilder, Zeit- und Raum-Koordinaten und andere Sequenzen aus dem Trauma, die vom Hippocampus noch aufgenommen werden konnten. Der Punkt, bei dem sich das Hippocampus-System eines erwachsenen Menschen abschaltet, das für bewusstes koordiniertes Handeln zuständige Frontalhirn sich herunterbeamt und das Amygdala-System (fast) allein arbeiten muss, dieser Zeitpunkt ist individuell verschieden.

Daher kann es sein, dass ein Polizist, der schon ähnlich lebensbedrohliche Situationen erlebt hat, dessen Coping-(also Bewältigungs-)Strategien eingeübter sind, weniger stark mit Angst reagiert, und auch wenn er vorübergehend „Amygdala-Qualität" im Erleben spüren wird – z. B. wenn es ihm vorkommt, als geschähe alles in Zeitlupe oder als sei dies eine Szene, die er gerade träumt – so werden doch sein Hippocampus-System und sein Frontalhirn, durch die Cortisol-Stressbremse wieder ins Spiel gebracht, rasch wieder „anspringen", und er wird wieder bewusst koordiniert handlungsfähig sein.

Anders vielleicht die Fahrradfahrerin, wenn sie den Überfall plötzlich und unerwartet erlebt – und sie wird drastischer reagieren, wenn sie bereits „vulnerabel" ist, also von ihrer genetischen Ausstattung her eher „schreckhafter" ist bzw. schon vorher traumatisiert wurde, zum Beispiel wenn sie das Kind war, das schon so oft Verlassenheitssituationen oder eine hasserfüllte Mutter erlebt hat: Bereits der erste Schreck wird ihr unter Umständen eine heftige Amygdala-Reaktion „bescheren" – mit der Folge von Lähmung; dem Eindruck, sich nicht wehren zu können; einem Gefühl, als wäre alles nicht wahr, was da geschieht etc. – und es kann sein, dass ihr Hippocampus-System, ihre auswertende linke Hirnhälfte und ihr Frontalhirn noch ein- oder zweimal „anspringen", aber wenn das Folgende tatsächlich eine Vergewaltigungssituation ist, kann es sein, dass sie fast nur noch auf dem Amygdala-Niveau reagiert und nur wenige blitzartige Sequenzen über den Hippocampus gespeichert werden können, die ihr später, wenn sie an das Ereignis denkt, durch den Kopf schießen können (sogenannte Flashbulb-Memories). Der Rest ist allerdings nicht „weg", sondern dem Bewusstsein nur nicht erschließbar. Meist sind die impliziten Erinnerungen körperlich: Schweißausbrüche, Fieberschübe, Herzrasen, einschießende Schmerzen, enorme Schwäche bei gleichzeitigen Muskelverhärtungen, Übelkeit, Schwindel, unaushaltbare Gefühle bodenloser Verzweiflung …

Das, was geschieht, wenn nur noch das Amygdala-System und ganz selten und kurz der Hippocampus und wenn Teile des Frontalhirns und der Sprachzentren auf das Geschehen gar nicht reagieren, außerdem die unmittelbaren körperlichen und seelischen intensiven Speicherungen, all das wird als „primäre" oder „peritraumatische" Dissoziation bezeichnet. Das Gehirn und der Körper – der auch Gedächtniszellen besitzt – speichern das Ereignis also fragmentiert, und danach ist es für die betreffende Person zunächst schwer, das Ereignis „zusammenzubekommen".

Warum auch diese Reaktion sinnvoll ist, ergibt sich unmittelbar aus dem Vergleich zwischen dem Hippocampus-System, das mit dem Gefühl für das eigene Selbst verbunden ist, und dem Amygdala-System, das hoch emotionale Erlebnisqualität (vor allem Todesangst) erkennt und „isolieren" hilft: Es ist ein Selbstschutz.

2. Wieso hilft Dissoziation, ein Trauma zu überleben?

„Es freut mich, dass ich im Sterben
immer wieder erwache.
Gleich nach dem Ausbruch des Krieges
dreh ich mich um, auf die bessere Seite."

(Wislawa Szymborska)

Eigentlich sollte man denken: Wenn man nicht mehr logisch und zusammenhängend nachdenken kann, ist das doch nur ein Nachteil. Oder? Nicht so in Extremsituationen.

Bei meinen zahlreichen Autobahnfahrten habe ich schon manches Mal schlimme Unfälle gesehen. An einen kann ich mich besonders gut erinnern: Ein Mann lief – offensichtlich in einem von sich selbst „entfremdeten" Zustand – neben dem Auto auf und ab. Entfremdet deshalb, weil er eine klaffende Wunde am Oberschenkel hatte, durch die man bis auf den Knochen sehen konnte. Doch er blieb völlig ruhig, öffnete den Kofferraum, entnahm ihm ein Warndreieck, ging etwa 30 Meter entgegen der Fahrtrichtung den Standstreifen entlang und platzierte das Dreieck vorschriftsmäßig an den Rand der Fahrbahn. Offensichtlich war der Mann einerseits „dissoziiert", also er nahm nicht adäquat wahr, was los war, in diesem Fall unter anderem seine große Wunde. Andererseits aber half ihm das, in der Schocksituation ruhig zu bleiben und alles zu tun, was man tun muss, um die Unfallsituation abzusichern.

Wenn wir in einem traumatischen Schockzustand sind, reagiert unser autonomes Nervensystem und unser gesamtes Gehirn auf eine krasse Weise. Ziel ist, uns noch oder wieder handlungsfähig zu machen. Der Preis ist ein Entfremdungserleben, in dem wir – durch das Geschehen im Amygdala-System und den weitgehenden Ausfall des Hippocampus, der Sprachzentren und des Frontalhirns (siehe Kapitel 1) – nicht mehr eine raumzeitliche und eine sprachliche Einordnung des aktuellen Geschehens vornehmen können.

Wahrscheinlich wusste der Mann mit der Beinwunde, während er sein Warndreieck aufstellte, nicht mehr, was am selben Morgen gewesen war, wohin er unterwegs war und was er am Abend vorhatte. Sein Alltagsbewusstsein war außer Kraft, er selbst in einem seltsamen dissoziativen Trance-Zustand, der ihm half, sich in der Notsituation nach außen hin „korrekt" zu verhalten.

Hier ein erster Versuch, den schon häufiger verwendeten Begriff „Dissoziation" zu definieren – im nächsten Kapitel gehe ich näher auf chronische Dissoziation ein:

2.1 Was ist Dissoziation?

Dissoziation ist zunächst einem Alltagsphänomen ähnlich und damit ähnelt es dem Gegenteil von Assoziation. In beinahe jeder Minute unseres Lebens fügen wir mental Dinge zusammen (assoziieren) und trennen wieder oder schieben beiseite, was von bestimmten Instanzen unseres Gehirns als
a) zu unwichtig oder
b) zu brisant
eingeschätzt wird.

Schauen Sie sich bitte beim Lesen einmal um und nehmen Sie Ihre räumliche Umgebung wahr. Da sitzen Sie, lesen das Buch, Sie machen sich Gedanken dabei, Ihr Körper hat eine bestimmte Spannung, Ihr Gefühlshaushalt eine aktuelle Mischung und alles zusammen geht eine „Assoziation" in diesem Moment ein. Stellen Sie sich einen Augenblick lang vor, Sie müssten jedes Mal, wenn Sie eines der Details in Zukunft wieder wahrnehmen – Ihre Gefühlssituation, Ihre Körperempfindung, was Sie gerade alles sehen oder hören oder riechen oder schmecken können … alles zusammen, also gemeinsam wahrnehmen. Wahrscheinlich können Sie sich vorstellen, dass Ihr Informationsverarbeitungssystem Gehirn im Nu überfordert wäre. Was es stattdessen stündlich, minütlich, ja sekündlich macht, ist:

Es nimmt etwas zusammenhängend wahr, speichert einen Eindruck davon und trennt dann die einzelnen, als bedeutsam erlebten Elemente wieder voneinander, um sie mit anderen Gedächtnisinhalten zu kombinieren.

Beispiel:

Sie sind vor Kurzem Paula, mit der Sie vor Jahren die Schulbank gedrückt haben, überraschenderweise im Urlaub in Südfrankreich begegnet. Natürlich werden Sie sich merken, dass Sie sie dort getroffen haben – aber Sie werden sich auch erinnern, dass Sie sie z. B. aus der Schulzeit kennen. Sie werden Pyrenäen und Paula nicht zu einer Einheit verschmelzen, sondern entscheidend wird sein, etwas zu erinnern, das mit anderen Gedächtnisinhalten – manchmal nur über „Eselsbrücken" – wieder eine neue Assoziation eingehen kann. Ihr Gehirn wird dafür sorgen, dass Pyrenäen und Paula, die vorübergehend eine Assoziation eingegangen sind, wieder voneinander getrennt und in neuen assoziativen Kontext gestellt werden können. Später kann es sein, dass die alte assoziative Verbindung sogar nur mühsam wiedergefunden wird, etwa beim Erzählen der Urlaubserlebnisse daheim:

> „Unsere Pyrenäenwanderung war einfach wundervoll – und stellt euch vor, ich habe sogar eine ehemalige Klassenkameradin wiedergetroffen. Wie heißt sie noch …?“
>
> Oder beim Ehemaligentreffen: „Mensch, Paula, sogar irgendwo im Ausland haben wir uns gesehen, warte mal, gleich hab ich's: Frankreich, Wandern… Pyrenäen, was war das für ein Zufall!!“

Die Fähigkeit zur Trennung von Inhalten im Gehirn ist also einerseits etwas ganz Alltägliches. Wer das ganz besonders gut kann, kann auch unter extremem Stress dissoziieren, also hereinkommendes oder gerade im Organismus erlebtes Material auseinanderhaltend speichern. Diese Fähigkeit ist, wie wir heute wissen, ein Persönlichkeitsmerkmal, ein Trait, wie die Persönlichkeitspsychologen sagen. Wir Menschen können unterschiedlich gut dissoziieren, die einen mehr, die anderen weniger. Und wer gut dissoziieren kann, kann sich oft „wegbeamen“ aus der zusammenhängenden Wahrnehmung der traumatischen Erfahrung. Kann tagträumen, tief absorbiert sein von einem Buch oder Film und innerlich spontan „weit weggehen“.

Doch das Absorbiertsein und die „Alltagstrancen“ sowie das automatische „Zerstreutsein“ sind andere Prozesse als das Dissoziieren unter toxischem Stress. – Eine gute „alltagsdissoziative“ Fähigkeit ist also kein brauchbarer Vorhersagewert dafür, dass Dissoziation auch in Stresssituationen automatisiert eingesetzt wird, um unerträgliche Erlebensbestandteile auseinanderzuhalten.

Eine Form der alltäglichen Dissoziation wird daher besser „Alltagstrance“ oder „Absorption“ genannt. Stellen Sie sich vor, Sie befinden sich in einem Kino und sehen einen neuen Film, der Sie fasziniert. Sie werden, wenn sie sich gut „absorbieren“ lassen können, vermutlich vergessen, was gerade vorhin gewesen ist, werden Ihre Sorgen hinter sich lassen; Ihre Verpflichtungen für morgen, die aktuelle Tageszeit, das Wetter draußen und der Sie umgebende Raum werden keine Rolle mehr spielen. Stattdessen werden Sie hineingesogen in die Handlung – jedenfalls wenn Sie gut „alltagsdissoziieren“ können. Können Sie es schlecht, dann werden Sie ständig abgelenkt: Der popcornkauende Teenager hinter Ihnen, der lange Lulatsch vor Ihnen werden den Kinogenuss möglicherweise ebenso schmälern wie Alltagsgedanken und -sorgen, die Ihnen immer wieder in die Quere kommen; vielleicht ist Ihnen Ihre Sitzposition unbequem – und dies alles wird Sie daran hindern, sich vom Geschehen auf der Leinwand „absorbieren“ zu lassen.

Schon dieses Beispiel zeigt: Die einen neigen dazu, intensiv zu tagträumen oder anderweitig alltags-zu-dissoziieren – diejenigen, die sich „absorbieren“ lassen können von einem Geschehen zum Beispiel –, während andere ständig vieles im Blick und in der Wahrnehmung haben und es eher schwer finden, mal „abzuschalten“ vom Alltagsstress.

Dieses „Abschalten“ in Form der Absorption ist ein ganz normales Phänomen und wird heute nicht mehr unter dem engen Begriff der Dissoziation gefasst, die ein unter toxischem Stress stattfindendes „Auseinanderschieben“ von Denken und Wahrnehmen bedeutet. Gemeinsam ist beiden: Manche Elemente der Wahrnehmung werden fokussiert, andere aus der Wahrnehmung weggedrückt oder verschoben. Es folgt eine Liste der gängigen Formen von unbewussten Bewusstseinsveränderungen, von der alltäglichen bis zur pathologischen Dissoziation.

2.2 Formen von Dissoziation

Alltagstrancen: Absorption, Auto(bahn)-Hypnose.

Dissoziative Amnesie – a) biografisch; b) im Alltag – über die normale Vergesslichkeit hinaus: Wissen nicht willentlich zugänglich haben.

Derealisation: Die Umgebung oder Teile davon nicht adäquat wahrnehmen (z. B. akustisch: nichts hören; oder hören, aber nichts verstehen) bei sonst normaler Funktion der Wahrnehmungsorgane.

Depersonalisation: Das Selbst oder Teile davon nicht adäquat wahrnehmen, z. B. Körperteile nicht fühlen; Schmerzlosigkeit; „neben sich stehen“; evtl. sogar aus dem Körper „heraustreten“.

Fugue: Sich an einem anderen Ort wiederfinden und nicht wissen, wie man da hingekommen ist.

Dissoziative Identitätsstörung: Ein oder mehrere Persönlichkeitszustände übernehmen voll die Kontrolle über den Körper; häufig verbunden mit Amnesie; die Persönlichkeitszustände sind individuell verschieden, verfügen über einen je eigenen Willen und eigene Handlungsimpulse.

2.2.1 *Alltagstrancen und -Amnesien*

Von der Alltagstrance haben Sie jetzt schon die Absorption kennengelernt. Bei der Auto-(bahn-)hypnose handelt es sich um ein Phänomen, das Ihnen vermutlich ebenfalls vertraut ist: Sie sind von der Arbeit nach Hause gefahren, ganz in Gedanken, und zu Hause angekommen, fragt Ihre PartnerIn Sie: „Na, Schatz, war heute die Baustelle auf deiner Strecke schon abgeräumt, oder ...?" Wenn Sie dann erst eine ganze Weile überlegen müssen, waren Sie vermutlich in „Autobahn-Trance". Sie sind sozusagen „auf Autopilot" nach Hause gefahren – aufmerksam für den Verkehr, ansonsten aber mit ihren Gedanken weit weg, und Ihr Gehirn hat Ihre automatische Reaktion und die Tatsache, dass die Baustelle abgeräumt war, nicht gemeinsam gespeichert.

Andere Formen von Alltagstrance sind die kleinen alltäglichen Amnesien, die viele von uns haben, oft ohne dass wir uns dessen bewusst sind:

- Haben Sie den Brief in den Kasten geworfen, oder wollten Sie es nur tun?
- Sie öffnen am Abend das leere Portemonnaie und wundern sich, wo Ihr Geld geblieben ist.
- Sie haben so oft im Kopf ein Gespräch durchgespielt, dass Sie nach dem tatsächlich stattgefundenen nicht mehr wissen, ob Sie all das gesagt haben, was Sie hatten sagen wollen, oder ob bestimmte Passagen nur in Ihren „fiktiven Gesprächen" stattgefunden haben.
- Wie oft müssen Sie Ihren Schlüssel suchen?
- Erst in der Umkleidekabine des Schwimmbades merken Sie, dass Sie zwar Ihre Handtasche, nicht aber Ihr Schwimmzeug dabeihaben.

Zahlreiche der „Freud'schen Fehlleistungen" – etwas verlegen oder vergessen, sich verschreiben, versprechen ... haben mit Mikroamnesien im Alltag zu tun. Und wenn Sie sich gelegentlich wie „ein zerstreuter Professor" benehmen, haben Sie ein Faible für Alltagstrancen – unter Stress wird Ihnen all das sogar noch mehr unterlaufen, als wenn Sie ausgeruht sind.

Alltägliche Bewusstseinsveränderungen wie solche Mikroamnesien treten häufiger unter Stress auf. Je mehr Stress, desto mehr alltägliche Entfremdungserlebnisse, lautet die Formel. Doch wie immer gilt: Die einen können überhaupt gut dissoziieren – und werden es unter Stress auch vermehrt tun –, die anderen schlecht.

Bewusstseinsveränderungen wie Trancen, Amnesien, Entfremdungserlebnisse bei der Umgebungs- oder Selbstwahrnehmung – diese Art von Alltags-Dissoziation also kann bei drei Problembereichen vermehrt auftreten:

a) Bei häufigem alltäglichem bis hin zu traumatischem Stress, wobei es offenbar kein Kontinuum gibt, sondern der traumatische Stress eine radikale Sonderform darstellt.

b) Bei Substanzmittelmissbrauch: Der „Filmriss“ nach der durchzechten Nacht hat mit der Alkoholwirkung zu tun; illegale Drogen, Medikamente etc. können ebenfalls dissoziative Symptome hervorrufen.
c) Auch bestimmte hirnorganische Syndrome wie Temporallappen-Epilepsie, Kleinhirn-Tumor, Demenzerkrankungen können starke dissoziative Phänomene auslösen.

Daher sind PsychotherapeutInnen gehalten, genauere diagnostische Abklärungen vorzunehmen, wenn sie Entfremdungserlebnisse, Trancen und schwerere dissoziative Phänomene bei ihren KlientInnen feststellen. Im Folgenden werden wir uns vor allem den unter extremem Stress zustande gekommenen Dissoziationen zuwenden.

2.2.2 *Dissoziative Amnesie*

Mit Amnesie im klinischen Sinne ist mehr gemeint als nur die normale Alltagsvergesslichkeit. Sie tritt in drei Formen auf: als biografische sowie als im gegenwärtigen Alltag vorkommende Amnesie. Und als Fugue, also dem Phänomen, sich irgendwo wiederzufinden und nicht zu wissen, wie man dort hingekommen ist.

Zunächst zur biografischen Amnesie: Wer sich nicht an die ersten drei Lebensjahre erinnern kann, braucht sich keine Sorgen zu machen: Das ist die normale Kindheitsamnesie, der Tatsache geschuldet, dass der episodische Teil des Gedächtnisses, vor allem des Hippocampus-Systems, ein paar Lebensjahre benötigt, um zu funktionieren. Doch wer sich nicht daran erinnern kann, was beispielsweise zwischen dem 8. und 12. Lebensjahr war – weder Alltagsszenen, noch Schulwechsel, nichts – hat ein besonderes Problem, das Kliniker mit der Diagnose „Dissoziative Amnesie“ bezeichnen. Als Ursache dieser großen biografischen Lücke käme entweder eines der oben genannten hirnorganischen Syndrome oder ein Substanzmittelmissbrauch und/oder eine Traumageschichte während der genannten – der Amnesie unterliegenden – Jahre infrage.

Klinisch bedeutsame Amnesien, die weit über die „normale Vergesslichkeit“ hinausgehen, können aber auch als pathologische Alltagsamnesie vorkommen. Zu den drei Formen von Amnesien je ein Beispiel aus meiner eigenen Praxis (Namen geändert):

Beispiel 1:

Else Lehmann wird zu mir geschickt, weil sie angeblich unter dem „Messie-Syndrom“ leide. Sie erzählt, dass sie sich einfach nicht auf Zusammenhänge konzentrieren könne, daher könne sie auch nicht Ordnung schaffen. Es gelinge ihr nicht, Wichtiges vom Unwichtigen zu trennen und in manche Zimmer gehe sie schon nicht mehr rein – weil sich da die Unordnung zu sehr staple. Sehr wohl aber könne sie sauber machen und einkaufen und kochen – wenn sie alles in einer vorher (möglichst schriftlich) festgelegten Reihenfolge tue. Bei näherer Exploration stellt sich heraus, dass Frau Lehmann kein „Messie" im Sinne einer zwanghaften Sammelwut ist, sondern dass sie aufgrund ganz erheblicher, nämlich pathologischer, Alltagsdissoziationen völlig mit dem Aufräumen überfordert ist.

Als ich die alltäglichen Vergesslichkeiten genauer mit ihr anschaue, fällt ihr als Beispiel ein: „Ich bemerke erst, dass ich Wasser aufgesetzt habe, wenn der Kessel pfeift." Offenbar ist alles aus ihrem Bewusstsein „verschwunden", was aus ihrem Blickfeld verschwindet.

Gründliche neurologische und psychiatrische Untersuchungen und ein Drogen-Screening bringen keine Befunde. Sehr wohl aber die Exploration auf traumatische Erfahrungen hin: Frau Lehmann ist als kleines Kind sehr erheblichen körperlichen, seelischen und sexuellen Misshandlungen ausgesetzt gewesen, wie sie vorsichtig zu erzählen beginnt, und schon damals hat sie gelernt, sich von einem Augenblick zum nächsten „wegzubeamen" ...

Beispiel 2:

Lara Heller kommt mit dem Verdacht, sie könne vielleicht eine multiple Persönlichkeit sein. Als ich sie nach ihrem derzeitigen Alltag frage, sagt sie: „Ich funktioniere. Eigentlich denke ich gar nicht nach, sondern es geschieht einfach, und wenn ich Glück habe, das Richtige."

Befragt nach ihrer Lebensgeschichte, meint sie ratlos und voller Schmerz: „Ich ziehe mein Leben wie einen dunklen Teppich hinter mir her. Ich fühle mich, als wäre ich nur die Oberfläche. Ein Ereignis geschieht, es fällt in mich hinein, durch mich hindurch wird reagiert – aber mir selbst erscheint mein Leben wie ein Rätsel. Ich lächle, kann die Fassade wahren, das ist alles."

Auch bei Frau Heller gibt es keinen Hinweis auf ein hirnorganisches Problem, auch sie nimmt keine Drogen und außer gelegentlich Aspirin gegen die Kopfschmerzen keine Medikamente. Doch sie weiß, wie sie sagt, „aus meinen Tagebüchern von damals und weil es mir ab und zu wieder einfällt", dass sie von ihrem Vater als Kind und Jugendliche an zahlende Männer zur sexuellen Benutzung verkauft wurde. Der Verdacht der dissoziativen Identität wird sich in den folgenden Therapiesitzungen bestätigen, da sie fast jedes Mal völlig verändert in Mimik, Gestik und Verhalten und mit einer Amnesie für die letzte Stunde wiederkommt: Der Anteil, der als „Frau Heller" zu mir in Behandlung gekommen war, so erklärt zum Beispiel eine innere Helferin, die jünger ist als die Alltagsperson, mich in mehreren Stunden über das „Innensystem" aufklärt und mit einem anderen Vornamen angesprochen werden möchte – „Frau Heller, das ist bloß unsere Fassade", die alltagstaugliche Oberfläche oder „Gastgeberin" einer multidimensional aufgespaltenen Persönlichkeit ...

Zu der Thematik der dissoziativen Identitätsspaltung (multiple Persönlichkeit) später mehr, vor allem in Kapitel 5.

Beispiel 3:

Janine Schröder hat sich schon so oft vorgenommen aufzupassen, wenn sie draußen auf der Straße läuft, um auf jeden Fall gewappnet zu sein, falls etwas sie plötzlich irritieren könnte. Und doch kommt es immer wieder vor, dass sie sich plötzlich woanders wiederfindet, und nicht dort, wo sie „gerade eben noch war", wie sie mir ratlos erzählt. Ihr Schreck nämlich führt, wie wir gemeinsam explorieren, zu dissoziativer Amnesie. Diese wiederum lässt sie eine automatisierte Fluchtreaktion ausführen, und irgendwo auf einer Parkbank, in einem Hauseingang oder an einer Straßenecke findet sie sich wieder, manchmal erst Stunden später. Ich erläutere ihr, dass man das eine Fugue nennt, und auch, dass wir noch genauer nachschauen sollten. Denn eine Fugue ist eine sehr starke dissoziative Reaktion. Wer solch starke Wechsel von Bewusstseinszuständen hat, sollte immer auch daraufhin untersucht werden, ob noch mehr dissoziative Störungsformen vorliegen, etwa auf der körperlichen Ebene (als gelegentliches „Zuviel"- oder „Zuwenig-Fühlen"), oder auf der Ebene der Identitätsabspaltungen.

2.2.3 *Derealisation*

Ein weiteres dissoziatives Phänomen ist die Derealisation. Auch die gibt es als alltägliche Erscheinung: Je mehr Stress Sie haben und je besser Sie überhaupt dissoziieren können, desto öfter werden Sie Phänomene wie die folgenden bemerken:

- Ab und zu hören Sie einem Menschen zu, der auf Sie einredet, und es kommt auch der Klang der Worte zu Ihnen, aber Ihre Ohren scheinen auf „Durchzug" gestellt.
- Wenn Sie in einer stressreichen Zeit oder nach einem äußerst gefühlsintensiven Traum morgens aufwachen, kann es sein, dass Sie den ganzen Tag wie „weggetreten" sind, als würden Sie mit offenen Augen (weiter-)träumen.
- In solchen Stresszeiten kann es sein, dass sie hin und wieder Doppelbilder oder Schleier vor den Augen sehen; wenn Sie dann zum Augenarzt gehen, findet der aber keine organische Ursache.
- Und / oder manchmal scheint zwischen Ihnen und der Umwelt eine unsichtbare Glaswand zu bestehen – Sie empfinden sich von der Welt entfernt oder die Welt von Ihnen.

Auch hier wird das dissoziative Prinzip deutlich: Gibt es äußeren oder inneren Stress, dann können manche Menschen sehr stark mit „Tunnelblick", mit Ausblenden oder Wegdrücken von Elementen reagieren, die normalerweise integrativ wahrgenommen werden.

Auch bei und nach traumatischem Stress kann es zu – teilweise dramatischen – Derealisations-Phänomenen kommen:

Beispiel 1:

Merle ist mit ihrem neuen Freund zum ersten Mal allein. Kaum hat er die Tür zugeschlossen, dreht er sich um, zieht sie heftig an sich, fasst ihr zwischen die Beine und kneift sie in die Brust. Dann reißt er ihr die Kleidung vom Leib und will sie allem Anschein nach ohne Vorspiel einfach „nehmen". Anfänglich denkt sie: „Er ist ja so leidenschaftlich", küsst ihn und versucht ihn zu beschwichtigen: „He, mach mal langsam!" Doch dann erkennt sie, dass er nicht sie meint, sondern in eine Raserei verfallen ist, in einen eigenen gewalttätigen inneren Film. Und erstarrt, als sie in seinen dunklen Augen blanken Hass erkennt. Während er sie an die Wand drückt, beschimpft er sie als „billiges Flittchen" und schreit: „So willst du es doch, was?", dringt gewaltsam in sie ein, würgt sie und schlägt ihren Kopf gegen die Wand, als sie aufschreien will. Plötzlich verändert sich ihre Wahrnehmung: Sie wird ganz ruhig, etwas in ihr geht ganz weit weg, und sie denkt etwas Vages wie: „Das habe ich mal in einem Film gesehen, das ist nicht jetzt, das geht gleich vorbei ..."

Beispiel 2:

Manuel, der ausländisch aussieht, wird vor einer Diskothek von mehreren Rechtsradikalen eingekreist. Sie beschimpfen ihn. Er bekommt große Angst, will sich aber nichts anmerken lassen, sieht sich um, schubst gezielt einen Angreifer beiseite und versucht in eine Seitenstraße zu fliehen, wird aber eingeholt und wieder von den Schlägern umringt. Plötzlich sieht er einen grinsenden hünenhaften Kerl mit einem Kantholz auf sich zukommen. Von nun an verändert sich seine Wahrnehmung: Es ist, als sei er unter Wasser und alles geschähe in Zeitlupe: Er hebt die Arme, der Schläger kommt immer näher, er wird auf den Boden gestoßen und denkt: „Das ist doch alles nicht wahr ...

An diesen Szenen erkennen Sie den Überlebensmechanismus: Wenn keine Bewältigungsstrategie mehr hilft, wenn man nicht fliehen und nicht gegen das Unheil ankämpfen kann – dann wird Dissoziation, hier: die Derealisation, eine große Hilfe sein. Der Hippocampus im Zwischenhirn und der größte Teil des Vorderhirns sind vorübergehend abgeschaltet, die Sprachzentren blockiert, der Transfer der Wahrnehmung auf die linke Großhirnhälfte ist verhindert, um die Informationen nicht auszuwerten. Und damit ist das Selbst geschützt. Die innere Feuerwehr hat aufgrund des unaushaltbaren Stresses, der den Organismus erreichte, diese Notreaktion des primären Dissoziierens geschaffen. Das psychische Erleben sagt: „Das ist alles nicht wahr." „Das geschieht nicht wirklich, nicht jetzt." „Das hat nichts mit mir zu tun." „Das hier geht mich eigentlich gar nichts an." Die Schutzfunktion ist offensichtlich. Viele Menschen erleben so etwas unter traumatischem Stress. Später wird ihr Gehirn versuchen, das Weggedrängte wieder herbeizuholen und die Erkenntnis zu ermöglichen: „Doch, das ist wahr. Das ist wirklich passiert, und zwar mir."

Allerdings kann es sein, dass diese Erkenntnis lange nicht erfolgen kann, weil sich das Gehirn – meist aus gutem Grund – weigert, das Weggedrängte wieder „herbeizuassoziieren". Und dann kann es zu chronischen Derealisation und Depersonalisation kommen, die dann im Rahmen der Posttraumatischen Belastungsstörung (siehe Kapitel 3) eine Rolle spielen oder auch eine eigenständige Diagnose „Derealisation / Depersonalisation“ erfüllen, wie sie in der ICD-11 beschrieben werden. Wissenschaftlich wurde nämlich verstanden, dass beide Phänomene oft gemeinsam auftreten.

Im Extremfall wird ein/e Betroffene/r dann eine von zwei Reaktionen kennen: Entweder etwas, das man wahrnimmt, ist völlig bedeutungslos – oder es ist ein Auslöser für traumatische Erinnerungen. Manche KollegInnen haben Versuchsreihen dazu gemacht. Sie spielten schwer traumatisierten Menschen (in einem Fall Vietnam-Veteranen mit einer klinisch bedeutsamen Posttraumatischen Belastungsstörung), die sich freiwillig für den Versuch gemeldet hatten, und einer Kontrollgruppe aus nicht schwer traumatisierten Menschen jeweils diverse Klänge vor. Gleichzeitig wurde die Hirnaktivität gemessen. Die Kontrollgruppe aus nicht traumatisierten Menschen verfügte offenbar über ein breites Spektrum an assoziativen Reaktionen auf die Klänge: verschiedene Großhirnregionen und die Sprachzentren waren aktiviert. Nicht so bei den Traumatisierten: Ihr Gehirn funktionierte nach einem Null-Eins-Prinzip. Entweder wurde der Klang als „bedeutungslos“ eingestuft, löste fast keine Reaktion aus und unterlag sofort der Löschung – oder all die Zentren im Gehirn wurden aktiviert, die für die Startle-Response spezifisch sind – die traumatische Schreckreaktion, die ich hier im Buch oft als Amygdala-Reaktion bezeichne. Das Gehirn hatte dann einen „Trauma-Alarm“ gegeben und eine erneute Derealisation ausgelöst: Die Geräusche wurden also als Traumareize fehlinterpretiert.

Beispiele für chronische Derealisation

Norbert, ein ehemaliger Fremdenlegionär, findet das Leben „langweilig“. Er verträumt lange Zeiten und muss es dann ab und zu „krachen“ lassen. Da er leicht kränkbar ist, gerät er immer wieder in Schlägereien. Dann wieder können Wochen vergehen, in denen er das Gefühl hat, als wäre die Welt da draußen ganz weit weg, wie hinter einer Nebelwand.
Da er in solchen Phasen auch zu Drogen greift, muss in der therapeutischen Diagnostikphase die Drogenwirkung von der posttraumatischen Derealisation getrennt werden. Das lässt sich auch feststellen, denn nicht in jeder Derealisationsphase nimmt er Drogen; und offenbar sind diese sekundär – das heißt, sie sollen gerade von der Derealisation wegführen, statt sie auszulösen. Das heißt: Er möchte zur Ruhe kommen, möchte mal weg von dem unaushaltbaren und lähmenden inneren Druck, der ihn von der Außenwelt wegreißt – und die Drogen machen alles wattig, „egal“, und erst einmal angenehmer. Allerdings machen sie die Sache eher schlimmer als besser, aber das ist dann irgendwann auch „egal“.

Clara ist mit ihren 17 Jahren schon mehrfach in der Psychiatrie gewesen. Sie verletzt sich immer wieder selbst. Vater und Onkel haben sie sexuell misshandelt, das Jugendamt hat sie daraufhin mit zehn aus der Familie genommen; doch auch in einer der folgenden Pflegefamilien wurde sie zur Herstellung von Sexfotos und -videos missbraucht. Sie kann stundenlang dasitzen und an die Wand oder aus dem Fenster starren, bekommt dann kaum mit, was um sie herum geschieht. Wenn sie sich schließlich aus den intensiven Derealisationenn herausholen will, schneidet sie sich die Arme auf. „Wenn der Schmerz endlich kommt und ich das Blut laufen sehe, wache ich auf", sagt sie.

An diesen Beispielen wird deutlich, dass das, was einst ein Schutz war – Derealisation – zu einem eigenen Problem werden kann, das weitere nach sich zieht.

Neben der Derealisation als dissoziativem Phänomen, bei dem man die Umgebung oder Teile davon nicht adäquat wahrnehmen kann, gibt es die Depersonalisation. Sie bedeutet: das Selbst oder Teile davon nicht adäquat wahrzunehmen. Nehmen wir dazu die beiden Beispiele der vergewaltigten Frau und des von Rechtsradikalen misshandelten Mannes, um auch dieses Phänomen zu erläutern:

Als ihr „Freund" ihr den Kopf an die Wand schlägt, spürt Merle dies: Ihr Hinterkopf knallt gegen etwas Hartes, ein erst stechender, dann rasch dumpfer Schmerz breitet sich aus, vor ihren Augen verdunkelt sich alles, ihr Nacken schmerzt, Tränen schießen ihr in die Augen. Doch als sie später auf dem Boden liegt und er seinen Gürtel aus der Hose zieht, um sie damit in seinem (Selbst-)Ekel und seiner Raserei zu schlagen, hilft ihre gute Dissoziationsfähigkeit ihr sehr: Sie spürt keinen Schmerz mehr, ihren Körper fühlt sie gar nicht, und sie hat das Gefühl, als öffne sich immer wieder ihr Kopf; als schwebe, wenn es wieder unaushaltbar wird, ein Teil von ihr nach dem anderen nach hinten oben aus dem Körper heraus.

Manuel, der als politischer Aktivist in seinem südamerikanischen Heimatland gefoltert worden ist, weiß aus Erfahrung, wie er reagieren wird, sobald er in einer kritischen Situation denkt: „Das ist jetzt alles nicht wahr." Er versucht daraufhin mit einem Teil seines Selbst, sich in die Wirklichkeit zurückzukämpfen, um sich wehren zu können. Doch seine Dissoziationserfahrung wird ihn auch gegen seinen Willen wieder weiter wegtreiben, als unbewusste Abwehrstrategie: Es wird ihm zunächst nicht schwarz vor Augen von den Schlägen, denen Tritte an den Kopf und in die Rippen und Nieren folgen. Bevor er ohnmächtig wird, erlebt er sich wie abgetrennt von seinem Körper. Wie damals während der Folter spürt er nur ein Klatschen und Drücken an seinem Körper, sonst nichts. Er hört, wie weit entfernt seine Peiniger schreien – und ein Stöhnen, von dem er nicht weiß, dass es aus seinem eigenen Mund kommt ...

2.2.4 *Fugue – mehr als nur Amnesie*

Dieses dissoziative Phänomen – heute zu den Amnesie-Arten gezählt (s. o.), ist tatsächlich ein sehr komplexes Phänomen: die Fugue. Schon dem Begriff merkt man an, um was es sich hier handelt. Wie bei der musikalischen Fuge, bei der ein Motiv vor dem anderen „flieht", handelt es sich beim Wortstamm um einen Begriff aus dem Lateinischen: Fugare, also „fliehen". Von der klinischen Definition her bedeutet

Fugue: Sich körperlich von einem Ort an einen anderen begeben und sich dort wiederfinden, verbunden mit Amnesie. Und doch sind häufig auch noch andere dissoziative Reaktionen mit der Fugue verbunden.

Beispiel:

Als Beispiel möchte ich die Geschichte des Mannes mit der klaffenden Wunde am Bein weitererzählen, den ich als Zeugin zunächst dabei beobachten konnte, wie er nach dem Unfall, offenbar ohne Schmerzen zu empfinden (also in einem depersonalisierten Zustand) das Warndreieck aus dem Kofferraum holte und es in einigem Abstand hinter sein demoliertes Fahrzeug stellte.

Er begann nämlich plötzlich, sich noch offensichtlicher merkwürdig – und keineswegs mehr so „abgeklärt" und „vernünftig" wie vorher – zu verhalten, nämlich quer über die Autobahn zu laufen. Viele Autofahrer, die angehalten und ausgestiegen waren, um zu helfen, riefen ihn an und versuchten, ihn davon abzuhalten, doch er ging zielstrebig weiter, mitten zwischen den Autos hindurch, die hupend und mit kreischenden Bremsen zum Stehen kamen oder ihm ausweichen mussten. Er schwang seine Beine eines nach dem anderen über die Mittelleitplanke und ging quer über die Gegenfahrbahn weiter. Auch auf dieser Seite schleuderten Autos oder kamen mit quietschenden Bremsen zu stehen, um ihn nicht zu überfahren. (Glücklicherweise hatten viele Fahrzeuge aufgrund des Unfalls ihre Geschwindigkeit bereits reduziert, sonst hätte er seinen „Ausflug" wohl kaum überlebt. Immer wieder kommt es nach Unfällen zu solch tragischen Todesfällen „schlafwandelnder" Unfallbeteiligter, die quer über die Fahrbahnen laufen.)

In seiner „schlafwandlerischen" Trance ging der Mann zügigen Schrittes weiter auf ein Feld, als hätte er einen bestimmten Ort am Horizont im Blick, den er ansteuerte. Ein Rettungswagen, der sich der Unfallstelle auf der Gegenfahrbahn genähert hatte, hielt an, ein Sanitäter sprang heraus und lief dem Mann aufs Feld hinterher, packte ihn an der Schulter, drehte ihn um und redete auf ihn ein. Und ich sah, wie der Mann langsam und heftig den Kopf schüttelte – als müsse er sich aus seinem „Schlafwandeln" wecken, oder vielleicht verneinte er auch nur die Frage danach, ob er denn wisse, wo er hinlaufen wolle.

Dies ist ein Beispiel für eine Fugue-Episode, die peritraumatisch, also noch während der traumatischen Schockphase, stattfand. Aus gegebenem Anlass daher ein freundlicher Hinweis an Juristen und Polizeibeamte: So manches „unerlaubte Entfernen von der Unfallstelle (bzw. vom Tatort)", im Volksmund Unfallflucht genannt, ist weniger ein bewusster Versuch, sich vor der Verantwortung zu drücken, als eine Fugue-Episode. Diese stellt eine verspätete Flucht-Reaktion dar. Verspätet deshalb, weil die Situation mit der höchsten traumatischen Stresseinwirkung bereits vorüber ist. „Es" ist bereits passiert, ein Entkommen war nicht rechtzeitig möglich. Man kann die Fugue-Episode auch als die Ausführung einer unvollendeten Handlung betrachten – eben die Fluchtreaktion.

Wie an dem Beispiel erkennbar, ist eine Fugue-Episode ein sehr intensives dissoziatives Geschehen; denn es ist verbunden mit Amnesie (der Mann konnte sich hinterher nicht mehr an das erinnern, was er getan hatte, nachdem „es gekracht hatte"), mit Derealisation (kein Mensch, der die Umgebungsbedingungen adäquat einschätzt, würde als Fußgänger eine sechsspurige Autobahn überqueren) und Depersonalation (normalerweise hätte der Mann mit seiner klaffenden Beinwunde gar nicht laufen können).

2.2.5 *Komplexe Dissoziative Störung und Dissoziative Identitätsstörung*

Die intensivste Form der dissoziativen Abspaltung ist eine, die eine Persönlichkeit in unterschiedliche Anteile aufteilt. Diese können teilweise abgespalten sein, sodass es ein Alltags-Ich gibt und unterschiedliche durch Trauma entstandene und stets traumanahe Anteile. Oder es kommt zu einer dissoziativen Identitätsstörung. Früher wurde hier von „multipler Persönlichkeit" gesprochen, und viele, die „Viele sind", nennen sich heute noch so. Sie sagen von sich: „Ich bin multipel" oder „Wir sind Viele " oder nennen sich „Multis" (im Gegensatz zu solchen „Simpels" wie mir oder anderen nicht-gespaltenen Menschen).

Der dissoziativen Identitätsspaltung habe ich eine eigene Monografie gewidmet (Huber 2010). Inzwischen wissen wir, dass es nicht heißen kann: gesund vs. multipel, sondern dass es eine Reihe von unterschiedlichen Abspaltungsmöglichkeiten gibt zwischen einer „simplen", sprich: (eher) integrierten Gesamtpersönlichkeit und einer multiplen. Im Diagnostik-Kapitel (Kapitel 5) werde ich auf solche chronisch dissoziativen Folgen für die Persönlichkeit noch näher eingehen. Hier soll eine Grafik diese Aufspaltung noch näher illustrieren und deutlich machen, dass wiederholte Gewalt eine Persönlichkeit nicht nur angreifen, sondern geradezu in Stücke reißen kann:

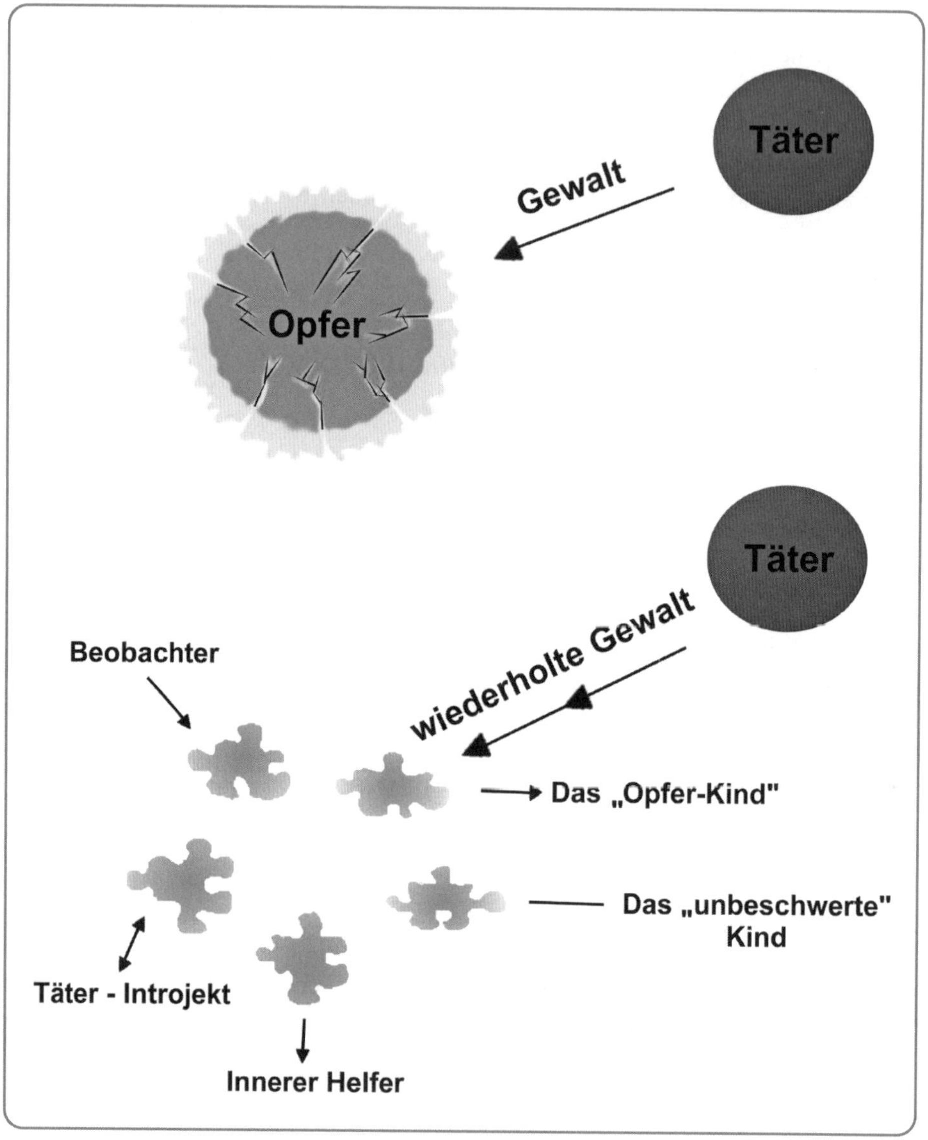

Abbildung 2.1: Auswirkungen wiederholter Gewalt auf eine Persönlichkeit

Bei einmaliger Traumatisierung entwickeln sich „Risse“ in der Persönlichkeit und es entsteht eine „Fassade“ – hier als Kreis mit Rissen angedeutet: die Alltags-Persönlichkeit; sie wird versuchen, die „Risse“ im Innern unten zu halten, nicht weiter aufbrechen zu lassen.

Gibt es mehrere oder gar viele Traumatisierungen, dann kann eine Persönlichkeit buchstäblich in Teile zerbrechen, die sogar auf Dauer eine gewisse (Teil-)Autonomie erhalten können; Beispiele für Aufspaltungen sehen Sie in der Grafik; ich werde darauf zurückkommen.

2.3 Dissoziative Identität: Es wächst nicht zusammen, was zusammengehört

Interessante neue Studienergebnisse zeigen auf, was die strukturelle Dissoziationstheorie von Ellert Nijenhuis, Onno van der Hart und Kathy Steele (siehe Seite 167 ff.) schon prognostiziert hatte: Bei einer frühen Aufspaltung der kindlichen Persönlichkeit durch extremen Stress ist es nicht so, dass erst eine einheitliche Persönlichkeitsstruktur entstanden wäre, die dann unter dem unaushaltbaren Dauerstress zerbricht. Es ist vielmehr so, dass die verschiedenen Funktionen innerhalb einer Persönlichkeit, von der Alltagsorientierung bis zur Bewältigung von Stress durch Flucht, Kampf, Erstarrung, Kollaps, Rückzug etc. und der Identifikation mit dem Aggressor gar nicht erst zusammenwachsen. Dass die ANP (Alltagspersönlichkeit nach Trauma), fragile EPs (zum Opfer von zu viel Stress gewordene emotionale Zustände der Persönlichkeit) und kontrollierende EPs (täterimitierende und selbstverteidigende Anteile) gar nicht zusammenwachsen. Das bedeutet: Eine hoch dissoziative Persönlichkeit ist von allem Anfang an anders aufgebaut als eine Persönlichkeit, die erst einen inneren Zusammenhalt entwickelt und dann unter Umständen unter extremem Stress Abspaltungen vornimmt.

Weshalb ist das wichtig? Weil allem Anschein nach hoch dissoziative Menschen eine besondere Fähigkeit haben, unter dramatischen körperlichen und seelischen Entwicklungsbedingungen einen oder mehrere „reine Funktions-Modi“ zu entwickeln, die Alltagsanforderungen bewältigen können, egal unter welchen chaotischen und gewaltsamen Umständen. Und dass sie die erlittenen Qualen und die Täterintrojekte weit abspalten können, bis sie wie „nicht existent“ erscheinen und nur ab und zu unter Stress abrupt hervorbrechen. Dies ermöglicht ein Überleben, auch unter absoluten Extrembedingungen wie multidimensionaler Ausbeutung in einem sogenannten Kinderpornoring, oder in einem Familiensystem, in dem sich viele Stressfaktoren häufen: Alkohol- und Drogengebrauch, Vernachlässigung, Verwahrlosung, Gewaltexzesse, Kriminalität, Kriegswirren, Gefangenschaft, Vertreibung und Flucht etc. Je mehr diese Faktoren auf ein Kind einstürmen – von intrauterin bis zum abgeschlossenen fünften Lebensjahr –, desto wahrscheinlicher ist es, dass das Kind alle Dissoziationsmöglichkeiten nutzen muss, die es biologisch zur Verfügung hat. Dies ganz besonders dann, wenn keine primäre Bindungsperson in der Nähe ist, die dem Kind Sicherheit und Geborgenheit schenkt. Gegenwärtig – ich schreibe das im Frühjahr 2020 – beflügelt genau dieser interessante Befund weitere (Hirnforschungs-)Studien.

Neben Dissoziations-Phänomenen kann es auch eine ganze Reihe anderer Traumafolgen geben, wie psychosomatische Beschwerden – heute nennen wir sie eher: somatische Dissoziationen –, Depressionen, Angststörungen, dissoziales Verhalten, Ess-Störungen, Suchtabhängigkeit, Zwangserkrankungen, psychotische Zustände etc. Sie alle sind abhängig von Art, Dauer und Schwere der Traumatisierungen, man sagt also: Es gibt „dosisabhängig mehr Komorbidität".

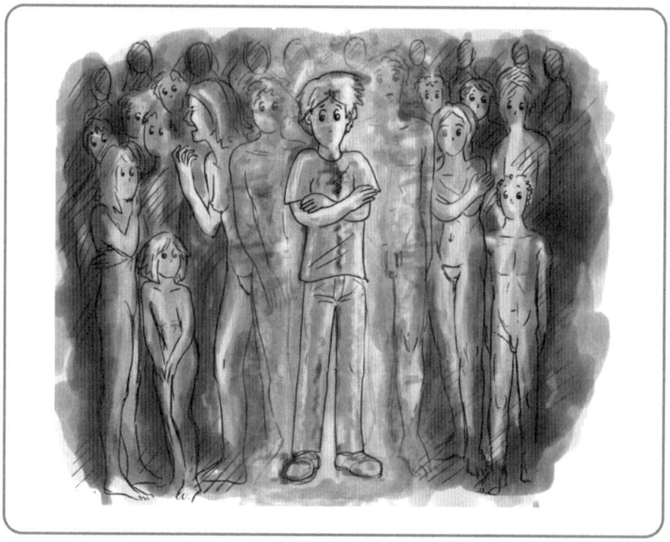

3. Welche Traumatisierungen sind besonders schwer zu verarbeiten?

„Als weiterer Bestandteil dieser Störung [komplexe PTBS] werden Bewusstseinsveränderungen angesehen. Diese können bestehen aus einer Amnesie oder Hypermnesie [Überflutung mit Erinnerungen] für die traumatischen Ereignisse, zeitweilig dissoziativen Phasen oder Depersonalisation / Derealisation wie auch häufiger Wiederholung des traumatischen Geschehens, z. B. als Intrusionen oder Grübeln. Die Selbstwahrnehmung ist gestört durch Ohnmachtsgefühle, Schuldgefühle, Gefühl der Beschmutzung oder Stigmatisierung. (Miteinbezogen wird) auch eine gestörte Wahrnehmung des Täters, z. B. ständiges Nachdenken über die Beziehung zum Täter, eine unrealistische Einschätzung des für allmächtig gehaltenen Täters wie auch Idealisierung oder paradoxe Dankbarkeit. Es resultieren aus den traumatischen Erlebnissen Probleme in den aktuellen Beziehungen und auch eine Veränderung des Wertesystems."

(Ulrich Frommberger, 2000)

Wie schon im vorhergehenden Kapitel erwähnt, erleben zwischen 80 und über 90 Prozent aller Menschen im Laufe des Lebens ein schweres Trauma, gekennzeichnet durch:

- psychische und / oder physische Todesnäheerfahrung,
- Überwältigt-Sein von unerträglichen Geschehnissen,
- nicht davor fliehen und nicht dagegen ankämpfen zu können,
- Abspaltung des Unerträglichen ins Traumagedächtnis, das unabhängig ist vom biografischen Gedächtnis.

Nur wiederum etwa jede/r Dritte davon muss mit mittel- bis langfristigen Folgen rechnen, etwa mit diesen:

- unter Stress in eine Fühllosigkeit zu geraten, die wochenlang anhalten kann (depressive Episoden);
- bei abrupten starken Reizen lange nachhallende Panikattacken zu bekommen und / oder sich nicht unter Menschen zu wagen, in engen Räumen Beklemmungen zu bekommen oder unerklärlicherweise unter Herzrasen zu leiden (Angst- und Panikstörungen);
- Zwänge, sich die Hände dauernd waschen oder häufig am Tag duschen zu müssen vor lauter (Selbst-)Ekel;
- sich in nahen Beziehungen – falls man sie überhaupt eingehen kann – rasch unverstanden oder schlecht und schuldig zu fühlen, sodass diese Beziehungen immer wieder scheitern;
- das quälende Bedürfnis zu entwickeln, kurz nach dem Aufbruch wieder nach Hause zurückzukehren, um nachzuschauen, ob der Herd ausgestellt ist;

- Zwangsvorstellungen anderer Art zu entwickeln wie etwa, einem geliebten Kind, dem / der PartnerIn oder einem Haustier etwas antun zu müssen;
- sich sexuell stimulieren zu müssen, bis es wehtut;
- Schmerzsyndrome zu bekommen, die unerklärlich zu sein scheinen und eine Odyssee von Arzt zu Arzt auslösen;
- Suchterkrankungen aller Art zu entwickeln, die sich auch ablösen können: von Alkohol oder Medikamenten, Drogen oder den dauernden Stimulationen aus dem Internet abhängig sein.

Weitere Reaktionen werden seit einigen Jahrzehnten unter dem Begriff der „Posttraumatischen Belastungsstörung" (PTBS) zusammengefasst. Es gibt gute Gründe dafür, eine PTBS statt nicht eine Unterform der Angststörung (wie im Diagnosehandbuch DSM-IV) zu betrachten, sondern als eine chronische Form der dissoziativen Störung. Dem hat das DSM-5 und die neue ICD-11 inzwischen Rechnung getragen (mehr dazu weiter unten).

Bevor es zu diesen langfristigen und meist ohne Behandlung chronischen und lebensbeeinträchtigenden Störungen kommt, die vielleicht sogar so schwerwiegend und umfassend sind, dass von einer komplexen PTBS gesprochen werden muss, versucht der Organismus jedoch viel, um die Trauma-Wunde doch noch zu heilen.

3.1 Welche Erschütterung bedeutet ein Trauma für die gesamte Persönlichkeit?

Ein Trauma ist ein Anschlag auf die Identität eines Menschen. Typische unmittelbare Folgen von traumatischem Stress, direkt nach der ersten Einwirkung und vor den langfristigen Folgen, könnten noch abgefangen werden, wenn die Betreffenden rechtzeitig Unterstützung erfahren würden. Wie erkennt man solche unmittelbaren Folgen? Sie drücken sich psychisch zum Beispiel so aus:

- Verstörung, Durcheinandersein, „nicht wissen, wo oben und unten ist", bis hin zum Verlust der Ich-Grenzen (Auflösungsgefühle, die eine Frau mir gegenüber einmal so ausdrückte: „Ich gehe dann aus" – wie eine Kerze, die man auspustet); auch dissoziative Krampfanfälle, Schwindelattacken, bei kleinen Kindern auch das „Sich-Wegschreien" gehören dazu;
- körperlich: starke Schmerzen, evtl. Schock / Ohnmacht / Koma, eventuell Umkippen in Nichts-mehr-Fühlen;
- emotionales Chaos bis hin zum Nichts-mehr-Spüren (emotional numbness; emotionale Betäubung, im chronischen Fall „Seelentaubheit", also ein Gefühl der Empfindungslosigkeit, das häufig Bestandteil depressiver Erkrankungen ist);

- Flut von Bildern, Gerüchen, Geräuschen, Geschmack – und „Kippen“ in Nichts-mehr-Wahrnehmen („Höre Sie nicht mehr – was haben Sie gesagt?“ – „Ich kann nichts mehr sehen!“, „Alles schmeckt gleich“);
- Verlust der Fähigkeit zur raumzeitlichen Einordnung des Geschehens – gefolgt u. U. von Nichts-mehr-Wissen („Das ist doch immer noch so!“ oder „Das kann doch jederzeit wieder passieren!“ bei Geschehnissen, die z. T. Jahrzehnte her sind).

Nach solchen Erstreaktionen, die etwas mit dem vorübergehenden Abschalten des Hippocampus-Systems und des Präfrontalhirns und einer intensiven Schockreaktion (siehe Kapitel 1 und 2) zu tun haben, versucht das Gehirn, die abgespaltenen und „weggekippten“ Inhalte zunächst spontan wieder zu integrieren. Ebenso müssen das Gehirn und der Körper damit fertig werden, dass dissoziiert wurde, dass es also extreme Verwirrtheitszustände und entfremdetes Erleben gab. Eine solche integrative Arbeit braucht Zeit und ist mit erheblichen körperlichen und seelischen Irritationen verbunden, die wochenlang andauern können. Diese ganz normale Reaktion nennt man Akute Belastungsreaktion und sie hat folgende Elemente:

Die Akute Belastungsreaktion

- Angstzustände und erhöhte Schreckhaftigkeit;
- Albträume und Schlafstörungen;
- häufiges Wiedererleben von Teilen des Traumas;
- Vermeidung von (möglichst allen) Reizen, die mit dem Trauma zu tun haben;
- Gefühle von Empfindungslosigkeit, losgelöst sein von anderen, Einsamkeit, Entfremdung von Nahestehenden, Kontaktunwilligkeit;
- Beeinträchtigung der Wahrnehmung der Umwelt, des eigenen Körpers, eigener Gefühle;
- Konzentrations- und Leistungsstörungen.

Sie sehen, das Gehirn und der ganze Mensch mühen sich in diesen ersten Tagen und Wochen nach einem traumatischen Geschehen sehr, keine weiteren Überflutungen zuzulassen. Körper und Seele sollen einerseits geschont, andererseits soll das Geschehene begriffen und verarbeitet werden. Dabei scheint der Organismus in zwei Richtungen gleichzeitig getrieben zu werden. Einerseits: „Bleib mir bloß weg damit!“ und andererseits: „Hier sind wieder Teile davon – werde damit fertig!“.

Die ICD-11 hat die Akute Belastungsreaktion nicht mehr als Störung aufgeführt, was so zu verstehen ist, dass sie nicht mehr als krankheitswertig betrachtet wird, da sie – wenn sie nicht in extremer Form auftritt – als normale Anpassungsleistung nach Extremereignissen gilt. Denn es ist ja so: Die extreme Not der seelischen oder körperlichen Todesnähe verursacht zunächst auch extreme Reaktionen.

Beispiel:

Ein junger Mann betritt nach Einbruch der Dunkelheit ein Abteil, in dem eine junge Frau allein sitzt, stellt sich von innen vor die Tür und versperrt sie dadurch. Dann sagt er leise und eindringlich zu der von ihrem Buch hochschauenden 16-Jährigen: „Bevor wir den nächsten Bahnhof erreicht haben, werde ich dich töten." Die junge Frau erstarrt – und hört in den nächsten Minuten, mit welchen Foltermethoden er gedenkt, sie langsam und qualvoll zu Tode zu bringen. Während ihre Gedanken rasen, ihr Körper zum Zerreißen angespannt ist, kollabiert etwas in ihrem Innern. Sie bringt kein Wort hervor und weiß, sie ist dem Mann jetzt absolut ausgeliefert. Der Regionalzug hält am nächsten Bahnhof und der junge Mann verlässt das Abteil und den Zug. Die junge Frau ist noch minutenlang nicht in der Lage, sich zu bewegen und ihren rasenden Herzschlag zu beruhigen.

Dann packt sie mit flatternden Händen ihr Buch ein, steigt am übernächsten, dem richtigen Bahnhof aus und fährt im Dunklen mit dem Fahrrad nach Hause. Die nächsten Tage ist sie für ihre Mutter, die mich eine Woche später ratlos anruft und um Hilfe bittet, nicht mehr wiederzuerkennen. „Meine Tochter hat Phasen, da weint sie stumm, dann wieder erzählt sie die Geschichte und was er gesagt hat und wie er so furchtbar ruhig und selbstsicher gelächelt hat und sie nicht sprechen konnte wieder und wieder und zittert. Dann wieder schließt sie sich in ihrem Zimmer ein, will niemanden sehen, schreit „Dieser Scheißkerl!" und prügelt auf ihre Kissen ein. Wir gehen zu Hause auf Zehenspitzen, weil alles sie nervt, wie sie sagt. Ich habe sie jetzt für diese Woche aus der Schule genommen. Finden Sie, das war richtig? Und braucht sie eine Traumatherapie?"

Nachdem ich voller Mitgefühl mit der jungen Frau ihrer Mutter zugehört habe, frage ich sie nach den sozialen Kontakten ihrer Tochter. Sie selbst sei im Gespräch mit ihr, wenn auch zwischen besorgt und entsetzt: „So kenn ich sie gar nicht!" Ihr Sohn sei aber auch als großer Bruder sehr lieb mit ihr, eine Klassenkameradin sei ihre beste Freundin und komme jeden Tag, um ihr zu erzählen, was in der Schule ist, und wirke beruhigend auf ihre Tochter ein. Angezeigt hätten sie den jungen Mann, der auch gefunden und in eine psychiatrische Klinik eingeliefert wurde.

Ich bitte die Mutter, abzuwarten, bevor sie ihrer Tochter zu einer psychotherapeutischen Behandlung rät. Nach diesem sogenannten „Hands-off-Trauma" – der Täter hat sie nicht einmal berührt, und ihr trotzdem großes Leid zugefügt, weil er sie für einige Minuten glauben ließ, er würde seine grausamen Visionen tatsächlich in die Tat umsetzen –, nach diesem Extremereignis also reagierte die junge Frau absolut normal, auch wenn das für Außenstehende bizarr aussah. Toben, Weinen, Schreien, Verstummen, Zittern, Rückzug, immer wieder darüber sprechen, dann wieder nichts sehen und hören wollen, sich nicht konzentrieren können, Alpträume, schlafloses Herumwälzen – alles völlig normal. Denn das Gehirn und der Körper der jungen Frau müssen in der Zeit nach dem traumatisierenden Ereignis erst „verstehen", was da passiert ist. Alle Reaktionen, die sie während des Ereignisses selbst nicht zeigen konnte, wären aber biologisch sinnvoll, ja nötig gewesen und konnten nur durch den Schock nicht stattfinden: Aufspringen, Schreien, Weinen, um ihr Leben kämpfen, sich voller Angst verkriechen, um ihr Leben betteln, sich gegen die Schmerzen wappnen, die durch die Folterfantasien des

Täters im Innern schon erwartet werden ... Alles das wird dann im Nachhinein durchlebt. Und das Gehirn will sich einen Reim daraus machen: Was hatte das zu bedeuten? Warum hat der Mann das gemacht? Warum ausgerechnet bei ihr? War er verrückt? Wie soll sie je wieder Zug fahren? Etc. All diese Fragen wollen beantwortet werden. Sie braucht Trost für die Einsamkeit und Verzweiflung, die sie durchlitten hat, ebenso für ihre Selbstvorwürfe: Warum habe ich mich nicht gewehrt?

Ich riet der Mutter: „Lassen Sie Ihrer Tochter Zeit. Sie braucht einfach die vertrauten Menschen, ihren Bruder, ihre Freundin, Sie, die sich liebevoll kümmern. Versuchen Sie nur darauf zu achten, dass Ihre Tochter nicht in einem der Zustände lange Zeit verharrt, als würde sie darin ‚kreiseln'. Falls Sie einen solchen Eindruck haben, gehen Sie hin und versuchen Sie (oder Ihr Sohn oder die Freundin) sie abzulenken: Komm, wir gehen eine Runde spazieren, oder: Ich habe gerade einen Tee gekocht, willst du auch einen? Etc. Sie ‚wecken' sie dadurch aus der Wiederholungs-Trance." – „O.k., was meinen Sie, kann ich sie nächste Woche wieder in die Schule schicken?" – „Ja, wenn sie das auch will und Sie sie dazu ermuntern können. Rufen Sie mich bitte nach einer Woche an, wenn dieses ganz normale Durchlaufen aller Verarbeitungen nicht ausreichen sollte." Sie versprach es, rief nicht wieder an, und da es eine sorgsame und sichere Bindung ausstrahlende Frau war, glaube ich, dass die junge Frau tatsächlich – zumindest vorerst – keine intensivere Behandlung gebraucht hat.

Die Zeit nach einem traumatischen Stress ist eine enorm stressreiche Zeit. So manches Kind, so mancher Erwachsene zieht sich in der Zeit nach dem Trauma von anderen sehr zurück: Man hat etwas erlebt, das einen von anderen unterscheidet. So als würden alle anderen Menschen einfach fröhlich weitergehen, während man selbst erlebt hat, dass der Boden unter den Füßen weggebrochen ist und man ins Bodenlose stürzte.

Man will sich nicht anfassen lassen, verkriecht sich, will nicht reden, nicht mehr mit dem Entsetzlichen konfrontiert werden. Das ist die eine Seite. Diese Reaktion wird **Konstriktion** genannt. Im engeren Sinne gehören auch alle pathologischen und chronischen dissoziativen Reaktionen dazu (siehe Kapitel 2).

Auf der anderen Seite erlebt man in Alpträumen, während schlafloser Nachtstunden und intensiver Tagtraumsequenzen einzelne Elemente aus dem traumatischen Geschehen nach: Immer wieder hört man die schlimmsten Sätze oder Geräusche, sieht den katastrophalsten Moment, spürt den Schreck, den Schmerz, das Entsetzen wieder ... Gleichzeitig versteht man nicht, weshalb man sich plötzlich unendlich schlapp und erschöpft fühlt, ständig weinen muss oder das Gefühl hat, das Erlebte wieder und wieder und wieder und wieder ... erzählen zu müssen.

Diese Reaktionen werden **Intrusionen** und Wiedererleben genannt.

Als drittes Element der posttraumatischen Reaktion gibt es Symptome von **Übererregung**, denn der ganze Organismus „schwingt" noch nach und gerät immer wieder in die traumanahe Physiologie: Man zittert, fängt immer wieder „grundlos" an, verzweifelt zu schluchzen, geht schon bei kleinsten Anlässen „an die Decke", bekommt Streit mit allen möglichen Menschen, fährt immer wieder aus den (Alp-)Träumen hoch, kann sich tagsüber nicht konzentriere und eine Weile keine neuen Informationen mehr aufnehmen.

Sind diese drei Elemente der posttraumatischen Reaktion – Konstriktion, Intrusion und Übererregung – intensiv, breiten sie sich eher aus, statt weniger zu werden, und dauern sie länger als vier bis sechs Wochen, dann kann die Diagnose der PTBS, also der Posttraumatischen Belastungsstörung, gestellt werden.

Im DSM-5 und in der ICD-11 ist endlich auch festgehalten, dass auch Menschen, die nicht unmittelbar selbst existenzielle Bedrohungen erfahren, aber Zeugen der Extremsituationen anderer wurden, ebenfalls eine PTBS bekommen können. PolizistInnen, RettungssanitäterInnen, Feuerwehrleute, ZugführerInnen, ÜberbringerInnen von Todesnachrichten, NotfallseelsorgerInnen, Pflegekräfte, ÄrztInnen, PsychotherapeutInnen – alle, die mittelbar oder unmittelbar mit Extremsituationen anderer konfrontiert sind, können eine PTBS entwickeln. Das wusste man immer schon, aber jetzt kann man es auch offiziell diagnostizieren.

Die ICD-11 unterscheidet bei den „Störungen aufgrund von Stress" die PTBS, die komplexe PTBS, die Verlängerte Trauerreaktion und die Anpassungsstörung.

3.1.1 Anpassungsstörung?

Wenn Kinder vernachlässigt werden, wenn Jugendliche den Schulwechsel oder andere Belastungen wie Trennung von Bindungspersonen, Berentung oder andere nicht existenziell bedrohliche Situationen schlecht verkraften, dann kann es zu einer sogenannten Anpassungsstörung kommen. Das äußert sich in „Beklemmungen", die Betroffenen ziehen sich dann sozial eher zurück, trauern, grübeln, fühlen sich selbst unsicher und machen sich viele Sorgen. Bei Kindern und Jugendlichen in nicht lebensbedrohlichen Krisen wird diese Diagnose relativ häufig gestellt. Oft ist sie nur vorübergehend und jemand mit einer Anpassungsstörung kann durch gute soziale Unterstützung aufgefangen werden oder auch selbst wieder herausfinden.

Schwierig dagegen ist das „Selbst-daraus-Herausfinden" bei einer PTBS. Auslöser ist hier – so steht es in der ICD-11 – ein „extrem bedrohliches oder entsetzliches Ereignis oder eine Reihe solcher Ereignisse". Es gibt drei Kardinalsymptome, die ich im Folgenden hervorgehoben habe:

Die Posttraumatische Belastungsstörung (PTBS)

- **Wiedererleben** (von Teilen) der belastenden Erinnerung in Form von Gedanken, Alpträumen, Flashbacks (= plötzliches intensives Wahrnehmen von Traumabestandteilen mit Wiedererlebensqualität), Pseudohalluzinationen (eine dunkle Gestalt aus den Augenwinkeln wahrnehmen, die bedrohlich auf einen zukommt etc.);
- bei Kindern auch: häufiges Nachspielen der belastenden Szenen, ohne dass Erleichterung eintritt; viele Albträume mit stark ängstigenden Inhalten; das Kind handelt wieder wie im Trauma;
- starke gefühlsmäßige und körperliche Belastungssymptome bei allem, was an das Trauma erinnert;
- anhaltende **Vermeidung** von Reizen, die an das Trauma erinnern;
- Unfähigkeit, wichtige Aspekte des Traumas zu erinnern (Amnesie);
- Gefühl der Losgelöstheit von der Umgebung (Derealisation) bzw. vom Körper (Depersonalisation) bis hin zu dissoziativen Identitätsstörungen;
- Gefühl der Entfremdung von anderen; Unfähigkeit, zärtliche Gefühle zu empfinden; Gefühl, eine eingeschränkte Zukunft zu haben; vermindertes Interesse am sozialen Leben; Verlust von Spiritualität;
- erhöhte Erregung: Schlafstörungen, Reizbarkeit, Konzentrationsstörungen, **Hypervigilanz** (übermäßige Aufmerksamkeit), Schreckreaktionen.

Etwa ein Viertel der Posttraumatischen Belastungsstörungen sind „late onset PTSD", das bedeutet: Sie haben früh ihren Anfang, brechen aber erst später, oft nach einer erneuten Belastungssituation aus. Daher haben das amerikanische Diagnostikhandbuch DSM-5 sowie die ICD-11 diese spät einsetzende Posttraumatische Belastungsstörung explizit in ihre Diagnoseliste aufgenommen. Überdies machen beide deutlich, dass Menschen, die auch noch intensive dissoziative Reaktionen – Amnesien, Derealisation, Depersonalisation und/oder teil- oder vollständige Abspaltungen von Persönlichkeitsanteilen – entwickelt haben, unter einer besonders schweren PTBS leiden.

Abgegrenzt davon wird in der ICD-11 (endlich!) die:

3.1.2 *Komplexe Posttraumatische Belastungsstörung (K-PTBS)*

Hier sind die Auslöser meistens länger dauernde und/oder wiederholte extrem bedrohliche Ereignisse, bei denen Flucht schwierig oder unmöglich war, wie bei existenziell bedrohlicher Gewalterfahrung in der Familie, sexualisierter Gewalt, Folter, Sklaverei, (politischer) Verfolgung, Genozidbedrohung etc. Alle drei Bedingungen der PTBS – Wiedererleben, Vermeidung und Übererregung – waren im Verlauf der Störung einmal erfüllt. Zusätzlich kommen drei wesentliche Problembereiche hinzu:

- schwere und tief greifende Probleme der Regulation von Gefühls- und Körperzuständen,
- intensive Scham-, Schuld-, Wertlosigkeits- und Versagensgefühle in Verbindung mit den traumatisierenden Ereignissen und
- andauernde Bindungsstörung.

Diese Symptome müssen mindestens über mehrere Wochen auftreten und in verschiedenen Lebensbereichen – Familie, Arbeit, soziale Beziehungen … – Beeinträchtigungen auslösen. Wie umfangreich die Beschwerden sein können, sehen Sie an folgender Grafik:

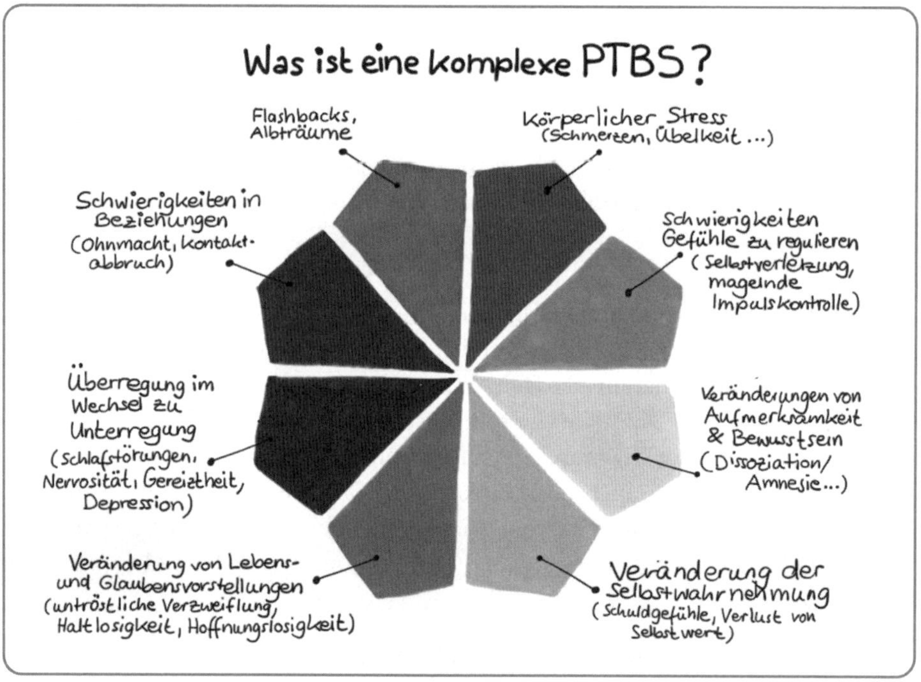

Abbildung 3.1: Komplexe Posttraumatische Belastungsstörung (K-PTBS; engl. CPBIS)

Und schließlich gehört in der ICD-11 noch eine weitere mit Leid verbundene Diagnose zu den „stressbedingten Störungen“:

3.1.3 *Die verlängerte Trauerreaktion*

Diese Diagnose könnte erhalten, wer nach dem Tod eines nahestehenden Menschen über sehr lange Zeit – über den Zeitpunkt und das Maß hinaus, die in einer Gesellschaft oder Kultur als angemessen für eine Trauer angesehen wird – ein starkes Verlangen nach dem Verstorbenen hat, verbunden mit intensivem Schmerz und Schuldgefühlen, Wut, dem Beschuldigen anderer; wer den Tod des geliebten Menschen auch nach langer Zeit nicht akzeptieren kann, sich emotional auch dann noch wie betäubt fühlt und Schwierigkeiten hat, andere Aktivitäten als der Trauerreaktion nachzugehen. Es geht hier also nicht um normale Trauerreaktionen, die auch Jahre andauern können, sondern die Diagnose wird nur in Extremformen verlängerter Trauerreaktionen vergeben.

Das bedeutet: Ein Mensch kann unterschiedliche Formen von Langfristfolgen der Traumatisierung zeigen. Manche, die besonders intensive, frühe, langjährige Extremstresserfahrungen gemacht haben, können, wie Menschen nach einfacheren Belastungen, lange Zeit nach der Entwicklung einer Traumastörung erst einmal gut funktionieren, so als hätten sie das Überwältigende durchaus gut integriert. Doch dann – etwa an einem Jahrestag des Geschehens oder durch eine erneute Traumatisierung, nach einer Trennung oder dem Verlust des Arbeitsplatzes oder anderen Stressoren – bricht erst die volle Traumareaktion aus.

Es folgt nun ein Beispiel aus einem meiner Einsätze nach einem Krieg – hier dem Kosovokrieg, an dem Sie so gut wie alle Elemente der Posttraumatischen Belastungsstörung erkennen können. Meine Erfahrung könnte auch aus jedem anderen von Krieg und Verrohung heimgesuchten Land der Erde stammen, denn die Reaktionen der Menschen darauf sind überall ähnlich.

Beispiel: Was der Krieg zerstört

Am 4. Mai 2000 – der „Kosovokrieg“ war ein Jahr vorbei – fuhr ich im Rahmen der praxisorientierten Ausbildung, die ich im Kosovo begleitete, mit einer Sozialberaterin zu einer ihrer Klientinnen nach Hause. Am Abend zuvor las ich in der Akte über diese Klientin, die ich „Zene“ nennen möchte, und die am Stadtrand einer besonders schlimm im Kosovokrieg betroffenen Stadt in einem Hinterhaus wohnte:

„Zene ist 55 Jahre alt. Die Betreuung findet seit 20.8.1999 einmal wöchentlich bis einmal alle zehn Tage statt. Während des Krieges wurden ihr Mann, ihr Sohn und ihr Bruder ermordet; ihr Haus wurde bis auf die Grundmauern abgebrannt.“

Eine für die Gräuel, welche die serbische Soldateska im Kosovo anrichtete, charakteristische Szene aus Zenes Traumageschichte, wortwörtlich von ihr erzählt und von der Betreuerin aufgeschrieben:

> *„Als die Nato-Bombardierungen anfingen, kamen aus H. mein Schwager mit Kindern, mein Bruder mit seiner Familie und die Nachbarn zu uns, sodass wir in unseren Häusern um die 50 Personen waren. Bis zum 1.4.99 konnten wir uns retten. Nachts hielten wir abwechselnd Wache. Doch am 1.4.99 nach Mitternacht umzingelte uns die [serbische] Polizei, kam rein, trennte die Frauen und Kinder von den Männern und Jungs und zwangen Letztere in ein Zimmer im zweiten Stock des Vorderhauses. Uns Mädchen und Frauen warfen sie vor die Tür. Sie wollten auch meinen zweijährigen Enkel, den meine 23-jährige Tochter in den Armen hielt, zu den Männern und Jungs tun. Ich weiß noch, dass ich mich körperlich mit dem Polizisten angelegt und ihn angeschrien habe, das sei ein Mädchen und kein Junge – denn mein Enkel hat lange Haare. Ich wusste nicht, ob ich meine Tochter oder meinen Enkel beschützen sollte! Was geschah, nachdem ich die beiden aus den Händen des Polizisten zog, weiß ich nicht mehr … Die ganze Nacht verbrachten wir zusammen mit vielen anderen Menschen am Ufer des Llukac. Nachdem sich meine Tochter aus den Händen der Polizei befreit hat, ist sie vor lauter Angst zusammen mit meinem Enkel in eine Mülltonne gekrochen. Am nächsten Tag habe ich mich auf den Heimweg gemacht. Unterwegs kam mir meine Tochter schreiend entgegen: „Sie haben sie alle umgebracht!“ Wir haben uns der Menschenmasse angeschlossen und sind im Treck nach Albanien gezogen.“ Solche entsetzlichen, unaushaltbaren Grausamkeiten sind es, die sich hinter dem Stichwort von „ethnischen Säuberungen“ verbergen. Schrecken, wie sie Menschen in Syrien, im Jemen, in Afghanistan und in vielen anderen Teilen der Welt erlebt haben – und während ich dies schreibe, zu meinem immerwährenden Kummer nach wie vor erleben …*

Vielleicht haben Sie schon bemerkt, dass Zenes Bericht zwei Lücken hat: Sie wusste zum Zeitpunkt dieser Schilderung nicht mehr, was geschah, nachdem sie versucht hatte, ihren Enkel zu retten – was ihr im Übrigen gelungen ist, ich habe den hübschen Kleinen, dessen lange Haare ihm das Leben gerettet haben, auf seinem Dreirad im Bereich des abgebrannten Vorderhauses herumfahren sehen. Die zweite Lücke tut sich an der Stelle auf, als sie sagt: „Nachdem sich meine Tochter aus den Händen der Polizei befreit hat.“ Inzwischen erinnern sich viele Frauen an das, was da auch noch war: *Die Folter bzw. Vergewaltigung der Frauen und Mädchen durch die serbische Soldateska.*

Im weiteren Bericht beschreibt die Beraterin die aktuellen traumabedingten Symptome von Zene:
„Die Klientin versucht mit Hyperaktivität ihren seelischen Schmerz zu überwinden. Sie lässt es auf diese Weise nicht zu, ihren Gefühlen, die zu ihren tragischen Erlebnissen gehören, freien Lauf zu lassen. Sie kämpft gegen sich selbst an und dagegen, was sie wirklich fühlt und erlebt. Bei ihr hat es länger gedauert als bei anderen, bis sie ihre Gefühle spüren und ausdrücken konnte. Oft habe ich mich gefragt, ob diese Frau überhaupt meine Hilfe brauchen kann oder ob ich umsonst hingehe.“

Die Sozialberaterin wunderte sich also, dass Zene trotz der enormen Gewalt, die sie ertragen musste, erst einmal „nur funktionierte" und nichts von Aufarbeitung wissen wollte.

Doch – sollen wir sagen: leider oder glücklicherweise? – dann kam der Jahrestag des Traumas. Die Beraterin notierte:
„Es sieht so aus, als hätte der Jahrestag des Krieges die schmerzhaften Erinnerungen wachgerufen und die Reaktionen ausgelöst, die sie bis jetzt in ihrem Inneren verborgen hatte. Seither freut sich die Klientin sehr, wenn ich komme. Sie hat es jetzt viel nötiger zu sprechen. Nun berichtet sie von Schlafstörungen und anderen Symptomen. Sie erzählt weiter, dass sie traurig und phasenweise apathisch ist, keinen Willen hat, etwas zu erledigen, nicht mehr zu Verwandten gehen mag."

Soweit der Bericht der Beraterin, und nun zu dem, was ich mit eigenen Augen sah:

Bei unserer Ankunft müssen wir durch das bis auf die Grundmauern verbrannte Vorderhaus zum Hinterhaus gehen. Wie schrecklich, denke ich, diese Menschen haben das Trauma tagtäglich vor Augen. Es ist nicht anderswo passiert, und sie konnten hinterher nach Hause gehen. Sondern es ist HIER passiert, genau hier, wo sie sich doch zu Hause gefühlt haben.

Als wir uns dem Hinterhaus nähern, sehen wir, dass mehrere erwachsene Frauen dabei sind, die Aufgangstreppe zu putzen. Scheu und sehr ernst begrüßen sie uns, rufen Zene, die uns entgegeneilt, strahlend, als sie ihre Betreuerin sieht, herzlich uns Gästen gegenüber, und uns ins Wohnzimmer bittet, wo auch ihre Mutter, mit dem typischen „Altfrauen-Kopftuch" bedeckt, hereinkommt und sich mit scheuem Lächeln dazusetzt.

Zene ist mit ihren 55 Jahren eine ausgesprochene Schönheit: ungewöhnlich groß, stark und schlank, große dunkle Augen in einem lebendigen und klugen Gesicht, das von silbernen, schulterlangen Locken umrahmt ist. Eine früher selbstsichere Akademikerin. Doch ihre Bewegungen wirken fahrig, die Stimme ist immer eine Tonlage zu laut und rau, der Gang wackelig, der Blick unstet. Während der guten Stunde, die wir in ihrem Haus (bzw. dem Haus ihrer Schwiegertochter) verbringen, wird sie etwa zehn Zigaretten anzünden und nur teilweise rauchen, wird dreimal aus dem Wohnzimmer eilen und wieder hereinkommen, wird Kaffee und Saft servieren mit ungelenken, zittrigen Bewegungen. Sie und die Betreuerin setzen sich auf ein Sofa nebeneinander, die Übersetzerin und ich drücken uns auf das seitlich davon befindliche, die Mutter sitzt im Sessel und kommentiert gelegentlich voller Sorge um ihre Tochter, die offenbar kurz davor ist, vollkommen zusammenzubrechen.

Auf Anhieb ist zu erkennen, dass Zene nur mit einem kleinen Rest ihres Verstandes noch in der Gegenwart ist. Immerzu gleiten ihre Erzählungen ab in die Schilderungen von Details der entsetzlichen Grausamkeiten der serbischen Paramilitärs und Polizisten, in Trauerreaktionen, in Wutausbrüche. Äußerlich bleibt die Betreuerin bewundernswert ruhig. Sie sitzt dicht neben der Klientin, nimmt des Öfteren mit beschwichtigender Geste deren Hand, klopft ihr auf Schulter und Rücken, legt die Hand auf ihr Bein und hält so auf alle erdenkliche Weise jeweils bis zum Weglaufen der Kli-

entin den Körperkontakt. Sie bemüht sich, Zene zu beruhigen, und hält es erkennbar irgendwann nicht mehr aus. Denn unvermittelt geht sie dazu über, ihr zu sagen, es hätte ja noch viel schlimmer kommen können (was Zene sofort bejaht: Ich hätte auch noch die und die Menschen verlieren können ...), meint immer wieder, Zene sei sehr stark, die Toten wollten sie froh und stark sehen etc. Mir scheint, dass die Betreuerin solche Bemerkungen macht, weil sie selbst gerade den Schmerz der Klientin nicht erträgt. Erst später lerne ich, dass dies – zumindest auch – meine kulturspezifische Sichtweise ist. Für Kosovarinnen mit ihrer kollektiven Geschichte und ihrem politischen Stolz ist dies durchaus eine möglicherweise hilfreiche Intervention.

Manchmal, wenn Zene hinausläuft, empfehle ich leise, einfach nur ruhig die Klientin abzulenken und sie auf ihre Ressourcen, also das, was sie kann und gerne tut, anzusprechen. Dann versucht die Betreuerin es, und Zene geht auch immer ganz kurz darauf ein: auf den Garten, den sie bestellt. Darauf, wie sie, sofort als sie zurückkam – sie kam praktisch mit den ersten Nato-Soldaten nach G. zurück – darauf bestanden hat, den Soldaten das kaputte Haus zu zeigen, und so war ihr Haus (das Hinterhaus) das erste, das wiederaufgebaut war, von allen Häusern in G.

Doch flugs ist die Klientin wieder bei der Schilderung des Blutes, das überall im Hof war, als sie zurückkam. Sie schildert, wie sie zehn Gräber mit bloßen Händen freigelegt und aufgerissen hat, bis sie „ihre" Toten fand. Dass sie dabei auf ein Grab stieß, in dem ein junges Mädchen lag mit langen braunen Haaren. Dass sie einen Schuh des Mädchens genommen, das Mädchen wieder beerdigt und den Schuh auf das Grab gestellt habe, damit die Angehörigen des Mädchens es auf diese Weise identifizieren könnten. „Ja, ich bin stark", strahlt sie dabei mit fiebrig glänzenden Augen.

Und weiter geht es im Parforceritt ihrer springenden Gedanken und manischen Redeweise. Unvermittelt betont sie, keinen Arzt zu brauchen, sie habe kein Trauma, „Was soll das sein, Trauma", das sei alles Quatsch. Gefolgt von einer Schilderung der Wutausbrüche, die sie den kleinen Enkelkindern gegenüber hat, und dass sie diese schlägt, „hinterher tut es mir dann immer leid". Und dass sie schreie, „jawohl, ich muss schreien, ganz laut, nachts mit den Türen schlagen, meine Mutter wundert sich dann immer, und ich rufe dann, ich bin's".

Und einen Hass habe sie, einen solchen Hass. Als sie zurückkam, sah sie ein paar Häuser weiter in einem „Serbenhaus" zwei Frauen am Fenster. Und sie habe solch eine Wut bekommen, dass sie Steine gegen die Fenster des Hauses schleuderte und rief: „Seid Ihr immer noch da?!" Leider habe sie nicht getroffen, da sich die Gesichter vom Fenster zurückgezogen hätten. Aber sie sei drangeblieben, hinter ihnen her, jawohl, ins Haus gestürmt, wo gerade in der Küche das Essen zubereitet wurde. Und da habe sie die Pfannen und Töpfe gegen die Wand geschleudert, mit allem, was drin war, und habe nach den beiden Frauen gesucht, um sie umzubringen. „Und ich hätte sie umgebracht, mit meinen eigenen Händen, jawohl, und das hätte ich auch geschafft. Sie waren nämlich alt." Doch die Frauen seien geflohen und nie wiedergekommen, erzählt sie fast bedauernd, aber auch ein wenig stolz. „Und wenn sie jemals versuchen würden zurückzukommen, ich würde sie umbringen, jederzeit, ich schwöre, das würde ich tun."

Neben der kulturspezifischen Reaktion und der individuellen menschlichen Auswertung der Erfahrung – hier zum Beispiel dem Hass auf alle Serben – gibt es viele Gemeinsamkeiten dieser Posttraumatischen Belastungsstörung mit vielen anderen überall auf der Welt. Die amerikanische Psychotherapeutin und Wissenschaftlerin Judith Herman hatte bereits in den 1970er-Jahren des vorigen Jahrhunderts dieses Prinzip erkannt: Zwischen Kambodscha-Flüchtlingen und Vietnam-Veteranen, Inzest-Überlebenden und verstörten Polizisten „nach Schusswaffengebrauch", zwischen Vergewaltigungs- und Entführungsopfern, Überlebenden von Banküberfällen und Kriegseinsätzen gab und gibt es entscheidende Gemeinsamkeiten: eine Mischung aus den drei entscheidenden Symptombereichen, die hier noch einmal zusammengefasst werden:

- *Konstriktion* – also Vermeidung aller Reize, die mit dem Trauma zu tun haben, und Einengung der Vitalität und des Verhaltens,
- *Intrusion* – also Wiedererleben von „bits and pieces", von kleinen abgespaltenen Teilen der traumatischen Erinnerung, bis hin zu vollen „Flashbacks", also intensiven Wiedererlebenssequenzen, deren Intensität das aktuelle Wahrnehmen überdeckt und eine „doppelte Wahrnehmung" oder sogar ein vollkommenes „Wegtreten in die Erinnerung" erzwingt und
- *Übererregung,* also übermäßige Aufmerksamkeit, Schreckhaftigkeit und „hysterische Reaktionen"; der Organismus reagiert schon auf kleine Reize (die an das Trauma erinnern) wie auf eine Vernichtungsdrohung mit übermäßiger Wachheit, die man „Hypervigilanz" nennt.

Diese Reaktionen können sofort nach dem traumatischen Stress auftauchen – oder sie können, wie im Beispiel von Zene, Monate oder sogar Jahre später erst „ausbrechen". Typisch für Inzestüberlebende ist es zum Beispiel, dass ihre eigenen Erinnerungen sie „heimsuchen", wenn ihre eigene kleine Tochter in dem Alter ist, in dem sie selbst die sexuelle Gewalt erlebt haben.

3.2 Traumareaktionen

Auf schreckliche Ereignisse, die eine seelische oder körperliche Todesnäheerfahrung bedeuten und die das Gehirn zu Abspaltungen des Unerträglichen ins Traumagedächtnis zwingen (weil das Gehirn über die Amygdala nachhaltigen „Feueralarm" gegeben hat, siehe Kapitel 1 und 2), reagieren Menschen sehr verschieden. So ist etwa die Amnesierate sehr unterschiedlich:

Nur vier Prozent der Überlebenden von schweren Unglücken haben eine vollkommene, weitere vier Prozent eine teilweise Anmesie in der Zeit danach, können sich also nicht oder nur lückenhaft an das Geschehen erinnern. Bei Vergewaltigungsopfern sind es aber mindestens 50 Prozent, und ein gutes Viertel der Soldaten, die unmittelbar in schwere Kampfhandlungen verwickelt wurden, sind hinterher für das Geschehen ganz oder teilweise amnestisch (s. u.a. Elliott 1997). Insgesamt erfüllen in der Bevölkerung ca. 1 Prozent der Männer und 2,6 Prozent der Frauen innerhalb eines Jahres die Diagnose einer dissoziativen Amnesie.

Die anderen dissoziativen Störungsformen bewegen sich auf ähnlichem Niveau. Das Vollbild einer Dissoziativen Identitätsstörung erfüllt gut 1 Prozent der Bevölkerung.

Welche Ereignisse sind besonders geeignet, eine dauerhafte Traumareaktion auszubilden, die länger als einige Wochen andauert, also eine PTBS oder sogar eine komplexe PTBS? Hier eine Liste von Merkmalen, die es Menschen besonders schwer machen, ein Trauma zu integrieren, also mit größerer Wahrscheinlichkeit eine chronische Traumafolgestörung auslösen. Jeder einzelne Punkt ist in Studien gut untersucht worden.

Ereignisse, nach denen besonders schwere Traumareaktionen zu erwarten sind:

1. dauern sehr lange;
2. wiederholen sich häufig;
3. lassen das Opfer mit schwereren körperlichen Verletzungen zurück;
4. sind vom Opfer schwerer zu verstehen;
5. beinhalten zwischenmenschliche Gewalt;
6. der Täter ist ein nahestehender Mensch;
7. das Opfer mochte (mag) den Täter;
8. das Opfer fühlt sich mitschuldig;
9. die Persönlichkeit ist noch nicht gefestigt oder gestört;
10. beinhalten sexuelle Gewalt;
11. beinhalten sadistische Folter;
12. haben mehrere Täter das Opfer zugerichtet;
13. hatte das Opfer starke Dissoziationen;
14. hat niemand dem Opfer unmittelbar danach beigestanden;
15. hat niemand nach der Tat darüber mit dem Opfer gesprochen.

Diese wesentlichen Bedingungen, die dafür sorgen, dass ein Trauma schwer zu verarbeiten ist, sollten im Einzelnen betrachtet – und von Klinikern ggf. systematisch diagnostisch erfragt werden:

1. Es ist offensichtlich, dass ein **länger dauerndes** Ereignis potenziell einen schwereren Schaden anrichtet als eines, das innerhalb von wenigen Sekunden vorbei ist. So ist eine Vergewaltigungssituation, die über ein ganzes Wochenende dauert und viele Interaktionen zwischen Täter(n) und Opfer(n) beinhaltet, sehr viel schwerer zu verkraften als eine, die nur kurz dauert. Dennoch ist der Schaden auch im zweiten Fall nicht zu unterschätzen. Ich habe eine Frau kennengelernt, die lebenslange Folgen davontrug, auch wenn die Sequenz des Übergriffs nur kurz war und von ihr selbst zunächst als „harmlos" bezeichnet worden war:
   Als junges Mädchen sollte sie öfter die Post für das Geschäft ihrer Eltern aus einem Postfach abholen. Das Postfach war sehr weit oben angebracht, sodass sie sich auf einen Hocker stellen und sehr hoch strecken musste. Eines Tages war ein fremder Mann in ihrer Nähe, und während sie sich reckte, griff er ihr blitzschnell zwischen die Beine. Folgen waren unter anderem: Sie versuchte, keine „expansiven" Bewegungen mehr zu machen (Konstriktion), zog keine Röcke mehr an (Konstriktion), wollte nicht „zwischen den Beinen berührt werden" (Konstriktion), hatte Angst vor Männern (Konstriktion), bekam immer wieder Albträume, in denen ihr Männer zwischen die Beine griffen (Intrusion), schrie manchmal vor Schreck auf, wenn beim Schwimmengehen oder Umkleiden unvermutet ein Stück Stoff oder ein Insekt oder ein Stück Haut eines anderen Menschen im Bereich ihres Unterleibes oder ihrer Oberschenkel eine leichte Berührung ausübten (Übererregung). Diese Reaktionen dauerten über zehn Jahre lang an!
   Wie Sie sehen, ist dieses „harmlose" Beispiel – viele KollegInnen würden das mit einem Schulterzucken als „sexuelle Belästigung" abtun – für die Betroffene keineswegs harmlos gewesen. Daher der Hinweis: Auch kurze Episoden von traumatischem Stress können langfristige Wirkungen haben. Dennoch gilt natürlich im Allgemeinen: Was länger quält, macht länger andauernde Schrecken.

2. Auch die **häufige Wiederholung** ist ein großes Problem für die Integration von Traumata. Am schlimmsten ist es, wenn die Person noch immer von Tätern misshandelt wird. Denn dann wird sie ihre Traumatisierungen, die mit erlittener zwischenmenschlicher Gewalt zu tun haben, höchstwahrscheinlich gar nicht so weit bearbeiten können, dass sie nicht mehr darunter leidet. Erst muss die Traumatisierung definitiv aufgehört haben, danach erst ist eine Aufarbeitung möglich. Allerdings ist es wichtig, auch mit KlientInnen zu arbeiten, die immer noch in destruktiven Beziehungen gefangen sind. Nur findet dann keine Traumakonfrontation statt. Sondern die PsychotherapeutIn oder BeraterIn versucht mit der jeweiligen KlientIn deren innere Konflikte zu klären: In der zerstörerischen Beziehung bleiben oder gehen? Und unterstützt sie darin, ihren Weg „heraus"zufinden.

Typisch für diese 2. Kategorie sind auch die langjährigen seelischen, körperlichen und sexualisierten Quälereien in / aus der Kindheit. Hierzu ein paar Zahlen, um zu zeigen, dass dies keineswegs selten geschieht:
Etwa 10,5 Prozent aller Kinder werden kontinuierlich körperlich misshandelt; rund 1,5 Prozent aller Jungen und vier Prozent aller Mädchen vor dem 14. Lebensjahr werden mehrfacher sexueller Gewalt ausgesetzt. Insgesamt, so die polizeiliche Kriminalstatistik 2018, ist damit zu rechnen, dass etwa 5 bis 10 Prozent aller Eltern schwerwiegende und relativ häufig Körperstrafen bei ihren Kindern anwenden. Nur ein winziger Bruchteil der Taten – 2018 waren es 3.487 Fälle – landet in der offiziellen Kindesmisshandlungsstatistik.
Heute wissen wir: Misshandlungen, Vernachlässigung und psychische Gewalt in der Kindheit geschehen so gut wie immer nicht nur einmal, sodass wir Kindheitsmisshandlung und chronisches Trauma gleichsetzen können. Mehr dazu im Kapitel über Bindungsstörungen.

3. Wer während einer traumatischen Einwirkung – also unaushaltbarem Stress – stärker körperlich verletzt wurde, und wer während des Ereignisses bereits starke **dissoziative Entfremdungserlebnisse** hatte (Amnesie, Depersonalisation, Derealisation, Abspaltung von Persönlichkeitszuständen bzw. -Anteilen …) und wer dabei besonders viele Schmerzen empfand, hat später die gravierenderen Probleme und größere Schwierigkeiten, das Geschehen später zu integrieren.

4. Wer sich **keinen Reim auf das Erlebnis machen** kann, steckt hinterher in größeren Schwierigkeiten als jemand, der dem Ereignis möglichst rasch danach eine Bedeutung im Leben geben kann. Dies ist ein wichtiges Ergebnis der Forschungsarbeiten zum Thema „Sense of Coherence", den unter anderem mein Freiburger Kollege Ulrich Frommberger untersucht hat.

5. **Zwischenmenschliche Gewalt ist schwerer zu verkraften** als Naturkatastrophen, Unfälle und als anonym erlebte Kriegsereignisse. So schrecklich es ist, ein Erdbeben, ein Zugunglück oder die Bombardierung der heimatlichen Stadt miterleben zu müssen – im Durchschnitt verkraften Menschen solche Ereignisse besser, als wenn sie von einem Menschen persönlich attackiert werden. Allerdings gilt es für Helfer, auch bei Unfällen und Katastrophen, darauf zu achten, ob es weitere Belastungsfaktoren (etwa lange Dauer oder häufige Wiederholung) gibt, denn die erschweren ja wieder die Integration. Ein Grund für die vergleichsweiser besseren Möglichkeiten, Naturkatastrophen und Kriege, Haft und Folter zu integrieren, ist die Tatsache, dass die Menschen miteinander häufig noch während des Geschehens darüber **sprechen**, was die Integrationsfähigkeit des Gehirns anregt. Eine Ausnahme stellen sexuelle Gewalt während kriegerischer Auseinandersetzungen und Folter dar – dies nicht nur, weil es sich um zwischenmenschliche

Gewalt handelt, sondern auch, weil in der Regel nicht darüber gesprochen wird. Auch das habe ich im Kosovo häufig erlebt: Über alle Untaten der serbischen Peiniger wurde freimütig gesprochen – nicht aber über die sexuelle Gewalt. Es dauerte viele Monate und es brauchte viele Ermutigungen, bis die betroffenen Frauen sich trauten zu sprechen – ein überall vorfindbares Phänomen.

6. Zwischenmenschliche Gewalt ist schlimm, noch schlimmer ist es, wenn der **Täter ein nahestehender Mensch** ist. Von der Mutter oder Oma gedemütigt, verflucht oder geschlagen, von Vater, Onkel, Bruder oder Großvater vergewaltigt oder anderweitig misshandelt zu werden ist schwerer zu verkraften, als wenn der Täter ein Fremder ist. Am schlimmsten ist es, wenn die eigenen Eltern die Täter sind, oder der Elternersatz wie Adoptiv- oder Pflegeeltern. Denn sie sind zum einen Geschlechtsvorbild: Ein Mädchen entwickelt am Vorbild der Mutter, ein Junge am Vorbild des Vaters einen erheblichen Teil der eigenen Identität. Zum anderen sind sie natürlich die Personen, die sich am meisten um das Kind kümmern müssten – und im Fall von Vernachlässigung, Verwahrlosung und Gewalt in ihrer Aufgabe so furchtbar versagen. Mit entsprechenden Folgen für die Bindungsfähigkeit und das spätere Beziehungsverhalten der heranwachsenden Opfer (siehe Kapitel 4).

7. Wenn das Opfer bzw. die Überlebende **den Täter mag** oder mochte, ist dies schwerer zu verkraften, als wenn man den Täter schon vorher nicht leiden konnte. Ein „fieser Typ" kann nämlich innerlich konsequent abgelehnt werden, nach dem Motto: „Dieser widerliche Kerl hat mir auch noch was angetan". Anders, wenn das Opfer den Täter gernhatte. So kann eine Frau, die sich prostituiert und von einem unangenehmen Freier attackiert wird, dieses Ereignis unter Umständen besser verkraften (wenn sie gute, eben auch dissoziative, Bewältigungsstrategien für solchen Stress als Bestandteil ihrer Tätigkeit und Rolle gelernt hat und vor allem: Wenn sie die Solidarität anderer Frauen und ggf. Männer erfährt) als eine Frau, die sich in einen Mann verliebt hat und beim ersten gemeinsamen Rendezvous von ihm in einem Hotelzimmer vergewaltigt wird. Eine junge Frau oder ein junger Mann, die / der von einem / einer verhassten Vorgesetzten begrapscht wird, wird sich vielleicht nicht ganz so schwertun, das Ereignis zu verarbeiten wie ein Kind, dessen geliebter Vater sich an ihm vergreift. Doch auch hier gilt: Weitere Belastungsfaktoren beachten!

8. Die Unfallforschung hat herausgefunden: Wer sich als unschuldiges Opfer des Unfalls fühlte, dessen körperliche und seelische Wunden heilten besser, als wenn man sich schuldig oder mitschuldig am Unfall fühlte. Bei zwischenmenschlicher Gewalt ist es genauso. Offensichtlich fühlen sich die Opfer eher schuldig als die Täter. Es ist, als ob sie die Schuld geradezu „übertragen" bekämen, dazu später mehr. Da auch TäterInnen von den Ereignissen überflutet und traumatisiert wer-

den können, werden diejenigen von ihnen, die zu Gewissensregungen noch fähig sind, eine selbst begangene Gewalttat ebenfalls schlecht verkraften. Wir erleben das regelmäßig bei Menschen, die im Rahmen von Folter oder ritueller Gewalt gezwungen wurden, anderen Mitgefangenen Gewalt anzutun. Aber auch in Gefängnissen oder der forensischen Psychiatrie ist zu beobachten, dass empathiefähige Insassen mehr unter der Tat leiden als solche, die so verroht sind, dass sie kein Mitgefühl mehr empfinden. Bei der Nähe zwischen TäterIn und Opfer spielt also die Empathiefähigkeit eine große Rolle – und sie kann Verarbeitung behindern oder beschleunigen, je nachdem, wie nach dem Trauma mit dieser Fähigkeit umgegangen wird und wie sich der betroffene Mensch dem Trauma stellt.

9. Ein Kind oder ein Mensch mit weiteren gravierenden psychischen Problemen, insbesondere einer tief greifenden Persönlichkeitsstörung, wird ein (erneutes) Trauma schwerer verkraften als ein Erwachsener und ein Mensch mit einer stabilen Persönlichkeit. Dies ist eine wichtige Erkenntnis der letzten Jahrzehnte. Auch berichten Menschen mit einer Persönlichkeitsstörung häufiger über erlittene Traumatisierungen als solche ohne Persönlichkeitsstörung. Im Diagnostikhandbuch DSM-5 wird darauf hingewiesen, dass das Konstrukt „Persönlichkeitsstörung" auf Dauer wohl verändert werden und es stattdessen um eine mehrdimensionale Skalierung von Qualitäten gehen wird wie Bindungs- und Beziehungsfähigkeit, Introspektionsfähigkeit, Fähigkeit zur Realitätsüberprüfung, Extraversion versus Schüchternheit etc.
   Oft „häufen" sich Gewalterfahrungen auf andere destabilisierende Faktoren, welche die Persönlichkeit eines Kindes in seiner Entwicklung schwer beeinträchtigen. Hierzu gehören natürlich neben bestimmten Erbfaktoren für Depression oder Psychosen, Suchterkrankungen, emotionale Instabilität etc. auch solch ungünstigen frühen Lebensbedingungen wie Vernachlässigung und Verwahrlosung, Kriminalität sowie emotionale Belastungen und Armut. So ist es kein Wunder, dass intergenerationelle Studien eine Häufung von Depressionen und Angststörungen in Familien als besonderen Risikofaktor für das Auftreten einer PTBS zeigen.
   Doch auch medizinische Eingriffe können die junge Persönlichkeit so destabilisieren, dass spätere traumatische Erfahrungen schlechter integriert werden können. Ein Beispiel:
   Mehreren mündlichen Berichten von KollegInnen zufolge war es bis Mitte der 1980er-Jahre durchaus nicht unüblich, Kinder unter zweieinhalb Jahren in Krankenhäusern ohne Betäubung zu operieren. Dies weniger aus offensichtlichem Sadismus. Sondern Ärzte dachten lange entweder: Bei einem so kleinen Kind sei noch keine Schmerzempfindung möglich, weil sein Nervensystem die Schmerzrezeptoren noch nicht genug ausgebildet habe. Oder man dachte: Das Kind wird sich später nicht an das schmerzhafte Geschehen erinnern können. Beide Annah-

men sind eindeutig falsch: Auch kleine Kinder empfinden Schmerz sehr deutlich. Und: Traumaerinnerungen sind unauslöschlich im Gehirn eingegraben, sie werden nur „weggedrückt", nicht aber vergessen.
Überdies wurde bis Anfang der 1970er-Jahre die Besuchserlaubnis in Krankenhäusern sehr restriktiv gehandhabt, sodass Kinder, die wegen Infektionen oder chirurgischen Eingriffen im Krankenhaus lagen, häufig tage-, wochen- und manchmal monatelang ihre Eltern nicht (oder nur durch eine Trennscheibe) sehen durften. Auch wurden Neugeborene den Müttern gleich nach der Geburt weggenommen und nur zu bestimmten „Fütterungszeiten" wieder überlassen. Kaum abzusehen, was solche potenziell traumatischen Ereignisse an Verlassenheitserfahrung für die Kinder bedeutet haben und wie sehr es sie „vulnerabel" machte, auf weiteren extremen Stress mit einer heftigeren und länger anhaltenden Traumastörung zu reagieren.

10. Sexuelle Gewalt ist eine Form der Misshandlung, die deshalb so schwer zu verkraften ist, weil sie in den Körper eindringt und die leib-seelische Integrität des Menschen zerstört. Folterer überall auf der Welt wissen das. Zur politischen Folter bei Frauen gehört routinemäßig die Vergewaltigung. Bei Männern wird sie nur angewandt, wenn die Folterer ganz sicher sind, dass sie die Persönlichkeit des Mannes zerstören wollen
Es gibt also ein Wissen bei Tätern darum, was sexuelle – eigentlich: sexualisierte – Gewalt anrichtet. Sexualisiert ist die Gewalt dann, wenn sie ausschließlich auf Macht und Zerstörung aus ist, sich lediglich des Mittels der Sexualität bedient. Bei genauerer Analyse kann man feststellen, dass die meiste sexuelle Gewalt nicht vorrangig der „Triebbefriedigung" dient, sondern vor allem ein Ausdruck von Hass und Zerstörungswut ist. Häufig erinnern sich vergewaltigte Frauen an die Augen des Täters, an den Blick, der sie voller Hass durchbohrt hat, mit dem Willen der absoluten Vernichtung. Diese Waffe – die Augen des Täters – fokussiert die Opfer leider häufig genug und sie lähmt das Opfer vor Entsetzen, fördert also die „Freeze"-Reaktion. Daher empfehlen alle Selbstverteidigungskurse den Mädchen und Frauen: „Wenn du angegriffen wirst, schau dem Täter nicht in die Augen, sondern auf die Stirn oder zwischen die Augen – damit du deine Kraft behältst, dich zu wehren!"
Sexualisierte Gewalt zielt darauf ab, die Persönlichkeit des Opfers zu vernichten. Daher ist sie sehr schwer zu verarbeiten, und auch die Dissoziationsrate ist nach sexueller Gewalt besonders hoch, was darauf verweist, wie sehr dieses Ereignis auf- und abgespalten werden muss.

11. Falls es noch Steigerungsmöglichkeiten gibt: Eine Stufe gravierender zu verarbeiten ist die sadistische Folter. Nach solchen Ereignissen finden wir nicht nur ausgeprägte Reaktionen von Entsetzen, Scham und Hilflosigkeit, sondern auch

ausgeprägte sadistische Täterintrojekte. Jedes Opfer nimmt den Täter in manchen seiner Verhaltens- und Denkweisen sozusagen in sich auf, introjiziert sie, wie die Tiefenpsychologen sagen; beim Sadisten ist es die Lust am Quälen und Erniedrigen. Wer diese nach innen genommen hat, erlebt häufig intensive innerlich quälende Reinszenierungen, in denen die inneren Opferanteile von den inneren Täteranteilen gedemütigt, gefoltert und erneut vergewaltigt werden, in einer Art Perpetuum mobile von grausamsten Erinnerungen und Fantasien. Wie sich unschwer vorstellen lässt, ist diese Dynamik zunächst ausgesprochen hinderlich, wenn es darum geht, das ursprüngliche Trauma zu integrieren. Über die Arbeit mit Täterintrojekten gibt es mehr Informationen in Band 2 (Kapitel 17). Außerdem habe ich dem Thema eine eigene Monografie gewidmet („Der Feind im Innern").

Hinzu kommt der Drang zur Reinszenierung der sadistischen Gewalt. Meiner Beobachtung nach handelt es sich bei den meisten sadomasochistischen Ritualen in der „SM-Szene" um Versuche, in kontrollierter Form erlittene Gewaltszenarien durch Reinszenierung zu verarbeiten. Bislang hatte ich nicht den Eindruck, dass dies den Betroffenen erfolgreich gelingt – denn eine Reinszenierung ist keine Verarbeitung. Wie sagte schon Pierre Janet Ende des 19. Jahrhunderts: „Wenn man ein Trauma nicht realisiert, ist man gezwungen, es wiederzuerleben oder zu reinszenieren."

12. Mehreren TäterInnen ausgesetzt zu sein ist natürlich schlimmer als einem oder einer. Eine Gruppenvergewaltigung ist meist schwerer zu verkraften als dieselbe Form von Gewalt durch einen Täter. Man ist noch schneller in einer Freeze- oder „Total-Collapse"-Reaktion, da es weder eine Möglichkeit zu entkommen gibt noch eine Chance, die Angreifer niederzuringen (No Fight – no Flight). Auch die posttraumatische Generalisierung von konstriktiven und intrusiven Elementen ist hier stärker: „Alle Männer sind Täter", „Jeder Mann kann mich vergewaltigen", „Alle Ausländer sind Teufel".

    Viele Opfer von mehreren Tätern, besonders wenn die Taten im Leben über längere Zeit hinweg stattgefunden haben, bekommen das Gefühl: „Sie können mich jederzeit wieder kriegen." Der tief sitzende Eindruck, überwältigt worden zu sein von allen Seiten, und das Vernichtungsgefühl sind meist stärker, die Konsequenzen verheerender.

13. Je stärker jemand während des Traumas (peritraumatisch) dissoziiert und je stärker die chronische Dissoziation ist, desto schwerer ist das Trauma zu integrieren (siehe Kapitel 1, 2 und 5).

14. Wenn niemand hilft, das Trauma zu verstehen, dann wird es in mancher Hinsicht nicht realisiert, also nicht „wahr".

Beispiel:

Ein 16-jähriges Mädchen wird bei einer Party von mehreren jungen Männern vergewaltigt. Bevor einer der Täter sie mit seinem Wagen zu Hause absetzt, droht er ihr: „Wenn du etwas sagst, machen wir dich kalt, wir wissen ja, wo du wohnst." Das Mädchen schleicht sich in sein Zimmer, zieht das zerrissene Kleid aus und versteckt es, stellt sich eine halbe Stunde unter die Dusche, verkriecht sich ins Bett und schläft erschöpft und voller Schmerzen irgendwann ein. Den bohrenden Fragen der Eltern am nächsten Morgen weicht sie aus. In der Folgezeit bemerken die Eltern, dass das Mädchen sich oft in seinem Zimmer einschließt, heftige Unterleibskrämpfe hat und sich in der Schule krankmeldet. Nach zwei Wochen geht sie wieder in die Schule; nach weiteren zwei Wochen hat sie nur noch schemenhafte Erinnerungen an die Party. Dass sie dort vergewaltigt wurde, erscheint ihr wie ein Traum. Nach weiteren Wochen hat sie das ganze Ereignis so weit weggeschoben, dass es ihr vorkommt, als wäre es nie passiert. Ab und zu trifft sie die Jungen wieder, und abgesehen von Angstgefühlen bekommt sie keine weiteren Erinnerungen. Schließlich glaubt sie selbst, was einer der jungen Männer ihr ins Ohr geflüstert hat: „Komm, stell dich nicht so an, das war doch gar nichts. Und außerdem hast du es doch gewollt! Also VERGISS ES!"

Wenn nur ihre Unterleibskrämpfe nicht wären, die bei jeder Menstruation schlimmer zu werden scheinen! Wenn nur ihre Alpträume nicht wären, ihre Schreckhaftigkeit, wenn ihr neuer Freund sie von hinten umarmt – dann, so glaubt sie, wäre alles in Ordnung …

15. Keine Hilfe zu bekommen ist schlimm. Gar nicht darüber sprechen zu können oder dürfen ist am schlimmsten.

Beispiel:

Der zehnjährige Leon wird in jeder Woche etwa zweimal abends mit der Mutter „mit ins Bett genommen". Seit vielen Jahren. Angefangen hat es mit Küsschen und Schmusen. Dann begann sie, ihn überall, auch an seinem kleinen Penis, zu streicheln, seine Hand zwischen ihre Beine zu schieben und sich an ihr zu reiben, wobei sie laut stöhnte. Vor Kurzem hat sie ihn geschlagen, weil er sie nicht schnell genug befriedigen konnte, hat seinen Kopf zwischen ihre Beine gezwungen, ihn dabei fast erstickt. Leon hat sich angewöhnt, aus seinem Körper herauszugehen, seinen Kopf und seine Zunge, seine Hand zu bewegen, den Ekel zu bezwingen und sich wegzuträumen. Er träumt sich innerlich immer öfter weg, sobald die Mutter ihn ins Schlafzimmer ruft. Keiner in der Familie scheint „es" zu wissen, niemand hilft ihm, alle tun immer so, als wäre „es" völlig normal. Manchmal bekommt er von seiner Mutter eine Ohrfeige, wenn er sich „wieder so „anstellt". Leon träumt viel, spricht mit seinen Spielfiguren und Kuscheltieren, hat intensive Tagträume mit inneren positiven und beängstigenden Fantasiegestalten: Darth Vader und Superman, Harry Potter und Joker kommen darin vor, und jede Menge schreckliche Hexen. Er hasst Mädchen und Frauen, und heimlich schwört er sich, sie alle „fertigzumachen", wenn er erst einmal groß ist …

> *Aber da sind auch die vielen schlimmen Träume, bei denen er ab und zu ins Bett macht vor lauter Angst. Das bemerkt seine Mutter immer und mit scharfen Worten. Neulich hat sie Leon deshalb schon mit zu einer Beratungsstelle genommen und dort vorgestellt mit den Worten: „Er war immer schon so sonderbar. Er tickt einfach nicht richtig. Nun macht er auch noch ins Bett.“ Hat geweint vor der Beraterin, sie gebe sich doch so viel Mühe als alleinerziehende Mutter, „aber er will einfach nicht hören. Was soll ich bloß tun? Meinen Sie, Sie kriegen ihn wieder hin?“ Doch die Beraterin hat auch Leon angesehen, hat ihn auch selbst gefragt. Leon hat zur Mutter hinübergeschielt und geschwiegen. Die Beraterin meinte daraufhin, wenn er selbst nichts wolle, dann könne sie ihm auch nicht helfen. Leon halb trotzig, halb verzweifelt: „Aber was soll ich denn sagen, ich weiß doch nichts zu sagen!“ Die Beraterin hat trotzdem einen Termin mit ihm allein ausgemacht und ihm erzählt, dass sie einen netten Kollegen hat, der beim nächsten Mal vielleicht auch mal mit ihm sprechen könne, vielleicht sei das einfacher für ihn. Auf dem Heimweg reißt ihre Mutter ihn am Arm und zischt ihm ins Ohr: „Du bist ein kleiner Teufel, es ist alles deine Schuld. Wenn du da allein hingehst, wirst du deine Mutter nicht in den Dreck ziehen, hörst du?!“ Leon jedoch hört noch mehr. In seinen Ohren braust es; seine inneren Stimmen reden durcheinander: „Lass die Alte doch quatschen!“ „Du wirst kein Wort verraten, kein Wort!“ „Die Tante da vorhin war nett, und wenn da noch ein netter Mann kommt, dann geh da wieder hin!“*

Wie es für Leon weitergeht, hängt davon ab, ob er anfangen kann zu sprechen, trotz des Redeverbotes. Und natürlich davon, ob die Beraterin oder ihr Kollege ihn ermutigt, versteht und ihm signalisiert: „Ich höre dir zu, ich nehme dich ernst und werde mit dir überlegen, wie wir dir helfen können.“

3.3 Schutz- und Risikofaktoren

Den 15 genannten Faktoren, deren Auswirkung auf die Schwere von traumatischen Entwicklungen bekannt und untersucht ist, stehen immerhin ein paar „Schutzfaktoren“ gegenüber, darunter:

- soziale Unterstützung,
- primäre und sekundäre Resilienz,
- kommunikative Kompetenz und ein
- kohärentes Weltbild.

Wer also das Glück hat, ein gutes und sicheres soziales Umfeld zu haben, hat eine wesentliche Unterstützung im Leben. Wer schon mit Optimismus, Zielgerichtetheit, sozialen Fähigkeiten und Humor auf die Welt kommt, hat es besser (primäre Resilienz). Und auch, wer aus Belastungserfahrungen lernt und daran reift (sekundäre Resilienz). Wer sich dann sprachlich noch gut ausdrücken kann und vielleicht sogar den Glauben an einen lieben Gott und ein wohlmeinendes Schicksal noch nicht verloren hat – der oder die hat eine Art „Immunschutzschild“ gegen chronische Folgen von Traumatisierungen. Immerhin. Wohl denen, die vieles davon mitbringen, retten oder für sich entwickeln können.

Leider gibt es auf der anderen Seite noch eine ganze Reihe von Wirkfaktoren, die hier noch einmal zusammenfassend genannt werden sollen und die man nach dem Zeitpunkt unterscheiden kann, an dem sie auftreten.

Bestimmte Risikofaktoren erhöhen die Wahrscheinlichkeit, dass eine Person nach einem Trauma eine PTBS (Posttraumatische Belastungsstörung) entwickeln wird:

a. **Faktoren vor dem traumatischen Ereignis:**
- geringe soziale Unterstützung
- „Schicksalsschläge“ (adverse life events)
- Armut der Eltern
- vorherige Misshandlung in der Kindheit
- dysfunktionale Familienstrukturen
- familial-genetische Geschichte psychischer Störungen
- Introversion oder extrem gehemmtes Verhalten
- Geschlecht: weiblich
- schlechte körperliche Gesundheit
- vorherige psychische Störung

b. **Faktoren während des Traumas:**
- Länge und Ausmaß und Wiederholung der traumatischen Einwirkung
- subjektives Bedrohungsgefühl (z. B. häufige akute Todesangst)
- andere, damit verbundene Traumata (z. B. Zeuge der Misshandlung anderer werden; zum Täter an anderen Opfern werden)

c. **Faktoren nach dem Trauma:**
- mangelnde soziale Unterstützung
- fortgesetzte negative Lebensereignisse
- mangelnde Anerkennung des Traumas durch andere
- sekundäre Stressfaktoren wie Schulwechsel, Umzug, Zerstörung des Zuhauses, wiederholte Bedrohungen, Angst vor dem Täter und finanzielle Probleme

a) Aus den Faktoren „vor“ dem traumatischen Ereignis geht hervor: Armut, instabile Lebensbedingungen mit häufigen Krisen und dramatischen Ereignissen, Belastungen finanzieller oder gesundheitlicher Art – und das Geschlecht sind zusätzliche Belastungsfaktoren. Hierzu haben unter anderem die amerikanische ACE (Adverse Childhood Experiences)-Studie und Nachfolgestudien wichtige Langzeitergebnisse geliefert.

Warum das Geschlecht auch wichtig ist dafür, eine Traumafolgestörung zu entwickeln? So genau wissen wir es noch nicht. Aber es scheint so zu sein, dass Jungen und Männer zwar insgesamt häufiger von Gewalt bedroht und betroffen werden – insbesondere körperliche Gewalt, sogenannte „Kampftraumata" –, aber Mädchen und Frauen häufiger langfristige Folgen im Sinne einer PTBS oder komplexen PTBS erleiden. Möglicherweise spielt hier die sexuelle Gewalt, die ja ein besonderer Angriff auf die Integrität einer Persönlichkeit darstellt, die entscheidende Rolle. Jedenfalls werden ca. 80 Prozent aller sexualisierten Gewaltangriffe auf Mädchen und Frauen verübt. Dies ist der einzige eindeutige Unterschied zulasten des weiblichen Geschlechts. Denn von (versuchtem) Totschlag, (versuchtem) Mord, Raub, schwerer Körperverletzung etc. werden Jungen und Männer weit häufiger betroffen. Übrigens sind die Täter in diesen Bereichen ebenfalls zu etwa 90 Prozent Männer!

Allerdings gibt es auch einen ausgeprägten „Gender Bias" im psychiatrischen und psychotherapeutischen Gesundheitswesen. Frauen bekommen zu viele stigmatisierende Diagnosen wie Borderline und Schizophrenie, während PTBS, K-PTBS und Dissoziative Identitätsstörung bei ihnen deutlich unterdiagnostiziert sind. Ich verweise dazu auch auf die Literatur im Anhang. In Band 2 (Kapitel 11) gehe ich insbesondere auf die sich daraus ergebende Notwendigkeit geschlechtsspezifischer Therapieansätze ein.

Dass manche Diagnosen wie Borderline überproportional an Mädchen und Frauen vergeben werden, mag auch daran liegen, dass Mädchen eher „implodieren" und Jungen eher „explodieren". Das bedeutet: Mädchen und Frauen dissoziieren eher intensiver und tiefer, machen mehr elaborierte „heimliche" Selbstverletzungen und nicht erfolgreiche Suizidversuche; Jungen machen mehr „acting out", sind eher hyperaktiv und eher dissozial, werden mehr Opfer von „Kampftraumata" – vom Schulhof über die Disco bis zum Fronteinsatz. Deshalb werden ihnen andere Diagnosen entsprechend häufiger zugeschrieben. Ein weiterer Grund könnte sein, dass das weibliche Geschlecht eher psychotherapeutische Hilfe aufsucht und annimmt und Männer das Sprechen über emotionale Inhalte häufig schwierig finden. Sie verstummen eher unter seelischer Not, es staut sich viel an und sie schwanken zwischen Depression und Aggression. Vielleicht ist das der Grund, weshalb mehr Jungen und Männer dissozial werden und im Extremfall eher ins Gefängnis als in die Psychotherapie kommen. Jungen und Männer brauchen daher zunächst offensichtlich andere Angebote als Psychotherapien, um rechtzeitig aufgefangen zu werden – mögen sich bitte meine männlichen Kollegen darüber intensivere Gedanken machen, denn ich glaube, dass Jungen und Männer gute männliche Vorbilder brauchen!

Eine weitere Bemerkung zum Faktor „dysfunktionale Familienstrukturen": Heute ist aus der Familienforschung bekannt, dass gut funktionierende Familien klare Regeln, einen demokratischen Erziehungsstil und sichere Bindung zwischen Erwachsenen und Kindern kennzeichnen. In dysfunktionalen Familien jedoch herrschen ganz andere Regeln.

Ein Beispiel:

Familie Baumann (Name geändert). Der Vater ist von Beruf Ingenieur und seit einem Jahr arbeitslos. Vor Kurzem hat er begonnen, mehr zu trinken. Auch sein Vater und Großvater sowie einige Onkel waren oder sind schwere Trinker. Nicht von allen ist das offiziell bekannt. Die Mutter ist kaufmännische Angestellte, hat „der Kinder wegen" ihren Beruf aufgegeben. Sie ist ein Pflegekind gewesen, als sie mit 15 in der Disco ihrem späteren Mann begegnete. Die Kinder Lars und Hanna sind 7 und 5 Jahre alt.

Familie Baumann ist nach außen hin völlig unauffällig. Alle Familienmitglieder wissen sich in der Außenwelt zu benehmen. Die Eltern kennen die Zehn Gebote und die wichtigsten Regeln der Strafprozessordnung und halten sich daran. Anders sieht es aus, sobald die Wohnungstür hinter ihnen ins Schloss fällt.

Wenn Hanna vom Kindergarten nach Hause kommt, beginnt sie schon im Treppenhaus zu dissoziieren. Es wird ihr ein wenig schwummerig, sie bekommt einen glasigen Blick, verlangsamt ihre Schritte und ist schon längst nicht mehr die lustige Hanna aus der Spielgruppe, wenn sie die Klinke der Wohnungstür berührt. Sondern sie ist eine Fee, ein lautloses Wesen, das nur aus Augen und Ohren besteht. Ihr kleiner Körper ist fest angespannt, wenn von innen die Tür geöffnet wird. Sie bemerkt sofort: Wie ist Papa heute drauf? Hat er nur ein, zwei Bier getrunken? Ist er sturzbesoffen? Oder gar – o Schreck – nüchtern? Sie tut alles, um ihm zu gefallen: ist leise, wenn er einen Kater hat; lieb und lustig, wenn er lustig ist; und wenn sich Gewitterwolken zusammenbrauen, versucht sie, noch unsichtbarer zu werden.

Die ersten Schritte in die Wohnung: Wie klappert Mama in der Küche mit dem Geschirr? Nur ein bisschen? Dann kann Hanna sich leicht entspannen. Oder ganz laut? Dann verstärkt sich Hannas Körperspannung noch mehr. Und Lars? Hat er diesen heimtückischen Blick? Dann versucht sie, ihn gnädig zu stimmen. Heute hat sie ihm ihr Pausenbrot mitgebracht und ein kleines Auto, das sie heimlich in der Spielecke hat mitgehen lassen …

Hier einige der Regeln, die in dieser Familie – wie in vielen dysfunktionalen Familien – herrschen:

- Kinder sind dazu da, die Bedürfnisse der Erwachsenen zu erfüllen. Bei Baumanns heißt das:
  „Hol mir mal ein Bier!" oder „Komm, lass uns juckeln!" Welche Aufforderung auch immer die Erwachsenen an die Kinder richten: Die Kinder haben zu gehorchen, und tun es auch.

- Die Erwachsenen benehmen sich kindisch, und die Kinder müssen sich wie kleine Erwachsene um die Eltern kümmern. In der Fachsprache heißt das „Parentifizierung" der Kinder.
  Gestern erst hat Papa eine ganze Zeit mit Fritten, Mayonnaise, Ketchup und Currywurst herumgealbert, bis dicke Flecken auf der Papiertischdecke waren; die Kinder wurden selbst dabei immer lauter und alberner. Plötzlich griff der Vater beide Kinder und knallte sie mit den Köpfen aneinander: „He! Benehmt euch! Los, Lars, hol mir ein Bier – Hanna, den Lappen, aber schnell!" Später hatte Hanna, selbst eine dicke Beule am Kopf, Vater trösten müssen, der sich beim Brotschneiden in den Finger schnitt. Und war noch froh, dass „Trösten" diesmal nur pusten und Wunde auswaschen und Pflaster kleben hieß und nicht, mit Papa „baden" oder ins Schlafzimmer zu müssen.

- Man holt sich außen keine Hilfe; man ist besser als die Leute da draußen, die ja „eh keine Ahnung haben" – ein weiteres ungeschriebenes Gesetz dysfunktionaler Familien.
  Papa redet dauernd abfällig über Nachbarn und die Regierung, und eigentlich überhaupt alle Menschen, für ihn sind das „alles Arschlöcher, aufhängen müsste man die". Doch wenn Hanna an seiner Hand spazieren geht, ist er immer sehr freundlich und höflich zu allen Leuten. Sobald die außer Hörweite sind, fängt er aber wieder an, über sie zu schimpfen. Zu Besuch darf sie niemand mit nach Hause bringen. Nur bei Geburtstagen, und dann wird besonders aufgeräumt und alle tun so, wie sie eigentlich nur tun, wenn sie außerhalb der Wohnung sind …

- Man opfert sich oder wird geopfert.
  Mama hat sich schon manchmal im Bad eingeschlossen, wenn Papa sehr schlechte Laune hatte. Oder sie hat seine Wut gezielt auf die Kinder gelenkt, indem sie ihm beim Heimkommen erzählte, wer sich wie schlecht benommen hatte. Manchmal ist Lars extra laut, weil er dann die Ohrfeige bekommt und nicht Mama oder Hanna. Und Hanna hat gelernt, dass der Vater hinterher meistens, aber eben nicht immer, ruhiger ist, wenn sie mit ihm „gebadet" hat. Dann liegt sie noch lange wach und fühlt sich schrecklich, aber Papa läuft pfeifend durch die Wohnung …

Die Doppelmoral, die Hanna hier lernt, wird sie tief verinnerlichen: Es gibt eine Welt draußen, da sind alle anders. Und es gibt eine Welt in den eigenen vier Wänden mit den nächsten Menschen, und da kann man eigentlich erst recht niemandem trauen, man ist schlimm einsam mit allem Leid, aber man ist eine „verschworene Gemeinschaft", wie Papa sagt. Wenn man Hilfe braucht, muss man sehen, dass man sie von diesen Menschen bekommt. Leider sind es oft dieselben Menschen, denen man nicht trauen kann und die heimlich quälen, einen im Stich lassen oder offen misshandeln …

b) Von den **Risikofaktoren für längerfristige Traumafolgestörunge**n wie PTBS, die noch zu beachten sind, möchte ich hier hervorheben, dass auch Zeuge und (Mit-) Täter bei einer Gewalthandlung gewesen zu sein besonders belastend sein kann (was – endlich auch von DSM-5 und ICD-11 hervorgehoben wird). Traumatisiert werden also nicht nur die Menschen, welche die Wucht der traumatischen Einwirkung unmittelbar ertragen müssen. Auch wer Augen- oder Ohrenzeuge eines traumatisierenden Ereignisses wird, kann selbst schweren Schaden nehmen. Und nicht selten werden Angehörige stellvertretend traumatisiert, wenn sie ein traumatisiertes Familienmitglied (lange) begleiten und umsorgen müssen.

Beispiele für Situationen, die zur Traumatisierung von Zeugen führten:

- Ein Rettungswagenfahrer lädt ein Kind auf die Bahre, das dabei ist zu sterben. Das Kind ist im gleichen Alter und trägt die gleichen farbigen Ringelsocken wie sein eigenes Kind.
- Ein Feuerwehrmann kann Menschen nicht mehr retten, die in ihrem Fahrzeug verbrennen.
- Ein Kripobeamter muss wochenlang Kinderfolter-Dokumentationen (vulgo: Kinderpornos) sichten.
- Eine Frau öffnet die Wohnungstür und findet ihren Mann erhängt im Flur vor.
- Ein kleiner Junge muss zusehen, wie der neue Freund der Mutter seine Mutter im Streit ersticht.
- Ein Mädchen bekommt mit, wie der Vater im selben Kinderzimmer ihre Schwester vergewaltigt.

Was meist vergessen wird: Auch ein Großteil der TäterInnen in der Gewaltkriminalität erlebt das Geschehen als Trauma, was sich an deutlichen Dissoziationen wie Amnesien, Derealisationen und Depersonalisations-Erlebnissen während der Tat zeigt. Manchmal, weil sie vor-traumatisiert und damit „getriggert" (an die an ihnen begangene Gewalt erinnert) werden. Manchmal, weil ihnen die Gewaltsituation, die sie sich ggf. ganz anders vorgestellt haben, aus der Kontrolle gerät. Auch hier ein Beispiel: Es geht um einen Mann mit einer – so klingt es zumindest – komplexen dissoziativen Störung …

Ein Beispiel:

Hans Bertram (Name geändert) ist wegen mehrfachen Sexualmordes an Frauen verurteilt worden – als „serial killer". Er übernimmt die Verantwortung für alle Taten und erhofft sich auch keine Vergünstigungen. Dennoch wendet er sich an mich und erzählt mir am Telefon, wie es ihm mit den Morden gegangen ist: „Den ersten Mord habe ich erst vor Gericht aus den Akten erfahren. Davon weiß ich gar nichts. Was ich wusste, war, dass ich mich in diese Frau verliebt hatte und dass sie eines Tages aus meinem Leben verschwunden war. Bei der zweiten Frau – auch in sie hatte ich mich verliebt – habe ich wie durch eine weiß verschleierte Milchglasscheibe zugesehen, dass Hände nach ihr griffen und ihr weh taten. Es war wie ein Film für mich, ein schrecklicher Horrorfilm; aber ich habe es nicht mit mir, nicht mit dem Jetzt in Verbindung gebracht. Erst beim dritten Mord habe ich realisiert, dass es meine Hände waren. Diesmal war es wie eine Klarglasscheibe: Mit schrecklicher Deutlichkeit konnte ich sehen, dass jemand – ich? – offensichtlich dabei war, diese Frau zu töten. Ich habe geschrien, ich wollte nach vorn kommen, durch die Scheibe brechen, das Geschehen beenden – denn auch dieses Mal mochte ich die Frau sehr –, aber ich kam nicht durch. Ich konnte nichts dagegen machen. Da wusste ich: Man muss mich aus dem Verkehr ziehen. Für immer.“

4. Wie wirken sich frühe Gewalterfahrungen auf die Bindungsfähigkeit aus?

„Wenn Kinder klein sind, gib ihnen Wurzeln.
Wenn sie groß sind, gib ihnen Flügel.“

(Chinesisches Sprichwort)

Schöner kann man die Entwicklung von der Bindung zur Autonomie nicht beschreiben, abgesehen davon, dass wir heute denken: Kinder brauchen von Anfang an sowohl Wurzeln als auch Flügel; ihre Autonomieentwicklung kann und sollte ebenso früh beginnen wie eine gute und sichere Bindung an ihre Eltern und ihr Zuhause.

Oder ist dies nur eine Entwicklung unseres schnelllebigen Jahrhunderts und neuen Jahrtausends, dass Kinder so schnell wie möglich selbstständig werden sollen, damit sie den Selbstentfaltungsbedürfnissen und der beruflichen Karriere ihrer selbstoptimierenden, sich an den Schönheitsidealen von Instagram etc. orientierenden, ewig „jungen“ Eltern nicht mehr im Wege stehen?

Wie dem auch sei: Was ist, wenn die Wurzeln der Kinder früh gekappt werden? Wenn sie vorschnell „flügge“ werden müssen? Was ist, wenn ein Kind von denselben Menschen verraten, verlassen, gar misshandelt wird, die es versorgen, lieben und seiner Seele die sichere Verwurzelung bieten sollten? Heute können wir recht genau sagen, was dann geschieht. Dann nimmt das Kind auf allen Ebenen Schaden. Von der Hirnentwicklung bis zu seiner Beziehungsgestaltung, von der Leistungsfähigkeit bis zu Identität – alle Bereiche der kindlichen Entwicklung können, zum Teil sehr erheblich, beeinträchtigt werden.

Ein Beispiel:

Maria ist schwanger. Ihr Freund will, dass sie abtreibt, sonst droht er, sie zu verlassen. Ihre Eltern drängen sie ebenfalls zum Schwangerschaftsabbruch: „Du bist doch noch so jung. Verbau dir nicht alle Chancen im Leben!“ Maria hat Angst, fühlt sich hin- und hergerissen zwischen dem Spüren und Beschützen-Wollen des kleinen zarten Lebens in ihr und den Anforderungen von außen, dem Geschrei, der Unsicherheit. Vor Angst zieht sich ihre Bauchdecke ganz oft zusammen.

Was man heute aus der Hirnforschung weiß: Wenn eine Schwangere Angst hat und sich ihre Bauchdecke zusammenzieht, zieht sich auch der Fötus zusammen. Nun kann man sich fragen: Weshalb soll das schlimm sein? Nun, man weiß jetzt, dass der Fötus seine eigene Hirnentwicklung durch seine eigene Motorik anregt. Kann das Kind sich im Mutterleib durch das Zusammenziehen der mütterlichen Bauchdecke nicht gut bewegen, dann jagen also nicht nur die mütterlichen Stresshormone durch seinen kleinen Körper. Sondern seine Hirnentwicklung wird u.U. deutlich beeinträchtigt oder zumindest verzögert, weil er sich nicht so frei im Mutterleib bewegen kann. Mehr noch: Da der Fötus ab einer bestimmten Entwicklungsstufe hören kann, kann er schon Angst vor den schreienden Menschen da außen bekommen – bevor er eigene Erfahrungen mit ihnen gemacht hat …

Wie kann es sein, dass die Beeinträchtigung durch frühe Traumata so gravierend ist? Das hat mit der Genetik und der Epigenetik zu tun. Jede Erfahrung, die wir machen, wirkt sich auf unser Gehirn und unseren Körper, unsere Gefühlswelt und auch auf unsere Gene aus. Schon bevor wir das Licht der Welt erblicken, haben also viele Faktoren Einfluss auf unsere Entwicklung genommen: Die grundlegende genetische Ausstattung, aber auch die momentane Situation unserer mit uns schwangeren Mutter und deren Lebensgefühl von Sicherheit oder Unsicherheit, Ruhe oder Inferno in deren innerer und äußerer Welt. Und wenn wir dann auf die Welt kommen, haben wir leider ein frühreifes Gehirn. Wie das? Dies hängt damit zusammen, dass der Homo sapiens in der Menschheitsgeschichte beschlossen hat, sich auf zwei Beine zu stellen. Damit ihr Gehirn einigermaßen ausgereift ist, müssten Menschenkinder etwa drei Jahre ausgetragen werden bis zur Geburt, mindestens so lange wie Elefanten. Weil aber bei Zweibeinern so eine lange „Tragezeit" körperlich nicht möglich ist, kommen sie mit einem noch recht unreifen Gehirn nach normalerweise neun Monaten zur Welt. Und bräuchten dann noch mindestens zwei weitere Jahre eine Art „extrauterinen Uterus": Ganz viel liebevolle Feinfühligkeit und Wärme einer allgegenwärtigen Mutter – oder zumindest einer warmherzigen, liebevollen, prompt reagierenden Ersatz-Mutter.

Das ist aber in vielen Familien nicht oder kaum der Fall. Deshalb sind wir Menschenkinder besonders in den ersten zwei bis drei Lebensjahren besonders vulnerabel für Stress. Wir können sogar, wenn wir in dieser Phase wiederholt sehr viel Stress erleben, (weiterhin) in unserer Hirnentwicklung Schaden nehmen. Das hat unter anderem Martin Teicher mit seiner „Kaskadentheorie" gezeigt, die auf der Auswertung zahlreicher Studien beruht. Früh massiv gestresste Kinder können einen kleineren Hippocampus haben und damit schlechter ein biografisches Gedächtnis ausbilden. Sie können einen kleineren Balken zwischen den Großhirnhälften haben – und damit schlechtere Übertragungswege in die linke, Erfahrungen „auswertende" Großhirnhälfte. Sie können eine Tendenz entwickeln, Teile ihres Vorderhirns unter Stress rasch abzuschalten. Dann können sie nicht mehr angemessen auf Außenreize reagieren und sind schneller in dissoziativer Trance. Und so weiter.

Mit anderen Worten: Der Menschenkinder Abhängigkeit von den primären Bindungspersonen ist biologische Notwendigkeit. Ebenso das drängende Verlangen des Babys nach dieser primären Bindungsperson. Es hat etwas damit zu tun, dass die menschliche Spezies – anders als viele Pflanzenfresser, etwa Hasen – nicht genetisch darauf vorbereitet ist, schon kurz nach der Geburt so selbstständig zu reagieren, dass das Kleine sich bei Gefahr aus eigenem Antrieb in Sicherheit bringen kann.

Stattdessen ist ein Menschenkind von Geburt an genetisch darauf programmiert, sich mit seinen Bezugspersonen zu verbinden, die zu „Bindungsobjekten" in seinem weiteren Leben werden. Wenn das Kind Angst hat, wird es sich zunächst an diese Bezugspersonen wenden, um von ihnen getröstet, in Sicherheit gebracht und versorgt zu werden. Bis etwa zum vierzehnten Lebensjahr bleiben Kinder „Nesthocker", erst danach sind sie von der Anlage unserer Spezies her in der Lage, zur Not auf sich allein gestellt für sich sorgen zu können. Verhaltensforscher haben uns Menschen deshalb auch gelegentlich als „soziale Frühgeburt" bezeichnet.

Kinder verfügen daher über ein angeborenes sogenanntes „Bindungssystem". Und erwachsene Menschen verfügen über ein ebenfalls angeborenes korrespondierendes Verhalten, wenn sie mit einem Baby umgehen. Das „Gaga", das automatisch aus ihrem Mund quillt, sobald sie eines Babys ansichtig werden, gehört dazu. Wundern Sie sich nicht, die Natur hat Sie dazu bestimmt, solche bizarren Lautäußerungen wie „Naha, du süßes Kleines, dudu" oder so ähnlich von sich zu geben. Man nennt es „bonding". Es umfasst solche Verhaltensweisen wie das Präsentieren des eigenen Gesichts in 20–30 cm Abstand, sodass das Baby es auch gut sehen kann; es auf den Arm nehmen und schaukeln, streicheln und küssen, leises Singen und andere zärtliche Lautbildung, füttern und Pflegeverhalten. Weiteres Bindungsverhalten wird in der unmittelbaren Wechselwirkung mit dem Baby ausgelöst: Blickkontakt, körperliche Nähe Aufsuchen, Berührungen, Austausch leiser Töne und Klänge, von Geruch und Geschmack.

All dies löst neurochemische Reaktionen im Gehirn des Babys aus, die für seine Hirnentwicklung ebenso wie für das Bindungs- und spätere Beziehungsverhalten verantwortlich sind. Das „Zeitfenster" für die Entwicklung dieses Verhaltens ist relativ eng:

Das Entscheidende passiert in den ersten zwölf Lebensmonaten, der Rest meist in den nächsten zwei Jahren.

So wurde beispielsweise erst Ende der 2010er-Jahre herausgefunden, dass die ersten 1000 Tage eines Menschenkindes – einschließlich der Zeit im Mutterleib – entscheidend sein Essverhalten und seine Prioritäten für Normal- oder Übergewicht prägen. Auch andere Einstellungen, Verhaltensgewohnheiten und der Umgang mit Stress werden in den ersten zwei bis drei Lebensjahren entscheidend vorbereitet, und zwar für das ganze restliche Leben.

4.1 Entwicklung des Bindungs- und Beziehungsverhaltens

Wird ein Kind intrauterin wiederholt gestresst und/oder im ersten Lebensjahr vernachlässigt, nimmt es schweren Schaden. Es kann viele Jahre dauern, und manchmal gelingt es nie, ein solches Kind – etwa in Pflege- und Adoptivfamilien – auch nur in eine sozial angepasste Entwicklungsrichtung zu bringen, um ein Minimalziel von Sozialisation zu benennen. Sein Bindungsverhalten wird unter Umständen nie mehr ein sicheres werden. Was das bedeutet, dazu später mehr.

Müssen Kinder in den ersten Lebensmonaten unbedingt die leibliche Mutter und den leiblichen Vater um sich haben? Glücklicherweise ist dies nicht die zwingende Forderung der Natur. Denn Bindungen kann das Kind nicht nur herstellen zur Mutter und zum Vater, sondern auch zu einer gewissen Anzahl anderer Menschen, die ihm in frühen Jahren nahe sind und das heranwachsende Kind versorgen. Wie wir aus der Sage von Romulus und Remus sowie der Kaspar-Hauser-Geschichte und den Berichten über „Wolfskinder“ wissen, können sogar Tiere – zumindest vorübergehend – entscheidende Bezugs-„Personen“ für Kinder sein. Allerdings hat sich herausgestellt, dass für eine Sozialisation unter Menschen doch erwachsene Bindungspersonen entscheidend sind, also nicht Tiere oder Kinder bzw. Jugendliche – so positiv es sich auch auf unser Bindungssystem auswirken kann, von ihnen umgeben zu sein.

Normalerweise sind es allerdings eher Großmütter, Pflege-, Adoptiv- oder Tagesmütter, Babysitter und „Nannys“ aller Art, die – wenn sie denn verlässlich und liebevoll für das Kind da sind – gute „Ersatzmütter“ abgeben. Und gute Väter natürlich. Interessant ist: Jedes Kind, das auf die Welt kommt, hat die biologische Möglichkeit, sich sofort an vier bis fünf Menschen primär zu binden – falls die Mutter ein „Flop“ ist, um es einmal banal auszudrücken. Doch die leibliche Mutter hat einen Bonus. Denn das Kind kennt ihren Herzschlag, ihre Stimme und ihren ganz speziellen Duft und kann von Geburt an beide von Herzschlag, Stimme und Duft anderer Frauen unterscheiden. Wenn die Mutter aber unglücklich ist, keine Zeit für das Baby hat oder es eher zu misshandeln droht, ist allemal eine verlässliche Bindungsalternative besser.

Etwa die Hälfte aller Kinder von berufstätigen Müttern sind sicher gebunden, wie Untersuchungen zeigen; doch bei nicht berufstätigen Müttern sind es rund 70 Prozent. Auf die Gefahr hin, missverstanden zu werden: Ein kleines Kind scheint doch in den ersten beiden Lebensjahren die Mutter sehr zu brauchen, um eine sichere Bindung zu bekommen. Doch, wie gesagt, nur dann, wenn es der Mutter mit dem Kind gut geht. Zwingen sollte man eine Mutter nie, beim Kind zu Hause zu bleiben; denn gezwungen zu sein, sich „auf dem Altar der Mutterschaft zu opfern" wird sie dem Kind unter Umständen lebenslang zum Vorwurf machen.

Bindung ist insgesamt nicht eine Sache der Quantität, sondern der Qualität des Umgangs. Vor allem ist Bindung eine Frage der Intimität, des unmittelbaren liebevollen körperlichen, seelischen und sozialen Umgangs zwischen Erwachsenem und Kind. Mit anderen Worten, um eine Abwandlung eines Kernsatzes von Martin Buber zu verwenden: „Jede wirkliche Entwicklung heißt Begegnung."

Die Fähigkeit zu dieser spezifischen Form von Begegnung, die wir Bindung nennen, wird als basales, angeborenes, biologisch adaptives, sogenanntes „motivationales System" betrachtet, welches das Baby dazu drängt, einige wenige enge Beziehungen in seinem Leben einzugehen.

Es sind dies also ganz spezielle Beziehungen, in denen das Kind

1. zum Bindungsobjekt (also zunächst: zu der oder dem Erwachsenen, die es versorgen, vorzugsweise der Mutter) Nähe suchen wird;
2. ein Gefühl dem Bindungsobjekt gegenüber entwickelt, bei ihm sei es in einem „sicheren Hafen" – denn wenn es aufgeregt ist, vor allem, wenn es Angst hat, wird die Erwachsene es in seinem Leid trösten;
3. ein „inneres Arbeitsmodell einer sicheren Basis" entwickeln wird – ein internes Schema des Verhältnisses zwischen seinem Selbst und anderen Bindungsobjekten oder späteren wichtigen Beziehungspersonen. Dieses Arbeitsmodell wird dem Kind ein Gefühl der Sicherheit verleihen, die Welt zu erkunden; wird ihm ein Gefühl des Wohlbefindens vermitteln und ihm beibringen, sich selbst zu trösten, wenn es in Zukunft leidvolle Erfahrungen machen wird. Aus dem inneren Arbeitsmodell des Kindes entwickelt sich die so genannte „Bindungsrepräsentation" des erwachsenen Menschen. Sie bestimmt, ob dieser Mensch empathiefähig ist, und sie macht sein Beziehungs- und Bindungsverhalten vorhersagbar.

So lautet, kurz zusammengefasst, eine zentrale und bis heute vielfach bewiesene Erkenntnis der Bindungsforschung. Diese wurde von John Bowlby begründet, dem erst in seinen späten Jahren Anerkennung für seine von der traditionellen Psychoanalyse abweichenden, durch zahlreiche empirische Versuche gesicherten Erkenntnisse gelang.

Wo Bowlby noch vor allem solche Traumata wie Vernachlässigung und frühen Verlust von Bezugspersonen für die Störung der sicheren Bindung verantwortlich machte, stellte man später fest, dass noch ganz andere Ereignisse, etwa körperliche und sexuelle Misshandlungen, zu gravierenden Beeinträchtigungen der Bindungsfähigkeit führen können.

Und die Väter? Zum Glück steigt die Zahl derer, die sich mehr als nur ein paar Tage Zeit nehmen, um sich um ihr Neugeborenes zu kümmern. Etwa 15 Prozent der Väter nahm (Stand Ende 2019) Elternzeit in Anspruch, das sind 5 Prozent mehr als noch zehn Jahre zuvor. Allerdings ist das eine sehr kleine Steigerung. Und wenn beide Eltern teilweise oder rasch wieder ganztags berufstätig sind, bricht häufig regelrecht das Chaos über die junge Familie herein. Warum? Gerade die deutsche Gesellschaft ist nicht gerade kinderfreundlich, allen Beteuerungen zum Trotz. Wer der Kinder wegen aus dem Betrieb geht, kommt schlecht wieder hinein. Großeltern der Kleinen arbeiten heute meist auch, sodass viele junge Eltern, wenn Kita, Hort oder Schule mal ausfallen, einen ungeheuren Aufwand betreiben müssen, das Kind unterzubringen. Kitas für die Kleinsten sind oft nicht mit dem passenden Personalschlüssel – eine ausgebildete Fachkraft auf maximal fünf Kinder – ausgestattet. So erleben viele Eltern, dass die Kinder sehr unter der viel zu frühen Trennung von ihren Bindungspersonen leiden, wenn sie in der Kita immer wieder viel Stress und wechselnden Betreuungspersonen ausgesetzt sind.

4.2 Bindungsstile

Auf Bowlbys Arbeiten aufbauend, machte seine Schülerin Mary Ainsworth zunächst drei Bindungsstile aus: sichere Bindung, unsicher-vermeidende und unsicher-ambivalente Bindung. Wie häufig diese Bindungsstile anzutreffen sind, können Sie in der folgenden Tabelle sehen:

Bindungsstil	Bei Einjährigen vorfindbar in Prozent	Verhalten in der „fremden Situation“
Sicher gebunden	60–70 Prozent	In der ungewohnten Situation zunächst neugierig; aufgeregt bei Trennung; warme Begrüßung bei der Rückkehr der Mutter; strebt nach Berührung und Trost beim Wiedersehen.
Unsicher vermeidend	15–20 Prozent	Ignoriert anwesende Mutter; folgt der Mutter mit den Augen, wenn sie das Zimmer verlässt; wendet sich beim Wiedersehen von ihr ab.
Unsicher ambivalent	10–15 Prozent	Wenig Neugier; bleibt in der Nähe der Mutter; sehr verzweifelt bei Trennung; ambivalent oder wütend und wehrt sich gegen Mutter beim Wiedersehen.
Desorganisiert/ desorientiert; „traumatisierter Bindungsstil“	5–10 Prozent	Gleichzeitigkeit oder schnelle Aufeinanderfolge von Annäherung und Meidung der Mutter; verwirrt und benommen; dissoziative Zustände (für Sekunden wie im „Halbschlaf“ oder in Trance sein).

Fremde Situation

Festgestellt werden die Bindungsstile der Kinder in der sogenannten „fremden Situation“, das ist seit Jahrzehnten die Testsituation schlechthin, die dazu dient, das Bindungsverhalten von 12 bis 18 Monate alten Kindern festzustellen. Die „fremde Situation“ sieht so aus: Die Mutter (oder eine andere Bezugsperson) und das Kleinkind werden in einen für sie fremden Raum gebracht, in dem interessantes Spielzeug herumliegt. Nach einer Weile betritt eine fremde Person den Raum und spricht bald darauf die Mutter an. Auf ein Klopfzeichen hin verabschiedet sich die Mutter kurz von dem Kind und verlässt das Zimmer, die fremde Frau macht dem Kind nach einer kurzen Zeit ein Trost- und Mitspielangebot.

Die Mutter betritt wieder das Zimmer, die fremde Frau geht hinaus. Nach weiteren Minuten verlässt die Mutter wortlos das Zimmer und kehrt nach spätestens drei Minuten – wenn das Kind sehr aufgeregt ist, auch früher – wieder zurück.

Während der gesamten „fremden Situation" werden die Interaktionen zwischen Mutter (oder anderer Bezugsperson) und Kind gefilmt und später von unabhängigen Beobachtern nach bestimmten Kriterien von Sicherheit oder Unsicherheit eingeschätzt.

Heute weiß man, dass das, was nach der Auswertung des Kleinkindverhaltens in und nach den Trennungssituationen für eine „Bindungsklassifikation" herauskommt, einen verlässlichen Vorhersagewert für das Bindungsverhalten des sechsjährigen sowie des jugendlichen und erwachsenen Menschen darstellt.

Sicher gebunden

Wer sicher gebunden ist, kann als Erwachsener später von sich sagen: „Es fällt mir leicht, anderen Menschen gefühlsmäßig nahe zu sein. Ich weiß sehr wohl, dass ich in intimen Beziehungen von der anderen Person abhängig bin, und das ist ganz in Ordnung für mich. Genauso ist es in Ordnung für mich, wenn ich weiß, dass die andere Person von mir abhängig ist. Auch allein zu sein fällt mir nicht schwer, und es macht mir wenig aus, wenn ich mal feststelle, dass ich von anderen für das, was ich bin und vertrete, mal nicht akzeptiert werde."

Dies ist die Mischung aus Bindungsfähigkeit und Autonomie, von Wurzeln und Flügeln, die eine sicher gebundene Mutter oder ein Vater oder andere wesentliche Bezugsperson dem Kind früh vermittelt haben. Eine sicher gebundene und ihrerseits sicher bindende Betreuungsperson wird selbst das Gefühl haben, ein eigenständiger und liebenswerter Mensch zu sein, wird diese Gefühle auch ihrem Baby und Kleinkind übertragen und beide Aspekte, liebevolle Nähe und Autonomie, fördern. Sie selbst ist empathiefähig und vermittelt diese für ein geglücktes Beziehungsleben so wertvolle Fähigkeit auch ihrem Kind.

Seit vielen Jahren stellt man mit dem *Adult Attachment Interview* die sogenannte Bindungsrepräsentation von Erwachsenen fest, und es ist jeweils eine sehr starke Übereinstimmung (70–90 Prozent) zwischen dem Bindungsstil als Kind und dem des erwachsenen Menschen festzustellen.

Unsicher-vermeidende Bindung

Menschen mit einer unsicher-vermeidenden Bindung neigen als Erwachsene dazu, nahe Beziehungen eher ablehnend bis entwertend zu beschreiben, etwa so: „Ich brauche keine nahen emotionalen Beziehungen. Mir ist es vor allem wichtig, mich unabhängig zu fühlen und mir selbst genug zu sein. Von anderen abhängig zu sein kann ich nicht leiden, und genauso wenig, wenn andere von mir abhängig sind."

Diese Reaktion verweist darauf, dass dieser Mensch als Kind der Mutter „zu viel war“ oder von ihr abgelehnt wurde und gelernt hat, dass man die Erwachsenen besser nicht behelligt mit eigenen Wünschen. Ob die vielen „obercoolen“ Jugendlichen eine entsprechende Botschaft ihrer Eltern allzu gut verinnerlicht haben? Und ob sie in der Lage sind, diese Haltung zu überwinden, oder werden sie als Erwachsene ebenso denken?

Unsicher-ambivalente Bindung

Unsicher-ambivalent schließlich ist der Bindungsstil solcher Menschen, die noch mit den frühen Bezugspersonen verstrickt sind, an neuen Bindungspersonen geradezu klammern, zumindest innerlich, gleichzeitig aber wütend und ärgerlich auf sie sind. Diese Ambivalenz – ursprünglich eine angemessene Reaktion auf unsicher gebundene Bezugspersonen und deren unvorhersehbare Verhaltensweisen – könnte man etwa so beschreiben: „Ich habe große Sehnsucht danach, in nahen Beziehungen sehr eng verschmolzen mit der anderen Person zu sein. Leider mache ich häufig die Erfahrung, dass ich es dann doch nicht lange so eng aushalte oder dass die andere Person mir nicht so nahekommen möchte, wie ich es gerne will. Ohne nahe Beziehung bin ich unruhig und unglücklich. Manchmal mache ich mir Sorgen, warum es wohl so ist, dass ich anderen nicht so viel bedeute wie sie mir.“

Persönlichkeitsstörungen

Beide Formen von unsicherer Bindungsrepräsentanz – die eher ablehnend/entwertende und die unsicher-verstrickte Form – kommen häufig bei Menschen mit Persönlichkeitsstörungen vor, ist doch das Hauptkennzeichen der Persönlichkeitsstörungen die Störung der Beziehungsfähigkeit. Und: Zwischen 60 und über 90 Prozent der Persönlichkeitsstörungen haben Traumata, sehr häufig frühe Traumata, als Hintergrund. Die meisten KlinikerInnen und ForscherInnen gehen inzwischen davon aus, dass Persönlichkeitsstörungen zwar zu einem kleinen Teil eine biologische Komponente haben, dass es also eine Vulnerabilität geben kann, eine Persönlichkeitsstörung zu entwickeln. Dass aber die Tatsache, ob diese sich auch ausprägt, von Art und Ausmaß von kindlichem Stress und Bindungstraumatisierungen abhängt. Dasselbe gilt im Übrigen für Psychosen.

Unsicher-desorganisierte oder „traumatische" Bindung

Neben diesen drei Bindungsstilen stellte sich heraus, dass eine vierte, erst als eine Art Restkategorie behandelte Art der Bindung von Kindern auch ein eigenständiges Bindungsmuster darstellt: die sogenannte unsicher-desorganisierte Bindung. Und diese Kinder sind mit noch höherer Wahrscheinlichkeit zutiefst verstört, weil sie früh verlassen, vernachlässigt, verängstigt und / oder körperlich oder sogar sexuell gequält wurden.

Bei desorganisiert gebundenen Kindern wird schon in der frühen Testsituation der „Fremden Situation" mit 12 bis 18 Monaten ein bizarres Verhalten festgestellt, das auf hochgradige Verstörung hinweist. Sie zeigen:

a) widersprüchliche Verhaltensmuster, kurz hintereinander oder auch gleichzeitig;
b) ungerichtete, fehlgerichtete, unvollständige und unterbrochene Mimik oder Gestik;
c) seltsame Bewegungen in einem schlechten „Timing" oder nehmen bizarre Posen ein;
d) „eingefrorene", erstarrte und verlangsamte „Unterwasser-Bewegungen" in Mimik, Gestik und Körperhaltung;
e) eindeutige Anzeichen dafür, dass sie sich vor der Bezugsperson fürchten; manchmal gibt es auch eine seltsame „Nicht-Reaktion" bei Wiedereintreffen der Bezugsperson;
f) klare Anzeichen für Desorientierung in Raum und Zeit.

Die desorientierten und desorganisiert gebundenen Kinder müssen mit einem Dilemma fertig werden: Sie haben Angst vor den Menschen, denen sie sich von der Natur her zuwenden müssen. Sie entwickeln kein kohärentes „Arbeitsmodell", also keine verlässliche Bindungsrepräsentation im späteren Leben, und was das Schlimmste ist: Ihnen fehlt dann unter Umständen die Empathiefähigkeit.

Das spätere Verhalten der desorganisiert gebundenen Kinder wird sich vor allem darin zeigen, dass sie sich äußerst bemühen, die Beziehung zu anderen Menschen zu kontrollieren, wobei sie selbst Defizite im Sozialverhalten haben. Dabei werden sie tendenziell zu einer von zwei Möglichkeiten greifen: Sie werden sich entweder feindselig-bestrafend verhalten oder tröstend-fürsorglich – dies aber stets in kontrollierender Absicht. Und: Sie können später nicht flexibel zwischen beiden Verhaltensstilen abwechseln, sondern bleiben rigide bei jeweils einem davon, wodurch sie sich soziale Schwierigkeiten einhandeln. Ein Kind, das immer feindselig oder immer (über-)fürsorglich reagiert, auch gegenüber Spielkameraden, bei denen dieses Verhalten jeweils gar nicht angemessen ist, wird bald abgelehnt werden, all seiner Bemühungen um Kontrolle der Situation zum Trotz.

Wie chaotisch und zutiefst erschreckt misshandelte Kinder mit der desorganisierten Bindung reagieren, zeigt sich an einigen Studien an Kindern, bei denen man schon als Ein- bis Anderthalb-Jähriges den Bindungsstil in der „fremden Situation" festgestellt hatte und die man in der Nachuntersuchung mit sechs Jahren in Spielszenen Trennungsszenarios von den Eltern in Geschichten fortspinnen ließ. Im Gegensatz zu den sicher gebundenen Kindern, die recht klar Trennungsängste zum Ausdruck bringen konnten, aber jeweils adäquate Lösungen zum Trösten des „verlassenen Kindes" und ein Happy End erfanden, schilderten die desorganisiert gebundenen Kinder erschreckende Horrorgeschichten, in denen tödliche Unglücke, Mord und Suizid vorkamen und die auch chaotisch oder unglücklich endeten. Sich selbst stellten die Kinder, indem sie eine Puppe für sich agieren ließen, als gewalttätig, feindselig, negativ oder in ihrem Verhalten unberechenbar dar.

Weitere Studien zeigen: Je unvorhersagbarer, traumatischer und erschreckender die frühe Bindungssituation des Kindes ist, desto wahrscheinlicher wird es kein kohärentes Verhalten, ja kein kohärentes Selbst entwickeln können und daher dauerhaft ein desorganisiertes und desorientiertes Bindungs- und Beziehungsverhalten zeigen.

Misshandlung als Ursache für „traumatisierte Bindungsmuster"

Das erschreckendste Verhalten, das Eltern einem Kind gegenüber an den Tag legen können, ist natürlich seelische, körperliche und sexuelle Misshandlung. Es darf also niemanden verwundern, dass mehr als 80 Prozent der misshandelten Kinder in entsprechenden Untersuchungen ein desorganisiertes, „traumatisiertes" Bindungsmuster hatten. Aber auch Eltern mit einer ungelösten Traumageschichte und einer Panikstörung, die ihrerseits sozusagen chronisch zutiefst erschreckt sind, neigen dazu, ihre Kinder zu erschrecken und ein desorganisiertes Bindungsverhalten in ihnen auszulösen. Dies ist vor allem für Mütter untersucht worden. Entscheidend für ein erschreckendes Verhalten der Mütter scheinen eigene ungelöste Verlust- und Misshandlungserfahrungen zu sein, die zu einer starken eigenen „Schreckhaftigkeit" führen sowie dazu, dass sie ihr eigenes Kind oft erschreckend finden und ihm dies spiegeln. Zu den Verlusterfahrungen der Mutter, die sich in der Entwicklung eines desorganisierten Bindungsmusters zum Kind auswirken, gehört besonders die, im Zeitraum von zwei Jahren vor der Geburt des Kindes einen nahestehenden Menschen verloren zu haben.

Mary Main und ihre Mitarbeiter haben ein Beobachtungssystem für elterliches Verhalten entwickelt, das ermöglicht, bestimmtes erschrecktes und erschreckendes Verhalten zu analysieren. Dabei stellten sie fest, dass die Mütter sich genauso desorganisiert und chaotisch, so überfallartig invasiv, sexualisiert und / oder dissoziativ verhielten, wie es später als Verhalten bei desorganisiert gebundenen Kindern zu beobachten war.

Nach einer Stunde, in der wir darüber sprachen, dass durch die abrupte Gewalttätigkeit ihrer Alkoholiker-Mutter ihr Urvertrauen in Ur-Misstrauen verwandelt wurde, zeigte mir eine junge Frau den folgenden Tagebucheintrag:

„Wenn dein Urvertrauen darin besteht, dass jede Regelmäßigkeit jederzeit unvorhersehbar, unabänderlich, abrupt unterbrochen, abgebrochen, nie mehr auftauchen wird, und die einzige Verlässlichkeit die ist, dass jede Situation jederzeit aus jedem und ohne jeden Grund oder Anlass von jetzt auf sofort und für unabsehbare Zeitspanne in Gewalt, Terror, Isolation, Dunkelheit, Hunger, unvorstellbaren Durst, Ertrinken, Ersticken in dich eindringend mental oder physisch tief und schmerzhaft umkippen, ausrasten und dort verharren kann – dann kann alles, was dir Sicherheit, Ruhe und Frieden, Schmerzfreiheit und Vertrauen auf Verlässlichkeit schenken soll, eigentlich nur verlieren."

Zwar gibt es auch durchaus sicher gebundene Erwachsene, die noch ungelöste Traumata oder Verlusterfahrungen aus ihrer Lebensgeschichte mit sich herumtragen, wenn sie ein Kind bekommen. Doch diese werden weniger häufig ihr Kind erschrecken oder misshandeln und ihm so ein desorganisiertes Bindungsverhalten „vererben" als Eltern, die selbst misshandelt wurden und / oder schon selbst einen desorganisierten Bindungsstil haben. Mit anderen Worten: Trauma, Verlust, Misshandlung und desorganisierte Bindungserfahrung wird von Generation zu Generation weitergegeben.

Ob durch eigene Misshandlungserfahrung oder durch die Weitergabe von Schrecken auf direktem oder indirektem (Übertragungs-)Weg:

Desorientierte Kinder bekommen jeweils so viel Angst „mit", dass …

- sie selbst mit Bedrohungssituationen schlechter fertig werden,
- ihre Stressresistenz geringer ist,
- ihre sozialen Probleme größer,
- ihr Selbstwertgefühl kleiner,
- das Risiko für schwere psychische Probleme bis hin zu Persönlichkeitsstörungen und Suizidalität erhöht ist.
- Außerdem ist die Wahrscheinlichkeit bei ihnen größer, eine dissoziative Störung zu entwickeln. Denn wenn Kinder über eine gute Dissoziationsfähigkeit verfügen, werden sie diesen Abwehrmechanismus einzusetzen lernen, um mit den chaotischen und widersprüchlichen häuslichen Situationen fertigzuwerden. Und zwar, indem sie diese entweder sofort „vergessen", also häufige Amnesien haben, oder indem sie jeweils für eine der überwältigenden oder chaotischen oder

erschreckenden oder widersprüchlichen Situationen bestimmte Persönlichkeits-Zustände oder sogar, wenn sie schwer misshandelt werden, mehrere getrennte Persönlichkeits-Anteile entwickeln.

Bei Letzterem kann eine multiple Persönlichkeit entstehen. Oder zumindest eine Persönlichkeit, die teilabgespaltene Anteile entwickelt, wie sie in der ICD-11 unter der Rubrik „Partielle dissoziative Identitätsstörung" aufgeführt ist. Hier wechseln Teilidentitäten, es gibt aber einen Anteil, der den Alltag regelt. Bei der Dissoziativen Identitätsstörung übernehmen mehrere separate Anteile auch im Alltag die Kontrolle, in „normalen" Beziehungen, häufig an unterschiedlichen Orten mit unterschiedlichen Tätigkeiten. Beides entsteht, wenn der Stress daheim viel zu groß ist, niemand dem Kind hilft und niemand ihm sichere Bindung anbietet.

4.3 Entwicklungstraumatologie

Die Bindungsforschung stellt der Traumaforschung diese und weitere wichtige Erkenntnisse zur Verfügung, welche sich mit der entstehenden Disziplin der Entwicklungstraumatologie sehr gut verflechten lassen. Nun zu einigen Ergebnissen aus der letzteren Disziplin:

Die grundsätzliche Fähigkeit, sich an einen anderen Menschen zu binden, ist jedem Kind angeboren. Man nennt dies das Bindungssystem, und es ist im Gehirn sozusagen als Basisprogramm vorhanden. Doch die Erfahrungen, die das kleine Kind macht, wirken sich direkt darauf aus, wie dieses basale System sich ausdifferenziert und dauerhaft organisiert.

Wie jede Form von Erfahrung führt auch die zwischenmenschliche Bindungserfahrung beim kleinen Kind zur Aktivierung von Nervenzellen im Gehirn. Diese sich in ein immer komplexer werdendes Geflecht verwandelnden neuronalen Strukturen reagieren unmittelbar auf Ereignisse der Außenwelt, ebenso wie auf innerlich auftauchende Bilder, die das Gehirn selbst schafft (etwa wenn sich das älter werdende Kind an vergangene Ereignisse erinnert).

Die Einheit, die wir Psyche nennen, können wir am besten verstehen als Muster im Fluss von Energie und Information. Energie und Information können innerhalb eines Gehirns fließen oder zwischen mehreren Gehirnen. Die Art und Weise, wie die Energie fließt, hinterlässt im Gehirn Spuren, die wir später „Erfahrungen" nennen.

Dies ist kein pseudowissenschaftliches Gerede aus der New-Age-Ecke, sondern solide neurowissenschaftliche Erkenntnis. Es gibt in den letzten Jahren eine zunehmende Konvergenz von Ergebnissen aus den Neurowissenschaften und den Verhaltenswissenschaften der menschlichen Entwicklung, die uns ein tieferes Verständnis der menschlichen Psyche erlauben, als es jedes der einzelnen Forschungsgebiete allein zustande bringen kann. Das vielleicht wichtigste dieser gemeinsamen Ergebnisse lautet:

Frühe Beziehung steuert Hirnentwicklung.

„Wenn ein Kind verschiedene suboptimale", also weniger gute „Bindungserfahrungen macht, kann seine Psyche nicht als gut integriertes System funktionieren lernen." Diesen zusammenfassenden Satz hat Daniel Siegel vom Zentrum für Humanentwicklung der medizinischen Fakultät an der angesehenen UCLA in Los Angeles in seinen entsprechenden Überblicksartikel bereits 2001 hineingeschrieben).

Er erklärt diese ebenso einfache wie sensationelle Schlussfolgerung, die inzwischen durch zahlreiche neurowissenschaftliche Studien belegt wurde – sie bedeutet schließlich nichts anderes als genau dies: Frühe Beziehung steuert Gehirnentwicklung – unter anderem so: „Wir wissen heute, dass sowohl die genetische Information selbst als auch die Aktivität der Nervenzellen diejenigen Gene steuert und aktiviert, die ihrerseits solche Proteine herstellen, die für den Aufbau der Hirnstruktur notwendig sind." Bis in die genetische Abfolge der Steuerung von Eiweißproduktion und neuronalen Netzwerken hinein kann man heute nachweisen, wie sich gute oder schlechte frühe Bindungserfahrungen auswirken.

Wenn der Fötus oder das Kleinkind eine Erfahrung macht, so bedeutet dies immer auch eine Aktivierung von Genen, die Eiweiße freisetzen, welche Nervenzellen ausprägen. Die Gene wiederum haben bestimmte Methylgruppen, die aktiviert sein müssen, sozusagen einen Ein- und Ausschalter. Der reagiert sensibel auf Stress, und zwar so: Stress schaltet Gene aus. Die können dann ihre Arbeit nicht oder nur unzureichend tun. Was sich auf die Freisetzung der Eiweiße und die Ausprägung der Nervenzellen auswirkt. Sodass schon die „Hardware" – die neuronale Ausstattung des Gehirns – durch Stress Schaden nehmen kann. Hinzu kommt: Die Erfahrungen, die das Kind macht, formen auch die Funktion der Nervenaktivität in jedem gegebenen Augenblick der kindlichen Entwicklung. So kann z. B. zwischenmenschliche positive oder negative Erfahrung die sich kontinuierlich verändernde Struktur des Gehirns während des gesamten Lebens formen. Jüngste Ergebnisse aus den Neurowissenschaften weisen tatsächlich darauf hin, dass das Gehirn während des gesamten menschlichen Lebens plastisch und offen für weitere Umgebungseinflüsse bleibt. Diese Plastizität kann nicht nur zur Schaffung neuer synaptischer Verbindungen zwischen Nervenzellen führen, sondern auch das Leben lang neue Neuronen wachsen lassen.

Wir haben also ein „Erfahrungs-Gehirn“. Das Gehirn schafft sich selbst seine inneren „Autobahnen“, mit denen Gewohnheiten, Einstellungen, Reaktionsweisen ausgebildet werden, durch die konkreten Erfahrungen, die es macht. Und das lebenslang. Allerdings muss das Kind und der später jugendliche bzw. erwachsene Mensch auf eine Basis zurückgreifen, die früh gelegt wird: die grundlegende Ausstattung vieler Hirnregionen durch frühe Erfahrungen. Und die kann – je nach Stress, der auf das Kind eingestürmt ist – innerhalb des Entwicklungsfensters von Hirnregionen defizitär sein. Das kann bedeuten, dass ganze Bereiche des Gehirns unterentwickelt sind und das Kind auf dieser Basis sein weiteres Erfahrungslernen und seine weitere Hirnaktivität und -ausstattung ausrichten muss. Mit anderen Worten: Die Neuroplastizität des Gehirns hat ihre frühen Grenzen. Aber es ist noch viel „drin“:

Die Fähigkeit eines Kindes mit einer bestimmten Bindungserfahrung, den daraus entstehenden Bindungsstil noch jenseits der frühen Lebensjahre zu verändern, mag mit dieser Fähigkeit des Gehirns zusammenhängen, kontinuierlich als Reaktion auf Lebenserfahrungen zu „wachsen“. Dies sollte uns jedoch nicht dazu verführen zu glauben, die frühe Bindungserfahrung sei unwichtig. Im Gegenteil.

4.3.1 Früher Stress verändert den Hirnaufbau erheblich

Am krassesten hat das Martin Teicher in seiner „Kaskaden-Theorie“ deutlich gemacht: Wiederholter früher Stress führt dazu, dass sich das gesamte Gehirn anders aufbaut. Vorderhirn, limbisches System, Balken und linke Hemisphäre werden unzureichend „verdrahtet“. Welche Bedeutung hat das für ein so stark gestresstes Kind?

Es gibt genetisch eine Überproduktion von Nervenzellen vor der Geburt und von neuronalen Schaltstellen in den ersten drei Lebensjahren. Das Gehirn scheint also einen eingebauten Mechanismus zu haben, der zur neurobiologischen „Gründung“ der sich entwickelnden Psyche führt. Während das Kind heranwächst, dient dieses neuronale Substrat als die Struktur, aus der grundlegende Erfahrungen die Neuronen-Verbindungen „herausschälen“, etwa Wahrnehmung und motorische Aktivität. Diese frühe Form der Hirnentwicklung, die manche Neurowissenschaftler als „erfahrungs-bereit“ (experience expectant) bezeichnen, funktioniert aufgrund der genetisch codierten Synapsenbildung. Diese Bildung von Nerven-Schaltstellen erfordert eine minimale Menge an Umweltstimulation, wie etwa Darbietung von Licht oder Geräuschen.

Mangelnder Gebrauch („Use-it-or-lose-it"), etwa aufgrund von Vernachlässigung, oder toxische Bedingungen wie exzessiver Stress, z. B. Kindesmisshandlung, können beim Säugling zur mangelnden Ausprägung bzw. Eliminierung bereits bestehender Nervenverbindungen führen!

Ein gegensätzlicher Prozess, der manchmal „erfahrungsabhängige" (experience dependent) Entwicklung genannt wird, bedeutet, dass Erfahrungen neue Nervenverbindungen entstehen lassen.

Da frühe zwischenmenschliche Erfahrungen so wichtig sind für die menschliche Entwicklung, hat Daniel Siegel den Spruch geprägt:

„Zwischenmenschliche Begegnung lässt die Nervenverbindungen wachsen, aus denen die Psyche entsteht".

Nun sollte dies Eltern nicht dazu veranlassen zu glauben, sie müssten ein Baby pausenlos stimulieren, um ihm möglichst viele frühe positive Lernerfahrungen zu bieten. „Viel hilft viel" stimmt auch hier nicht. In einer „durchschnittlichen" Umgebung, welche die notwendige Menge an sensorischer Stimulation bietet, um die notwendige Portion dieser genetisch geschaffenen und hochgradig dichten synaptischen Schaltkreise aufrechtzuerhalten, wird sich das Gehirn gut entwickeln.

Die Bindungsforschung verweist also darauf, dass als Schlüssel zur gesunden Entwicklung die wechselseitig sich beeinflussende zwischenmenschliche Interaktion liebevoller Eltern und ihrer Kinder betrachtet werden kann, nicht die (exzessive) sensorische Stimulation.

Entwicklung handelt von der Schaffung spezifischer Schaltkreise, nicht nur von der Gesamtmenge von Synapsen im Gehirn. Wie sich die Schaltkreise entwickeln, die emotionales und soziales Verhalten regeln, wird zutiefst beeinflusst durch zwischenmenschliche Erfahrungen, die früh im Leben beginnen. Es gibt Schaltkreise, die für emotionales und soziales Verhalten verantwortlich sind und in den ersten Lebensjahren „online gehen".

4.3.2 Feinfühligkeit

Die orbitofrontale Region im Gehirn, die zentral ist für eine Reihe von Prozessen wie Gefühlsregulation, Empathie und autobiografisches Gedächtnis, macht zum Beispiel eine erfahrungsabhängige Entwicklung durch, die von der Art der zwischenmenschlichen Kommunikation in den ersten Lebensjahren, auf gut Deutsch: der Bindungserfahrung, abhängig ist. Interaktionen mit „älteren Menschen", also nicht mit Kindern, sondern mit Bindungspersonen wie der Mutter oder dem Vater, sind in dieser frühen Zeit wesentlich, um die Art von feinfühliger Kommunikation entstehen zu lassen, die zur angemessenen emotionalen und sozialen Entwicklung des Kindes führt. Diese sich wechselseitig beeinflussende „Stimmigkeit", die sich in „Feinfühligkeit" (attunement) zwischen Erwachsenem und Kind ausdrückt – sie ist es (nicht exzessive sensorische Stimulation), die in dieser frühen Zeit benötigt wird. Sie nämlich lässt Muster von Interaktionen entstehen, durch die der fürsorgliche Erwachsene die positiven und negativen emotionalen Zustände des Kindes regulieren kann. Solche emotions-regulierenden Interaktionen braucht das Baby für die Reifung seines emotionalen und sozialen Gehirns. Um sich auf den Säugling entsprechend feinfühlig einstellen zu können, muss die erwachsene Bindungsperson die Signale des Kindes

- wahrnehmen, muss sie
- richtig interpretieren, muss darauf
- angemessen reagieren, und zwar
- prompt.

Immerhin etwa 60 Prozent aller „Bindungspersonen" (in der Regel die Mütter und Väter) können das, und so kommt es, dass etwa ebenso viele einjährige Kinder bereits eine sichere Bindung aufweisen. Bei ihnen verläuft dann auch die Entwicklung der Hirnregionen optimal, die für emotionales und soziales Verhalten zuständig sind. (Aber bei einem Drittel aller einjährigen Kinder ist das nicht so!)

4.3.3 Gedächtnis

Gedächtnis ist die Art und Weise, wie vergangene Erfahrungen im Gehirn aufbewahrt werden und wie sie das gegenwärtige und zukünftige Verhalten beeinflussen. Im ersten Lebensjahr verfügt das Baby über ein „implizites" Gedächtnis, das emotionale Verhaltens-, Wahrnehmungs- und Körper-Erinnerungen speichert. Das implizite Gedächtnis schließt die Generalisierungen wiederholter Erfahrungen, genannt „mentale Modelle" oder „Schemata", ein. Die Art, wie das Gehirn sich bereit macht, bestimmte Erinnerungen als Reaktion auf spezifische Hinweisreize aufzuspüren, ist ebenso ein Teil des impliziten Gedächtnisses und wird „priming" genannt.

Wenn implizite Erinnerungen aktiviert werden, dann ist dies nicht verbunden mit einer inneren Empfindung, dass gerade etwas erinnert wird. Sie beeinflussen lediglich unsere Gefühle, Verhaltensweisen und Wahrnehmungen direkt, im Hier und Jetzt, ohne dass wir uns bewusst wären, dass da eine Verbindung zur Vergangenheit hergestellt wurde. Dies ist die Reaktion des Amygdala-Systems.

Etwa Mitte des zweiten Lebensjahres beginnen die Kinder, eine zweite Art von Gedächtnis zu entwickeln: das „explizite" Gedächtnis, für das der Hippocampus so wesentlich ist. Es enthält zwei Formen: eine faktische (semantische) und eine autobiografische („episodische"). Beide Formen sind verbunden mit einer inneren Empfindung: „Ich bin gerade dabei, mich an etwas zu erinnern." Für das sich später entwickelnde autobiografische Gedächtnis gibt es auch ein Gefühl für das Selbst in Raum und Zeit in der Vergangenheit („So war ich damals.").

Babys und Kleinstkinder haben nur die implizite Form des Gedächtnisses zur Verfügung. Dass und wie ihre Psyche in den ersten Lebensmonaten geformt wurde, wird ihnen später nicht zugänglich sein. Dies ist die normale, überall vorfindbare „Kindheitsamnesie".

Erst nach dem ersten Geburtstag beginnt die Reifung des Hippocampus im medialen Temporallappen; dieser ist wesentlich für das explizite Gedächtnis. Und noch später erst wird ein Teil des Frontalhirns, der präfrontaler Cortex genannt wird, genug gereift sein, damit sich der Jugendliche und der erwachsene Mensch an autobiografisches Material erinnern kann.

Um zu verdeutlichen, wie die verschiedenen Hirnregionen auf traumatischen Stress reagieren, habe ich die Illustratorin Janina Röhrig gebeten, dies in Bildform zu tun. Hier das Ergebnis:

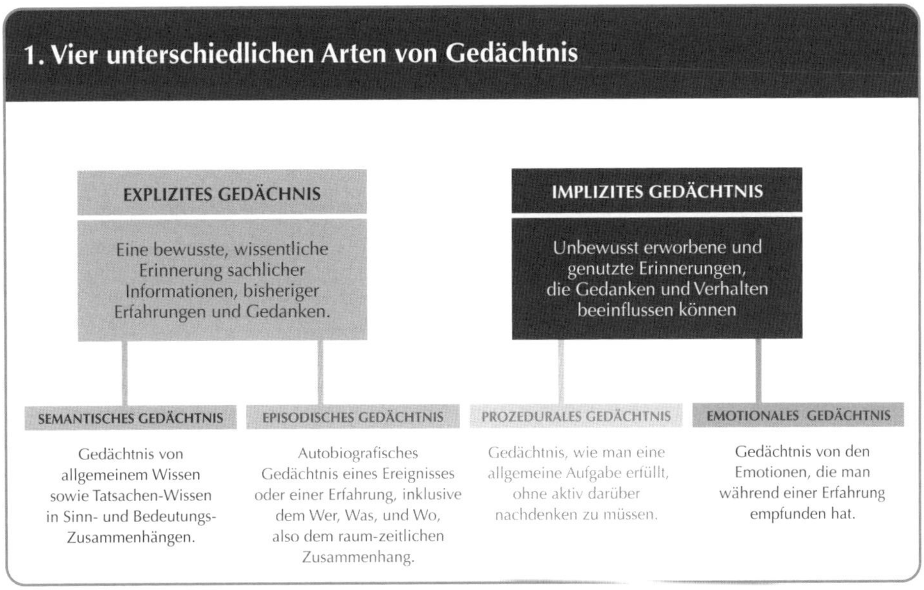

Abbildung 4.1: Vier unterschiedliche Arten von Gedächtnis

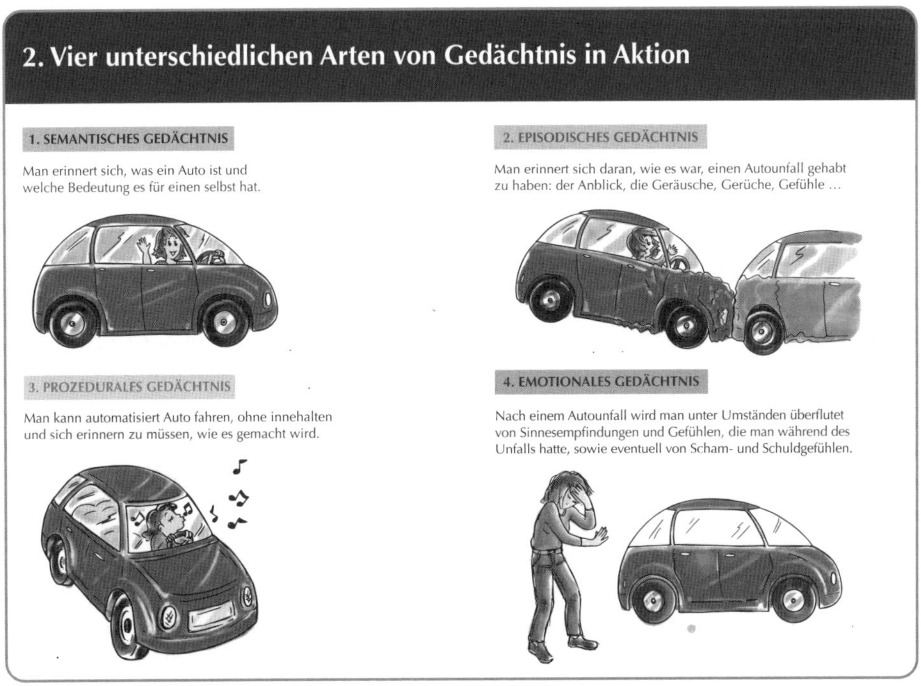

Abbildung 4.2: Gedächtnisarten in Aktion

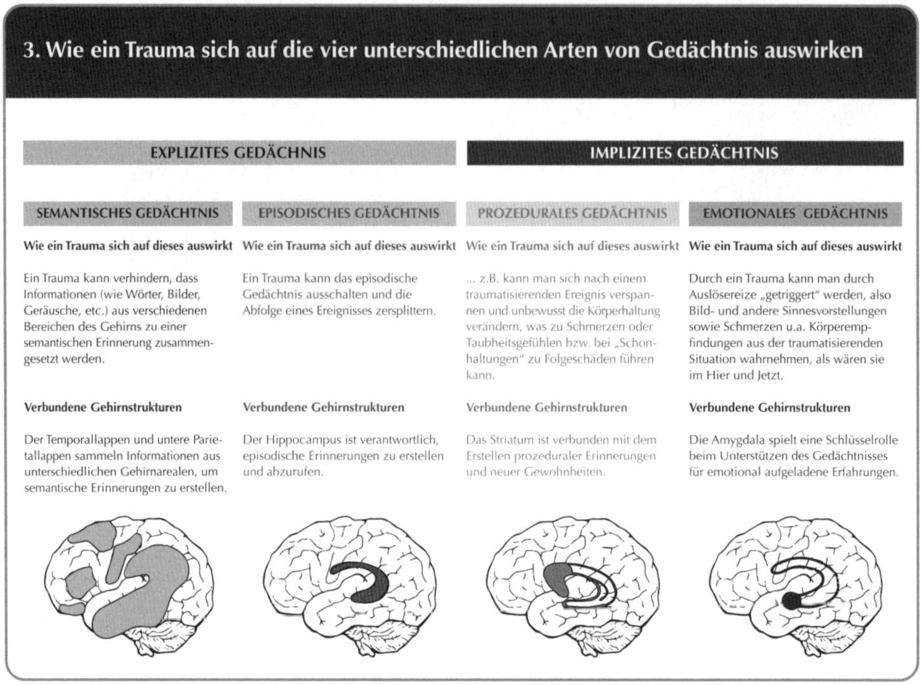

Abbildung 4.3: Auswirkungen eines Traumas auf die Gedächtnisarten

4.4 Wie entsteht ein Selbst?

Der Psychiater und Pädiatrie-Forscher Daniel Stern hat untersucht, wie das Selbst sich in den ersten Lebensjahren in mehreren Stadien aus den zwischenmenschlichen Beziehungen heraus entwickelt. Von der Geburt bis zum zweiten Lebensmonat beginnt beim Baby ein „entstehendes Selbst“ (emerging self), bei dem der Körper sensorische Daten aufnimmt und das Baby einen ersten rudimentären Eindruck entwickelt von der Organisation der Welt, die es direkt erlebt. Vom zweiten / dritten Monat bis zum siebten bis neunten Monat beginnt das Kleinkind ein erstes „Kern-Selbst“ (core self) zu entwickeln, dessen zentrale Merkmale das Gefühl des Kindes für

- Handlungsimpulse (das Zentrum des Willens),
- Kohärenz (Empfindungen des Körpers),
- Affektlage (Gefühlszustände) und
- Kontinuität (ein Gefühl für das Selbst über die Zeit hinweg in Form von Erinnerung) sind.

Vom neunten bis ungefähr 18. Monat entsteht das „subjektive Selbst“ (subjective self), das zwischen Selbst und Selbst-mit-Anderen unterscheidet, wobei Letzteres die zwischen fürsorglicher Person und Kind gemeinsam geteilten Aufmerksamkeiten, Absichten und Emotionen enthält. Bis zum zweiten Geburtstag hat das „verbale Selbst“ begonnen, Worte mit der fürsorglichen Person zu teilen, sich mit-zu-teilen. Danach entwickelt sich ein „narratives Selbst“, bei dem autobiografische Erzählungen eine Hauptrolle spielen.

Antonio Damasio hat drei sich entwickelnde Formen des Selbst unterschieden. Innerhalb tiefer Strukturen des Gehirns, in denen sensorische Informationen aus der Außenwelt (Wahrnehmungen) und aus dem Körper (via „somatosensorischem System“) abgebildet werden, entsteht das „Proto-Selbst“ (proto-self). Dieses entspricht einer direkten Erfahrung des Gehirns von der Außen- und Körper-Welt. Hier entstehen neuronale Landkarten „erster Ordnung“. Innerhalb höher geordneter Schaltkreise des Gehirns gibt es neuronale Prozesse, die eine Landkarte „zweiter Ordnung“ des Proto-Selbst erstellen, wie es durch seine Interaktion mit der Welt / dem Körper verändert wird. Diese höheren Hirnregionen sind in der Lage, eine neuronale Landkarte des Proto-Selbst vor der Interaktion und dann ein Proto-Selbst unmittelbar nach der Interaktion mit der Welt / dem Körper zu erstellen. Dieser Veränderungsprozess definiert das „Kern-Selbst“. Das darin entstehende erhöhte Gefühl für Bewusstheit nennt Damasio das „Kern-Bewusstsein“ – eine „Hier-und-Jetzt“-Erfahrung konzentrierter Aufmerksamkeit. Eine dritte, höhere Gruppierung neuronaler Strukturen ist dann verantwortlich für das „erweiterte Bewusstsein“ (extended consciousness), in dem neuronale Landkarten „dritter Ordnung“ die Veränderungen im Kern-Selbst über die Zeit hinweg auswerten. Auf diese Weise wird es dem Gehirn möglich, ein „autobiografisches Selbst“ zu entwickeln, das die Geschichte des Individuums aufzeichnet, sie mit gegenwärtigen Erfahrungen vergleicht und es auf die Zukunft vorbereitet.

Ein wesentlicher Aspekt des Selbst ist der einer „Autonoesis“ oder „Selbst-Erkenntnis“, wie sie in autobiografischen Erzählungen aufscheint. Die Bindungsforschung hat festgestellt, dass eine der wichtigsten Vorhersagewerte für die Bindung eines Säuglings an das Elternteil die autobiografische narrative Kohärenz dieses Elternteils ist (Hesse, 1999). Die narrative Kohärenz oder frei übersetzt etwa den „erzählerischen Zusammenhang“ kann man untersuchen, indem man den freien und flexiblen Informationsfluss feststellt, wenn eine Person die Geschichte ihres Lebens erzählt, beginnend mit ihrer Erinnerung an ihre frühesten Erfahrungen. Dies wird mit dem Instrument des Adult Attachment Interview gemessen, in dem man als erwachsener Mensch die eigenen Erinnerungen an die frühesten Erfahrungen mit ihren eigenen Eltern berichtet. Der so gemessene Bindungsstil, der bei Erwachsenen „Bindungsrepräsentanz“ genannt wird, scheint zusammen mit der „Feinfühligkeit“ (attunement) der (zukünftigen) Eltern die entscheidenden Faktoren zu liefern, die selbst ein Jahr vor der Geburt eines Kindes voraussagen lassen, wie sein Bindungsstil sein wird: sicher, unsicher oder desorganisiert).

4.4.1 Bindungsstörung

Wenn zur desorganisierten Bindung häufige, wiederholte, unvorhersehbare und willkürliche Traumata hinzukommen – oder wenn desorganisierte Bindung aufgrund solcher Traumatisierungen entstanden ist –, dann entwickeln Kinder in der Regel eine Bindungsstörung.

Karl-Heinz Brisch, der in Salzburg den ersten Lehrstuhl für „Primary Care“ in Europa erhielt, hat in einigen seiner Bücher solche Folgen gewaltsam zerstörter Bindungserfahrungen benannt:

- Bindungslosigkeit (das Kind fürchtet und meidet jede Form von Bindung);
- Promiskuität (jede/r Beliebige wird als „beste Bindungsperson“ gewählt);
- Übererregung (jede Trennung von einer Bindungsperson wird vermieden);
- Hemmung (sich der Bindungsperson anzunähern);
- erhöhtes Unfall-Risiko (weil die Eltern danach wenigstens für kurze Zeit aufmerksam sind);
- Rollenwechsel / Parentifizierung (das Kind muss die Elternrolle übernehmen, die Eltern benehmen sich „kindisch“);
- psychosomatische Auffälligkeiten (das Kind reagiert körperlich auf Irritationen hoch erregt);
- das Kind fühlt sich entweder als Opfer – indem es sich mit einem viktimisierten Elternteil identifiziert – und / oder als ohnmächtiger Zeuge schlimmer Geschehnisse, wenn die Eltern streiten oder unglücklich oder gewalttätig oder intoxiziert sind, und / oder als Täter – weil es glaubt, das Unglück, das absonderliche Verhalten oder die Gewalt der Elternteile verursacht zu haben.

Traumatisierte Eltern, die nicht an ihrer Traumatisierung bewusst gearbeitet haben, um sie zu integrieren, werden ebenfalls mit hoher Wahrscheinlichkeit desorganisiert gebundene, also „traumatisiert gebundene“ Kinder „produzieren“.

4.4.2 *Developmental Traumatology*

Ergänzt werden solche Befunde von den neuesten Forschungsergebnissen der sogenannten „Developmental Traumatology“, in denen konkrete Folgen nicht nur von desorganisierten Bindungserfahrungen, sondern unmittelbar von Kindesmisshandlungen untersucht werden.

Neben Daniel Siegel und einigen anderen ist Michael De Bellis, Psychiater an der Duke University North Carolina, ein herausragender Vertreter dieses neuen Faches. In einem Grundlagenbeitrag schriebt er: „Der überwältigende Stress früher Verlust- und Misshandlungserfahrungen in der Kindheit ist verbunden mit Veränderungen biologischer Stress-Systeme und hat schädliche Einflüsse auf die Hirnentwicklung. Letztere wird durch Gene geregelt, die äußerst empfindlich auf – insbesondere frühe – Lebenserfahrungen reagieren“.

Dies hat sich in zahlreichen Studien in den letzten Jahrzehnten bestätigen lassen. Die psychobiologischen Folgeerscheinungen von Kindesmisshandlung fasst De Bellis zusammen im Begriff umweltbedingte komplexe Entwicklungsstörung. Inzwischen hat sich der Begriff „Developmental Trauma Disorder“ oder „Traumabedingte Entwicklungsstörung“ eingebürgert.

Konkret: Kindesmisshandlung und Vernachlässigung sowie seelische Gewalt von Bindungspersonen gegen Kinder sind

- umweltbedingt, weil sie von erwachsenen Bezugspersonen gegen Kinder ausgeübt werden;
- sie verursachen eine komplexe Störung, das heißt, auf allen Ebenen von Denken, Fühlen, Verhalten, sozialen Beziehungen, Leistungen und Fähigkeiten – und auch im Gehirn selbst sowie in den sonstigen körperlichen Funktionen können erhebliche Beeinträchtigungen auftreten;
- Entwicklungsstörung bezieht sich nicht nur darauf, dass sich das Sozialverhalten und die motorischen Fähigkeiten aufgrund von Misshandlungen verschlechtern können. Sondern früher extremer und/oder wiederholter Stress wie Misshandlung, Abwesenheit und/oder früher Verlust von Bindungspersonen sowie Vernachlässigung wirken sich sogar, wie wir heute wissen, negativ auf die Entwicklung von Nervenzellen, Synapsen (also Verbindungsstellen von Nervenzellen), bestimmten Hirnstrukturen wie der Brücke zwischen den Großhirnrinden und dem Hippocampus – dem Archiv unseres biografischen Gedächtnisses – aus.

Hier ein Überblick über die Zusammenhänge – wobei die Faktoren sich wie in einem Teufelskreis oder besser einer Abwärtsspirale auch gegenseitig beeinflussen können:

Misshandlung und Vernachlässigung in der Kindheit

↓

PTBS-Symptome

↓

Veränderungen der Katecholamine und der HPA-Achse

↓

Veränderungen im Hirnstoffwechsel
(z. B. verstärkter Verlust von Neuronen)

↓

Nachteilige Auswirkungen auf die Entwicklung des Gehirns (kleineres Hirnwachstum, kleineres Corpus Callosum [„Brücke“], kleinerer Hippocampus ...)

↓

Negative Auswirkungen auf die kognitive und psychosoziale Entwicklung

Abbildung 4.4: Auswirkungen von Misshandlung und Vernachlässigung

Diese geradezu dramatischen Auswirkungen früher Traumata lassen deutlich werden, wieso viele Betroffene, die auch später im Leben noch traumatisiert werden, mit einer komplexen Posttraumatischen Belastungsstörung bzw. einer partiellen oder kompletten dissoziativen Identitätsstörung reagieren können, wie sie in Kapitel 1, 2 und 5 beschrieben werden. Welche Schäden es in der Entwicklung einer kindlich traumatisierten Persönlichkeit geben kann, dafür einige Beispiele (nach Perry 2002):

Beispiele für Entwicklungsschäden nach Traumata

Entwicklungsverzögerungen	körperlich, seelisch, sprachlich, geistig-kognitiv
Essverhalten	Nahrungsmittel horten; „essen, als gäbe es bald nichts mehr“; Anorexie (Hungern), Bulimie (Ess-Brech-Sucht), Fresssucht; Wachstumsprobleme; Schluckbeschwerden
Stressabbau-Verhalten	Haare und Nägel kauen; mit dem Kopf gegen die Wand schlagen; schaukeln; ständiges Singen oder Pfeifen; sich selbst kratzen, schneiden oder verbrennen ...
Emotionales Verhalten	Depressionen und Ängste; wahllose Anhänglichkeit/Klammern
Unpassende Nachahmung	auch von Misshandlungsverhalten
Aggression	Mangel an Empathie; Druck, um sich zu schlagen, andere – besonders Schwächere – zu verletzen; sadistische Grausamkeit

In späteren Jahren gibt es häufig noch gravierendere Probleme, wie folgende Zusammenfassung der klinisch relevanten Folgen von frühen Traumata zeigt (nach De Bellis 2001):

Entwicklung und Diagnostik-Bereiche

PTBS-Symptome

Säugling	Bindungsstörung	Internalisierende Störungen	Externalisierende Störungen	Kognitive und Lernstörungen
Frühe und mittlere Kindheit	Bindungsstörung Trennungsangst Major Depression Dysthymia Chronische PTBS	Aufmerksamkeits-Defizits- und Hyperaktivitäts-Störung (ADHS)	Verhaltensstörungen (oppositional defiant disorder) Suizidversuche	Symptome überdauernde Entwicklungsstörung schlechte Schulleistungen
Jugend	Verhaltensstörungen, Alkohol- und Drogenmissbrauch Persönlichkeitsstörungen Dissoziative Störungen			
Erwachsene/r	Erhöhtes Risiko, die eigenen Kinder zu misshandeln			

Um zu verhindern, dass es zu einer transgenerationellen Weitergabe von Traumata kommt – mit anderen Worten: dass eine Generation misshandelter Kinder zu Eltern wird, die wieder ihre Kinder misshandeln, die wieder zu Eltern werden, die … – muss sowohl Eltern als auch Kindern mit Bindungsstörungen geholfen werden. Dabei lautet die Devise: So früh wie möglich. Hierbei hat es sich erwiesen, dass es keineswegs besser ist, ein Kind bei seinen misshandelnden Eltern zu lassen, nur um eine irgendwie vorhandene Bindung zu erhalten. Die Gefahr ist dabei viel zu groß, dass die Probleme des Kindes eher chronifiziert werden. Zu befürchten sind dann weitere gravierende Entwicklungs- oder sogar Persönlichkeitsstörungen, vielleicht der Suizid des Kindes bzw. Heranwachsenden.

Besser ist es, bei Misshandlungen – zumindest wenn erkennbar ist, dass sich die Eltern nicht helfen lassen wollen oder sich auch nicht innerhalb einer kurzen Zeit verändern können – das Kind aus der Familie herauszunehmen und in eine Pflege- oder Adoptivfamilie oder auch, bei gravierenden körperlichen, seelischen und Verhaltensproblemen, zunächst stationäre Hilfen zur Erziehung zu vermitteln. Moderne „Heimerziehung" gilt zwar immer noch als eine schlechtere Lösung als eine gute Pflege- oder Adoptivfamilie. Doch sie hat auch Vorteile, wie sich verschiedentlich bei schwerst bindungsgestörten Kindern und Jugendlichen gezeigt hat: Zum einen gehören zu einer modernen Heimerziehung häufig Wohngruppen und ein gutes Gruppen- bzw. Bezugspflegesystem, in dem Kinder und Jugendliche gute, korrigierende Bindungserfahrungen machen können. Zum anderen kann ein zu enges Bindungsangebot an eine oder zwei Personen manche traumatisierten Kinder und Jugendlichen überfordern. Sie haben ja das starke Bedürfnis, die Beziehung zu anderen Menschen, auch die zu den Erwachsenen, zu kontrollieren. Und dann unterwerfen sie sich und passen sich an – kippen dann, wenn sie sich zu sehr herausgefordert fühlen, jedoch oft in eine extrem misstrauische, verweigernde oder gar feindselige Grundhaltung. Alles in dem Versuch, das drohende Chaos (auch: wieder weggeschickt zu werden) zu bannen. Gerade Kinder, die schon häufige Bezugspersonenwechsel erlebt haben, profitieren unter Umständen erst einmal mehr von einem stationären Angebot. Der Satz „Jede Familie ist besser als das beste Heim" ist jedenfalls ganz eindeutig falsch.

4.5 Wie mit dem verstörten Kind umgehen?

Doch wie mit dem verstörten Kind konkret umgehen? Je kleiner das Kind ist, desto unmittelbarer sollte das nonverbale, liebevolle körperliche Umsorgen der Erwachsenen dem Kind ein heilsames und sicheres Bindungsgefühl vermitteln. Hierbei muss der Erwachsene natürlich kontinuierlich und verlässlich für das Kind da sein.

Bedeutsam ist offenbar, dass die erwachsene Bezugsperson ihr Verhalten auf die Reaktion des Kindes abstimmt und es weder über- noch unterfordert.

Glücklicherweise scheint die Psyche des kleinen Kindes durchaus in der Lage zu sein, eine sichere Bindung zu einer selektiven Auswahl einiger Erwachsener herzustellen, zusätzlich zu den Eltern. Großeltern und andere Verwandte, Tagesmütter, Babysitter und andere frühe Bezugspersonen können eine bedeutende Rolle als Bindungsobjekte spielen. Und natürlich Pflege- und Adoptiveltern und BetreuerInnen in den stationären Einrichtungen. Zusätzlich werden oft traumasensible (Familien-)Hebammen, BetreuerInnen, frühe Hilfen, PhysiotherapeutInnen, KinderärztInnen, LogopädInnen und Ergo- sowie PsychotheraupeutInnen benötigt, um dem Kind, oder später der jugendlichen oder erwachsenen Persönlichkeit – und ggf. auch systemisch dem (Pflege-)Familiensystem – beizustehen und bei der Integration der so desaströsen frühen Erfahrungen zu helfen.

In der Psychotherapie und anderen „heilsamen Beziehungen" kann es bei früh traumatisierten Menschen manchmal Jahre dauern, bis aus dem „Ur-Misstrauen", welches das Kind an die Stelle des zerstörten Urvertrauens setzen musste, eine zumindest tragfähige Arbeitsbeziehung geworden ist. Bei erwachsenen, vielfach traumatisierten Menschen kann die Therapie oft gar nicht bis zur Trauma-Durcharbeitung fortschreiten, weil die Hauptarbeit darin besteht, dem wichtigsten Ziel näher zu kommen: sich überhaupt auf andere Menschen beziehen und einlassen zu können. Deshalb wurden in den letzten 20 Jahren unzählige KollegInnen in den Bereichen Trauma*pädagogik* und Trauma*beratung* ausgebildet. Denn viele Menschen möchten zu früh eine traumazentrierte Psychotherapie beginnen, könnten aber viel eher davon profitieren, mit traumasensiblen Menschen zu sprechen, die Betreuung, Beratung, Begleitung anbieten. Einige Tausend Berufstätige und Ehrenamtliche haben sich entsprechend qualifiziert.

Die Behandlungsplätze bei traumatherapeutisch ausgebildeten – und auch noch mit den Krankenkassen abrechnungsberechtigten – PsychotherapeutInnen sind zudem äußerst rar und bei diesen KollegInnen sind schnell alle Plätze auf längere Zeit vergeben. Hinzu kommt, dass die Therapie vor allem früher Traumatisierungen durchaus Jahre dauert. Da es also solch große Hürden für Traumatherapie gibt, arbeiten de facto immer mehr BeraterInnen und sogar PädagogInnen mit stabilisierenden und Trauma-distanzierenden, manchmal sogar Trauma-durcharbeitenden Methoden der Traumatherapie. Nicht, weil sie in ein anderes Fachgebiet übergriffig sein wollen. Sondern weil sie die Not und Verzweiflung der Rat- und Hilfesuchenden lindern möchten. Im Band *Wege der Traumabehandlung* werde ich im Einzelnen auf Möglichkeiten eingehen, wie in unterschiedlichen Berufsgruppen traumatherapeutische

Methoden angewandt werden, was die Vor- und Nachteile sind und worauf man in den unterschiedlichen Berufskontexten dabei achten sollte.

Was die traumazentrierte Psychotherapie oder einen entsprechend intensiven Betreuungs- oder Beratungskontext angeht: Je früher man systematisch und systemisch damit anfängt, sich um die Not des Kindes zu kümmern und zuständige Erwachsene einzubeziehen, desto größer die Chancen, dass das Kind, der jugendliche oder später der erwachsene Mensch einen wesentlichen Schritt noch schaffen kann: den Schritt hin zu vertrauensvollen nahen Beziehungen. Wer allerdings im ersten Lebensjahr durchgängig verwahrlost und extrem vernachlässigt wurde, kann manchmal einen solch wichtigen Schritt überhaupt nicht mehr hinbekommen. HelferInnen sollten dann nicht verzagen oder gar sich selbst die Schuld geben, sondern auf pragmatische Weise versuchen, die häufig wichtigsten Störungsbereiche anzugehen.

Meist ist das Hauptproblem die Affektregulation, also der Umgang mit oft extremen Gefühls, Schmerz- und Spannungszuständen; außerdem gilt es, für Selbstverletzungen und antisoziales Verhalten bessere Alternativen zu finden und wesentliche Unterstützung zu geben in den Bereichen soziale Integration, Körperwahrnehmung und -pflege, Tag-Nacht-Rhythmus, Leistungs- und Konzentrationsfähigkeit. Auch die „Basics“: Essen, Trinken, mehrere Stunden schlafen, möglichst nachts; lebensnotwendige Medikamente nehmen, möglichst weder über- noch unterdosiert, möglichst regelmäßig, werden nämlich immer wieder schwer zu erreichen sein, wenn das Trauma noch so tief sitzt und es phasenweise kaum möglich scheint, diese Basisversorgung zu gewährleisten. Es wird im 2. Band davon zu sprechen sein, wie wichtig auch für PsychotherapeutInnen die achtsame Begleitung traumatisierter Menschen in diesen grundlegenden Lebensbereichen ist. Das nämlich können normalerweise SozialpädagogInnen besser – weil sie es in ihren Ausbildungen (hoffentlich) gelernt haben: auf Körperhygiene, Geldthemen, Wohnsituation einschließlich Ordnunghalten, Einkaufen, Essenszubereitung, Vorratshaltung, Versorgung von Wunden etc. zu achten. Eine gute Kooperation zwischen versorgenden, beratenden, betreuenden und im weitesten Sinne therapeutisch tätigen KollegInnen ist bei Komplextrauma sehr häufig absolut notwendig.

Gelingt es, traumatisierten Kindern und deren Familien früh zu helfen, ist sozusagen noch mehr „drin“. Entweder sofort oder später kann auch das Psychotrauma, also die seelische Wunde, besser heilen, wenn auch traumatherapeutisch gearbeitet werden kann. Allerdings: Ein früh durch Verluste, Vernachlässigung oder Misshandlung traumatisiertes Kind oder Jugendliche/r benötigt teilweise viele Formen von Unterstützung, die sich von denen für nicht-traumatisierte Kinder unterscheiden.

4.5.1 Empfehlungen für die Arbeit mit traumatisierten Kindern

Es folgen einige Empfehlungen für Menschen, die mit traumatisierten Kindern arbeiten (wollen), es sind vor allem sehr einfache Hinweise:

- Das Kind umsorgen: Viele, vor allem Kleinstkinder brauchen es, gehalten, gewiegt und liebevoll zart behandelt zu werden. Allerdings nur, wenn sie dies selbst wollen!
- „Seltsames“ und abweichendes Verhalten verstehen: Wenn Kinder z. B. Lebensmittel horten, kann man dies als „stehlen“ ahnden – man kann es aber auch (besser) als häufiges Ergebnis von Hunger oder anderem „Zukurzgekommensein“ in der Kindheit betrachten.
- Ein misshandeltes Kind sollte nicht nach seinem chronologischen, sondern nach seinem emotionalen Alter behandelt werden. Viele traumatisierte Kinder regredieren oder haben kleine innere Selbst-Anteile, die mit Außenstehenden Kontakt aufnehmen, die getröstet, gehalten, liebevoll angenommen werden wollen. Wenn möglich, sollten die Bezugspersonen also dem Kind einerseits helfen, diese kleineren Anteile zu trösten, andererseits – und dies gilt insbesondere für abgespaltene Persönlichkeitsanteile des Kindes – helfen, sie zu verstehen und zu integrieren.
- Konsequent, vorhersagbar und wiederholend sollte das Verhalten des Erwachsenen sein. Denn viele traumatisierte Kinder mögen keine Überraschungen, nicht einmal positive (also z. B. keine „Überraschungs-Geburtstagsparty“!), und reagieren empfindlich auf Veränderungen im Tagesablauf sowie auf chaotische und unübersichtliche Situationen.
- Angemessenes soziales Verhalten muss oft buchstäblich vorgelebt und dabei dem Kind erklärt werden, warum man etwas tut: „Ich schreibe jetzt das, was du dir wünschst, nicht auf den Einkaufszettel, weil …“, „Du bekommst jetzt leider die Süßigkeit vor dem Essen nicht, denn …“.
- Das misshandelte Kind zum „Co-Trainer“ machen und dabei ein ähnliches Verhalten wählen, wie es dem Kind schwerfällt. Zum Beispiel: „Beide Mannschaften wollen immer nur die Besten als Mitspieler haben. Wenn du einer Mannschaft alle Guten zuteilst, werden sie ziemlich sauer sein. Also …“
- Häufig hilft einfach nur ruhiges Zuhören und Sprechen und mit einem Kind gemeinsam zu entspannen. Dabei bestimmte Themen behandeln wie:
  1. Alle Gefühle sind in Ordnung. Auch wenn man nicht alle Gefühle jederzeit überall offen äußern kann.
  2. Wie kann ich mich verhalten, wenn ich wütend oder ängstlich oder traurig bin? Was könnte mir helfen, wieder den Weg aus starken unangenehmen Gefühlen herauszufinden?
  3. Wie kann ich merken, was andere Menschen fühlen? Woran kann ich das erkennen?
  4. Wie kann ich Worte finden für meine eigenen Gefühle? Hilft es zu malen, aufzuschreiben …? Mit wem kann ich dann am besten wann darüber sprechen?

- Dabei wird es für den Erwachsenen wichtig sein, realistische Erwartungen auf die Kinder zu richten. Daher hilft es oft, früh herauszufinden, auf welchen Gebieten ein Kind Begabungen hat und auf welchen seine Fortschritte eher langsam sein werden.
- Geduld ist sicher eine wesentliche Voraussetzung der Arbeit mit misshandelten Kindern. Diese Geduld wird immer wieder überfordert werden, das ist ganz normal. Supervision ist daher häufig unerlässlich; manchmal sogar eine eigene (weitere) Psychotherapie der Helfenden, um mit den unbewältigten Problemen fertigzuwerden, die das Kind im Erwachsenen anstößt. Denn sekundäre Traumastörungen sind häufig. Wer erlebt, dass ein Kind sehr verzweifelt ist, empfindet Mitgefühl. Wenn das Kind aber immer aggressiver klammert, immer fordernder wird in seinem Versuch, den Erwachsenen dazu zu bringen, seine – des Kindes – Bedürfnisse zu erfüllen … Wer das alles erlebt, gerät irgendwann an die Grenze der Belastungsfähigkeit und kann dann so hart reagieren, wie man nie reagieren wollte. Jede Mutter und jeder Vater kennt das bei den eigenen Kindern. Um wie viel stärker werden die Versagens- und Überlastungsgefühle gegenüber einem komplex traumatisierten anvertrauten Kind, Jugendlichen oder Erwachsenen sein?
- Wenn Kinder noch weiter traumatisiert werden – von den leiblichen Eltern oder anderen Menschen, denen es ausgesetzt ist – und die HelferIn noch keinen Weg gefunden hat, dem Kind da herauszuhelfen, ist die Gefahr, auszubrennen, übrigens am höchsten. Das gilt auch für alle privaten und beruflichen HelferInnen, die mit Jugendlichen oder Erwachsenen arbeiten, welche noch in Täterhänden sind.
- Eigene Ressourcen kennen, wiederfinden und pflegen ist nicht nur für die Kinder und Jugendlichen, sondern auch und gerade für die Erwachsenen wichtig! Dazu gehört auch, Entspannung auf Gebieten zu suchen, die gar nichts mit der Arbeit und der Tätigkeit für das Schutzbefohlene zu tun haben.
- Und schließlich gilt es, die schönen Seiten des Miteinanders mit dem (ehemals) so gequälten Kind zu leben und zu genießen. Wenn ein misshandeltes Kind zum ersten Mal etwas bekommt, das es nie hatte, wird es eher vorsichtig und ängstlich reagieren. Wie unglaublich dankbar und liebevoll aber viele kleine und große Menschen sind, wenn sie spüren: „Das hier (dieses Geschenk, diese Zuwendung etc.) ist wirklich für mich, das kann ich behalten" – das ist so anrührend, dass es für viele Hunderte schwerer Stunden entschädigt und zu einem unauslöschlich kostbaren Schatz wird …

4.5.2 Eine sichere Bindung fördern

Falls Sie es auch komplexer mögen: Daniel Siegel (2001) unterscheidet fünf grundlegende Elemente, mit deren Hilfe Bezugspersonen eine sichere Bindung in ihren schutzbefohlenen Kindern fördern können. Wenn Sie diese Elemente studieren, werden Sie feststellen, dass man sie auch auf die eventuellen späteren heilsamen, z. B. therapeutischen, Beziehungen zwischen TherapeutIn und KlientIn übertragen kann:

1. **Wechselseitige Einstimmung (collaboration)**
   In einer stimmigen Kommunikation mit dem Säugling kommt es normalerweise zu einer direkten Reaktion hinüber und herüber, die in Qualität und Timing aufeinander abgestimmt ist (sozusagen das gemeinsame „Gaga“ auf höherer Ebene). Diese Kommunikation hat ihr Fundament in nonverbalen Signalen, die ausgetauscht werden: Augenkontakt, Gesichtsausdruck, Stimmlage, Körpergesten und Zeitpunkt sowie Intensität der Reaktionen sind solche grundlegenden Aspekte nonverbaler Signale. In der Psychotherapie nennen wir dies „Rapport halten durch Pacing“).

2. **Reflexiver Dialog (reflective dialogue)**
   bedeutet, mit Worten die innere Erfahrung jedes Mitglieds der Dyade, also der Zweierbeziehung, zu fokussieren und dies miteinander zu teilen. Die Bindungsperson, die dieses Prinzip beherrscht, erkennt die vom Kind ausgesandten Signale, macht sich einen Reim darauf und spiegelt dies dem Kind auf solche Weise zurück, dass für das Kind „Bedeutung“ entsteht – auch wenn es vielleicht erst sehr viel später in der Lage sein kann, diese Bedeutung selbst in Worte zu fassen. Man nennt diesen Prozess auch „Mentalisierung“. Solche inneren Erfahrungen oder „seelischen Zustände“, die der erwachsene Mensch bei sich selbst und beim Kind wahrnimmt und dem Kind zurückspiegelt, damit dieses es beobachten, einschätzen und bewerten kann, mögen sein: Emotionen, Wahrnehmungen, Gedanken, Absichten, Erinnerungen, Vorstellungen, Überzeugungen und Einstellungen.
   Indem die erwachsene Person sich direkt auf diese Aspekte des Seelischen bezieht, kann sie im Kind den Eindruck erwecken, dass subjektive Erfahrung sowohl bedeutsam als auch kommunizierbar ist. Und dass sie auch Gegenstand gemeinsamen Fühlens und Sprechens sein kann. Mit anderen Worten: Die Seele selbst wird zum Gegenstand des Austausches zwischen zwei Seelen. Auf diese Weise entwickelt das Kind etwas, das Siegel „mindsight“ nennt, die Fähigkeit der Psyche / Seele (mind), sich eine einsichtsvolle Vorstellung (sight) von der Psyche anderer und von der eigenen Seele zu machen bzw. mental zu beobachten, einzuschätzen und zu bewerten, was man selbst getan hat, wie man auf andere wirkt und was die anderen wohl jeweils von einem denken (Fonagys Konzept der „Mentalisierung“). Martin Buber hat sicher etwas Ähnliches gemeint, als er sagte:

„Alles wirkliche Leben ist Begegnung." In der Psychotherapie werden wir solche Aspekte stets wiedererleben.
Wenn ich etwa mit einer dissoziativen KlientIn arbeite, muss ich häufig einen Satz sagen wie: „Alles von allen Anteilen ist wichtig!" Und mich auch entsprechend verhalten. Diese Ermutigung zu „mindsight" ist tatsächlich für die meisten früh traumatisierten Menschen etwas Neues! Die Tatsache, dass es nichts Bedeutungsloses gibt: nicht wie man gerade denkt, welche Gedanken – oder innere Stimmen – da noch gerade sind, was der Körper gerade empfindet, wie man gerade im Raum ist, was wer von mir gerade „hält" etc. – ist für vernachlässigte und an Gewalt gewöhnte Menschenkinder ganz neu. Menschen, die durch viele Schrecken gegangen sind, die sie sich innerlich vom Leib halten wollen, müssen erst lernen, sich selbst und andere derart zu beobachten und einzuschätzen. Sonst fällt die Einschätzung dessen, was andere über sie denken, nämlich häufig viel zu negativ aus („Die findet mich jetzt sicher fürchterlich", „Gleich wirft sie mich raus", „Das hält die gar nicht aus", „Die mag mich sowieso nicht" etc.). Mindsight oder Mentalisierung sind also ganz wesentliche Prozesse, die wir in allen Interaktionen mit traumatisierten Kindern, Jugendlichen und Erwachsenen anwenden sollten. Auch in allen anderen Kontakten außerhalb therapeutischer Settings!

3. **„Reparieren" und Anknüpfen nach unterbrochener Kommunikation (repair)**
Das Wiederanknüpfen an eine unterbrochene Zweierkommunikation ist heilsam und wichtig für das Kind. Manchmal sind die Erwachsenen zu stolz dazu – dann lassen sie das Kind allein in einer vielleicht schambesetzten Isolation. Längere Kontaktunterbrechung, besonders in Verbindung mit Feindseligkeit und Demütigung, kann sich schrecklich auf das sich entwickelnde Selbst eines Kindes auswirken. Es wird sich dann verlassen und einsam fühlen. Umgekehrt kann ein Reparieren der unvermeidlichen Kontaktunterbrechungen – kein Erwachsener kann und sollte immerzu nur für das Kind da sein – sich ganz selbstverständlich einstellen. Allerdings setzt es voraus, dass die erwachsene Person ihre Fürsorglichkeit auf konsistente, vorhersehbare, nachdenkliche, absichtsvolle und durchdachte Weise dem Kind anbietet. Für PsychotherapeutInnen und alle anderen, die mit Traumatisierten arbeiten, heißt das: Wir sollten nicht darauf warten, dass unsere früh in ihrer Entwicklung gestörten KlientInnen einen „abgerissenen Gesprächsfaden" von selbst wieder aufgreifen. Sondern wir sollten die Beziehung halten und die unterbrochene Kommunikation stets aufs Neue wieder anknüpfen.

Beispiel:

Eine Klientin hat den Eindruck, dass ihre Therapeutin sie nicht versteht, und sie beschließt, nicht wiederzukommen. Sie sagt den nächsten Termin nicht ab, quält sich herum: „Soll ich doch, soll ich nicht?“ und nimmt den Termin nicht wahr. Schließlich ruft sie die Therapeutin in deren Telefonsprechzeit mit einem sehr schlechten Gewissen, aber auch voller Vorwürfe an.

Wie würden Sie reagieren? Empfehlenswert wäre, dass die Therapeutin zum einen schon in ihrem Therapievertrag vereinbart hat, bis wann ein Termin abgesagt werden kann und welches Ausfallhonorar sie erhält, wenn der Termin nicht rechtzeitig abgesagt wurde. Das mag hart klingen, aber es hält viele KlientInnen davon ab, mit Nichterscheinen die TherapeutIn zu „bestrafen“, denn das muss man sich leisten können, und es bedeutet, dass man bereit ist, den Preis dafür zu zahlen. Zum anderen wäre es dann wichtig, dass die Therapeutin selbst den Kontakt zur Klientin wieder aufnimmt, etwa indem sie ihr postalisch schreibt: „Sie sind leider zu unserem vereinbarten Termin nicht gekommen. Ich lade Sie herzlich ein, zum nächsten Termin am … mit mir darüber zu sprechen, ob es etwas gibt, das es Ihnen nicht möglich machte, den Termin wahrzunehmen, und wie wir beide in Zukunft mit solchen Situationen am besten umgehen könnten.“ Das ist es, was unter „Anknüpfen nach unterbrochenem Kontakt“ zu verstehen ist. Denn viele KlientInnen trauen sich nach einem Kontaktabbruch nicht von selbst, den Faden wieder aufzunehmen. Ist die KlientIn ein Kind oder ein/e Jugendliche/r, gilt dieser Brief natürlich der verantwortlichen erwachsenen Bindungsperson.

4. **Kohärente Geschichten (coherent narratives)**
Erwachsene mit einer flexiblen Fähigkeit, ihre eigenen Erfahrungen über die Zeit hinweg zu integrieren, scheinen auch in der Lage zu sein, integrierende zwischenmenschliche Kommunikation mit ihren Kindern zu leben. Außerdem können die Erwachsenen die Kinder über die Welt des Selbst und der anderen etwas lehren, indem sie mit ihnen das teilen, was Siegel die „Ko-Konstruktion von Geschichten über Lebensereignisse“ nennt: gemeinsam erfundene oder gefundene Geschichten, die sich auf Handlungen wie auf den Charakter der Handelnden beziehen. Sie lassen Geschichten zu einer gemeinsamen Geschichte werden. Auch in Therapien – jedenfalls den längeren – gibt es eine „gemeinsame Geschichte“: „Wissen Sie noch, wie Sie damals zu mir kamen und wie es Ihnen damals ging? Und wie ich Sie erst noch gar nicht richtig verstanden habe? Was war es noch, was geholfen hat?“ sind wichtige Fragen, die eine KlientIn dabei unterstützen können, ihre eigene Entwicklung und die Beziehungsgestaltung zu verstehen. Meine Kollegin Alice Romanus-Ludewig empfiehlt in ihrem schön geschriebenen und übersichtlichen Buch „Resilienz- und Bindungs-orientierte Traumatherapie“, regelmäßig

alle paar Wochen einen Termin mit der KlientIn zu nutzen, um die Beziehung zwischen TherapeutIn und KlientIn anzuschauen, in der Art: Was läuft gut, was können wir besser machen? Verstehen wir uns gegenseitig? Etc. Das finde ich eine gute Idee.

5. **Emotionale Kommunikation**
   Glücksmomente voller Vitalität miteinander zu teilen scheint als Erstes von entscheidender Bedeutung dafür zu sein, dass ein kleines Kind eine positive Einstellung zu sich selbst und anderen gewinnt. Gleichbedeutend aber ist es, wenn der/die Erwachsene in der Lage ist, in unbehaglichen und unglücklichen Augenblicken des Kindes den Kontakt zu ihm zu halten. Dies hilft ihm, aus solchen Zuständen wieder herauszukommen und sich im Leid selbst zu trösten. Und als Drittes sollten Erwachsene aufmerksam dafür sein, wann ein Kind ihre Nähe braucht und wann es allein gelassen werden will. Für Jugendliche und Erwachsene gilt Ähnliches, denn in ihnen stecken ja sozusagen noch die Kinder, die sie einmal waren und die dies brauchen.
   Respekt und Achtsamkeit für sich ändernde Bedürfnisse sind ein wichtiger Teil einer emotional aufeinander eingestimmten Kommunikation. Auch eine gute PsychotherapeutIn (als spätere Bindungsperson, die der früh traumatisierten KlientIn noch einmal, oder zum ersten Mal, eine sichere Bindung anbietet) verändert ihr Verhalten mit der Zeit ganz bewusst: Anfangs zeigt sie sich vor allem herzlich und warm, tröstend, achtsam, leise und behutsam. Mit der Zeit fördert und „nährt" sie nicht nur, sondern fordert die KlientIn auch immer mehr. Zum Beispiel – was anfangs zu heikel wäre, weil es die frühe Verlassenheitserfahrung wieder aktiviert – fordert die TherapeutIn mit der Zeit die KlientIn auch zu Konfliktgesprächen heraus, um die Möglichkeiten der aktiven Beziehungsgestaltung aufseiten der KlientIn zu verbessern und ihr darin ein „Sparringspartner" zu sein. Und schließlich gegen Ende der Therapie lässt sie ab und zu durchscheinen, dass sie – die TherapeutIn – selbst durchaus ein Mensch mit Fehlern und Schwächen ist. Dies hilft der KlientIn, von der Idealisierung der TherapeutIn wegzukommen und sich selbst und die andere selbstbewusst „in Augenhöhe" zu sehen. Damit verhält sich die TherapeutIn ähnlich wie ein gutes Elternteil: Bei einem Baby und Kleinstkind wird eine gute Mutter prompt reagieren, nie lange frustrieren. Je älter das Kind wird, desto eher kann es herausgefordert werden. Um schließlich in und nach der Pubertät zu lernen, dass die Mama und der Papa Menschen mit Fehlern und Schwächen sind, die man manchmal auch gar nicht so gern mag – und von denen man sich Schritt für Schritt entfernt (um sie dann, so hoffen wir, nach allen Auseinander- und wieder Zusammensetzungen doch in einer ausgewogenen Balance von Mögen und Sich-Abgrenzen sehen zu können).

Dies alles klingt sowohl praktikabel als auch philosophisch – und ist es auch: Begegnung ist heilsam, könnte man all diese Vorschläge zusammenfassend kommentieren.

Ob wir die traumatisierten Kinder als Kinder oder später als Jugendliche oder Erwachsene sehen: Ihnen auf achtsame und respektvolle Weise zu begegnen und ihnen dabei zu helfen, sich selbst zu verstehen und sich auf andere Menschen einzulassen, wird die entscheidende Hilfe für sie sein. Denn eines hat die Bindungsforschung als Trost für uns alle bereit:

Auch unsicher und desorientiert gebundene Menschen können im Laufe des Lebens eine „sichere Bindung“ lernen. Allerdings kommt dies nicht von allein. Sondern nur, wenn sie dies gezielt in Beziehungen oder in einer Psychotherapie lernen. Beziehung lernen wir von außen nach innen. Erst muss man sie von außen erfahren, dann kann man es selbst. Wer schlechte Erfahrungen mit primären Bindungspersonen gemacht hat, hat zunächst einmal diese verinnerlicht. Achtsame, wertschätzende, respektvolle, gar liebevolle Beziehungsgestaltung lernt eine KlientIn von den Menschen, die ihr das vorleben. Wer auch immer das sein wird. Wenn da aber niemand war, der sich entsprechend verhielt, dann kann es sein, dass sie es in einer längeren Beratungs- oder Therapiesituation zum ersten Mal lernt. (In meinem Buch „Viele Sein“ haben etliche Menschen beschrieben, dass das Wichtigste, was ihnen im Leben half, war: Dass da jemand war, der nicht wegging. Jemand ist geblieben, an ihrer Seite. Freundlich, annehmend, sorgsam. DAS hat am meisten geholfen, schrieben viele in zahlreichen Variationen.) Dass es überhaupt erlernbar ist, dass frühe Traumata integrierbar sind und desolate Bindungserfahrungen sich in gute, sichere Beziehungsfähigkeit verwandeln können – das ist die gute Nachricht.

5. Welche Diagnosen kann man nach Traumata bekommen, und was taugen sie?[1]

„Die Ergebnisse der neurobiologischen Stressforschung, ihre Hypothesen über die inadäquate Prozessualisierung traumatischer Gedächtnisinhalte und die neurophysiologischen und biochemischen Antworten des Gehirns auf das Traumaereignis lassen viele uns lieb gewonnene Axiome [Grundannahmen] tiefenpsychologischer Schulen über Neurosenentstehung in neuem Licht erscheinen ...

So scheint nichts mehr so zu sein, wie es einmal war, kaum ein Stein des Freud'schen metapsychologischen Gebäudes ruht passgenau auf dem anderen – auch hier ist Postmoderne angesagt.“

(Jochen Peichl, 2001)

Traumatisiert worden zu sein ist keine Störung oder Krankheit. Gewalt oder andere körperlich und / oder seelisch lebensbedrohliche Situationen durchlitten zu haben hat zunächst einmal gar nichts damit zu tun, ob man gesund oder krank ist.

Doch nicht selten bleiben körperliche und / oder seelische Schäden nach Gewalteinwirkungen zurück. Und das kann schon nach einem einmaligen extrem stressreichen Ereignis bei einer ansonsten kerngesunden Persönlichkeit der Fall sein. Zwei Einzelereignisse sind es vor allem, die für sich allein eine langfristige Traumafolgestörung auslösen können:

- Der endgültige Verlust der geliebten, sicheren primären Bindungsperson vor dem elften Lebensjahr. Das nämlich ist viel zu früh für ein Menschenkind, um sich gut von dieser wichtigsten Bindungsperson im Leben ablösen zu können. Das ist übrigens nur dann ein so gravierendes Ereignis, wenn die primäre Bindungsperson wirklich dem Kind bislang eine gute, sichere Bindung gegeben hat. Für ständig abwesende oder gar misshandelnde Bindungspersonen gilt das nicht! In diesem Fall könnte das Kind mittel- bis langfristig Entlastung spüren – zumindest dann, wenn nach dem Verlust der primären, nicht verlässlichen oder misshandelnden Bindungsperson eine andere, sichere Bindungsperson für es da ist.
- Vergewaltigung ist ein so gravierender Eingriff in die leib-seelische Integration eines Menschen, dass sie auch als einmaliges Ereignis eine schwere Traumafolgestörung wie eine PTBS, eine Depression, Angststörung und / oder eine dissoziative Störung auslösen kann.

1 Zur akuten Belastungsreaktion und zur PTBS siehe insbesondere auch Kapitel 3.

5.1 Kritik am Traumabegriff der ICD-11

Ein Trauma ist kein Ereignis, sondern eine Wunde. Jedes Ereignis kann, wenn es nur genügend massive Stressreize enthält, eine solche Wunde auslösen. Generell gilt: Was bei dem einen ein Trauma auslöst, muss es bei anderen noch lange nicht.

Leider definiert die ICD-11 Trauma doch wieder als ausgelöst durch ein Ereignis, und zwar so, als sei die traumatische Erfahrung das Ereignis selbst.

- Bei der PTBS: „Ein extrem bedrohliches oder entsetzliches Ereignis oder eine Reihe von Ereignissen".
- Bei der Komplexen PTBS: „Ein extrem bedrohliches oder entsetzliches Ereignis oder eine Reihe von Ereignissen, meistens länger dauernde oder wiederholte Ereignisse, bei denen Flucht schwierig oder unmöglich war (z. B. Folter, Sklaverei, Genozidversuche, länger dauernde häusliche Gewalt, wiederholter sexueller oder körperlicher Kindesmissbrauch)".

Diese Definitionen machen es in vielen Fällen eher schwer, ein Trauma zu identifizieren. Lassen Sie mich das anhand von zwei Beispielen erläutern, in denen Traumafolgestörungen entstanden sind, wo aber die „Ereignisse" selbst nicht unter die oben genannten Kategorien fallen.

Beispiel 1:

Ein Kind wird nicht geschlagen, nicht sexualisiert gequält, aber von seinen Eltern abgelehnt und missachtet. Während seine Schwester alle Aufmerksamkeit bekommt, wird der kleine Junge nur mechanisch versorgt, nie in den Arm genommen, bei Kummer nicht getröstet. Die Schwester darf ihn hänseln, in Kindergarten und Schule immer wieder der Lächerlichkeit preisgeben („Da kommt der kleine dicke Stinker wieder! Hilfe, den muss ich mit nach Hause nehmen!"), auch kneifen und herumschubsen, ohne dass ein Erwachsener eingreift oder sich für ihn einsetzt. Der Junge denkt mit vier Jahren schon darüber nach, wie er sterben könnte, und einmal reißt er sich von der Hand der Mutter und will, dass der herannahende Lkw ihn überfährt. Später hat er immer wieder Unfälle oder Beinahe-Unfälle, entwickelt eine depressive Störung, kifft und scheitert in mehreren Versuchen, eine Berufsausbildung abzuschließen. Aufgrund seiner Bindungsstörung vermeidet er die Annäherung an andere Menschen, hat zahlreiche körperliche Schmerzsyndrome, für die der Arzt nicht immer Erklärungen findet, und wird bedrängt von Gewaltfantasien, in denen er Mädchen und Frauen regelrecht abschlachtet …

Beispiel 2:

Eine Frau geht zur Routineuntersuchung zur Gynäkologin. Sie hat Schmerzen, doch es ist nichts Ernstes, heißt es. Es sollen noch eine Reihe von Untersuchungen gemacht werden, vielleicht muss die Gebärmutter entfernt werden wegen der Myome. Sie wollte noch Kinder bekommen und gerät über Monate in extreme Not. Sie versucht mit Homöopathie, dann mit Hormonen, mit mehreren Arztwechseln das Problem in den Griff zu bekommen. Und die Grenze von 40 Jahren rückt immer näher. Sie schläft schlecht, befasst sich exzessiv mit ihrem Körper, bekommt eine Panikstörung, lässt sich krankschreiben, verliert den Job, streitet sich so sehr mit dem Partner, dass es zur Trennung kommt. Schließlich will sie nicht mehr leben. Der ganze Lebenssinn, eine Familie zu gründen, ist in ihrer Vorstellung für sie nicht mehr erreichbar. In der Psychotherapie wird das transgenerationale Thema deutlich: Als Frau bist du nur etwas wert, wenn du Kinder hast. Eine Tante wurde als „lebensunwertes Leben" von den Nazis ermordet. Ihre Großmutter nahm sich das Leben, als ihr Sohn im Krieg „fiel". Sie empfindet sich in der Tradition dieser so dramatisch gestorbenen Frauen. Eines Tages schlägt sie in ihrer Verzweiflung so auf ihren Bauch ein, dass sie schließlich mit inneren Blutungen ins Krankenhaus eingeliefert wird ...

In beiden Fällen wird es schwer, die Trauma-Definition des Diagnosehandbuchs zu erfüllen. Denn im ersten Fall müsste man begründen, wieso die Art, wie der Junge behandelt wurde, ein „bedrohliches oder entsetzliches Ereignis" gewesen sein sollte. Im zweiten Fall handelt es sich um ein transgenerationales Trauma: die innere Überzeugung, sterben zu müssen, wenn man kein Kind bekommen kann oder eines verliert, und nur mit einer vollständigen Familie ein vollständiger Mensch zu sein.

Tatsächlich zeigt sich, dass es die **Länge, das Ausmaß und die Dauer von Stress** sind, die eine psychische Wunde, also ein Trauma, auslösen können. Wir sprechen international dann von „toxischem", also giftigem Stress. Im Prinzip kann ALLES an „Ereignissen" Merkmale enthalten, die sich in einem Organismus als toxischer Stress auswirken können. Und der ist es, der dann die spezifischen Hirnreaktionen auslöst, welche wir als primäre Dissoziation und die Folgen beschreiben und hirnphysiologisch, genetisch, epigenetisch und klinisch an Symptomen ablesen können.

Von daher plädiere ich mit vielen anderen KollegInnen schon lange dafür, dass wir sagen:

> Nicht das Ereignis ist das Trauma, sondern das Trauma besteht in der Wunde, die durch die Reaktionen des Menschen auf extrem stressreiche Ereignisse entsteht. Ob es zu einem Trauma gekommen ist, wird dann jeweils an Symptomen erkennbar sein. Ob das Trauma später gebessert oder „geheilt" ist, wird an der Symptomverbesserung bzw. der Auflösung der Symptome erkennbar.

Manchmal sind Geschehnisse so eklatant, dass man bemerken kann, wie ein Mensch unmittelbar danach zusammenbricht. Sehr viel häufiger aber stellen sich die Traumafolgestörungen erst mit der Zeit ein.

Meist aber warten TherapeutInnen daher ab, bevor sie eine klinisch relevante Diagnose stellen: Dauern die Symptome mehr als vier Wochen an? Unter Umständen sogar mehr als drei Monate? Dann könnten die Kriterien der Posttraumatische Belastungsstörung bzw. der komplexen Posttraumatischen Belastungsstörung erfüllt sein.

5.2 Symptome der Posttraumatischen Belastungsstörung nach der ICD-11 und dem DSM-5

Hier die Symptome, welche die chronischen Folgen nach Trauma kennzeichnen:

Die Posttraumatische Belastungsstörung ist charakterisiert durch:

1. Wiedererleben des traumatischen Ereignisses oder der traumatischen Ereignisse in der Gegenwart in Form von lebhaften intrusiven Erinnerungen, Flashbacks oder Alpträumen, typischerweise verbunden mit starken und überflutenden Emotionen wie Angst oder Entsetzen und starken körperlichen Empfindungen oder Gefühlen von Überflutung oder Versunkensein, mit den gleichen intensiven Emotionen wie während des traumatischen Ereignisses.
2. Vermeidung von Gedanken und Erinnerungen an das Ereignis oder Vermeidung von Aktivitäten, Situationen oder Menschen in Verbindung mit dem Ereignis oder den Ereignissen.
3. Persistierende (überdauernde) Wahrnehmung erhöhter gegenwärtiger Gefahr, zum Beispiel mit Hypervigilanz, das heißt verstärkter Schreckhaftigkeit auf Reize wie unerwartete Geräusche.

Die Symptome müssen mindestens mehrere Wochen lang auftreten und zu wesentlichen Beeinträchtigungen in verschiedenen Lebensbereichen führen (persönlich, in der Familie, in sozialen Zusammenhängen, in der Ausbildungs- bzw. Arbeitssituation etc.).

Viel ausführlicher hat sich das DSM-5 der PTBS-Diagnose angenommen. Die HerausgeberInnen des Manuals konnten sich nicht dazu durchringen, die Komplexe Posttraumatische Belastungsstörung in ihr Handbuch aufzunehmen, dafür wurde aber die PTBS-Diagnose deutlich ausführlicher und breiter diagnostizierbar.

PTBS-Diagnose laut DSM-5

A. Konfrontation mit tatsächlichem oder drohendem Tod, ernsthafter Verletzung oder sexueller Gewalt: 1. direkt; 2. bei anderen; 3. erfahren, dass es einem nahestehenden Menschen passiert; 4. wiederholt konfrontiert mit aversiven Details (etwa Helfer) – beinhaltet nicht Konfrontation durch elektronische Medien, es sei denn beruflich bedingt.

B. Vorhandensein eines oder mehrerer Symptome des Wiedererlebens (1. Intrusionen; 2. Träume, 3. Flashbacks i.S. dissoziativer Reaktionen, als ob sich das Ereignis wieder ereignen würde [bei Kindern evtl. im Spiel]); 4. intensive oder anhaltende psychische Belastung bei der Konfrontation mit inneren oder äußeren Hinweisreizen; 5. deutliche körperliche Reaktionen bei der Konfrontation mit Hinweisreizen.

C. Anhaltende Vermeidung von Reizen, die mit dem traumatischen Ereignis verbunden sind: 1. Vermeidung von belastenden Erinnerungen, Gedanken oder Gefühlen, die sich auf das Ereignis beziehen; 2. Vermeiden von Personen, Orten, Aktivitäten etc., die sich auf das Ereignis beziehen.

D. Negative Veränderungen von Kognitionen und Stimmung im Zusammenhang mit dem traumatischen Ereignis: 1. Amnesien; 2. anhaltende und übertrieben negative Überzeugungen in Bezug auf die eigene Person, andere Personen oder die Welt („Man kann niemandem trauen“ etc.); 3. verzerrte Kognitionen hinsichtlich der Ursache und Folgen des traumatischen Ereignisses, sodass man sich schuldig fühlt; 4. andauernder negativer emotionaler Zustand (Angst, Entsetzen, Wut ...); 5. deutlich vermindertes Interesse oder verminderte Teilnahme an wichtigen Aktivitäten; 6. Gefühle der Abgetrenntheit oder Entfremdung von anderen; 7. anhaltende Unfähigkeit, positive Gefühle zu empfinden (Glück, Zufriedenheit, Zuneigung ...).

E. Deutliche Veränderungen des Erregungsniveaus und der Reaktivität im Zusammenhang mit dem traumatischen Ereignis: zwei oder mehr Symptome wie: 1. Reizbarkeit und Wutausbrüche; 2. riskantes oder selbstzerstörerisches Verhalten; 3. übermäßige Wachsamkeit; 4. übertriebene Schreckreaktionen; 5. Konzentrationsschwierigkeiten; 6. Schlafstörungen.

F. Das Störungsbild dauert länger als einen Monat.

G. Das Störungsbild verursacht in klinisch bedeutsamer Weise Leid oder Beeinträchtigung.

H. Das Störungsbild ist nicht Folge der physiologischen Wirkung einer Substanz oder eines medizinischen Krankheitsfaktors.

Bestimme ob: mit dissoziativen Symptomen: 1. Depersonalisation; 2. Derealisation.

Bestimme ob: mit verzögertem Beginn: Erst mind. 6 Monate nach dem Ereignis sind alle diagnostischen Kriterien erfüllt.

Damit erkennt das DSM-5 zum einen an, dass man auch als ZeugIn von Schrecken traumatisiert werden kann, zum Zweiten unterscheidet es zwischen einer leichteren (ohne dissoziative Störungen) und schwereren (etwa Derealisation, Depersonalisation) Form von PTBS. Was eine indirekte Anerkennung der gravierenderen Folgen von Traumastörungen mit Dissoziation – also der Komplexen PTBS ist. Und zum Dritten schließlich wird ausdrücklich möglich gemacht, eine spät auftretende PTBS zu diagnostizieren. Das bedeutet: Es gibt Menschen, die nach stark belastenden Ereignissen sehr lange recht gut „funktionieren" können, aber durch Auslöser oder andere, nicht direkt traumatische Belastungen wie Trennungen oder Arbeitsplatzverlust, Krankheitsdiagnosen oder andere Krisen plötzlich das Vollbild der PTBS erfüllen können.

Vorteil wiederum der ICD-11: Sie ermöglicht erstmals eine direkte Diagnose der komplexen PTBS

Besonderheiten der Komplexen Posttraumatischen Belastungsstörung nach der ICD-11

Die Störung ist charakterisiert durch die Kernsymtome der PTBS; alle diagnostischen Bedingungen für eine PTBS waren im Verlauf der Störung einmal erfüllt.

Zusätzlich ist die K-PTBS charakterisiert durch:
1. Schwere und tief greifende Probleme der Affektregulation;
2. andauernde Ansichten über sich selbst als minderwertig, unterlegen oder wertlos, verbunden mit schweren und tief sitzenden Gefühlen von Scham, Schuld oder Versagen in Verbindung mit dem traumatischen Ereignis und
3. andauernde Schwierigkeiten in tragenden Beziehungen oder im Gefühl der Nähe zu anderen.

Die Symptome müssen mindestens über mehrere Wochen auftreten und wesentliche Einbußen in verschiedenen Lebensbereichen beinhalten (persönlich, in der Familie, im sozialen Miteinander, in der Ausbildungs- oder Arbeitssituation etc.).

Es hat, historisch betrachtet, lange gedauert, bis aus vielen Einzelbefunden und -störungsbildern wie der „Kriegsneurose", dem „Shell shock" (Granatenschock) – als Nachwirkungen bei Kriegsteilnehmern entdeckt – oder dem „Survivor syndrome", dem Überlebenden-Syndrom, das bei Holocaust-Überlebenden und Folteropfern festgestellt worden war, eine gemeinsame Diagnose entstand. Das DSM, das der ICD ja immer eine gute Nasenlänge voraus ist, nahm die Diagnose im Jahr 1980 auf – übrigens zeitgleich mit der Borderline-Störung und der multiplen Persönlichkeitsstörung; Letztere wurde eine DSM-Überarbeitung später als Dissoziative Identitätsstörung bezeichnet.

Heute kann man sich kaum noch vorstellen, welche Revolution es bedeutet hat, die Diagnose Posttraumatische Belastungsstörung ins Diagnosehandbuch aufzunehmen, und zwar so radikal, wie dies geschah: Unter Umständen sollte ein einziges

Ereignis solch schwerwiegende Folgen haben können? Tatsächlich brauchte es bis Ende der 1970er-Jahre, bis ein gemeinsames Bündel von Symptomen der PTBS, durch zahlreiche Doppelblindstudien überprüft, als von allen anderen Symptombündeln differenzierbar festgestellt war.

Vor allem Judith Herman ist dies zu verdanken. Sie hat unter anderem in ihrem Buch „Die Narben der Gewalt" eine Art Synopse hergestellt und konnte zeigen, dass die Beschwerden von vielen Inzestüberlebenden und Vergewaltigungsopfern so verschieden nicht sind von denen, die Soldaten nach Kampfeinsätzen oder Folteropfer, Kriegsflüchtlinge oder Überlebende von Katastrophen zeigen. Hermans Schüler Bessel van der Kolk führte, teilweise mit ihr zusammen, ihre Arbeiten dann am Harvard-Forschungsinstitut weiter und konnte mit seiner Arbeitsgruppe bahnbrechende neurophysiologische Beweisführungen erbringen: Ja, ein Trauma kann charakteristische Folgen für Körper und Seele haben, die sich von den Folgen anderer Lebensereignisse unterscheiden.

Im Jahr 1992 hat Judith Herman ebenfalls ausgeführt, dass es eine einfache PTBS gibt und eine „Extremstress-Störung", der sie schließlich den Namen „complex PTSD", also komplexe Posttraumatische Belastungsstörung gab, eine Folge wiederholter Traumatisierung, häufig in der Kindheit beginnend.

In diesem Buch werden vor allem die Folgen solch chronischer Traumatisierungen betrachtet. Und da gibt es ganz erhebliche Folgen, sowohl körperliche und seelische als auch Folgen für das soziale Leben, die in unterschiedlichen Diagnosen gebündelt werden können.

5.3 Körperliche Schäden: Leitfaden für Helfer

Was die körperlichen Schäden angeht, so sind die psychotraumatologisch geschulten PsychotherapeutInnen nach wie vor eifrig bemüht, ihren nicht entsprechend ausgebildeten psychologischen und ärztlichen KollegInnnen die Zusammenhänge „zwischen Trauma und Soma" deutlich zu machen, um traumatisierten KlientInnen eine Odyssee durch das organmedizinische Gesundheitswesen zu ersparen. Häufig nämlich hilft es, die körperliche Dimension der Schäden zwar sorgfältig zu beachten und zu versorgen, doch parallel dazu die seelischen Zusammenhänge zu beachten und gegebenenfalls psychotherapeutisch zu behandeln.

Zum einen kann eine in Psychotraumatologie geschulte ÄrztIn unter Umständen Misshandlungen an Kindern und Frauen früher und besser erkennen, etwa wenn diese immer wieder mit „unerklärlichen" Verletzungen oder Unfällen („den Kopf am Schrank gestoßen" – „die Treppe hinuntergefallen" etc.) in die Praxis oder Ambulanz kommen. Sowohl Fremd- als auch Selbstverletzungen von Unfällen zu unterscheiden erfordert eine spezielle Fortbildung, die leider nicht alle Ärzte haben. Zum anderen müssen Menschen nach Gewalterfahrungen oder Katastrophen nicht nur körperlich versorgt werden, sondern brauchen auch oft seelische Nachbetreuung. Leider werden nach wie vor viele Berufsgruppen nicht ausreichend über die Folgen von Traumata informiert. So fehlt z. B. ein Hinweis bei den somatisch orientierten Ärzten, dass die Heilung von Wunden nach Traumata unter drei Bedingungen erheblich besser fortschreitet:

1. **Wenn die Betroffenen sich als Opfer der Tat fühlen können** und nicht (was viele, nicht nur die tatsächlich Schuldigen, aufgrund einer ersten Verzerrung glauben) sich mitschuldig oder gar alleinschuldig fühlen; infolgedessen sollte Psychoedukation, also die Aufklärung über Trauma und die Folgen, ein wichtiger Bestandteil jeder unmittelbaren Erstversorgung sein. Dabei scheint es zwei Möglichkeiten zu geben, sich als Helfer möglichst wenig hilfreich zu erweisen: Wenn man nämlich entweder so tut, als wäre gar nichts geschehen oder als dürfe es der traumatisierten Person nichts ausmachen („Na komm schon, stell dich nicht so an!" – „Indianer kennen keinen Schmerz") – oder so zu tun, als sei das Trauma bestimmt die ultimative Katastrophe („Darunter wirst du ein Leben lang leiden." – „So etwas verwindet man nie.") Auch die im sogenannten „Debriefing" vorkommende Notwendigkeit, unmittelbar nach dem Ereignis auch über die eigenen Gefühle sprechen zu sollen, hat sich bei manchen Menschen als eher schädlich denn nützlich erwiesen. Stattdessen ist ein sorgfältig akzeptierendes und respektvolles Umgehen mit der / dem Betroffenen am besten: Lassen Sie sie / ihn in Ruhe, wenn sie / er das will, aber bleiben Sie aufmerksam und bieten Sie sich immer wieder an, lautet die Devise; das hat sich inzwischen auch bei und nach Notfalleinsätzen herumgesprochen und wird auch so praktiziert. Es wird jetzt überwiegend vom Einsatzteam zusammengetragen, was wann passiert ist, also der episodische und raum-zeitliche Zusammenhang hergestellt, und dadurch ein aktuelles Narrativ der potenziell traumatisierenden Einsatzsituation erstellt. Auf die Betonung: „Und wie hast du dich wann gefühlt?" wird dabei verzichtet, ja es darf ausdrücklich auch eine emotionale Distanz zum Belastungsgeschehen eingenommen werden.
2. **Wenn auch seelisch der Stabilisierungsprozess und die Regeneration nach dem Schock des Traumas gezielt mit begleitet wird.** Selbst in der Unfallforschung hat sich gezeigt, dass die Genesung traumatisierter Menschen erheblich schneller voranschreitet, wenn man ihnen hilft, einen „Sinn für die Zusammenhänge" (sense of coherence) in Bezug auf die Traumatisierung zu finden.
3. **Wenn die HelferInnen** – ÄrztInnen, Einsatzkräfte, Pflegekräfte, Pfarrer, MitarbeiterInnen von Beratungsstellen, PsychotherapeutInnen etc. – ihrerseits **einen intensiven Informationsaustausch über therapeutische Maßnahmen und Therapieerfolge pflegen.** Eine der zentralen Aufgaben der seit den 1990er-Jahren

gegründeten Zentren für Psychotraumatologie und „Traumanetzwerke" in Europa besteht darin, sämtlichen Berufsgruppen, die mit der Behandlung von Gewaltüberlebenden und Katastrophenopfern zu tun haben, mindestens ein Grundwissen, besser noch ein fundiertes Wissen über die leib-seelischen Zusammenhänge nach Traumata zu vermitteln. Zahlreiche Fortbildungen in und für pädagogische Einrichtungen, Beratungsstellen, eine allgemeine Öffentlichkeit sowie zahlreiche Fachkongresse – etwa der DeGPT und der DGTD – und eine inzwischen kaum noch übersehbare Flut von Büchern und Artikeln, Sendungen und Interviews zum Thema Trauma (nach jedem Terrorangriff oder Amoklauf, zum Thema Kriegstrauma, Geflüchtete, sexualisierte Gewalt – siehe die MeToo-Debatte), all das hat inzwischen zwar geholfen, das Thema Trauma und Traumafolgen in der (Fach-)Öffentlichkeit bekannter zu machen. Doch wenn es darum geht, dass ein Mensch mit nachhaltigen Traumafolgen eine passende Psychotherapie sucht, besteht sowohl ambulant wie stationär ein großes Manko.

Viele Kliniken und Praxen schreiben zwar auf ihre Websites, dass sie Traumafolgestörungen behandeln. Doch sobald es etwas komplizierter und komplexer wird oder es sich gar um tief greifende Dissoziative Störungen handelt, werden die PatientInnen ab- bzw. weiterverwiesen und nicht adäquat versorgt. Dieser Mangel wird immer wieder beklagt. Aber solange es keine bedarfsgerechte Psychotherapie gibt, sondern die Deckelung für Praxen und Kliniken dazu zwingt, ökonomisch zu denken, sind Patientinnen mit komplexer PTBS und dissoziativen Störungen „draußen". Sie brauchen nämlich intensivere und länger dauernde ambulante Versorgung und stationär die Möglichkeit, immer wieder und zum Teil auch länger (etwa wenn es um den Ausstieg aus destruktiven Bindungen geht) bleiben zu können. Das genau verhindert aber unser Gesundheitssystem, und im Moment (Stand Frühjahr 2020) sieht es nicht danach aus, als würde sich so rasch etwas bessern.

Dennoch meine Empfehlung an die KollegInnen: Bilden Sie sich fort, und zwar sowohl in Bezug auf Monotraumata (manchmal noch Typ-I-Trauma genannt) und den Einsatz im Katastrophenfall als auch über komplexe PTBS (Typ-II-Trauma), wie sie durch frühe und langjährige Traumatisierung entsteht. Sich nur mit einer der Trauma-Formen auseinandergesetzt zu haben, genügt nicht für die alltägliche Praxis. Beide Formen von Traumatisierungen sind in ihrem Ausprägungsgrad, ihrem Erscheinungsbild, ihrer Prognose sehr verschieden. Und de facto werden Sie immer mehr komplex traumatisierte Menschen sehen, die unter den Folgen von (auch Wohlstands-)Verwahrlosung, Vernachlässigung, seelischer Gewalt sowie körperlicher und sexualisierter Gewalterfahrung in der Lebensgeschichte leiden und Ihre Hilfe brauchen.

Weiter zur vorwiegend organischen Seite der Traumatisierungen.

Mögliche körperliche Beeinträchtigungen, Störungen und Erkrankungen nach körperlichen und sexuellen Misshandlungen:

- Folgen von Knochenbrüchen (z. B. Battered Child Syndrome, Battered Woman Syndrome);
- genitale Verstümmelungen; Narbenbildungen und Verwachsungen im Unterbauch, die teilweise immer wieder operiert werden müssen, weil sie sonst Darmverschlüsse auslösen; Geschlechtskrankheiten; instabiles hormonelles System; Aids;
- Herz-Kreislauf-Erkrankungen und Schlaganfälle, u. U. durch Magersucht bzw. ein ständig überfordertes autonomes Nervensystem;
- Blasen-, Nieren- und Darmerkrankungen; Schließmuskelschwäche;
- Pilzerkrankungen im ganzen Organsystem (Kind durfte / konnte z. B. nur verschimmelte Nahrung essen);
- Schmerzzustände und Bewegungseinschränkungen durch inneres und / oder äußeres Narbengewebe; Lähmungen; Krampfanfälle;
- „Phantomschmerzen“, also Erinnerungsschmerzen, insbesondere chronische Unterbauchschmerzen nach sexualisierter Gewalt, aber auch Ganzkörperschmerzen, Knochenschmerzen (durch Knochenbrüche, aber auch durch frühe Deprivation bzw. Kälte); am häufigsten sind migräneartige Kopfschmerzen oder Clusterkopfschmerz;
- chronische Immunschwäche (besonders nach chronischen Traumata); Folgen: Autoimmunerkrankungen, von Allergien bis Lupus erythomatodes etc.
- häufige Infekte;
- schlechte Wundheilung;
- erhöhtes Risiko von Tumoren;
- Abhängigkeit von Beruhigungs-, Schmerz- und / oder Schlafmitteln;
- Magersucht, Bulimie, Adipositas per magna;
- erhöhtes Risiko von rheumatischen und neurologischen Erkrankungen (z. B. Multiple Sklerose, Parkinson, Polyneuropathie).

Im Literaturverzeichnis finden Sie weitere Hinweise auch dazu.

Störung im Bereich Konzentrations- und Leistungsfähigkeit

Weitere Störungen können auftreten im Bereich der Konzentrations-, Merk- und allgemeinen Leistungsfähigkeit:

- schlechte oder stark schwankende Schulleistungen; „Versagen“ in Prüfungssituationen;
- häufiges Fehlen aufgrund von Traumatisierung(sfolg)en, Schwächezuständen und Erkrankungen oder aufgrund von Selbstverletzungen oder Suchtverhalten; das Kind / der bzw. die Jugendliche respektive Erwachsene kommt in der Schule, der Ausbildung, im Beruf nicht mehr mit;

- erhöhtes Risiko, eine Aufmerksamkeits-Defizitstörung (ADS) bzw. eine Hyperaktivitätsstörung (ADHS) zu entwickeln.

Störungen der Affekt- und Impulskontrolle

Störungen der Affekt- und Impulskontrolle sind ebenfalls häufig:

- impulsives und riskantes Verhalten im Straßenverkehr, als Fußgänger oder beim Fahrrad-, Elektro-Cart-, Motorrad- oder Autofahren;
- Wutdurchbrüche, Verwickelt-Sein in Schlägereien, Gewalt in der Partnerschaft und gegenüber Kindern;
- impulsives Suchtverhalten (Trinken bis zum Umfallen, alles Geld verspielen etc.);
- Impulskäufe; Verschuldet-Sein; Stehlen; evtl. weiteres kriminelles Verhalten wie Erpressung und Raub;
- stark schwankende Gefühle sich selbst oder anderen gegenüber; Folge u.a.
  - intensive, aber kurzlebige Beziehungen;
  - Schwanken zwischen „himmelhochjauchzend“ und „zu Tode betrübt“;
  - Schwanken zwischen Idealisierung und Entwertung von Menschen, eigenen Plänen und Zielen etc.;
  - Gefühl der Abhängigkeit von der „Führung durch andere“ bei gleichzeitiger Rebellion gegen alle Autoritäten;
  - häufiges Gefühl, nicht anerkannt und verstanden oder ungerecht behandelt zu werden;
  - trotz der starken Gefühlsschwankungen untergründig chronisches Gefühl von Leere und Langeweile;
  - häufige und plötzliche Suizidimpulse und -versuche;
  - kompensatorisch und um unbewusst die Kontrolle über irgendetwas im Leben zu bekommen: Zwangsgedanken, -gefühle und -handlungen.

Natürlich sind solche Folgen von mangelnder Affekt- und Impulskontrolle, wenn vorübergehend auftretend, teilweise normale und entwicklungsbedingte Auffälligkeiten. Wenn jedoch ein Kind oder Jugendlicher heranwächst und die Außenstehenden bemerken können, dass es keine Reifung, keine Weiterentwicklung der Persönlichkeit gibt, dann könnte es sich um chronische Folgen von Traumatisierungen handeln.

5.4 Persönlichkeitsstörungen

So sind wir hier im Buch allmählich von den körperlichen und Leistungsmerkmalen zu den psychischen Auffälligkeiten gekommen, die nach Traumatisierungen auftreten können. Einige der genannten Symptome gelten auch als Kriterien für sogenannte Persönlichkeitsstörungen. Hierzu eine kritische Anmerkung:

Persönlichkeitsstörungen sind im Wesentlichen Störungen der Beziehungsfähigkeit (siehe auch Kapitel 4.). Sie werden von Außenstehenden nach Beziehungsversuchen mit den Betroffenen (z. B. nach einem diagnostischen Aufnahmegespräch) gestellt – und vielleicht ist die ÄrztIn nur irritiert oder verärgert gewesen, hat etwas nicht verstanden; hinzu kam eine Selbstverletzung der PatientIn – und schon hat sie die Diagnose (z. B. „Borderline“) „weg“. Die amerikanische Psychotherapeutin Marsha Linehan hat ein beeindruckend klares, nachgewiesenermaßen erfolgreiches Therapieprogramm für BorderlinerInnen entwickelt, die Dialektisch-Behaviorale Therapie (DBT). Dieses Therapieprogramm wird inzwischen in zahlreichen Kliniken und Praxen angewandt. Tatsächlich fallen ca. 75 Prozent der Persönlichkeitsstörungs-Diagnosen unter die Rubrik „Borderline“, und tatsächlich und nicht zufällig sind weit über 80 Prozent der Menschen, welche die Diagnose „Borderline-Syndrom“ bekommen, weiblichen Geschlechts. Linehan beschreibt die Situation schlechthin, bei der eine junge Frau (diese Diagnose wird eher jüngeren Frauen „angeklebt“) das „Borderline-Etikett“ bekommt: Nach einer Selbstverletzung oder einem Suizidversuch ist sie in der geschlossenen Abteilung einer Psychiatrischen Klinik gelandet, benimmt sich „störrisch“ beim Aufnahmegespräch – und schon ist es passiert.

Etwa drei Viertel aller Persönlichkeitsstörungs-Diagnosen heißen also „Borderline“, respektive „emotional instabile Persönlichkeit vom Borderline-Typus“. Der Rest verteilt sich auf „histrionische Persönlichkeit“ (Nachfolgerin der guten alten „Hysterie“), „narzisstische Persönlichkeit“, „paranoide Persönlichkeit“, „schizoide Persönlichkeit“, „dissoziale Persönlichkeit“, „anankastische (zwanghafte) Persönlichkeit“, „selbstunsichere (ängstliche, vermeidende) Persönlichkeit“, „dependente (abhängige) Persönlichkeit“ und „passiv-aggressive Persönlichkeit“.

Im Grunde will der Diagnostiker damit nur sagen: Diese Person ist so durch und durch instabil (oder selbstunsicher oder zwanghaft oder ängstlich oder schwankend im Selbstwert oder von ihren Gefühlen abgeschnitten oder selbstbezogen …), dass es ein Teil ihrer Persönlichkeit geworden ist. Das mag für die KollegInnen von Bedeutung sein, die diese Persönlichkeit therapeutisch begleiten sollen – aha, denken sie beim Blick auf den Arztbericht, hier haben wir es mit einer schwierigen Persönlichkeit zu tun, bei der Einsicht und Heilung dauern können.

Anders sieht es für die Betroffenen selbst aus: Wer eine Persönlichkeitsstörungs-Diagnose bekommen hat, wird rasch bemerken, wie stigmatisierend das sein kann. Man gilt als „Borderliner", als „Narzisst", als „Hysterikerin" (histrionische Persönlichkeit), als „abhängige (dependente) Persönlichkeit" oder sogar als „antisoziale Persönlichkeit" (Krimineller) etc.

Und jede Persönlichkeitsstörungs-Diagnose macht sozusagen durch die Hintertür die Betroffenen selbst für ihre Störung verantwortlich. Dabei haben unzählige Studien in den letzten Jahrzehnten eindeutige Ursache-Wirkungs-Zusammenhänge gezeigt:

Traumatisierungen wie frühe Vernachlässigung, Verwahrlosung, körperliche, seelische und / oder sexuelle Gewalt erklären mehr als 80 Prozent aller Persönlichkeitsstörungsdiagnosen.

So kann man heute sagen: Längst nicht alle, die solche Traumata erlebt haben, erfüllen die Kriterien einer Persönlichkeitsstörung. Doch von denjenigen, die eine Persönlichkeitsstörungsdiagnose bekommen, haben weitaus die meisten schwere, da frühe und langjährige Traumatisierungen erlebt.

Dieses zumindest ahnend, haben die AutorInnen des DSM-5 vorgeschlagen, in Zukunft bitte andere Kriterien an das Thema „Persönlichkeit" anzulegen, also wegzukommen von festgezurrten Einteilungen. Hier in aller Kürze ein Überblick über das, was derzeit im DSM-5 als Persönlichkeitsdiagnosen üblich ist – und wie die AutorInnen es in Zukunft lieber hätten:

1. **Einteilung jetzt:** Paranoide P. / Schizoide P. / Schizotype P.
   Antisoziale P. / Borderline P. / Histrionische P. / Narzisstische P.
   Vermeidend-selbstunsichere P. / Dependente P. / Zwanghafte P.
   Persönlichkeitsveränderung aufgrund eines anderen medizinischen Krankheitsfaktors (labil / enthemmt / aggressiv / apathisch / paranoid / anders / gemischt / n.n.b.)
   Andere näher bezeichnete P. / N.n.b.P.
2. **Vorschlag:** Skala zur Erfassung des Funktionsniveaus der Persönlichkeit nach Ausmaß der Beeinträchtigung in den Dimensionen:
   Identität – Selbststeuerung – Empathie – Nähe
   Negative Affektivität (vs. Emotionale Stabilität) – Verschlossenheit (vs. Extraversion) – Antagonismus (vs. Verträglichkeit), Enthemmtheit (vs. Gewissenhaftigkeit) – Psychotizismus (vs. Adäquatheit)

Mir scheint das eine wesentliche Verbesserung. Noch ist dieses Modell in der Diskussion.

5.5 Dissoziation

Wenn man bedenkt, dass Persönlichkeitsstörungsdiagnosen dazu führen können, dass man als schwerbehindert gilt, dass man von den privaten Versicherungen entweder gar nicht oder nur mit erheblichen Aufschlägen versichert wird, dass man so gut wie keine Chance auf den Abschluss einer freiwilligen Lebensversicherung oder einer Krankentagegeldversicherung hat und dass es den Overkill für die Berufskarriere bedeuten kann, jemals eine solche Diagnose auch nur als „V.a." – also „Verdacht auf" – in irgendwelchen Akten stehen zu haben, dann sollten ÄrztInnen und PsychologInnen doch sehr viel vorsichtiger mit solchen Diagnosen werden. Vielleicht sollten sie stattdessen lieber danach schauen, ob es sich bei dem Beobachteten um Folgen von Traumatisierungen handelt, und dann die korrektere Diagnose stellen, nämlich eine der Formen von PTBS, also Posttraumatische Belastungsstörung. Hier kommt dann vor allem die neue Diagnose „komplexe Posttraumatische Belastungsstörung" infrage, da diese ausdrücklich die Probleme der Affektregulation mit benennt (hierzu weiter unten mehr). Außerdem scheinen alle Diagnosen, welche die wichtigste biologische Reaktion bei Traumata, nämlich Dissoziation, in den Vordergrund stellen, von größerer Aussagekraft zu sein als die Persönlichkeitsstörungsdiagnosen.

Was die dissoziativen Störungen angeht, also nicht die normale Alltagsvergesslichkeit, sondern pathologische oder sogar chronische Dissoziation, so hat Bettina Overkamp in ihrer empirisch fundierten und die neuere Literatur auswertenden Dissertation festgestellt: „Nur relativ wenige Menschen (10–15 Prozent) reagieren auf ein Trauma sofort mit einer chronischen Dissoziation, obwohl vorübergehende dissoziative Symptome weitverbreitet sind." Aber: „Die Wahrscheinlichkeit des Auftretens einer pathologischen Dissoziation erhöht sich deutlich bei wiederholten Traumatisierungen … Die Prävalenz [das Vorkommen] allgemein diagnostizierbarer, klinisch signifikanter Störungen nach Traumata variiert von circa 5 Prozent nach Unfällen bis zu über 50 Prozent nach Kriegserlebnissen sowie 70 bis 95 Prozent nach Vergewaltigung".

Da dies so ist, sollte eine Diagnostik auf dissoziative Störungen nach stattgefundenen Traumatisierungen zur Routine gehören – in jedem Fall aber nach wiederholten, chronischen Traumatisierungen.

Im Diagnosehandbuch ICD-11 werden folgende dissoziative Störungsdiagnosen unterschieden:

Dissoziativ-neurologische Symptomstörungen: Hier geht es vor allem um körperliche dissoziative Symptome im Sinne von Bewegungsstörungen und Störungen der Sinneswahrnehmung (mit visuellen, akustischen oder anderen sensorischen, sprachlichen Beeinträchtigungen); hinzu kommen nicht-epileptische Krampfanfälle.

Dissoziative Amnesie: Unfähigkeit, wichtige autobiografische Erinnerungen abzurufen, typischerweise von traumatischen oder stressvollen Ereignissen; unvereinbar mit normalem Vergessen.

Die Behauptungen der False-Memory-Bewegung, traumatische Erfahrungen könne man nicht vergessen, werden von der Weltgesundheitsorganisation, die die ICD-11 herausgibt, zurückgewiesen.

Besessenheitstrance-Störung: Überzeugt davon sein, von einem anderen, z. B. gestorbenen, Menschen, einem Geist, einer Gottheit oder anderen Kraft beherrscht zu werden (nicht im Zusammenhang mit religiösen oder kulturellen Handlungen). Die Zustände sind vorübergehend. Bei einem einmaligen Auftreten dauert der Zustand mindestens über mehrere Tage an (abzugrenzen von einer dissoziativen Identitätsstörung, sowie abzugrenzen von Trancezuständen unter Einfluss psychisch wirksamer Substanzen).

Dissoziative Identitätsstörung (siehe Seite 176 ff.)

Partielle Dissoziative Identitätsstörung (siehe Seite 171 ff.)

Depersonalisations- / Derealisationsstörung:
Depersonalisation: Sich selbst als fremd, unwirklich, losgelöst erleben oder als wäre man ein Außenbeobachter der eigenen Gedanken, Gefühle, Körperempfindungen oder Handlungen.
Derealisation: Andere Menschen, Objekte oder die Welt als fremd oder unwirklich erleben (z. B. wie in einem Traum oder Nebel, distanziert, leblos, farblos oder visuell verzerrt), oder ein Gefühl des Getrenntseins von der Welt.

Während Depersonalisation und / oder Derealisation bleibt die Realitätsprüfung intakt.

Zu diesen Diagnosen lässt sich sagen, dass kaum eine davon – außer der Dissoziativen Identitätsstörung – in Arztberichten als alleinige Diagnose auftaucht, sondern meist in Kombination mit der Diagnose einer Posttraumatischen Belastungsstörung. Besonders die dissoziativen Störungen, die sich verändernd auf die gesamte Persönlichkeit auswirken, sind wichtig zu identifizieren und auseinanderzuhalten.

5.5.1 Wie lassen sich schwere dissoziative Störungen begreifen?

Da sie mein Spezialgebiet sind, habe ich mir hierzu im Lauf der vielen Jahre, die ich KollegInnen ausbilde, ein paar optische „Umsetzungen" einfallen lassen, die solch eine komplizierte Materie hoffentlich etwas leichter verständlich machen. Hier zunächst einige Grafiken:

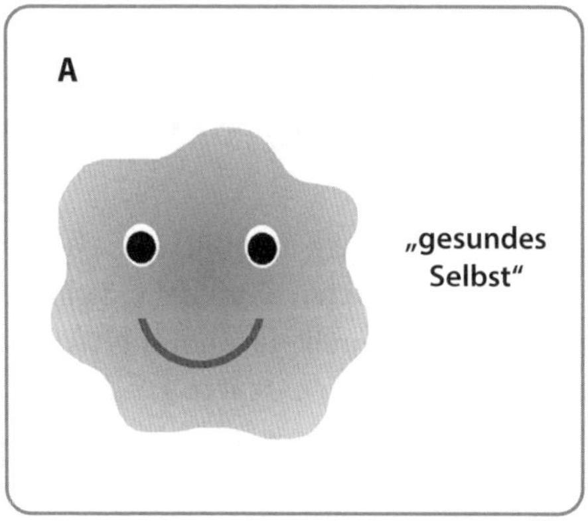

Abbildung 5.1 A: Persönlichkeitszustände

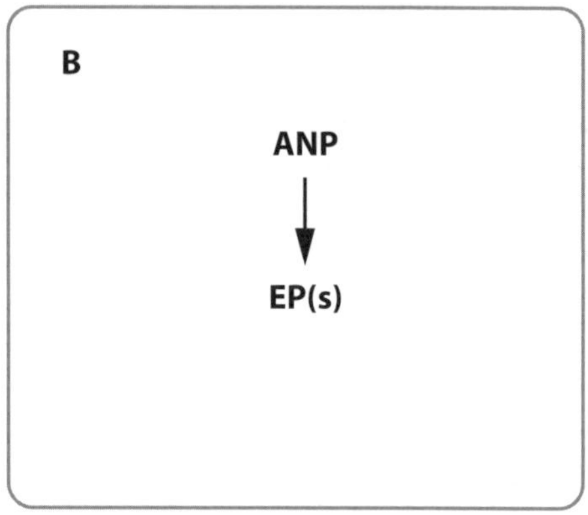

Abbildung 5.1 B: Strukturelle Dissoziation

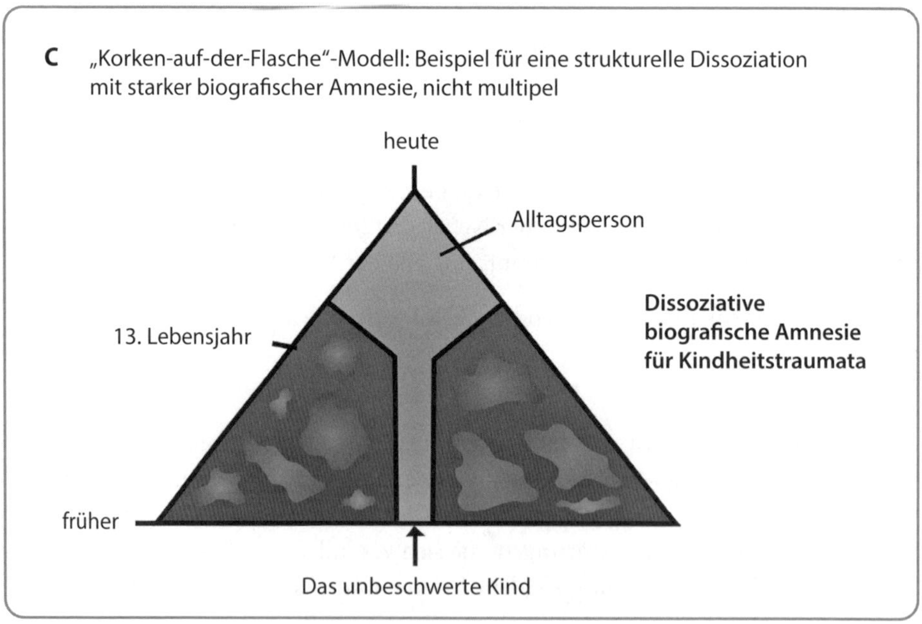

Abbildung 5.1 C: Dissoziative Amnesie

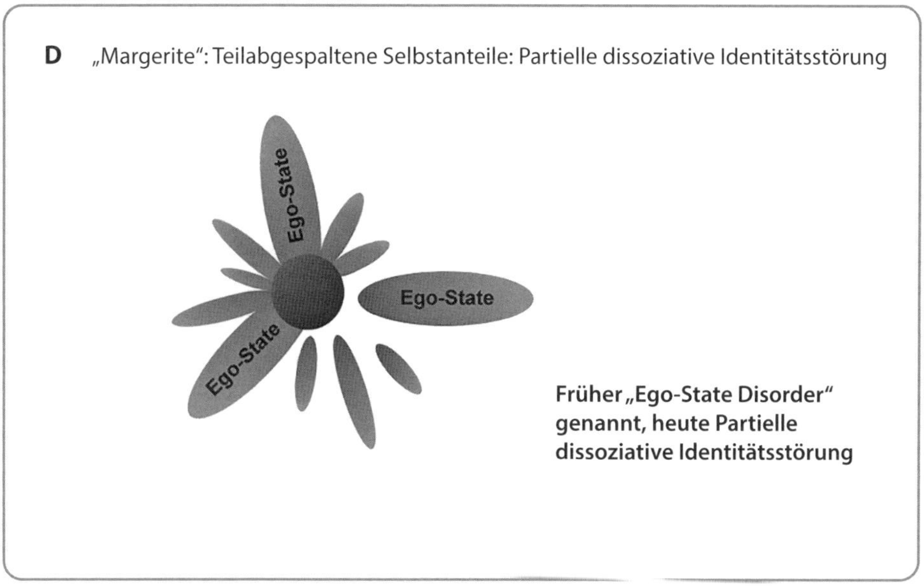

Abbildung 5.1 D: Teilabgespaltene dissoziative Identität: Aufspaltung in Ego-States

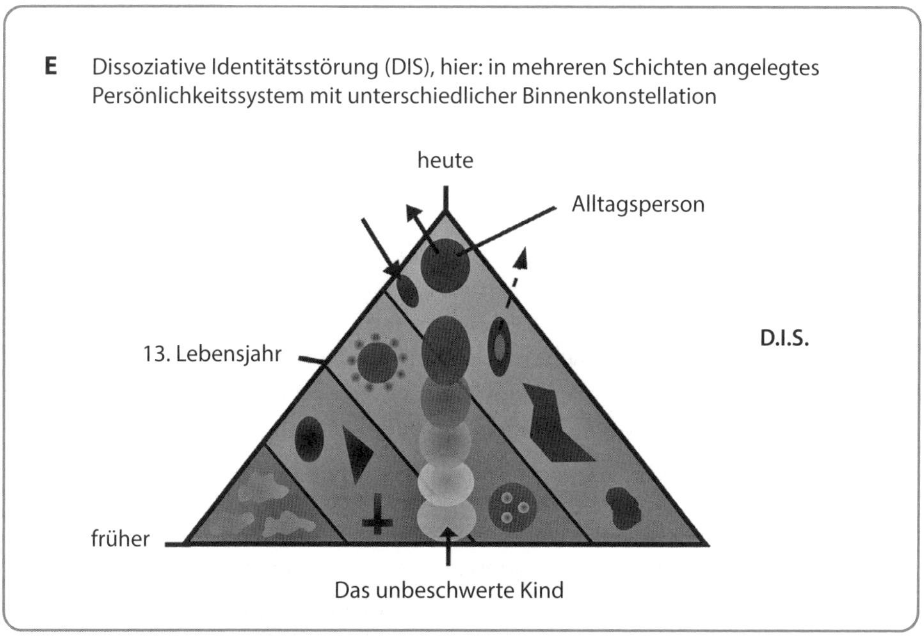

Abbildung 5.1 E: Dissoziative Identitätsstörung (DIS), hier: in mehreren Schichten angelegtes Persönlichkeitssystem mit unterschiedlicher Binnenkonstellation

A. Persönlichkeitszustände

Der „Smiley" soll auf leicht ironische Weise andeuten, dass wir „Simpels", die wir uns um ein – von Alltagsdissoziationen einmal abgesehen – ganzheitliches Leben und eine ebensolche Identität bemühen, so ganz „rund" nie sind in unserer Persönlichkeit. Es fällt uns mehr oder weniger leicht, uns Wissens-, Gefühls- und Verhaltensbereiche aus unserer Persönlichkeit „herbeizuholen", wenn wir sie benötigen. Doch wir alle haben manchmal Wissen zur Verfügung, das uns in anderen Situationen fehlt; benehmen uns manchmal kindlich (oder kindisch), etwa wenn wir ein Klassentreffen Ehemaliger besuchen, während wir zu anderen Zeiten völlig ernst und „erwachsen" sind, auch vom innersten Gefühl her – etwa wenn wir anderen Menschen in ihrer Not beistehen. Unser „Sportvereins-Ich" unterscheidet sich möglicherweise deutlich von unserem „Business-Ich", und wenn wir mit unserer PartnerIn im Schlafzimmer sind, mag wieder ein anderer Teil von uns zum Vorschein kommen.

Und noch ein anderer könnte Außenstehenden unter Umständen völlig fremd bleiben – unser privatestes Allein-Ich: So, wie wir nur sind, wenn wir eine Weile mit uns selbst in „Klausur" gegangen sind. Wir könnten jedes dieser Ichs als einen – vielleicht wandelbaren, vielleicht aber auch überdauernden – Persönlichkeits- oder Trance-Zustand betrachten, in den unsere Persönlichkeit gehen kann. Viele KollegInnen haben das schon bemerkt, etwa wenn sie in meinen Kursen eine „innere Landkarte" (siehe Band 2) erstellt haben, und u. U. haben sie überrascht festgestellt, dass ihre innere KritikerIn ganz anderer Meinung ist als ihr inneres Kind zum Beispiel.

Es gibt Menschen, die sehr intensiv in unterschiedlichen Zuständen leben, und das vielleicht sogar bewusst: Schauspieler zum Beispiel. Sie müssen verschiedene Selbstanteile haben – und auch eine Art „Leere"-Zustand, der mit dem Inhalt einer zu spielenden Rolle gefüllt werden kann. Ein Schauspieler auf der Bühne ist also in einem sehr intensiven Trancezustand und wird wahrscheinlich große Mühe haben, sich – während er spielt – noch an das zu erinnern, was er als Privatperson vor wenigen Stunden getan und gesagt hat. Ebenso wenig wird er während des Stücks intensiv darüber nachdenken, was er nach dem letzten Vorhang tun wird. Er kann zwar zu solchen Gedanken „hinüberswitchen", vielleicht sogar unwillkürlich, aber jeder gute Schauspieler wird sich wieder mental auf die Bühne und in seine Rolle zurückzwingen können. Was ein Schauspieler bewusst macht – eine Rolle einnehmen, entweder eine, die er mit einem Teil von sich selbst identifiziert, oder auch eine fremde Rolle –, das machen viele Menschen unbewusst. Sind diese „Rollen" extrem verschieden, dann kann das unter Umständen viel Leid erzeugen – jedenfalls dann, wenn man den jeweiligen „Rollenwechsel" kaum oder gar nicht selbst erzwingen kann. Man gerät dann in – wie die Kliniker oft sagen – „Ego States", die häufig auf äußere Auslösereize hin aus dem Inneren der Persönlichkeit auftauchen und sich aufzwingen.

Diese verschiedenen teilautonomen oder voll abgespaltenen Ich-Zustände können sich markant voneinander unterscheiden.

B. Strukturelle Dissoziation

Welche Arten solcher Zustände lassen sich feststellen? Nach Traumatisierungen entstehen auf der Ebene der strukturellen Dissoziation– wie die führenden europäischen Traumaforscher Onno van der Hart und Ellert Nijenhuis aus den Niederlanden zusammen mit der US-amerikanischen Bindungs- und Trauma-Expertin Kathy Steele und ihren jeweiligen internationalen Arbeitsgruppen herausfanden – häufig zwei unterschiedliche Formen von Zuständen:

Ein oder mehrere „anscheinend normale/r Persönlichkeitsanteil/e" (ANP) – populär ausgedrückt eine Art angemessen reagierende Fassade nach außen, eine „Alltagspersönlichkeit". Eine ANP weiß nichts von der überwältigenden Stresserfahrung des Traumas oder hat nur schemenhafte Ahnung davon. Die ANP ist mit der Bewältigung der Anforderungen von außen beschäftigt, kann fürsorglich für andere Menschen sein, sich einigermaßen angemessen „benehmen" und hat häufig Amnesien für traumatische Erlebnisinhalte und die entsprechenden Körperempfindungen und Emotionen – ist also ein wenig „seelentaub".

Traumatisierte Menschen können sich ohne besondere Anstrengung tatsächlich in ihrem Alltagsbewusstsein und ihrer „normalen biografischen Erinnerung" oft kaum, manchmal gar nicht, an extrem belastende Momente ihres Lebens erinnern, jedenfalls nicht daran, wie sie damals gefühlt haben und wann und wo es genau passiert ist. Meist bemüht man sich im Alltagsbewusstsein, sich die Schrecken von „damals" sozusagen vom Hals zu halten. Die ANP weiß entweder gar nicht, was passiert ist, oder sie denkt: „Ist doch lange her, das habe ich längst überwunden." Oder sie weiß noch einigermaßen, was damals geschah, denkt aber: „Das hat mir gar nichts ausgemacht."

Das, was „etwas ausgemacht hat" – diese Erfahrungen sind abgespalten in innerlich getrennten Zuständen oder „emotionalen Persönlichkeitsanteilen" (EPs). Diese wiederum können „fragil" sein, also die schlimmen Erfahrungen sowie Schmerzen und die Reaktionen darauf enthalten; oder sie können „kontrollierend", das heißt wütend-selbstverteidigend oder identifiziert mit dem Aggressor sein.

Eine ANP (apparently normal part of the personality, daher die Abkürzung), die man bei ausgeprägter Dissoziation der Persönlichkeit gelegentlich „host" – GastgeberIn – genannt hat, ist eine Art Steuerungsinstanz für Alltagsfunktionen. Eine ANP ist durchaus immer wieder damit beschäftigt, einen oder mehr emotionale Persönlichkeitszustände, die EPs (emotional parts of the personality) in Schach zu halten. Dabei hat die ANP aber ein Problem: Ein solches Alltags-Ich nach Trauma kann nicht gleichzeitig ein EP sein. Es wird manchmal von solchen Zuständen „überwältigt", doch es kann sie nicht selbst verkörpern. Ellert Nijenhuis hat dies in eindrucksvollen Studien gezeigt:

Wenn man einer „Alltagsperson mit einer Traumafolgestörung" (also ANP) eine selbst geschriebene Geschichte über ein von ihr erlebtes, damals traumatisierendes Geschehen, vorliest, wird sie darauf im Gehirn reagieren wie auf irgendeine fremde Geschichte. Liest aber ein EP – etwa ein traumatisiertes „Innenkind", ein wütender, mit einem Täter identifizierter Anteil oder entsprechender Ich-Zustand in einer Persönlichkeit – dieselbe (eigene) Traumageschichte, erfolgen im Gehirn die Reaktionen, die immer stattfinden, wenn traumatische Erinnerungen „angetriggert", also ausgelöst werden: Die Hirnregionen des „Amygdala-Systems" sind überaktiv, die bewusste Alltagsreaktion der ANP dagegen wird heruntergefahren, und so kann sich die Persönlichkeit nicht dagegen wehren, heftige gefühlsmäßige und körperliche Reaktionen zu bekommen: Angst, Schmerz, Wutattacken …

Der Göttinger Stressforscher Gerald Hüther glaubt, dass solche Abspaltungsprozesse eine teils unbewusste, teils bewusste Strategie des traumatisierten Menschen sein könnten: „Wenn es einem Menschen nach einer solchen traumatischen Erfahrung nicht gelingt, die unkontrollierbare Stressreaktion irgendwie anzuhalten, so ist er verloren, denn die dadurch ausgelösten Destabilisierungsprozesse können lebensbedrohliche Ausmaße annehmen", schrieb er. Daher versuche der traumatisierte Mensch, „mit allen Mitteln, die traumatische Erfahrung und die posttraumatisch immer wieder aufflammenden Erinnerungen an das erlebte Trauma unter Kontrolle zu bringen." Was sich bislang an Abwehrmechanismen bewährt hatte, sei „ad absurdum geführt", da es ja trotzdem zum Trauma gekommen ist. „Die einzige Strategie, die ihm nun noch Linderung verschaffen kann, ist die Abkoppelung der traumatischen Erfahrung aus dem Erinnerungsschatz … Auf diese Weise entstehen zunächst kleine, durch ihre wiederholte ‚erfolgreiche' Nutzung aber schließlich immer breiter und effektiver werdende zentralnervöse ‚Umgehungsstraßen' und ‚Umleitungen'." Diese Umleitungen können dann, so Hüther, derart gründlich genutzt werden, „dass bei manchen PTBS-Patienten die Erinnerung an das traumatische Erlebnis schließlich nicht mehr abrufbar ist. Bei manchen wird die gesamte emotionale Reaktionsfähigkeit und damit auch die basale Aktivität und Aktivierbarkeit der HPA-Achse permanent unterdrückt").

Demgegenüber konnte Ellert Nijenhuis mit seinen KollegInnen nachweisen, dass der Prozess ganz und gar am Bewusstsein vorbeiläuft. Stattdessen spielt er sich in biologischen Basisreaktionen ab, den archaischen, auch bei Tieren vorkommenden

„Aktionssystemen". Dissoziation ist also ein sehr primitiver Reflex, was man an der retrograden Amnesie nach Unfällen z. B. gut erkennen kann: Man hatte gar keine bewusste Wahl, Details des Unfallgeschehens zu „vergessen", sondern ein Automatismus im Gehirn erzwang dieses Abspalten aufgrund der Tatsache, dass das Geschehen so überwältigend war, dass der Mensch dissoziieren musste.

Andere Menschen können nach Traumata nicht ganz so durchgängig das Unerträgliche abspalten, dass sie sozusagen gar nichts mehr vom Trauma spüren oder wissen. Viele entwickeln zwar ein Alltags-Ich (ANP), das „blande" ist, also weitgehend Erinnerungen und generell gefährliche Emotionen wie nicht zu haben scheint. Doch in Alpträumen und anderen „über sie kommenden" emotionalen Zuständen (EPs) werden sie überflutet von den schrecklichen Erinnerungen und können diese dann keineswegs „im Zaum halten".

Auch viele andere traumatisierte Menschen erleben eine solche Spaltung: An der Oberfläche funktionieren sie, doch in „Nischen des Alltags" – beim Tagträumen, Spülen, nachts, zwischen Traum und Wachen oder in Albträumen – werden sie heimgesucht von dem abgespaltenen Horror.

Beispiel:

Eine Kollegin möchte zu mir im Zuge ihrer Therapieausbildung in Selbsterfahrung. Am Ende der ersten Stunde drückt sie mir ein ganzes Dossier in die Hand. Darauf befindet sich ein Kinderbild von ihr und sie fragte: „Wer ist dieses Kind?" Das Dossier enthält tagebuchartige, im Zuge ihrer früheren Therapie zusammengetragene Schrecken, die sie als Kind erlebt hat. Noch heute wird die kompetente Kollegin heimgesucht von solch verzweifelten Zuständen, wie sie sie als Kind erlebt hat (fragile EPs). Sie kennt aber auch Zustände, in denen sie plötzlich, „vielleicht gerade, wenn es mir zu gut ging", in rasender Wut versucht hat, sich und („scheißegal!") auch andere zu töten, indem sie mit hoher Geschwindigkeit über rote Ampeln fuhr und hoffte, dabei zu sterben (aggressiv-kontrollierender EP). Glücklicherweise kommt das derzeit zwar nicht mehr vor, sie fürchtet aber, es könne irgendwann wieder aus ihr hervorbrechen. „Dabei liebe ich doch meine Kinder, und ich selbst würde niemals so verantwortungslos handeln." Die Alltagspersönlichkeit ist tatsächlich liebevoll, besonnen und ruhig, „kennt" inzwischen viele ihrer traumatisierenden früheren Lebensumstände. Doch den emotionalen Gehalt (EPs) der damaligen Geschehnisse hält sie, gelegentlich mit äußerster Anstrengung, unter Kontrolle, insbesondere zu dem Zeitpunkt, als sie mich aufsucht, weil sie sich gerade in einer schlimmen Partnerschaftskrise befindet ... Es wird also darum gehen, eine weitere Integration – über das reine kognitive Wissen hinaus – ihrer kindlich-verzweifelten und eher jugendlich-aggressiven EPs zu erreichen.

Die Diagnostik ergibt eine strukturelle Dissoziation mit einer ANP und mehreren EPs, wobei die Erwachsene nur in Extremsituationen „ausgehebelt" wird, ansonsten eher zuschauend anwesend bleibt und nicht gut eingreifen kann. Die Kollegin ist also nicht multipel – sie hat eine Alltagspersönlichkeit und nur in bestimmten Zuständen können die EPs „übernehmen". Und mit Mühe kann sie durchaus auf den Zustandswechseln „draufsitzen", es kommt also nicht zu völlig unbeeinflussbaren Persönlichkeitswechseln wie bei den Formen der dissoziativen Identität. Eine multiple Persönlichkeit wäre sie, wenn mehrere alltagstaugliche Bereiche der Persönlichkeit getrennt voneinander voll die Kontrolle über ihr Verhalten übernähmen, und das ist – zur Erleichterung der Kollegin – nicht der Fall.

C. Dissoziative Amnesie

Eine andere Form von chronischer Dissoziation, die in einer Persönlichkeit tief eingreift, häufig mit einer DIS verwechselt wird und die wir häufig im klinischen Bereich finden, ist im Dreieck unter C zu sehen. In der Grafik habe ich eine Dreiecksform gewählt, weil viele dieser Persönlichkeiten sich eher als „eingeschnürt" empfinden denn als ganze, runde Persönlichkeit. Der linke Schenkel des Dreiecks ist die Zeitachse. Im unteren Bereich ist zu sehen, wie durch traumatische Einwirkung die kindliche Persönlichkeit sich in Zustände abgespalten hat; doch irgendwann (hier beispielsweise: im Alter von 13 Jahren) hörten die Gewalterfahrungen auf. Wenn der junge Mensch dann– etwa durch einen Wechsel der Umgebung und Bezugspersonen – die Gelegenheit bekommt, noch einmal eine kohärentere Entwicklung zu machen, entwickelt sich oft eine Alltagsperson (ANP) mit kleinen Erinnerungen (das ist der schmale „Kanal nach unten") an die Kindheit, überwiegend werden die guten, neutralen oder „harmlosen" Erinnerungen zugänglich sein.

Die Persönlichkeitsstruktur sieht dann so aus: große biografische Lücken (dissoziative Amnesie), hier im Beispiel bis zum 13. Lebensjahr, bis auf wenige positive Momente aus der Kindheit. Dann eine zusammenhängende Identität. Wenn diese Persönlichkeit in Ruhe reifen kann und sie kaum an ihre Vergangenheit erinnert wird, hat sie keine Alltagsamnesien. Und doch fühlt sie sich seltsam „abgeschnitten" von der Basis, den Kindheitserfahrungen und dortigen Reifungsprozessen und Gefühlen. Sie sitzt sozusagen „wie der Korken auf der Flasche", denn das Material und die Teile ihrer Persönlichkeit, die sie „nach unten gedrückt" und nicht mehr in ihrer „eigenen" Erinnerung hat – die EPs und andere E „von früher" – werden nicht der Erinnerung zugänglich sein, aber gelegentlich „aufkochen" oder „brodeln", wie es nicht bewältigte, unintegrierte, mit anderen Worten: chronisch dissoziierte Lebenserfahrungen zu tun pflegen.

Dass es sich um eine solche Struktur der Persönlichkeit handelt, erfährt die Persönlichkeit selbst unter Umständen nur dadurch, dass von dem „unterdrückten" Material etwas plötzlich wie ein Geysir nach oben „schießt" und dann die Alltagsperson große Mühe hat, wieder „den Korken auf die Flasche" zu bekommen.

Beispiel:

Fiona Stern (Name geändert) dachte immer: „Ich hatte eine schöne Kindheit – bin auf dem Land groß geworden, mit Kühen und Pferden." Sie arbeitete fleißig, machte auf dem zweiten Bildungsweg Abitur und begann zu studieren, übernahm sich als passionierter „Workaholic" aber und begab sich zur Studienberatung. Dort fragte die Beraterin unter anderem, ob sie etwas aus ihrer Kindheit erinnere, etwa ihre Einschulung. „Natürlich nicht", lachte Fiona. Erst als die Beraterin nicht mitlachte, sondern sie seltsam ansah, begann sie zu überlegen: Ob sich andere Menschen tatsächlich im Detail an etwas aus der Kindheit erinnern? Doch dann vergaß sie diese Irritation wieder, legte ein Prüfungsfach ab und kam im Studium wieder zurecht. Leider hatte sie chronische Polyarthritis (Rheuma), sodass schon die Knochen angegriffen waren und es unsicher war, ob sie ihren Studienabschluss auch in einen Beruf umsetzen konnte. In einer Kur gab es unter anderem eine „Rebirthing"-Sitzung, an der sie teilnahm: Man lag auf dem Boden, hechelte eine Weile und ließ die Bilder kommen. (Anmerkung: Heute – so hoffe ich doch sehr – würde die entsprechende TherapeutIn erst einmal eine Traumaausbildung machen, um Menschen helfen zu können, die durch das Hyperventilieren, hier: Hecheln, in Trauma-Abreaktionen geraten – denn während eines Traumas hat ein Mensch sehr oft Schwierigkeiten mit dem Atmen und hyperventiliert; dies später im Leben einfach so zu machen, reicht meist völlig aus, um ungebetene Traumaerinnerungen zu bekommen!)

Plötzlich sah Fiona ein Bild, so plastisch, als wäre es wirklich im Raum: ein großer Penis und die Hand ihres Vaters. Sie hörte eine Kleinkindstimme weinen und benötigte lange, um zu realisieren, dass sie selbst das war. Und die Therapeutin hatte große Mühe, sie aus diesem Zustand wieder in den erwachsenen zu reorientieren.

Dieses Erlebnis schreckte sie so auf, dass sie beschloss, nun doch psychotherapeutische Hilfe zu suchen. Und so kam sie zu mir, wobei sie gleich sagte: „Aber bitte keine Körpertherapie wie Rebirthing, nie wieder!" Ganz vorsichtig arbeitete ich mit ihr daran, dass sie lernte, ihr Innenleben ein wenig zu erforschen und doch stabil zu bleiben. Sie machte unter anderem die „Stunde für sich" (siehe Teil 2) (Huber 2010) ganz regelmäßig. Und so lernte – um mit der Terminologie der strukturellen Dissoziation zu sprechen – die ANP, also die Alltagsperson, nach und nach, zunächst ganz aus der Ferne, als würde sie nur eine Ahnung davon bekommen, ihre EPs, ihre emotionalen inneren Zustände und abgespaltenen Persönlichkeitsanteile kennen und realisierte, dass ihre Kindheit wohl nicht so problemlos gewesen war, wie sie gedacht hatte ...

D. Teilabgespaltene dissoziative Identität: Aufspaltung in Ego-States

Im Vergleich zum „Smiley" und der zweiteiligen ANP-EP-Spaltung sowie im Vergleich zum „Korken-auf-der-Flasche-Modell" zeigt die „Margarite" eine Persönlichkeit, die auch im Heute tief gespalten ist. Hier sitzt die Alltagsperson oder ANP in der Mitte und viele Zustände, die schon mehr sind als nur simple Erinnerungspakete oder EPs: ganze Bereiche der Persönlichkeit sind in Ego-States oder Ich-Zustände aufgespalten – daher die eingeschnürte oder eingekerbte Form im Vergleich zum fast runden „Smiley“. Dies soll andeuten, wie viel schwerer es Menschen mit einer Ego State Disorder haben. So nannte man diese chronifizierte Form der dissoziativen Störung landläufig, bis die ICD-11 dafür den Begriff „Partielle dissoziative Identitätsstörung“ fand. Das Schwere dabei ist, von einem Ich-Zustand zum anderen zu kommen. Um das Bild anders zu deuten: Es könnte sich auch um ein Steuerruder handeln, und der Teil in der Mitte muss sich äußerst bemühen, das Ruder immer wieder „herumzureißen“, also von einem Ich-Zustand in den nächsten möglichst adäquat zu wechseln. Es ist nämlich zu Teilabspaltungen gekommen, die dann im Alltagsbewusstsein kaum noch steuerbar sind – dies wird durch die Blütenblätter angedeutet, deren Kontakt zum Zentrum „abgerissen“ ist.

Ein Beispiel:

Renate Maier (Name geändert) kommt zu mir mit der Frage: „Bin ich wohl multipel?“ Und erklärt, dass sie von der dissoziativen Identitätsstörung gehört hat: „Irgendetwas daran trifft auch auf mich zu.“ Nach einer sorgfältigen Diagnostik kann ich sie beruhigen: Nein, sie ist nicht multipel. Doch es ist ganz deutlich: Sie hat sehr verschiedene Anteile in sich und leidet zum Teil erheblich darunter, dass sie „so verschieden ist“. In ihrem Beruf ist sie „ganz die tolle berufstätige Frau“, aber in der Theater-AG, in der auch einige Kollegen sind, „da spiele ich manchmal ganz obszöne Rollen, oder auf derbe Weise den Clown, das ist mir hinterher immer sehr peinlich“. Bei mir erscheint sie manchmal wie ein draufgängerischer, aber charmanter kleiner Junge mit Knickerbockern und Schiebermütze – irgendwie erinnert sie mich dann an den kleinen Jungen auf dem Plakat mit Charly Chaplin als „Tramp“. Ein andermal kommt sie mit zartesten Blüschen, spricht leise und ängstlich wie ein kleines Mädchen. Dann wieder wirken ihre Bewegungen eckig und ungelenk und sie kann „brutale“ Sätze äußern. Immer wieder bricht etwas aus ihr heraus und sie schildert, dass sie große Mühe habe, die verschiedenen Anteile zu akzeptieren, geschweige denn, sie zu steuern.

Multipel ist sie jedoch nicht, weil sie nur ein Alltags-Ich hat; sie weiß immer, wann sie in welcher Rolle ist, und mit einiger Konzentration schafft sie es auch, von einem Persönlichkeitsanteil zum anderen zu wechseln. „Das bin alles ich“, ist ihr klar. „Die anderen Zustände kommen eher so aus mir hervor“, sagt sie. „Mit Mühe kann ich es verhindern oder zulassen, aber trotzdem irritiert es mich und ich frage mich oft: Wer bin ich denn eigentlich?“

Ein pures Rollenspiel ist es aber auch nicht, denn sie fühlt sich von außen gesteuert: Je nachdem, wer oder was gerade auf sie zukommt (die Chefin, ihr Berufsalltag, ihr Sohn, ihr Mann, ihre Theater-AG-Mitspieler etc.), „wechselt“ sie ihre Identitäten. Meist ist dies funktional. Doch wenn sie durcheinander ist, kann auch schon mal zur Unzeit ein anderer Teil der Persönlichkeit nach außen „rutschen“, und das ist ihr dann äußerst peinlich.

In der Anamnese ergibt sich: Schon als Kind hat sie sich oft „weggeträumt“ in andere Wesen und Identitäten. Und das musste sie offenbar auch, denn sie schildert, sowohl vom Großvater als auch vom Vater sexuell misshandelt worden zu sein. Niemand half dem Kind, niemand sprach über die namenlosen Schrecken mit ihr, also hat sie, die über eine starke dissoziative Fähigkeit verfügt, sich selbst geholfen und unterschiedliche Ich-Zustände geschaffen, darunter einige, die von der Gewalt nichts wussten, aber durchaus kreative oder auch „heimliche" Selbstanteile verkörperten. Als Erwachsene hadert sie mit dieser Fähigkeit: Jetzt möchte sie lernen, selbst zu bestimmen, welche Teile von ihr nach außen hin sichtbar werden und welche nicht. Und sie möchte zu einer integrierten kohärenten Persönlichkeit zusammenwachsen.

5.5.2 Entstehung der Partiellen dissoziativen Identitätsstörung

Wie lässt sich die Entstehung einer solchen Aufspaltung erklären? Frank Putnam, einer der Pioniere der Dissoziationsforschung, hat den Vorgang der gesunden Ich-Entwicklung sinngemäß so beschrieben: Ein Kind kommt mit etwa fünf Ich-Zuständen auf die Welt, von denen drei einfach unterschiedliche Schlafmuster sind und zwei mit der Nahrungs- und Kontaktaufnahme zu tun haben. Beim Heranwachsen – auch sein Gehirn muss ja allmählich wachsen (siehe hierzu Kapitel 4) – gerät das Kind zunächst in einen Zustand nach dem anderen, ohne dies steuern zu können. Solche Zustände – anfangs nicht mehr als Assoziationsmuster aus Wahrnehmungen und Empfindungen, später kommen Gedanken und Erinnerungen hinzu – vervielfältigen und wiederholen sich. Ganz allmählich lernt das Kind zwei wesentliche Dinge:

a) Wie es einen unangenehmen Zustand beenden kann – anfangs durch Unmutsäußerungen wie „Nöckeln", Weinen, Schreien, später durch komplexere verbale (Bitten und Betteln) und nonverbale (am Rock der Mutter zupfen, sich selbst trösten, ablenken …) Verhaltensweisen;
b) wie es einen angenehmen Zustand herstellen und aufrechterhalten kann – anfangs durch Wohllaute, später Lächeln, Lachen (dann lacht auch im besten Fall das Gegenüber! Babys sozialisieren ja durchaus auch ihre Bezugspersonen) sowie nach der Brust greifen, nach Spielzeug greifen, schaukeln, ein Lieblingsbuch anschauen, der Mutter auf den Schoß klettern …

Wenn ein Kind früh traumatisiert wird, dann wird die Entwicklung dieser beiden Fähigkeiten behindert, die ganz wesentlich dafür sind, ein Selbst-Gefühl zu fördern. Ein Kind, das immer wieder ganz alleingelassen oder immer wieder anders behandelt oder sogar misshandelt wird, kann diesen unangenehmen Zustand nicht selbst beenden, es kann nicht bestimmen, wann ein angenehmer Zustand beginnt, und es findet oft kein anderes Mittel außer innerlich „wegzugehen" – also zu dissoziieren –, um in einen anderen Ich-Zustand zu kommen.

Auf der nächsten Stufe lernt das gesunde Kind dann, Metakognitionen über sich anzustellen:

1. Wer bin ich eigentlich – über verschiedene Zustände hinweg?
2. Was gehört nicht zu mir – auch wenn ich mich manchmal so fühle oder verhalte –, weil es nicht mein „Eigentliches" ist?

Auch in dieser Phase kann durch Traumatisierungen schwerer Schaden in der kindlichen Entwicklung angerichtet werden: Ein Kind, das auf ein und dasselbe Verhalten einmal eine positive, einmal eine überwältigend negative und einmal gar keine Reaktion erhält, kann die Fragen: Wer bin ich? Und was gehört nicht zu mir? vermutlich kaum oder gar nicht beantworten.

Ein Beispiel:

Die kleine Sarah ist ein unerwünschtes Nachzügler-Kind. Ihre Mutter überlässt sie schon als Baby weitgehend sich selbst. Wenn Sarah in Not gerät, nützt ihr kein Quengeln, sondern sie muss laut schreien, damit sie vielleicht – vielleicht! – bekommt, was sie braucht. Ihre Mutter findet, Sarah sei ein „nerviges Kind". Sie lässt sie oft schreien (keine Reaktion); manchmal gibt sie ihr, was sie braucht, vielleicht sogar – wenn sie gut gelaunt ist – mit der anerkennenden Bemerkung: „Du schaffst es zu kriegen, was du brauchst!" (positive Reaktion). Aber es kann genauso gut sein, dass sie das Kind schlägt: „Sei endlich ruhig – du bist ein böses Kind, so mag dich keiner!" (negative Reaktion).

Sarah ist verwirrt. Sie kann nicht bestimmen, wie ein unangenehmer Zustand aufhört, kann einen angenehmen nicht gezielt erreichen, weiß nicht, ob ihr Verhalten gut oder schlecht – daher auch nicht, ob sie selbst „gut" oder „böse" ist. Aber da Sarah über eine gute Dissoziationsfähigkeit verfügt, schafft sie sich – natürlich unbewusst – unterschiedliche Ich-Zustände. Sie achtet dabei sehr genau auf ihre Mutter: Was mag die Mutter jetzt gerade von ihr wollen? Und dann versucht sie automatisch, ohne darüber nachdenken zu müssen, genau dieser Erwartung zu entsprechen. Statt sich also selbst zu sehen und ihr Innenleben zu ordnen („So bin ich nun mal – und das kann ich oder will ich nicht …") lernt Sarah, sich selbst aus der Perspektive der jeweils anderen zu sehen. Oder auch nur aus der Vorstellung davon, wie die anderen sie vielleicht sehen oder haben wollen. Aber das „böse Kind" gibt es auch, und das kommt dann manchmal zum Vorschein und tut auch etwas „Böses".

5.5.3 Chronische Dissoziation

Vom Ergebnis dieses Prozesses erzählt ein Zitat aus dem amerikanischen Buch *Loving to Survive* von D. L. Graham: „Wenn der Terror lange anhält, betrachten sich die Kinder in ihrem ganzen So-Sein schließlich durch die Augen des Täters und erzählen uns das. Wenn wir sie fragen, was sie selbst dazu denken und fühlen, erzählen sie, wie die misshandelnden Eltern sich fühlen und über sie denken. Wenn wir sie darauf hinweisen, was sie da gerade tun und unsere Frage wiederholen, sagen sie: ‚Ich weiß nicht'."

Der Grund ist einfach, wie es Harvey Schwartz in seinem eindrucksvollen Buch *Dialogues With Forgotten Voices* schildert: Misshandelte und vernachlässigte Kinder sind sozusagen die „Geiseln ihrer Eltern" und überlebensabhängig von ihnen. Eine Mutter, die ihr Kind im Stich lässt und verrät, ihm Gewalt antut und es vernachlässigt, bedroht damit sein Überleben, zumindest in den ersten Lebensjahren. Also werden Kinder wie Sarah geradezu hypnotisiert darauf starren, was „der mächtige Mensch da draußen, von dem ich überlebensabhängig bin", tut und denkt. Gleichzeitig gibt es aber von innen kommende Impulse und Reaktionen auf vergangene Erfahrungen, die sie selbst, die ihr Körper und ihre Seele, gemacht haben. Folge: Es wird entweder einen dauernden Machtkampf geben zwischen ihren eigenen und den Interessen der wesentlichen Menschen um sie herum.

Oder sie werden – wenn sie sehr gut dissoziieren können – viele unterschiedliche Teile entwickeln: Mamas Liebling, Papas Liebling, die Ängstliche, die Wütende, die Hilflose, die Böse, die Heimliche, der Beobachter, der Grausame …

Sie werden Traumaerinnerungen aus bestimmten Zeiten abspalten: Das hilflos schreiende Baby; die Dreijährige, die vom Großvater befummelt wurde; die Siebenjährige, die im Winter von der Mutter ausgesperrt wurde, etc.

Bei der chronischen Dissoziation unterscheiden wir also im Wesentlichen drei Stufen:

1. Primäre oder peritraumatische Dissoziation: unmittelbar während des traumatischen Geschehens, es entsteht eine einfache PTBS;
2. sekundäre Dissoziation: Aufspaltung in eine „Fassade", eine Alltagspersönlichkeit, die versucht zu funktionieren (ANP) – und dem emotionalen Innenleben, das die Arbeitsgruppe um den niederländischen Traumaforscher Onno van der Hart „emotional personalities" (EPs) nennt; entweder sind diese nur emotionale bzw. körperliche Zustände oder teilabgespaltene Ich-Identitäten;
3. tertiäre Dissoziation: die Spaltung in Funktionsbereiche der Persönlichkeit, die weit über die duale Spaltung einer ANP und einer oder mehrerer EPs hinausgeht und eine dissoziative Identitätsspaltung zur Folge hat; nach der strukturellen Theorie der Dissoziation wird es auf dieser Ebene in der Regel mehrere ANPs und mehrere EPs geben.

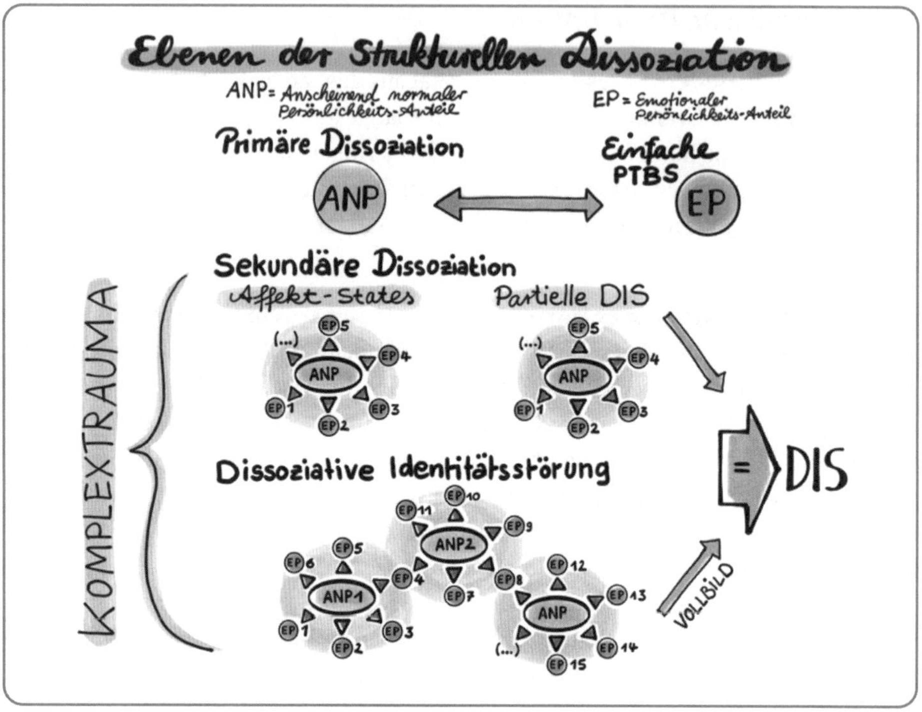

Abbildung 5.2: Ebenen der strukturellen Dissoziation

Diese Letztgenannte ist beispielhaft in Abbildung 5.1 E dargestellt: Es gibt dann mehrere funktionstüchtige Alltagsanteile (ANPs); ansonsten wechseln sich verschiedene teilweise oder voll abgespaltene Ich-Anteile aus unterschiedlichen Schichten der Persönlichkeit ab, die ihrerseits wieder unterschiedliche „Cluster" oder Zuordnungen bilden können (unterschiedliche EPs).

5.6 Dissoziative Identitätsstörung

Nur bei dem Vollbild der dissoziativen Identität (Abbildung 5.1 E) gibt es mehrere ANPs, also mehrere Anteile, die Alltagsfunktionen ausführen; sich also alltagsgemäß auf andere Menschen beziehen, funktionieren und fürsorglich für andere sorgen können. Diese verschiedenen ANPs – etwa das frühere „unbeschwerte Kind", eine taffe Jugendliche, ein vernünftiger Student und eine erwachsen reagierende Persönlichkeit – müssen einander nicht kennen, können aber voneinander wissen. Entscheidend ist, dass sie einander nicht beeinflussen können. Nicht selten haben einzelne ANPs bestimmte EPs, also emotionale Zustände oder Anteile oder „Ichs“ in der Nähe, die sie wahrnehmen können: z. B. ängstliche Kinderanteile, wütende und zum Drogengebrauch neigende Anteile oder beobachtend kommentierende Anteile. In meinen Büchern *Multiple Persönlichkeiten, Viele Sein* und *Der Feind im Innern* habe ich solche Prozesse genauer beschrieben.

Um diese Diagnose etwas mehr mit „Fleisch und Blut“ zu erfüllen: Bei der dissoziativen Identitätsspaltung kommt es zu einem Auseinanderdriften von verschiedenen Bereichen der kindlichen Persönlichkeit durch chronischen extremen Stress (psychische Gewalt und Vernachlässigung, körperliche und in dem allermeisten Fällen auch sexualisierte Gewalt, das Ganze vor dem 5. Lebensjahr, meist sogar früher begonnen).

Es ist bei der DIS nicht so, dass eine vorhandene Identität zerbricht, sondern die verschiedenen Selbst-Zustände wachsen gar nicht erst zusammen.

Das ist ein wesentlicher Unterschied zu allen anderen Formen von posttraumatischen bzw. dissoziativen Störungen.

Um das zu verstehen, sage ich oft: Eine DIS zu entwickeln ist nicht wie bei einer Vase, die auf dem Boden in viele Einzelteile zerschellt. Sondern es ist wie die Menge an Ton, die eine Vase werden sollte, aber durch zu viel Druck und Reißen (toxischer Stress) zu unterschiedlichen Formen geronnen ist. Manche sind flüssig geblieben, manche pastos, manche festgebacken … Dieser spezielle menschliche Ton in seinen Facetten aber ist lebendig und muss gemeinsam durchs Leben. Es zieht die Teile zueinander, aber es passt nicht, weil die flüssigen und pastosen Teile (Unverarbeitetes, EPs) die festen und haltenden Strukturelemente (ANPs) immer wieder aufzulösen drohen. Es bedarf der äußeren Hilfe und viel Geduld, etwas Gemeinsames daraus zu gestalten. Aber es ist überhaupt nicht klar, ob es dann wirklich eine Vase wird oder ob es viele einzelne Teile bleiben, die irgendwie einen gemeinsamen Boden und vielleicht eine gemeinsame „Gruppengestaltung“ bekommen.

Bei Traumatisierungen, die sich über lange Zeit häufig wiederholen, kann es zur Verfestigung früher Spaltungen in alltagstaugliche Bereiche, verletzliche und aggressive Anteile kommen, die je nach Altersgruppe und Erlebnisbereichen noch in unterschiedliche „Schichten“ eingeteilt sind. Die Ordnung in der Persönlichkeit wird nicht von innen heraus selbst bewusst gestaltet, sondern Außenreize (z. B. Umgebungswechsel) und innere, häufig „angetriggerte“ Impulse bestimmen, welcher Teil der Persönlichkeit wann nach außen kommt. Der oder die ANP – das ist der Teil der Persönlichkeit, der gegenwärtig am besten den gegenwärtigen Alltag regeln kann –

und davon kann es mehrere geben – entspricht in gewisser Weise dem Alltagsbewusstsein einer „simplen", nicht dissoziativ gespaltenen Persönlichkeit. Eine ANP hat allerdings mehrere Einschränkungen gegenüber „Neurotikern" wie du und ich:

- Sie ist ein ganzes Stück weit „seelentaub", hat also emotionale Defizite, die mit dem emotionalen Gehalt an früheren Erinnerungen zu tun haben, die ihr nicht bewusst sind, weil sie dafür eine Amnesie hat.
- Sie ist weit weniger stressresistent als eine nicht früh dissoziativ gespaltene Persönlichkeit.
- Sie hat eine ausgeprägte Phobie vor traumatischen Inhalten, will also mit dem Grauen von früher möglichst nichts zu tun haben (was sicher jeder nachvollziehen kann, der weiß, wie viele lebensgefährliche Situationen und Gewalterfahrungen der Hintergrund für diese so fundamentale Identitätsspaltung waren).

Meist will eine ANP „die eigentliche Persönlichkeit" sein, hat aber von vielem, auch was bei den EPs durch die harten Erfahrungen an Kreativität und Kompetenz entstanden ist, wenig bis keine Ahnung und häufig große Angst, weil sie bemerkt, dass ihr viele „Fehler" unterlaufen, dass sie im Alltag Zeit verliert. Zeit, in der sie offenbar gehandelt hat, aber sie kann sich nicht mehr oder nur noch schemenhaft daran erinnern. Sie gewöhnt sich an, nicht mehr so genau nachzusehen, was in der Zeit wohl so alles gewesen ist, und vermutet, sie sei sehr „vergesslich" oder würde eben viel „tagträumen". Meist hat sie das auch schon in der Kindheit getan: hat sich weggeträumt aus der unangenehmen Realität. Oder ist morgens aufgewacht mit Schmerzen und blauen Flecken, aber nur noch dem Hauch einer Ahnung, dass da irgendetwas Schreckliches war in der Nacht. Doch jeder Versuch, nachzudenken, bringt Kopfschmerzen, daher versucht sie sich eher abzulenken.

Nur selten bemerken Außenstehende, dass ein Mensch derart aufgespalten ist.

Ein Beispiel:

Lothar Nahl (Name geändert) kommt als Kollege in meinen Fortbildungskurs. Er setzt einen kleinen Bären vor sich hin. Anfänglich tut er so, als sei dies nur eine Marotte von ihm, nach dem Motto: „Mein Bär ist mein Maskottchen, er begleitet mich überall hin." Doch mit der Zeit sehe ich, wie er während der Fortbildung mit diesem Plüschtier spricht, wie er ihm zuzuhören scheint, ihn – wie auf dessen Kommando – irgendwo anders hinsetzt. Lothar tut dies automatisch, ohne dass er sich kontrollieren kann. Die Teilnehmer links und rechts schauen ihn manchmal erstaunt an, aber das scheint er gar nicht zu bemerken. In einer Pause gehe ich zu ihm hin und hocke mich neben seinen Stuhl, auf Augenhöhe mit dem kleinen Bären. „Und was meint der Bär – hat er übrigens einen Namen? – zu unserem Thema von heute?" – „Er heißt Lotti und ist eine Sie, und sie fürchtet sich ein bisschen" sagt Lothar, mit hoher leiser Stimme. „Aber sie rät mir immer, was ich tun soll, wenn ich nicht mehr weiter weiß, sie ist sehr klug." – „Wisst ihr was, Lothar und Lotti, ich glaube, wir sollten uns mal in Ruhe zusammensetzen und überlegen, ob das hier die richtige Umgebung für euch ist." Ich gebe meiner Stimme einen scherzhaften Ton, doch etwas in Lothar hat dies als Bedrohung aufgefasst, ich könnte ihn vielleicht aus der Fortbildung ausschließen. „Eh, was soll der Quatsch!", kommt eine grollende Stimme aus Lothars Innerem. „Schmeißen Sie uns bloß nicht raus. Wir sind nicht multipel!" – „Ah ja?", schmunzele ich. „Dann sollten wir doch mal nachher gemeinsam nachdenken, was jetzt das Richtige ist. Bleibt ihr nachher noch da?"

Ein ängstlicher Blick, ein zögerndes Nicken. Und ich weiß, dass mir eine Überzeugungsarbeit bevorsteht: Unintegrierte Multiple – also Menschen mit einer dissoziativen Identitätsspaltung, die ihre Anteile noch nicht bewusst koordinieren können – dürfen nicht an meinen Therapeuten-Fortbildungen teilnehmen, da bin ich ganz streng. Erst einmal eine Psychotherapie machen, die Persönlichkeit koordinieren lernen, dann in Ruhe explorieren, ob Traumatherapie wirklich das richtige Fortbildungsziel ist, und danach – wir werden sehen.

Inzwischen haben mir manche KollegInnen gestanden, dass sie multipel waren oder sind. Die meisten von ihnen haben lange Psychotherapien hinter sich und haben ihr Innensystem so weit koordiniert, dass sie in der Lage sind, ihre Arbeit mit verlässlichen, stabilen Persönlichkeitsanteilen zu leisten. Unter Supervision dürfen auch KollegInnen mit einer komplexen dissoziativen Störung inzwischen in meine Ausbildungen. Wer allerdings, wie Lothar, noch unkoordiniert ist, wird – wenn ich es denn entdecke (und manchmal entdecke ich es leider zu spät, manchmal hat die KollegIn sogar schon das Teilnahme-Zertifikat), von mir ebenso von der Fortbildung ausgeschlossen wie beispielsweise Menschen mit einer unbehandelten Borderlinestörung, einer narzisstischen Persönlichkeit oder einer floriden Psychose. Denn eine PsychotherapeutIn braucht eine ausreichende innere Stabilität, um Menschen in Not verlässlich, stabil und kompetent begleiten zu können.

5.6.1 *Bedingungen für eine dissoziative Identitätsstörung*

Fünf Bedingungen sind es, die zusammenkommen müssen, damit eine dissoziative Identitätsstörung entstehen kann:

1. schwere, langjährige Misshandlungen, beginnend zwischen Geburt und sechstem Lebensjahr (nur ein bis vier Prozent sind andere Traumatisierungen, etwa todesnahe Situationen in früher Kindheit oder sehr schmerzhafte operative Eingriffe, verbunden mit längerer Trennung von den Bezugspersonen);
2. Geschlecht weiblich (nur 10 bis 20 Prozent der dissoziativ identitätsgespaltenen Menschen sind männlich);
3. sehr gut ausgeprägte Fähigkeit zu dissoziieren;
4. kein „gutes Objekt", also kein Elternteil oder nahe Bezugsperson bietet dem Kind kontinuierlich und verlässlich eine sichere Bindung an;

5. niemand hilft in der Kindheit und Jugend, das traumatische Geschehen zu realisieren, also ins Bewusstsein zu heben und zu verarbeiten. In meinem Handbuch über multiple Persönlichkeiten findet sich mehr über diese extreme dissoziative Spaltung und die Folgen. Hier nur so viel: An multiplen Persönlichkeiten, also Menschen mit einer dissoziativen Identitätsspaltung, können wir viel lernen und erkennen darüber, weshalb Dissoziation ein so entscheidender und erfolgreicher neurologischer Mechanismus ist – aber auch, wie schwer es ist, dauerhaft mit unwillkürlichen Wahrnehmungs-, Bewusstseins- und Gedächtnisveränderungen und entsprechenden Handlungsimpulsen leben zu müssen.

Grundsätzlich unterscheiden wir drei „Entitäten", drei dissoziative Einheiten der chronisch dissoziierenden Persönlichkeit:
a) dissoziative states, also unterschiedliche Zustände, in denen sich die Person befinden kann;
b) dissoziative fragments, also Splitter der Persönlichkeit, die einzelne Fähigkeiten oder kleine assoziative Verbindungen von z. B. alterstypischen Wissensfragmenten oder Erinnerungen darstellen;
c) dissoziative alters, das sind „Alter Egos", Teilpersönlichkeiten mit einem eigenen „Ich", eigenen Wissensbereichen und einer typischen Art, sich auf sich selbst, die Umwelt und andere Menschen zu beziehen.

Dissoziative Zustände finden wir in vielen Menschen, die gut dissoziieren können. Wenn sie sehr ausgeprägt sind und sich unter Umständen auch schwer verändern und zudem überhaupt nicht von der Alltagspersönlichkeit kontrolliert werden können, dann könnte es sich um eine partielle dissoziative Identitätsstörung („Margerite") oder eine Dissoziative Identitätsstörung mit voll abgespaltenen Selbst-Anteilen handeln. Dies gut zu diagnostizieren, ist äußerst wichtig.

5.6.2 *Vor- und Nachteile des Dissoziierens*

Dissoziation kann
a) die Persönlichkeit vor dem Überflutet-Werden schützen;
b) zur Aufspaltung und Desorganisation der Persönlichkeit beitragen.

Dem Vorteil, durch Dissoziation dem Entsetzlichen der traumatischen Wirklichkeit zu entkommen, steht also der Nachteil gegenüber, später das Abgespaltene
a) entweder unter Kontrolle bringen und integrieren zu müssen oder
b) mit einer durch „seltsame Zustände" oder gar abgespaltene Selbst-Anteile gequälten Persönlichkeit dauerhaft leben zu müssen, die ohne intensive und oft langjährige bewusste Arbeit (z. B. in einer Psychotherapie) nicht koordiniert, geschweige denn integriert werden kann.

5.7 Trauma-Exploration bei Kindern

Wie erfragen Profis denn nun korrekterweise das ganze Feld der möglichen seelischen Beeinträchtigungen nach Traumata? Beginnen wir mit den Kindern. Hier haben vor allem zwei AutorInnen Pionierarbeit geleistet: Joyana Silberg und Frank Putnam. Von Letzterem stammen einige wichtige Hinweise darauf, wie (Schul-)Kinder nach Traumata exploriert werden können. Ich habe sie mit seinem Einverständnis nach seinem Buch zusammengestellt und sie können als diagnostische Hinweise gelten. Die direkten Fragen an Kinder richten sich zunächst einmal auf die unmittelbaren Folgen traumatischer Dissoziation. Dies kann zum Beispiel so aussehen:

5.7.1 *Trauma-Exploration nach Putnam*

Fragen nach Amnesien und auffälliger Vergesslichkeit

Bekommst du manchmal Hausaufgaben oder Tests zurück und du kannst dich nicht erinnern, sie gemacht zu haben? [Falls Ja:] Kannst du mir ein Beispiel dafür erzählen? (oder) Kannst du mir mehr darüber erzählen?

Wolltest du schon mal etwas Bestimmtes machen und hast festgestellt, dass du das schon fertig gemacht (erledigt) hattest? (Beispiel, falls Ja)

Machst du manchmal etwas oder gehst irgendwo hin und weißt nicht, warum? (Beispiel, falls Ja)

Wunderst du dich manchmal über dich, weil du plötzlich etwas weißt, aber du weißt nicht, woher du es weißt? (Beispiel ...)

Ist es manchmal schwer für dich, herauszufinden, ob du eine Sache schon erledigt hast oder nur daran gedacht hast, sie zu erledigen? (Beispiel ...)

Gehst du manchmal los, um etwas zu tun, und vergisst unterwegs, was du tun wolltest? (Beispiel ...)

Glaubst du insgeheim, dass du so gut im Schauspielern oder Lügen bist, dass du dich sogar selbst austrickst? (Beispiel ...)

Stellst du manchmal fest, dass du dich nicht an Sachen erinnern kannst, an die du dich deiner Meinung nach erinnern solltest? (Beispiel ...)

Sagen manchmal Leute zu dir, du müsstest dich doch an etwas Bestimmtes erinnern, aber du kannst dich wirklich nicht erinnern? (Beispiel ...)

Depersonalation / Derealisation

Hast du manchmal das Gefühl, als wärst du wie im Nebel, oder kommen dir manchmal die Dinge um dich herum so unwirklich vor, als wärst du in einem Traum? (Beispiel ...)

Kommt dir dein Spiegelbild manchmal so vor, als wenn du das gar nicht wärst? (Beispiel ...)

Hast du manchmal das Gefühl, wie neben dir zu stehen und dich zu beobachten, als wärst du jemand anderes? (Beispiel ...)

Kommen dir manche Teile deines Körpers (zum Beispiel deine Hände) oder sogar der ganze Körper so vor, als gehörten sie nicht zu dir? (Beispiel ...)

Erfahrungen passiver Beeinflussung

Hast du manchmal starke Gefühle, die sich für dich so anfühlen, als wären das eigentlich gar nicht deine eigenen Gefühle? (Beispiel ...)

Hast du manchmal den Eindruck, dass du deinen Körper nicht dazu bringen kannst, das zu tun, was du gerade tun willst? (Beispiel ...)

Stellst du manchmal fest, dass du dabei bist, etwas zu tun, was du gar nicht tun willst, aber du kannst nicht damit aufhören? (Beispiel ...)

Identitätsänderung

Passiert dir das manchmal, dass dich jemand mit deinem Namen anspricht, aber du weißt im Moment gar nicht, dass das dein Name ist? (Beispiel ...)

Benimmst du dich manchmal ganz anders als sonst und fühlst du dich dann auch wie jemand anderes? (Beispiel ...)

Hast du eine besondere, geheime Freundin oder einen geheimen Freund, der oder die überall mit dir hingeht und den oder die andere Leute nicht sehen können? (Beispiel ...)

Trancezustände und Zeitverlust

Kommt es dir manchmal so vor, als wüssten alle in der Schule etwas, das man ihnen gesagt hat, aber das du nicht weißt? (Beispiel …)

Passiert es dir manchmal, dass die Klasse sich mit einem ganz anderen Thema beschäftigt, aber du hast es nicht mitgekriegt? (Beispiel …)

Stellst du manchmal fest, dass Zeit vergangen ist und du dich nicht daran erinnern kannst, was in der Zeit passiert ist? (Beispiel …)

Hast du einen bestimmten Ort in deinem Innern, an den du gehst, oder ein bestimmtes Bild, das du dir vorstellst, wenn es dir nicht gut geht? (Beispiel …)

Akustische Halluzinationen

Streitest du dich manchmal laut mit dir selbst? (Beispiel …)

Hörst du manchmal Stimmen in deinem Kopf? (Beispiel …)

Manchmal reden Kinder, die sich fürchten oder einsam sind, innerlich mit jemandem. Machst du das auch manchmal? (Beispiel …)

Achtung: Entscheidende Hinweise ergeben sich aus den Beispielen, diese daher wörtlich notieren!

Zur Erläuterung für die Fachleute hat Frank Putnam die wichtigsten Symptombereiche bei Kindern und Jugendlichen so gebündelt:

Symptome und Verhaltensweisen bei Kindern und Jugendlichen mit pathologischer Dissoziation

Primäre dissoziative Symptome

Amnesien und Gedächtnissymptome:

- Amnesien, Blackouts, Zeitverlust für komplexes Verhalten (wie Gefühlsausbrüche, körperliche Auseinandersetzungen, soziale Aktivitäten);
- überraschende Vergesslichkeit für wichtige Informationen (z. B. Namen von besten FreundInnen; Gegenstände in eigenem Besitz; erneutes Fragen nach Erlaubnis von Aktivitäten, die sie gerade schon gemacht haben);
- inkonsistente und wechselhafte Fähigkeiten und Eigenschaften (z. B. in Bezug auf Schulleistungen, Sport, Kunst, Musik, soziale Fertigkeiten);
- inkonsistente und dramatisch wechselnde Gewohnheiten und Vorlieben (z. B. verschiedene Lieblingsfarben, Nahrungsmittel, Kleidungsstücke);
- Fugue-Episoden (sich an einem anderen Ort wiederfinden und nicht wissen, wie man dort hingekommen ist);
- Flashbacks und intrusive Erinnerungen an Traumatisierungen (u. U. einschließlich abrupter, stark schwächender körperlicher Symptome);
- Amnesien für die Quelle von Informationen (z. B. überrascht sein von eigenen Kenntnissen in einem Leistungstest oder über musische oder sprachliche Fähigkeiten);
- fehlende autobiografische Information (Unfähigkeit, wichtige persönliche Daten oder wichtige frühere Erlebnisse zu erinnern).

Dissoziative Prozess-Symptome:

- tranceähnliche Abwesenheitszustände („alles leer", „weiß nichts mehr", starrt lange auf einen Punkt, exzessive Tagträume);
- akustische Halluzinationen (Hören von Stimmen – gewöhnlich, aber nicht immer, im Kopf –, von unterschiedlichem Geschlecht, Alter und Gefühlszuschreibungen);
- schnelle Verhaltensregressionen (z. B. babyhafte Verhaltenszustände);
- passive Beeinflussungs-Erfahrungen (Unfähigkeit, trotz ernsthafter Anstrengungen das eigene Verhalten zu kontrollieren, körperliche Kämpfe mit sich selbst, zwanghafte Masturbation, Selbstverletzungen trotz Anstrengungen, diese zu vermeiden);
- distinkte (stark unterschiedliche) Persönlichkeitszustände, elaborierte (stark ausgeprägte) Teil-Identitäten, überdauernde, lebhafte imaginäre Spielgefährten mit der Auswirkung, sich passiv beeinflusst zu fühlen („Das hat ‚er' gemacht, nicht ich").

Weitere posttraumatische Symptome

- Symptome des Wiedererlebens (Flashbacks und intrusive Erinnerungen), Reinszenierungen, traumatisch spielerisch Ausagieren, ängstigende Träume ohne erkennbaren Inhalt, pavor nocturnus – nächtliche Angstattacken);
- Vermeidungssymptome (Einschränkungen in der Spielfähigkeit, sozialer Rückzug, verminderte Affektbreite, Verhaltens-Regression oder Verlust entwicklungsadäquater Fähigkeiten und bereits erreichter Entwicklungsschritte);
- Hyperarousal (ADS- bzw. ADHD-ähnliches Verhalten, neue Ängste, Befürchtungen oder Aggressionen).

Sekundäre Symptome

- Depressionen;
- Ängste;
- Affektlabilität (Irritabilität, rasch wechselnde Gefühlszustände);
- geringes Selbstwertgefühl;
- Somatisierung (rasch wechselnde körperliche Beschwerden – z. B. Kopfschmerzen, Bauchschmerzen, ungewöhnliche Schmerzen ohne eindeutige organische Ursache).

Tertiäre Symptome

- Suizidgedanken oder -versuche;
- Selbstverletzungen;
- Verhaltensauffälligkeiten (Aggression, oppositionelles oder zerstörerisches Verhalten);
- sexuelle Verhaltensprobleme;
- Leistungsprobleme (Lernschwierigkeiten, Konzentrationsschwierigkeiten, leichte Ablenkbarkeit, Schwierigkeiten beim Lösen von Problemen, bei denen vorher erlernte Information angewendet werden soll).

Ich finde diese Einteilung nach wie vor sehr gut für Kinder und Jugendliche und empfehle, die oben abgedruckten Fragen Schulkindern beim Verdacht auf dissoziative Störungen zu stellen. Es gibt aber noch …

5.7.2 Weitere Diagnostikinstrumente

CDCL, der C-DES, A-DES / J-DES und FDS

Weitere Diagnostikinstrumente für dissoziative Störungen bei Kindern sind die CDCL (Child Dissociative Checklist), der C-DES (Skala für dissoziative Erlebnisse bei Kindern). Sie sind beide z. B. auf der Website der Kollegin Anne Schmitter-Boeckelmann erhältlich, unter ↗ http://www.schmitter-boeckelmann.de (Stand Frühjahr 2020).

Empfehlenswert für Jugendliche ist der Adolescent-DES (A-DES, im Deutschen auch unter J-DES bekannt, wobei DES für „Dissociative Experiences Scale" steht). Für Erwachsene gibt es neben dem DES auch den Fragebogen für dissoziative Symptome (FDS). Alles das sind Selbstbeurteilungsfragebögen, viele davon in der Testzentrale (↗ http://www.testzentrale.de) zu erhalten. Da erfahrungsgemäß eine hohe Fehlerquote darin liegt, wenn die Betroffenen einen Fragebogen allein ausfüllen sollen – etwa ein Viertel der hoch dissoziativen Jugendlichen bzw. Erwachsenen werden dann nicht gefunden („false negatives"), empfehle ich bei diesen Fragebögen Folgendes, um die Trefferquote zu erhöhen:

1. Selbstbeurteilungsfragebogen unter Begleitung einer erfahrenen TherapeutIn ausfüllen; diese achtet darauf, ob es während des Ankreuzens zu auffälligen Veränderungen der Persönlichkeit („Switches") kommt; oder ob die KlientIn plötzlich mit anderer Stimme spricht; oder ob sie mit sich selbst spricht, als wäre sie jemand anderes – etwa „Nein, ich hab dir doch gesagt, das kenne ich nicht, nun lass mich in Ruhe!", „Das dürfen wir hier nicht verraten" etc.
2. Für jede Antwort, die signalisiert, dass die KlientIn das entsprechende dissoziative Phänomen kennt (also bei z. B. A-DES und FDS: alle Antworten, die sie bei mehr als 0 Prozent ankreuzt), wird sie gebeten, ein Beispiel zu nennen. Dies ermöglicht es der KlinikerIn festzustellen, ob die KlientIn die Frage verstanden hat; ob sie nur so tut als ob, aber das Phänomen tatsächlich doch nicht kennt; und schließlich: wie gravierend das Phänomen von ihr wahrgenommen wird. So wird etwa in beiden genannten Fragebogen sinngemäß gefragt, ob man es kennt, „wie neben sich zu stehen" und sich selbst von außen zu betrachten. Wenn jemand ankreuzt: Ja, das kenne ich, zu etwa 40 Prozent meiner Zeit mache ich das, und dann um ein Beispiel gebeten wird, könnten unterschiedliche Antworten kommen; etwa: „Ich beobachte immer genau, was ich tue" oder: „Wenn ich aufgeregt bin, bekomme ich manchmal Kopfweh, und dann kriege ich gar nicht mit, was passiert, weil ich dann wie aus dem Körper rausgehe; dann sehe ich mich von außen etwas tun und sagen und kann gar nichts mehr steuern."
   Es lässt sich unschwer vorstellen, dass beide Antworten auf völlig andere innerpsychische Vorgänge hindeuten und nur die zweite verweist auf ausgeprägte Depersonalisierung.

3. „Es darf mehrere Antworten geben“ ist ein wichtiger Zusatz bei allen Fragebogen zu dissoziativen Störungen. Denn das ist ja gerade das Problem des dissoziierenden Menschen: Die nur für die Anforderungen des Alltags zuständige ANP könnte viele Fragen mühelos bei 0 Prozent ankreuzen: „Kenn' ich nicht, kenn' ich nicht, kenn' ich nicht …“ Demgegenüber kann es ausgeprägte emotionale Zustände oder Alter-Egos geben (EPs), in denen sie sehr wohl solche Phänomene kennt …

Der A-DES ist ebenso wie der FDS ein Screening-Instrument, das bedeutet: Man kann danach keine eindeutige Diagnose stellen (ebenso wenig wie nach dem Elternfragebogen), aber man hat einen Übersichtswert, der darauf hinweist, wie stark eine Person chronisch dissoziiert, und wenn man sicher gehen kann, dass die dissoziativen Symptome nicht nur im Zusammenhang mit einer hirnorganischen Erkrankung oder nach Substanzmittelmissbrauch auftreten, dann kann man sagen: Diese Person dissoziiert chronisch, weil sie traumatisiert worden ist.

SKID-D

Zur Differenzialdiagnostik, also zur genaueren Differenzierung der verschiedenen dissoziativen Diagnosen, eignet sich am besten das – inzwischen auch im Handel erhältliche – SKID-D –, das Strukturierte Interview für Dissoziative Störungen nach den Kriterien des DSM-IV –, das in Deutschland von Ursula Gast und ihrer Arbeitsgruppe an der Medizinischen Hochschule Hannover herausgegeben wurde. Es kursieren Kurzversionen davon im Netz und eine überarbeitete Version nach dem DSM-5 ist im Druck (Frühjahr 2020).

Das SKID-D

- dient dazu, Art und Schweregrad dissoziativer Symptome im Rahmen von diversen Störungen zu erfassen, die im Diagnostischen und Statistischen Manual Psychischer Störungen unter den sogenannten Achse I- und Achse-II-Störungen zusammengefasst sind. Gefragt werden kann also z. B. nach dem Anteil von Dissoziativität bei Angststörungen, insbesondere bei Posttraumatischer Belastungsstörung und Akuter Belastungsstörung, Affektiven Störungen, Psychosen, Essstörungen und Persönlichkeitsstörungen.
- Mit seiner Hilfe kann man den Schweregrad dissoziativer Hauptsymptome bewerten, nämlich Amnesie, Depersonalisation, Derealisation, Identitätsunsicherheit und Identitätsänderung.
- Gemäß den DSM-Kriterien folgender Störungen kann man damit Diagnosen stellen: Dissoziative Fugue, Depersonalisationsstörung, Dissoziative Identitätsstörung, nicht näher bezeichnete Dissoziative Störung sowie Trance-Störung.
  Das SKID-D kann auch bei der Diagnostik der akuten Belastungsstörung benutzt werden.

Aufbau des SKID-D

1. Kurze psychiatrische Vorgeschichte und Fragen nach dem derzeitigen seelischen Funktionsniveau.
2. Systematisch werden verschiedene dissoziative Symptome erfragt, wobei Häufigkeit, Dauer und Grad der Beeinträchtigung erfasst werden.
3. Daneben werden organische Faktoren oder Erkrankungen erfragt, die eine Dissoziative Störung ausschließen würden. Bei den offen gehaltenen Fragen werden die Befragten gebeten, jeweils eigene Beispiele für ihre Erfahrungen zu geben, wodurch bei positiven Antworten eine zusätzliche Validierung (Einschätzung auf Gültigkeit) möglich ist.
4. Dann gibt es Fragen nach den beobachtbaren Folgen der Symptome (z. B. Sachen zu Hause finden, ohne sich zu erinnern, wie sie in den eigenen Besitz gelangten).
5. Bei negativer Beantwortung der Eingangsfragen können die nachfolgenden Ergänzungsfragen (allgemeine wären z. B.: „Können Sie mir mehr darüber sagen?" oder „Was meinen Sie damit?") übersprungen werden. Bei positiven Antworten können vom Interviewer neben den Ergänzungsfragen zur Symptomatik von Identitätsunsicherheit und -wechsel zusätzlich zwei von neun Ergänzungskapitel ausgewählt werden. Auch spontane Ergänzungsfragen sind ein wichtiger Bestandteil des Interviews.
6. Es gibt immer mehrere Fragen zu einem Symptom.
7. Nach Abschluss des Interviews erfasst der / die UntersucherIn unmittelbar während der Befragung beobachtete Dissoziationsphänomene wie z. B. Amnesien, spontane Altersregressionen (Befragte spricht plötzlich wie ein Kind, versteht Fremdwörter nicht, befindet sich plötzlich wieder in der Vergangenheit etc.) oder tranceartige Zustände.
8. In die Gesamtauswertung gehen die verbalen und nonverbalen Antworten der Befragten ein. Sie umfasst eine Beurteilung des Schweregrades der fünf dissoziativen Hauptsymptome sowie die Gesamtpunktzahl. Abschließend erfolgt eine allgemeine diagnostische Einschätzung darüber, ob eine Dissoziative Störung vorliegt und um welche Art der Störung es sich gegebenenfalls handelt.
9. Wichtig ist auch die Nachbesprechung mit der/m Befragten. Zum einen wird hierbei ihr Mut gewürdigt, sich diesen Fragen zu stellen. Zum anderen wird Dissoziation erklärt, und falls eine Dissoziative Störung vorhanden ist, darauf hingewiesen, dass Dissoziation als eine Art Anpassungsmechanismus zu verstehen sei, um in der Vergangenheit mit sehr schwierigen oder schmerzhaften Erfahrungen fertig zu werden, und dass diese Bewältigungsmechanismen heute noch gegenwärtig und wirksam seien.
10. Abschließend erfolgt der Hinweis, dass dissoziative Störungen auf eine Therapie gut ansprechen und bei adäquater Therapie in der Regel eine gute Prognose haben.

Diagnose bei Langzeitschäden

Erst in den letzten Jahren wurde deutlich, dass es für die Langzeitschäden eine eigene Diagnose geben muss. Judith Herman hat früh, nämlich bereits in den 1980er-Jahren, darauf hingewiesen und vorgeschlagen, eine eigene Diagnose „Störung durch extremen Stress" (Disorder of Extreme Stress, DESNOS) zu schaffen. Hierfür haben sie sowie Bessel van der Kolk und andere einen eigenen Fragebogen entwickelt, das strukturierte Interview zur Posttraumatischen Belastungsstörung (IK-PTBS), das dankenswerterweise von Martin Sack und Arne Hofman für den deutschsprachigen Raum bearbeitet wurde und jetzt unter der Bezeichnung IK-PTBS, also Interview zur komplexen Posttraumatischen Belastungsstörung, in Fachkreisen kursiert und noch validiert werden muss. Der Fragebogen ist im Anhang vollständig und mit Hinweisen auf die Auswertung abgedruckt.

Die Dimensionen der komplexen Posttraumatischen Belastungsstörung, wie sie der IK-PTBS abfragt, sind im Einzelnen folgende:

Komplexe Posttraumatische Belastungsstörung = DESNOS (Disorder of Extreme Stress not otherwise specified)

1. Störungen in der Regulation von Affekten und Impulsen
   a) Affektregulation
   b) Umgang mit Ärger
   c) Selbstverletzung / Selbstbeschädigung
   d) Suizidalität
   e) Störungen der Sexualität
   f) Exzessives Risikoverhalten
2. Störungen der Wahrnehmung oder des Bewusstseins
   a) Amnesien
   b) Vorübergehende dissoziative Episoden und Depersonalisierung
3. Störungen der Selbstwahrnehmung
   a) Wirkungslosigkeit
   b) Stigmatisierung
   c) Schuldgefühle
   d) Scham
   e) Isolation
   f) Bagatellisieren
4. Störungen in der Beziehung zu anderen Menschen
   a) Unfähigkeit zu vertrauen
   b) Reviktimisierung
   c) Viktimisierung anderer Menschen

5. Somatisierung
   a) Somatoforme Beschwerden
   b) Hypochondrische Ängste

6. Veränderungen von Lebenseinstellungen
   a) Fehlende Zukunftsperspektive
   b) Verlust von persönlichen Grundüberzeugungen

Der auf diesen Symptombereichen aufbauende Fragebogen IK-PTBS stellt ein ausgezeichnetes Mittel dar, um die langfristigen Folgen von Traumatisierungen zu erheben, ohne dass die Traumata im Einzelnen erfragt werden müssen.

ITQ für PTBS und K-PTBS (Kurzversion) und CTQ

Für viele KollegInnen wird der ITQ, der International Trauma Questionnaire, in der deutschen Version von Lueger-Schuster, Knefel und Maercker 2015/2018 bearbeitet, ein gutes Instrument sein, um in Kurzform sowohl die Posttraumatische Belastungsstörung PTBS als auch die komplexe PTBS diagnostizieren zu können. Die Version kursiert im Netz.

Das Problem, das ich beim ITQ wie bei vielen ähnlichen PTBS-Fragebogen sehe und oft zu hören bekomme: Man soll jeweils an ein bestimmtes traumatisches Ereignis denken und darauf bezogen die Symptome ankreuzen. Viele komplex traumatisierte Menschen haben aber aufgrund ihrer Amnesien Schwierigkeiten, Einzelsituationen zu identifizieren, die traumatisierend waren (dazu gehört ja schon einiges!), dafür aber haben sie massive Symptome. Daher ist das Interview zur komplexen PTBS, wie es im Anhang abgedruckt ist, für mich immer noch das bessere Instrument, um komplexe Traumastörungen identifizieren zu können.

Es gibt tatsächlich etliche Fragebogen, die konkrete Traumatisierungen erfragen; deren Einsatz ist in der Praxis bei schwer traumatisierten Menschen samt und sonders entweder gar nicht möglich, weil die Betroffenen sich weigern oder, wie gesagt, keinen inneren Zugang zu diesen vergangenen seelischen und körperlichen Schmerzen haben (bzw. haben wollen). Oder weil sie so instabil sind, dass die Abfrage einzelner Traumata sie zu unkontrolliertem Wiedererleben (Flashbacks) dieser Schrecken führen könnte und man das daher als verantwortliche TherapeutIn gar nicht erst versucht.

Ein vergleichsweise gut brauchbarer Fragebogen, die verschiedenen Arten von Traumatisierungen zu erfassen, ist der Childhood Trauma Questionnaire (CTQ), der einen missverständlichen Namen trägt, denn er fragt nicht Kinder nach ihren Traumata, sondern Jugendliche oder Erwachsene. Der CTQ ist auch in deutscher Übersetzung frei im Netz erhältlich – wie übrigens sehr viele Trauma-Fragebogen – und wird häufig auch in Traumastudien angewandt.

Inzwischen gibt es eine Fülle von Studien, welche die Zusammenhänge von bestimmten Symptomen bzw. Störungen und Traumatisierungen nachweisen, mit anderen Worten:

Co-Morbidität von (k)PTBS und anderen Störungen. Hierzu gehören neben den dissoziativen Störungen:

- Depressionen (depressive Episoden und sog. Dysthymien)
- Essstörungen
- Panikstörungen und soziale Phobien
- Persönlichkeitsstörungen
- manisch-depressive Erkrankungen
- Suchterkrankungen, auch Sexsucht

Eindeutige Zusammenhänge haben sich gezeigt zwischen der Anzahl der Störungsbilder, der Schwere der Diagnosen und der Schwere und Dauer der Traumatisierungserfahrung: Diejenigen, die früh und langjährig unter extremen Stresserfahrungen zu leiden hatten, besonders solche, die von den primären Bindungspersonen ausgeübt wurden (Eltern oder Eltern-Ersatz), haben durchweg die schwereren Diagnosen und die komplexeren Traumastörungen. Genau diese Menschen sind es auch, die es am schwersten haben im Gesundheitssystem. Für das, was ihnen angetan wurde, können sie nichts, und dennoch werden sie im Gesundheitswesen am stärksten benachteiligt: Sie bekommen schwerer ambulante und stationäre Therapieplätze, sie bräuchten längere und multidimensionalere Therapien (und wenn sie sie bekommen, geht es ihnen viel besser!). Oft sind sie die „Drop-Outs" in Studien (wegen ihrer Instabilität werden sie nicht beforscht), daher gibt es kein Geld für die Forschung über sie. Die großen Schwierigkeiten, gute Therapiemöglichkeiten zu finden, liegen u. a. daran, dass die Anforderungen an PsychotherapeutInnen, komplex Traumatisierte zu behandeln, zwar benannt werden, doch ob sich die KollegInnen auch um die Fortbildungen bemühen, bleibt ihnen privat überlassen. Alles in allem ist das ein großes Dilemma, auf das z. B. die Phoenix-Initiative (↗ http://www.initiative-phoenix.de) immer wieder hingewiesen hat. Belege für diese Zusammenhänge finden diejenigen, die weiter recherchieren wollen, im Literaturverzeichnis.

Wer sich über die Behandlungsempfehlungen für Menschen mit komplexer Posttraumatischer Belastungsstörung informieren will, wird bei Bisson et al. (2019) fündig. Wer die Behandlungsempfehlungen für Menschen mit komplexen dissoziativen Störungen und Dissoziativer Identitätsstörung einsehen möchte, kann dies über die

Website ↗ http://www.dgtd.de tun oder sich das Buch besorgen, das Ursula Gast und Gustav Wirtz 2016 herausgegeben haben: *Dissoziative Identitätsstörung bei Erwachsenen: Expertenempfehlungen und Praxisbeispiele.*

Im zweiten Band, *Wege der Traumabehandlung*, gehe ich auf die verschiedenen Behandlungsmöglichkeiten im Einzelnen ein.

5.8 Borderline als traumabedingte Störung?

Komplexe dissoziative Störungen (die partielle dissoziative Identitätsstörung und das Vollbild der DIS) sowie die komplexe PTBS haben viel gemeinsam mit der Borderline-Störung, etwa die emotionale Instabilität.

In einem aufsehenerregenden Artikel, der 1999 im angesehenen British Journal of Medical Psychology erschien, beschreiben Karya Golynkina und Anthony Ryle, wie man die Borderline-Störung auch verstehen kann: als eine traumabedingte Störung, bei der die Betroffenen verschiedene dissoziative Selbst-Zustände entwickeln. Die sogenannte Borderline-Spaltung (am besten bekannt ist die Spaltung zwischen Gut und Böse oder zwischen Bedürftigkeit und Aggressivität) als eine dissoziative Störung zu verstehen macht sehr viel Sinn. Golynkina und Ryle haben eine Methode vorgestellt, diese meist gegensätzlich organisierten Zustände zu identifizieren und mit ihnen zu arbeiten. Sechs Kategorien von solchen Borderline-Selbstzuständen fanden die beiden Autoren heraus:

1. Ideal; hierzu gehören States oder Selbst-Zustände wie: „Ich vertraue anderen", „Andere bewundern mich", „Andere beneiden mich", „Ich habe die anderen unter Kontrolle" und „Ich bin glücklich".
2. Misshandler-Wut nannten die Autoren solche Zustände, bei denen besonders häufig solche Sätze bejaht wurden wie: „Ich will andere verletzen", „Ich kontrolliere die anderen", „Ich fühle mich von Gefühlen überwältigt", „Ich fühle mich außer Kontrolle" und „Ich bin ärgerlich". Häufig gab es hierzu einen reziproken Selbst-Zustand oder eine reziproke Rolle, entweder
3. Machtloses Opfer – hier wurden Äußerungen bejaht wie „Andere greifen mich an", „Ich fühle mich schwach" und „Ich habe keine Kontrolle über das, was geschieht" – oder
4. Ärgerliches Opfer: eine Rolle oder ein State, also Selbst-Zustand, in dem Sätze bejaht wurden wie: „Ich bin schwach", „Ich bin außer Kontrolle", „Ich fühle mich schuldig" und „Ich will andere verletzen". Etwa die Hälfte der Befragten beschrieb auch einen

5. Coping-Zustand, in dem sie hauptsächlich das Gefühl hatten, andere zu kontrollieren, und oder einen
6. Zombie-Zustand, in dem sie sich „von Gefühlen abgeschnitten" fühlten, wobei 5. und 6. oft eng miteinander verbunden waren.

Aus dieser und anderen Studien heraus entwickelten sie zwei kurze Fragebogen, in denen Betroffene sich selbst einschätzen konnten. Den ersten nannten sie Personality Structure Questionnaire (PSQ), in Anhang 3 abgedruckt, den zweiten States Description Procedure (SDP), in Anhang 4 in wörtlicher Übersetzung abgedruckt. Der SDP wird nur angewendet, wenn die Antworten im Kurzfragebogen PSQ auf das Vorhandensein von mehreren unterschiedlichen Persönlichkeitszuständen hinweisen.

Eine Anmerkung hierzu: Häufig sind die Zustände bipolar angeordnet; und häufig sind sie dissoziativ, d. h., die Person kann sich – wenn sie sich in einem Zustand befindet, etwa „Die Wütende" nicht daran erinnern, wie es sich anfühlt, im entgegengesetzten Zustand zu sein, zum Beispiel „Die Traurige". Ähnlich wie bei den multiplen Persönlichkeiten – die zu dem noch völlig amnestisch sein können für das, was sie während anderer Zustände getan haben – kann die Psychotherapie unter anderem darin bestehen, über die verschiedenen Zustände hinweg sich mit dem vertraut zu machen, was der andere „Zustand" oder „Teil" der Persönlichkeit will, welchen Sinn dieser Zustand hat.

Die Betroffenen können lernen, dass sie sich in äußerster seelischer Not in verschiedene Zustände gespalten haben und dass sie durch ein Training diese Spaltung erst einmal so kontrollieren können, dass sie gezielt von einem Zustand in den anderen wechseln können, statt durch die Zustände zu „jagen", ohne sie beeinflussen zu können, was sehr großes Leid macht. Auf Dauer kann es sogar bei einigen – wenn sie nicht weiter traumatisiert werden und ihre Affektkontrolle zunimmt – zu einem Integrationsprozess kommen, der die Trennung zwischen radikal verschiedenen und gefährlichen Zuständen aufhebt und eine „Durchmischung" und damit Selbst-Kontrolle zulässt.

Die Borderline-Störung als eine komplexe posttraumatische dissoziative Störung zu verstehen ist, obwohl inzwischen in zahlreichen Studien belegt, für viele immer noch eine ungewohnte Sichtweise Diese Sichtweise berücksichtigt, dass diese Störung – wie auch die anderen Persönlichkeitsstörungen – eine Form der Bindungsstörung ist, die durch traumatisierende Beziehungen entstanden ist und sich durchaus verändern lässt. Im Literaturverzeichnis finden Sie einige Hinweise zu den Spezifitäten der Studien, die K-PTBS und Borderline verglichen haben.

Gerade erleben wir, dass ein Paradigmenwechsel stattfindet, auch wenn es immer wieder Gegenbewegungen gibt. Nämlich, dass das Ausmaß von Belastungen und realer Traumatisierung in allen Psychotherapieschulen ernst genommen wird, in der Hinsicht, dass Trauma und Traumafolgestörungen wahrgenommen, gelehrt und ihre Diagnose und Therapie als bedeutsam anerkannt werden. Doch es gibt nach wie vor einen erbitterten Kampf um Pfründe: Die Pharmaindustrie hat viele schöne neue Medikamente für alle möglichen Störungsbilder, es gibt nach wie vor eine individuelle Pathologisierung (Störung wird letztlich so verstanden, dass der Mensch gestört ist, und nicht, dass er in seiner Entwicklung durch massive Stressoren, etwa durch Gewalteinwirkung, gestört wurde). Zudem haben sich die Kliniken und ihre Abteilungen in langer Entwicklungsphase „störungsspezifisch" ausgerichtet, also für Essstörungen, Borderline, Depressionen, Psychosen etc. Und es haben sich daraus Lehrstühle, Forschungsschwerpunkte mit Forschungsgeldern etc. ergeben. All das erschwert es, so einfache Wahrheiten wieder in den Mittelpunkt der Behandlung zu stellen, wie:

Es sind traumatisierende Lebensbedingungen, die Menschen seelisch zusammenbrechen lassen und ihnen langfristig in Form seelischer Störungen zusetzen.

Gelingt es uns, diese Erkenntnis respektvoll in Therapien umzusetzen, können die meisten Störungen besser verstanden und adäquater behandelt werden.

6. Wieso erscheint traumatisierten Menschen der Tod oft näher als das Leben?

„I'm fucked ..." – Letzte Worte des 21-jährigen Brandon W., der sich vor laufender Web-Kamera tötete.

„Das Einzigartige, was der Selbstmord dem Kind eines Selbstmörders zu bieten hat, ist die Erkenntnis, dass Sterben eine Möglichkeit ist. Der Tod als Option. Selbst wenn der Gedanke an Selbstmord das Kind erschreckt, wütend oder verzweifelt macht, so bleibt es doch etwas, was es straflos in Betracht ziehen kann, weil ein Elternteil es ihm vorgemacht hat. Auch wenn es nicht von eigener Hand sterben möchte, kann es einen Selbstmord doch niemals ganz ausschließen und sagen: ‚Das würde ich nicht tun.' Sein Erzeuger hat es getan; also könnte auch das Kind es tun. Selbstmord als Möglichkeit – dieser Gedanke hat vielleicht ebenso viele Leben gerettet wie gekostet ... ‚Ich kann jederzeit sterben. Wenn es zu schlimm wird, kann ich es jederzeit tun.'"

(Anne Rivers Siddons)

Was hier die Heldin eines Romans erlebt, mag vielen Kindern von Suizidanten eine Art seltsamer Trost sein: „Ich kann es jederzeit tun – einer meiner Angehörigen hat es ja auch getan." Leider ist es real so, dass dies nicht den eigenen Suizid verhindert, sondern die Wahrscheinlichkeit dafür, statistisch gesehen, erhöht (siehe weiter unten).

Besonders häufig werden jene Menschen Gedanken an den „Freitod" hegen, die gegen ihren Willen schon einmal in Todesnähe gezwungen wurden: Wer zwischenmenschliche Gewalt erlitten hat, insbesondere frühe und langjährige Gewalt, wird mit einem untergründigen Gefühl kämpfen, dass das Leben nicht lebenswert sei. Als sei es eigentlich schon vorüber, seitdem man traumatisiert wurde und man selbst nur eine Art „Zombie". Wer gezwungen wurde, anderen etwas anzutun – im Zusammenhang mit Gefangenschaft, Folter, organisierter Ausbeutung, ritueller Gewalt etc. –, wird ebenso mit dem Gefühl leben, eigentlich das Lebensrecht verwirkt zu haben, wie jemand, der die Tat angeblich oder vom Gefühl her „freiwillig" beging, aber noch über ein (schlechtes) Gewissen verfügt. Wer Unaushaltbares ertragen musste, wird zumindest in Krisenzeiten eine Todessehnsucht entwickeln, die sich bis zur akuten Suizidalität steigern kann. All diese Faktoren gehören zur „komplexen Posttraumatischen Belastungsstörung". Weshalb das so ist, und welche verschiedenen Motive und Gründe es für Suizidalität geben kann, damit soll sich dieses Kapitel näher beschäftigen.

6.1 (K-)PTBS und Suizidgefahr

Menschen mit einer Posttraumatischen Belastungsstörung (PTBS) – auch nach nur einmaligem Trauma – weisen bereits eine achtfach erhöhte Rate an Suizidversuchen gegenüber der Allgemeinbevölkerung auf (Frommberger 2000).

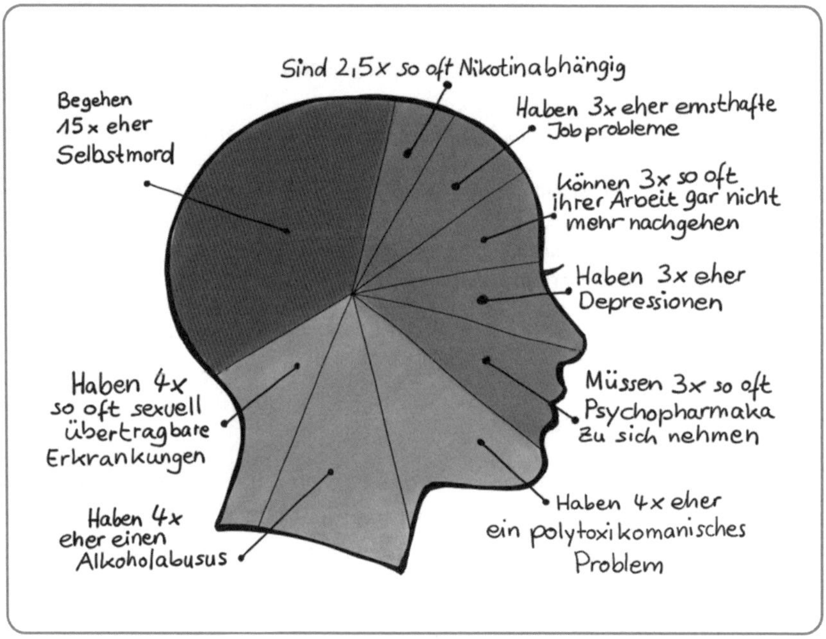

Abbildung 6.1

Eigentlich sollte man doch meinen, ein Mensch, der ein Inferno überlebt hat, werde in Zukunft nichts so sehr fürchten, wie noch einmal in eine todesnahe Situation zu geraten. Das stimmt auch. Einerseits. Dies gehört zu den Vermeidungsreaktionen, die ja individuell sehr intensiv ausgeprägt sein und mit einem Rückzug in „ungefährliche" Lebensbereiche einhergehen können – im Extremfall kann es sein, dass Menschen gar nicht mehr aus der Wohnung gehen, weil sie jede potenzielle „Gefahr für Leib und Leben" auf ein Minimum reduzieren wollen – dies gehört zur sogenannten „Konstriktion": der Einengung oder Vermeidung, einem der drei wesentlichen Kriterien für eine PTBS. Viele haben also einerseits eine große Furcht vor erneuter Lebensgefahr.

Andererseits erlebt ein Großteil des Drittels der traumatisierten Menschen, die eine längerfristige Posttraumatische Belastungsstörung entwickeln, phasenweise eine seltsame Todessehnsucht oder Lebensmüdigkeit, die wie ein chronisches Leiden werden und eine suizidale Depression, die „Krankheit zum Tode", auslösen kann.

Vielleicht „kranken" diese „Lebensmüden" lediglich an dem Sich-nicht-abfinden-Können damit, dass in ihrem Leben etwas geschah, nach dem nichts mehr so ist, wie es vorher war. Vielleicht haben sie abrupt einen nahestehenden Menschen verloren, mussten einen lebensbedrohlichen Unfall verkraften oder sind Opfer oder Zeuge einer Gewalttat geworden.

Oder sie könnten zu Recht sagen: „Im Vergleich zu meiner Kindheit und Jugend geht es mir jetzt glänzend", doch sie spüren, dass die Misshandlungen, die Verluste und das Unglück ihrer Kindheit in ihnen weiterwirken, untergründig weiterquälen, hinter der Fassade des alltäglichen „Machens" und „Schaffens" Sinnlosigkeit und Einsamkeit hinterlassen haben.

In all diesen Fällen wünschen sie sich, stabiler zu sein, gesünder – was auch immer das heißen mag. Vielleicht: weniger Kopf- und andere psychosomatische Schmerzen, weniger Schlafstörungen, weniger hektisch und irritierbar sein bei Stress. Vielleicht wünschen sie sich ein stärkeres Selbstwertgefühl. Möglicherweise wünschen sie sich auch, dass die latente Verzweiflung, die wie ein Nachhall tief verstörender Ereignisse in ihnen nachzuklingen scheint, endlich von ihnen weichen möge.

Bei sehr vielen suizidalen Menschen jedoch gibt es noch ein weiteres Phänomen, das der Erklärung bedarf: Schuldgefühle. Warum fühlt sich ein Kind schuldig, das daheim gequält wird? Weil man es ihm sagt. Ein Stärkerer, hier Erwachsener, kann ein Schwächeres, hier ein Kind, gar nicht quälen, ohne ihm zu signalisieren: „Ich kann, ja muss das tun, weil du …" Dieses „Weil du …" kann unterschiedlich ergänzt werden: „Weil du so faul, so eine Schlampe, so hübsch, so blöd, so falsch, so … bist." Das bedeutet:

Der/die Misshandelnde nimmt also eine „Schuldübertragung" vor, und der/die Misshandelte eine „Schuldübernahme". Und es kann ein ganz wesentlicher Punkt in einer Psychotherapie mit einem traumatisierten Menschen sein, dies anzuschauen. Wobei das intellektuell natürlich viel leichter zu verstehen ist als emotional. Es nutzt nämlich gar nichts, so jemandem zu sagen: „Sie brauchen sich doch nicht schuldig zu fühlen. Sie waren ja gar nichts schuld!" Da erntet man einen Blick und ein Seufzen nach dem Motto: „Du hast gut reden …"

Wir können nicht behaupten, über Gedanken und Gefühle zum Thema Suizid, Selbsttötung, Selbstmord, den Freitod, oder wie auch immer der Akt der endgültigen Selbstvernichtung genannt wird, zu sprechen, ohne dass von einem bestimmten Gefühl die Rede ist: von Verzweiflung.

Wer versucht, sich an den Ursprung der tiefen Verzweiflung, meist den dunkelsten Moment der eigenen Lebensgeschichte, zu erinnern: Wodurch war er gekennzeichnet? War es die ruhige Gewissheit, nun werde es nicht mehr schlimmer kommen, jetzt sei die Talsohle erreicht? Nein, wahrscheinlich nicht. Vermutlich war der schlimmste Moment derjenige, an dem man dachte: Jetzt ist alles aus. Jetzt geht nichts mehr. An dem man sich psychisch, vielleicht sogar körperlich, dem Tode nahe fühlte. An dem ein lähmendes Entsetzen eintrat (das möglicherweise erst zum „Freeze", dann zum totalen Zusammenbruch, „Fag" oder „total collapse" wurde), etwas erdulden zu müssen, gegen das man sich nicht (weiter) wehren konnte und das definitiv unaushaltbar war. Man gibt in einer solchen von außen aufgezwungenen Situation nicht gleich auf. Man kämpft sich wieder zurück ins Leben, so gut es geht. Und dann kommt später, wenn das ehemalige Erleben – und sei es rein körperlich – wieder und wieder an den Toren des Bewusstseins rüttelt, den ganzen Organismus schüttelt, die Seele wieder und wieder quält, der Moment, an dem man die eigene Niederlage eingestehen muss: „Nichts hilft. Ich kann nichts tun. Es ist unaushaltbar schrecklich. Es ist einfach passiert. Und immer noch passiert es einfach. Ich muss es aushalten und kann es doch nicht."

Und man hat es ja ausgehalten. Wieder und wieder. Manchmal ohne zu verstehen, manchmal mit zunehmendem Wissen: „Ja, so war es." Und doch ist der Schmerz immer noch unaushaltbar. So geht es im Übrigen auch Menschen, die anderen etwas Nichtwiedergutzumachendes angetan oder ein entsprechendes Unglück verschuldet haben und es nicht – oder nicht mehr – schaffen, ihre Schuld zu leugnen. Es ist dann schier unaushaltbar.

Möglicherweise hat dieses Erlebnis – insbesondere, wenn es sich wiederholt hat, etwa bei Gewalt in der Kindheit – das eigene Leben so sehr verändert, dass dieser Kampf und sein Ergebnis das zukünftige Leben und den weiteren Lebensweg bestimmt haben.

Die eine oder der andere Überlebende solcher Gewalt mag sogar einen helfenden Beruf ergriffen haben, weil sie sich nach einem solchen traumatischen Ereignis gewünscht haben, ihr Leben möge noch einmal einen neuen Sinn bekommen – nicht das schlechteste Motiv für diese Berufswahl, wenn es denn einhergeht mit dem ernsthaften Versuch der Aufarbeitung auch der eigenen Geschichte.

Wer eine todesnahe Gewaltsituation überlebt – und auch, wer den Suizid eines nahestehenden Menschen verkraften muss –, wird sich grundlegende Fragen über den Sinn des Lebens stellen.

Interessant: Robert Bering stellt in seinem Buch *Suizidalität und Trauma* fest: Der suizidale Handlungsdruck sei zu verstehen als Ausdruck einer „Generalprävention von Retraumatisierung". Das fasst das Dilemma ganz gut zusammen: Sich suizidieren wollen, damit das Schreckliche, Unaushaltbare von damals nicht noch einmal passieren kann. Lieber sterben – das macht deutlich, wie entsetzlich traumatisierende Ereignisse dem verzweifelten Menschen erscheinen.

Nun könnte man dem entgegenhalten: gewagte These. Vielleicht haben Trauma und Suizidalität auch gar nichts miteinander zu tun? Wurde nicht Korrelation als Kausalität angegeben? Nein, so ist es nicht. Studien wie die von Bernegger und KollegInnen zeigen: Wer suizidale Gedanken hegt, hat weit mehr belastende Lebensereignisse erlitten als der Durchschnitt der Bevölkerung. Aber sind dann nicht wenigstens die Frauen, die viel mehr Suizidversuche begehen als Männer, einfach nur erpresserisch, hysterisch etc.? Nein, das sind sie nicht, sondern sie sind belasteter, vor allem mit sexualisierter Gewalterfahrung und emotionaler Vernachlässigung. Das zeigt diese und das zeigen weitere Studien.

6.1.1 Zahlen und Fakten zum Thema Suizid

Suizid, der im Volksmund sogenannte „Selbstmord“, ist weit mehr als das. Sich selbst gezielt zu töten, sich vom Leben zum Tod in einem – vielleicht sogar langfristig – gewählten Moment zu begeben, diese Möglichkeit ist als Spezies nur dem Menschen gegeben. Suizid ist die Hintertür, der Notausgang, der unser ganzes Leben lang existiert. Jede/r weiß darum.

Schauen wir uns zunächst ein paar Zahlen und Fakten dazu an, wie viele Mädchen und Frauen, Jungen und Männer Suizid als Notausgang aus ihrem Leben wählen.

- Die Suizidrate nimmt in allen europäischen Ländern kontinuierlich zu.
- Bei genauerem Hinsehen: bei Männern nimmt sie kontinuierlich ab, bei Frauen steigt sie.
- Ausnahme: Alte Menschen – sehr viel mehr ältere Männer als ältere Frauen sterben durch eigene Hand.
- Mehr Männer und ältere Menschen wählen „totsichere“ Methoden wie Erhängen, Erschießen oder Vergiften, verstecken sich zudem und sorgen so dafür, dass ihr Suizidversuch auch „gelingt“.
- Bei den Suizidversuchen dominieren Jugendliche und Frauen.
- Das Verhältnis Suizide zu Suizidversuchen beträgt mindestens 1:10.
- Über 70 Prozent der Suizidversuche werden von Mädchen und Frauen gemacht.
- Die höchste Zahl von Suizidversuchen findet sich bei weiblichen Jugendlichen: fast 500 auf 100.000 Einwohner.
- Die Zahl der offiziellen vollendeten Suizide in Deutschland betrug 9.800 Todesfälle im Jahr 2016. Damit sterben deutlich mehr Menschen durch Suizid als zum Beispiel aufgrund von Verkehrsunfällen, Drogen und HIV zusammen.

6.1.2 Erklärungsansätze für Suizidversuche

Statt den Zusammenhang zu sehen zwischen lebensbedrohlichen Situationen in der Vergangenheit und einer Todessehnsucht, statt sich Mühe zu geben, die Vulnerabilität, also die Verletzlichkeit von Kindern, Jugendlichen, Frauen und alten Menschen für die Suche nach dem Freitod zu erklären, dominieren in der Literatur Erklärungsversuche, die mehr oder weniger deutlich dem Opfer die Schuld geben. „Blame the Victim" nennen wir das in der Psychologie.

Die bisherigen Erklärungsversuche für die steigende Zahl der Suizide und die enorme Zahl der Suizidversuche, besonders bei Mädchen und Frauen, sind im Grunde ungeheuerlich.

In einem Großteil der Suizidliteratur, etwa bei den Arbeiten von Henseler, wird dem weiblichen Geschlecht ein besonderer Narzissmus unterstellt. In den beiden vorhergehenden Kapiteln habe ich darauf hingewiesen, wie eng die Diagnosen von Persönlichkeitsstörungen und Bindungsstörungen mit Traumatisierungen, insbesondere frühen Traumatisierungen, verbunden sind. Doch bis heute – vermutlich weil die Suizidliteratur bis vor wenigen Jahren psychoanalytisch dominiert war – wird dem Realtrauma als Hintergrund weniger Bedeutung beigemessen als dem innerpsychischen Konflikt oder sogar der Persönlichkeitsstörung, die dann aber nicht mit traumatischem Hintergrund, sondern eo ipso erklärt wird: Weil sie so eine Störung haben, begehen Frauen Suizidversuche. Punkt. Inzwischen dominiert ein biologistischer Standpunkt: Es sei die enorme Aggression und Aggressionsbereitschaft, die zu Suizidversuchen führe.

Das zweite Argument, das immer wieder angeführt wird: Wer sich suizidiert oder das versucht, will im Grunde einen anderen Menschen töten oder zumindest ihm wehtun. Selbstmord wird da verstanden als Aggression, die eigentlich jemand anderem gilt. Dies nimmt die Not der Betroffenen nicht ernst, sondern unterstellt ihnen schlicht eine mörderische Wut auf – in der Regel: die Eltern.

Das dritte ist ein religiöses Argument. Der Mensch, der sich tötet, maßt sich an, was nur Gott darf: Über Leben und Tod zu entscheiden.

Die Argumente zwei und drei laufen auf eines hinaus: Suizid ist Mord. Die Person, die sich tötet, ist schuldig. Konsequenterweise wurden bis vor wenigen Jahrzehnten „Selbstmörder" nicht auf dem normalen Friedhof beerdigt, sondern wie Totschläger anonym auf dem „Schindanger" – als Verbrecher. Und noch heute empfinden Angehörige es als Makel, wenn sich ein Familienmitglied suizidiert hat.

In der Suizidliteratur wird traditionell rundweg geleugnet, was doch selbstverständlich ist: Eine suizidale Frau, ein selbstmordgefährdeter Mann oder ein „lebensmüdes" Kind sind so verzweifelt, dass sie den Tod dem Leben vorziehen. Stattdessen wird vom „Appellcharakter" des Suizidversuches gesprochen und davon, dass mit dem Suizidversuch andere Menschen, vor allem Angehörige und Partner, „erpresst" werden sollten.

Ich kann nur warnen, Suizidneigungen von Menschen nicht als äußerstes Warnsignal ernst zu nehmen. Wer als HelferIn denkt: „Hunde, die bellen, beißen nicht" oder „Wer Suizidversuche nur so unternimmt, dass er / sie gefunden wird, wird sich nie wirklich suizidieren", irrt definitiv, das zeigt die Suizidforschung. Denn häufig ist erst der zweite oder dritte Suizidversuch erfolgreich. Und hinter so manchem Unfall oder letalem Krankheitsfall verbirgt sich ein tödlich geendeter Suizidversuch.

Wer die Verzweifelten beschuldigt, betreibt wiederum – oft präventiv – Schuldabwehr: „An mir liegt es jedenfalls nicht!" und weigert sich, die eine, fundamentale Wahrheit anzuerkennen:

Die meisten suizidalen Menschen wollen niemanden erpressen, wollen gar nicht mehr das Leben und die Hilfeleistung anderer, sondern sie suchen den Tod, weil sie so verzweifelt sind, dass das Leben keine „prima Alternative" mehr ist. Ich sage das so ausdrücklich, weil ich häufig immer noch (im Jahr 2020) erlebe, wie enorm Menschen entwertet werden, die suizidale Gedanken äußern, nach dem Motto: „Die will nur erpressen." Daher werden sie dann ggf. blitzschnell „entsorgt". Ein weiterer Grund: Viele haben Angst, für den Tod der Schutzbefohlenen verantwortlich gemacht zu werden – also schieben sie sie weiter an eine „verantwortliche" Stelle ab, zum Beispiel in die geschlossene Psychiatrie. Wo die Suizidalen in der Regel medikamentös ruhiggestellt werden, oft weder Verständnis noch Zuwendung bekommen und vor der Entlassung schriftlich versichern müssen, nicht mehr suizidal zu sein. Mit der Folge, dass viele immer wieder akut und auch chronisch suizidale KlientInnen in ambulanten Psychotherapie-Krisensitzungen sagen: „Ich gehe aber nicht in die Psychiatrie. Lieber bringe ich mich gleich um." Wer das als reine Erpressung betrachtet, verkennt die Realität: Es ist für viele tatsächlich schlimmer, in der Akutpsychiatrie mit lauter Menschen in Extremsituationen zusammen sein zu müssen (auch z. B. traumatisierte Frauen mit gewalttätigen Männern!). Hinzu kommt, dass viele auf die häufig sehr starken Medikamente, die sie schlucken sollen, mit Panik und unter Umständen mit heftiger Übelkeit, Schwindel oder anderen negativen Symptomen reagieren. Bei Verweigerung der Einnahme wird ihnen nicht selten – heute noch! – mit Fixierung gedroht und dies, wenn sie „aggressiv" reagieren, auch durchgeführt. Einige KlientInnen haben mir schon vorgemacht, wie blitzschnell sie Medikamente in Blumentöpfen entsorgen oder hinter den Zähnen „bunkern" konnten – um sie bei nächster Gelegenheit auszuspucken. Manche haben diese Pillen wiederum gehortet, um sie dann im nächsten Suizidversuch gesammelt einzusetzen …

Wer selbst schon einmal in einer sich wie aussichtlos anfühlenden Verzweiflungssituation war, wird nachempfinden können, dass Menschen nach solchen Erfahrungen (bei manchen begannen die schon in der Kinder- und Jugendpsychiatrie!) sagen: „Nie wieder Psychiatrie!"

Selbstverständlich gibt es auch gute, sorgsame psychiatrische Versorgung. Sie ist aber zahlenmäßig leider nicht in der Mehrzahl. Leider, leider.

Und ja, es gibt sie, die hemmungslosen ErpresserInnen, die ständig mit Suizid drohen, um andere Menschen dazu zu zwingen, ihnen zu Willen zu sein. Und es ist wirklich schrecklich, PartnerIn, Kind oder KollegIn eines solchen Menschen zu sein – oder TherapeutIn! Dennoch ist es wichtig, dass im Fall von Suizidalität sorgsam ärztlich bzw. klinisch-psychotherapeutisch das Risiko abgeklärt wird und die Betroffenen nicht stigmatisiert werden.

6.2 Suizidalität und Therapie

Meine Perspektive ist hier nicht die einer Soziologin oder Politologin. Sondern die einer Traumatherapeutin. Auch unter uns TherapeutInnen diskutieren wir das Thema Suizid natürlich immer wieder ausgiebig. Denn Todesangst und Todessehnsucht („Endlich Ruhe!") von traumatisierten Menschen zu erkennen, anzuerkennen und wo möglich lindern zu helfen ist ein wichtiger Bestandteil unserer Arbeit. Von den zahlreichen Diskussionsbeiträgen von Kollegen möchte ich hier die zusammenfassende Erkenntnis des amerikanischen Kollegen Charles Witfield übersetzt wiedergeben, der sich auf das Thema Depression und Suizidalität spezialisiert hat.

„In meiner über 25-jährigen Erfahrung als Psychotherapeut, plus meiner Sammlung kontrollierter empirischer Studien, sehe ich eindeutige Hinweise darauf, dass das, was wir psychische Störungen nennen, der kumulative Effekt von Traumata ist. Die am besten untersuchte Störung ist die Depression, und ich kenne über 75 kontrollierte empirische Studien mit insgesamt mehreren Tausend Teilnehmern (plus Kontrollgruppen), die Depression (und mehrere andere Störungen) mit Trauma in Verbindung bringen, und zwar mit signifikantem Ergebnis …, sodass anerkannte Forscher wie z. B. Kentler (der früher an den Einfluss der Gene glaubte …) heute in dieser Hinsicht den Begriff ‚kausal' verwenden und nicht mehr ‚Korrelation'. Viele KollegInnen teilen solche Beobachtungen: Kindheitstraumata verursachen Depression".

Ein Beispiel aus meiner eigenen Praxis soll dies illustrieren.

Beispiel

Nur einmal, und ich hoffe, es bleibt bei diesem einen Mal vor Jahrzehnten, habe ich erlebt, dass sich eine Klientin von mir suizidiert hat. Ich übernahm die etwa 30-jährige Frau Aller (Name verändert) damals in Krisenintervention, nachdem sie mir am Telefon erzählt hatte, ihre ehemalige Therapeutin könne ihr derzeit keinen Platz zum Wiederkommen anbieten, habe ihr aber empfohlen, sich an mich zu wenden.

Insgesamt sah ich sie rund zehnmal. In dieser Zeit wurde deutlich, dass sie, die in ihrer gesamten Kindheit massiver körperlicher, seelischer und sexueller Gewalt ausgesetzt gewesen war (wofür es auch Akten gab), sich anlässlich einer Familienfeier wie so oft mit ihrer Herkunftsfamilie getroffen hatte. Nie hatte sie aufgehört zu versuchen, endlich Gehör und Aufnahme zu finden und sich mit den Eltern zu versöhnen. Doch stattdessen wurde sie als schwarzes Schaf bezeichnet, das unfähig sei, mit den eigenen Kindern umzugehen – sie hatte tatsächlich eine Jugendamtsmaßnahme beantragt und auch bekommen, nachdem ihr Kind nach einem Besuch der Großeltern offenkundig vom Großvater sexuell misshandelt worden war.

In den zehn Sitzungen wurde der Klientin deutlich, was nötig war: sich von den Eltern – mit denen sie eine intensive Hassliebe verband – weiter zurückzuziehen, ihre Gewalterfahrung aufzuarbeiten und ihre Kinder vor weiterer Misshandlung zu schützen. Mehrfach versuchte Frau Aller, mit ihren Eltern in diesem Sinne zu sprechen, doch sie erntete Verachtung und Spott – und Ausgrenzung, was ihre Versuche, doch noch den Kontakt zu behalten, eher verstärkte. Eine Dynamik, wie sie in vielen Familien zu finden ist, in denen Misshandlung an der Tagesordnung war oder ist.

Deutlich war also auch: Wir würden uns dem Thema langsam nähern müssen, „zwei Schritte vor, einen zurück". Würde sie lernen können, so für sich einzustehen, dass sie ggf. auch eine Trennung von der Misshandlungsfamilie schaffen könnte, falls sie dort weiterhin emotional gequält würde?

Frau Aller war in Bezug auf die Kontakte zu ihren ehemaligen MisshandlerInnen – engste Familienangehörige – hin und her gerissen, doch eines wollte sie unbedingt: die Krisenintervention bei mir in eine Langzeittherapie umwandeln. Sie kämpfte bei ihrer Krankenkasse dafür, denn eigentlich war durch die frühere Therapie ihr „Stundenkontingent" für Psychotherapie schon ausgeschöpft. Erstaunlicherweise schaffte sie es: Ihr wurden 50 Stunden zusätzlich bewilligt. In die nächste Sitzung brachte sie einen Blumenstrauß und ein Kuscheltier mit und bedankte sich bei mir für die bisherige Arbeit und meine Geduld. „Ich habe mich noch nie so verstanden und aufgehoben gefühlt." Wir sprachen über die nächsten Behandlungsschritte, die ihre Stabilität fördern, den Konsum an Beruhigungs-, Schmerz- und Schlafmitteln allmählich herunterfahren und sie an das Thema „Sicherheit für mich und die Kinder" heranführen sollten. Als sie mir beim Abschied die Hand schüttelte, hatte ich nicht den Schimmer einer Ahnung, dass ich sie nie wiedersehen sollte.

Am nächsten Morgen in der Praxis hörte ich ihre Stimme auf meinem Anrufbeantworter, und ihre Worte haben sich für immer unauslöschlich in mein Gedächtnis gegraben. Sie sagte mit ruhiger und klarer Stimme: „Es tut mir sehr leid, aber ich kann den mit Ihnen geschlossenen Selbstschutzvertrag nicht einhalten."

Dieser Vertrag sah vor, dass sie, die schon mehrere Suizidversuche hinter sich hatte, bei derartigen Anwandlungen erst zu mir in die nächste Stunde kommen, mir ihre Absicht darlegen und den Therapievertrag mit mir beenden musste. In der Regel führt dies dazu, dass in der nächsten Stunde das Thema der Lebensverzweiflung in den Mittelpunkt gerückt wird und am Ende ein neuer Vertrag dabei herauskommt, und sei es nur eine Vertragsverlängerung bis zum nächsten Psychotherapietermin. Wenn dies nicht geht, wird meist – weil wir das als ambulante TherapeutInnen nicht anders machen können – bei akuter Suizidalität eine Klinikeinweisung vorgeschlagen. Dies alles war also nicht mehr möglich.

Und weiter sagte Frau Aller auf dem Anrufbeantworter: „Ich weiß sehr genau, was ich tue. Ich kann einfach nicht mehr, und ich will auch nicht mehr. Das ist nicht Ihre Schuld. Ich habe mich noch nie so verstanden gefühlt und so angenommen, das habe ich Ihnen ja schon gesagt. Ich kann Sie nur bitten, meinen Entschluss zu respektieren. Und ich erinnere Sie an Ihre Schweigepflicht, und an meine Würde."

Der Anrufbeantworter verzeichnete für diesen Anruf eine Uhrzeit um Mitternacht.

Ich dachte noch darüber nach, was ich jetzt tun sollte, als das Telefon klingelte. Ein Kripobeamter erklärte mir, Frau Aller sei in der Nacht gestorben, an einer Überdosis von Medikamenten in Kombination mit Alkohol. Ob ich ihr die Medikamente verschrieben hätte, sie habe rund 80 Tabletten geschluckt, wörtlich: „Die wollte ganz sicher gehen." Ich erklärte dem Beamten, dass ich als Psychologin keine Medikamente verschreiben kann, und er wollte sich daraufhin an ihren Hausarzt wenden.

Als ich auflegte, war ich wie betäubt, trauerte, fühlte mich schuldig, war phasenweise wütend auf die Klientin – hatte sie mir doch etwas vorgespielt in der letzten Stunde? Dann sah ich sie wieder vor mir, hörte das Band ab, schüttelte den Kopf und war ziemlich durcheinander.

Nach ein paar Tagen rief ich einen Kollegen an, der jahrzehntelange Erfahrung in der Arbeit mit traumatisierten Menschen hatte. Mit ihm ging ich die Gespräche mit der Klientin noch einmal durch. Hatte ich etwas falsch gemacht, etwas übersehen? Mein Kollege sagte schließlich: „Wir kennen eine solche Reaktion. Ich habe das selbst schon in meiner klinischen Praxis erlebt. Wissen Sie, manchmal hat ein Mensch das Leben lang danach gesucht, einmal jemanden zu finden, der oder die zuhört, versteht, endlich, nach all den Jahren. Und plötzlich ist es so weit. Eigentlich – so denkt man dann – muss man jetzt glücklich sein und eine Aufbruchstimmung haben. Aber es kann auch anders kommen: Nun ist es an ihr gewesen, an Frau Aller, sich zu verändern, nun war sie an der Reihe, Schritt für Schritt vorwärtszugehen, Entscheidungen zu treffen, Schmerz auszuhalten, den früheren, den jetzigen und den Schmerz der Veränderung. Und manche merken an dieser Stelle: Ich kann das nicht. Es ist zu spät. In diesem Leben werde ich das nicht mehr schaffen.

Vielleicht, weil die Loyalität zu den Eltern, die ihr gleichzeitig so viel angetan hatten, so groß war und blieb – zu groß, um sich zu lösen. Diese Erkenntnis kann sie buchstäblich in eine tödliche Verzweiflung stürzen und den definitiven Suizid auslösen."

Frau Aller war an einem Wendepunkt ihres Lebens angelangt, an dem sie eine Entscheidung fällen musste: Schaffe ich die Veränderung, oder schaffe ich sie nicht. Und sie fällte diese Entscheidung, ruhig, vielleicht auch mit einer gewissen Erleichterung, die ich auch bei der letzten gemeinsamen Sitzung gespürt und falsch als Erleichterung über die von der Krankenkasse bewilligten Therapiestunden gedeutet hatte. Sie hatte sogar, wie ich später von ihrer Mitbewohnerin erfuhr, noch all ihre Angelegenheiten zu Hause geregelt und die Wohnung aufgeräumt, sich von ihrer Freundin verabschiedet, die früher schon bereit gewesen war, sich um ihre Kinder zu kümmern, und hatte überall versucht, den „Überlebenden" etwas von ihrer Not und ihren Schuldgefühlen zu nehmen.

Auch wenn ich ihren Entschluss deswegen nicht für „richtig" halte – wer bin ich, wer sind die Überlebenden, sich anzumaßen, einen Menschen, der mit klarem Bewusstsein Suizid begeht, das Leben aufzwingen zu wollen und dies für eine bessere Alternative zu halten? Frau Aller hatte das Letzte getan, worüber sie noch die Kontrolle hatte: Sie hatte ihr Ende selbst bestimmt und selbst gestaltet.

Wie mag es Ihnen gehen, wenn Sie diese Geschichte lesen? Ich bin immer noch, mehr als 20 Jahre später, voller Schmerz, wenn ich an Frau Aller denke. Bin immer noch hin- und hergerissen zwischen dem Akzeptieren der Entscheidung der Klientin und der Trauer darüber, dass sie nicht am Leben bleiben und in ihrem Sinne besser leben lernen konnte, so wie sie es sich auch gewünscht hatte. Und natürlich bin ich immer noch zornig auf diese Familie, der nichts Besseres eingefallen ist, als ihre Tochter, Schwester und Nichte zum Opfer zu machen, wieder und immer wieder, und dies sogar mit ihrem Kind zu wiederholen.

Inzwischen bin ich um einige Jahre älter, und meine Erfahrungen mit dem Thema Suizidalität sind – nicht nur durch meine psychotherapeutische Arbeit, sondern auch durch die Begleitung Hunderter von Lebensgeschichten durch meine Tätigkeit als Supervisorin und Ausbilderin – doch um ein Vielfaches reichhaltiger geworden. Wie gesagt, glücklicherweise ist dies der einzige vollendete Suizid unter meinen Klientinnen geblieben und das hat mich sensibler gemacht auch für die Not der HelferInnen, wenn Ihnen ein Schutzbefohlenes stirbt.

Wenn eine KollegIn mich nach einem Patienten-Suizid um Hilfe bittet, gebe ich ihr oder ihm sofort einen Termin. Meist schlage ich vor, dass wir alles, was mit diesem Suizid zusammenhängt, per Screen-Technik auf einen Film „bannen" und dadurch in Distanz bringen. Danach entscheiden wir gemeinsam, was damit zu tun ist. Manchen reicht es, sich dann mit allen ihren Gefühlen im Zusammenhang mit dem Suizid auseinanderzusetzen. Bei anderen triggert es frühere Erfahrungen und bedarf einer gründlicheren Aufarbeitung. Aber ich erinnere mich eben gut, wie wichtig es war, dass jemand für mich „da" war nach dem Suizid meiner Klientin damals. Und ich möchte es dann auch für die KollegIn sein. Was meist sehr gut ist und gravierenderen Problemen (Burnout, Krankmeldungen, Beruf aufgeben etc.) vorbeugt.

Ebenso wenig wie die meisten Menschen möchte ich nicht, dass jemand stirbt, den oder die ich kenne, und ich versuche professionell und persönlich dazu beizutragen, dass das Leben eine lebbare und bessere Alternative ist. Einmal jedoch musste ich offenbar erfahren, wie begrenzt meine Möglichkeiten sein können. Dies hat zu einer gewissen Bescheidenheit beigetragen und zu einem Respekt für die Entscheidungen der KlientInnen, ob sie den Notausgang Suizid benutzen wollen oder nicht.

Vor einigen Jahren habe ich per Video ein Gespräch mit einer multiplen Klientin über deren Integration aufgenommen. Darin sagte sie unter anderem: „Als ich noch viele war, haben wir immer gewusst, dass du weiterleben und -arbeiten würdest, sollten wir uns umbringen. Das war sehr erleichternd und hat uns geholfen, am Leben zu bleiben. Du hast uns klargemacht, dass du auf der Seite des Lebens stehst, aber auch, dass du einen Respekt hast davor, dass man nicht alles überleben kann. Wir haben uns ernst genommen gefühlt, gerade diejenige von uns, die so verzweifelt war, und das hat sehr geholfen. Jetzt merke ich, dass es um dieses Thema in mir nicht mehr geht."

Diese Aussage hat mich überrascht, denn sie war nie Thema während der Therapie gewesen, sondern die Klientin hat sich erst Jahre später aus Anlass dieses Nachgespräches so geäußert.

Wer sich übrigens über das „Du" wundert: Dies war eine ehemals multiple Klientin. Bei der DIS wäre es ja Unsinn, die Kinder-Anteile zu siezen, also duzt man sie, wenn man sie direkt im Kontakt hat, das macht man intuitiv. Die Erwachsene sieze ich in der Regel. Und wenn sie zusammenkommen, bleibt meist das Du übrig … Was soll ich machen. Andererseits: Wenn Respekt und Vertrauen zusammenkommen, darf aus dem „Du-Sie", mit dem sich die Frau mit dissoziativer Identitätsstruktur normalerweise eine Weile durchhangelt, auf Dauer auch ein Du werden. Ich bin aber, und bleibe, immer ihre (Ex-)Therapeutin. Das Du bedeutet keine plumpe Vertraulichkeit, sondern es bleibt bei dem Respekt und dem Therapeutin-Klientin-Verhältnis. Lebenslang, um das noch einmal zu betonen, denn viele kommen doch irgendwann noch einmal für eine Nach-Arbeit wieder; oder sie kommen später einmal mit ihrer Tochter oder ihrem Sohn oder zusammen mit der neuen PartnerIn … Aufgrund des besonderen Vertrauensverhältnisses, das bei komplex Traumatisierten und ihrer vertrauten TherapeutIn entsteht, versteht sich von selbst, dass lebenslange Abstinenz sein muss. Schon gar nicht darf ein/e TherapeutIn ein sexuelles Verhältnis mit einer (Ex-)PatientIn beginnen, das führt nur zu einem großen Unglück. Oft auf beiden Seiten. Ich habe erlebt, dass in solchen Fällen Suizidversuche auch aufseiten der TherapeutIn nicht so selten sind, wie man denken könnte … Und für die KlientInnen ist es desaströs, nämlich eine Wiederholung der sexualisierten Übergriffe in der

Kindheit. Denn eins ist klar: Bei einer längeren Therapie ist meist eine Art mentales Eltern-Kind-Verhältnis zwischen TherapeutIn und KlientIn entstanden (auch wenn das nicht bewusst gefördert wird), und das darf nicht durch die TherapeutIn sexualisiert, und damit retraumatisierend, „aufgelöst" werden.

Mit Suizidalität – den immer wiederkehrenden quälenden Gedanken und Impulsen, sich das Leben zu nehmen – gehen wir in der Traumabehandlung regelmäßig um. Es gehört zu unserem Alltag. Und oft genug wandeln wir auf einem schmalen Grat. Wenn wir bei jedem geäußerten Suizidgedanken gleich die Klientin in die Psychiatrie einweisen würden, dann würden unsere KlientInnen und PatientInnen uns nicht mehr davon erzählen. Doch ihre „lebensmüden" Gedanken gehen dadurch nicht weg. Psychotherapie lebt davon, dass wir offen miteinander über alles sprechen können, was die KlientIn bewegt. Wir müssen also ein feines Gehör und Gespür dafür entwickeln, ob die KlientIn akut so gefährdet ist, dass sie „eine Gefahr für sich selbst oder andere" darstellt. Wenn das der Fall ist, hilft manchen – mit der Warnung oben – tatsächlich oft eine vorübergehende Klinikeinweisung. Wobei wir uns, wie gesagt, darüber im Klaren sein müssen, dass bei akuter Suizidalität die meisten psychiatrischen Kliniken nichts weiter unternehmen, als die Person auf eine geschlossene Abteilung zu verlegen und ihr Medikamente anzubieten (und wir schon froh sein können, wenn sie ihr nur angeboten und nicht zwangsweise verabreicht werden). Dennoch ist es oft wichtig, erst einmal über die akut suizidale Phase hinwegzukommen, indem die Person „vor sich selbst in Sicherheit gebracht" wird, um dann eine Chance zu haben, durch weitere psychotherapeutische Arbeit den Lebensmut (wieder-)zufinden. Mir ist es immer am wichtigsten, wenn die KlientIn mir zum einen dann schriftlich versichert, dass sie am Leben bleiben wird (das brauche ich als ambulante Psychotherapeutin auch für meine Akten). Und dass sie danach gemeinsam mit mir sorgsam überlegt, wie sie über die kritischen Stunden und Tage hinwegkommt, wen sie aufsuchen oder besuchen kann, ob sie eine beste Freundin hat, die mal über Nacht bei ihr ist. Oder ich biete PartnerInnen an, gemeinsam mit der KlientIn und mit mir über das Thema und die Schutzmöglichkeiten und Belastungen zu sprechen.

In jedem Fall aber ist die tägliche traumaorientierte Psychotherapie ein Drahtseilakt in Bezug auf (chronische) Suizidalität, die von uns TherapeutInnen nicht nur Takt und Feingefühl, sondern auch im richtigen Moment zupackendes Handeln verlangt. Etwa einen Selbstschutzvertrag mit der Klientin abzuschließen:

„Ich werde / wir werden bis … (z. B. der nächsten Therapiestunde oder: in einem Monat …) am Leben bleiben. Und wenn ich Druck bekomme (wir …), dann werde ich versuchen, mich selbst zu schützen, indem ich … (indem wir …)." Häufig wird es auch noch darum gehen, dass die KlientIn nicht Roulette mit ihrem Leben spielt, also braucht es oft Zusätze wie: „Ich werde / wir werden dafür sorgen, ausreichend zu trinken und zu essen, die lebensnotwendigen Medikamente zu nehmen (wichtig etwa bei Diabetes, Herzinsuffizienz etc.), und werde auch nicht ‚aus Versehen sterben'."

Gerade auf Letzteres ist ebenfalls zu achten, denn es kann sein, dass die KlientIn bereits (bei Multiplen: an der Alltagsperson vorbei ...) Medikamente hortet „für alle Fälle", oder, wenn sie im Gesundheitswesen arbeitet, Spritzen etc. zu Hause hat. Es ist also wichtig, auch mögliche parasuizidale Handlungen explizit anzusprechen, die der KlientIn – insbesondere, wenn sie dissoziativ ist – sonst „unterlaufen" können.

6.3 Grundmotive für Suizid

Meiner eigenen Empirie nach – aus unzähligen Behandlungen von (phasenweise oder chronisch) suizidalen Menschen nach Traumatisierungen und ebenfalls unzähligen Supervisionen und Fallschilderungen in Fortbildungen – gibt es mehrere durchaus unterschiedliche Grundmotive Traumatisierter, aus dem Leben gehen zu wollen. Ich möchte Ihnen hier diese drei von mir beobachteten Grundmotive vorstellen und in ein Modell integrieren. Jedem Modell haftet naturgemäß etwas Spekulatives an, und es würde mich freuen, wenn es KollegInnen anregt, dazu mehr zu forschen.

Durch Traumatisierung entsteht eine tief greifende Spaltung, die oft schon angelegt ist im Moment des Traumas, im Moment des „total collapse", der unbewussten, manchmal auch bewussten Erkenntnis: „Jetzt muss ich etwas erdulden, was unaushaltbar ist – und ich muss jeden Widerstand fallen lassen, ich setze dem keinen eigenen Willen mehr entgegen, weil es keinen Zweck mehr hat".

Bei Gewaltüberlebenden gibt es eine Art „Sortierprozess" im Zusammenhang mit dieser Dissoziation: Es entstehen Selbst-Zustände, die sich nach „opferidentifiziert," depersonalisiert-beobachtend, „vom Trauma unbelastet" und täteridentifiziert" bzw. „aggressiv selbstverteidigend" sortieren (siehe das Modell der tertiären dissoziativen Spaltung auf Seite 175). Wichtig ist mir hier die Spaltung in täteridentifizierte und opferidentifizierte Anteile – die sogenannte Täter-Opfer-Spaltung.

Häufig können wir beobachten, dass ein Mensch später diese beiden Zustände weit auseinanderhält. Sie erscheinen fast wie bipolare Zustände: Entweder bin ich ein hilfloses und verzweifeltes Opfer (anderer Menschen, der Umstände, des Schicksals etc.) – je nachdem, wie weit diese Opferidentität generalisiert, also wie groß der Anteil dieses Selbstanteils in der Gesamtpersönlichkeit wird – oder ich bin ein aggressiver, verurteilender, zynischer, menschenverachtender täteridentifizierter Mensch. Ellert Nijenhuis hat dies teilweise in seine erweiterten strukturellen Dissoziationstheorie mit „fragilen EPs" und „kontrollierenden EPS" gefasst. Wie weit dieser Anteil nur selbstverurteilend (Täterintrojekt) oder auch aggressiv gegen andere, schwächere Lebewesen (Täteranteil) wird, davon wird abhängen, ob dieser Anteil tatsächlich wiederum für andere Lebewesen zum Täter wird.

Psychodynamisch schiebt sich die Depressivität (der Begriff stammt ab vom lateinischen depremere – unterdrücken) zwischen die Opferidentifikation und die Täteridentifikation in der Persönlichkeit. Sodass es insgesamt drei sehr verschiedene Ebenen in einer traumatisierten Persönlichkeit geben kann, auf denen Suizidalität ein Thema ist:

Opferidentifikation
Affekt: Lebensangst: „Ich kann das Leben nicht aushalten."
Sehnsucht: „Es soll endlich aufhören, so weh zu tun."
Motiv: Selbst-Euthanasie
Suizidarten (Beispiele):

- im Affekt vor den Brückenpfeiler
- aus großer Höhe fallen lassen
- sich vor ein Auto werfen
- Tabletten (so viele, wie da sind)
- „unerklärliche" Unfälle

Depression
Affekt: Resignation: „Ich kann nicht mehr hoffen."
Sehnsucht: „Leben lohnt sich nicht, also besser ewige Ruhe."
Ruhe kehrt vorläufig ein durch „Nichts-mehr-Fühlen". Dann ist die Suizidschwelle besonders niedrig.
Motiv: „Bilanzselbstmord"
Suizidarten (Beispiele):

- viele Tabletten
- „sichere Methoden"
- sich verstecken, um nicht gefunden zu werden
- sich aufhängen

Täteridentifikation
Affekt: Verachtung: „Ade, du hässliche Welt."
Sehnsucht: Am liebsten alle umbringen.
Motiv: (Selbst-)Hass, „erweiterter Suizid", „russisches Roulette"
Suizidarten (Beispiele):

- die den Körper verstümmeln: Messer, Rasierklinge, Gewehr …
- die einen besonders qualvollen Tod bedeuten: Rattengift, WC-Reiniger …
- die andere Menschen mit in den Tod reißen (die Presse schreibt dann schlimmerweise etwas von „Beziehungsdrama" oder „Familientragödie"; Amokläufe, Terroranschläge)

Hinzu kommen natürlich Suizide und Suizidversuche, die im Drogenrausch („Ich kann fliegen!“) oder innerhalb von psychotischen Episoden („Ich muss den Wolf in dir töten, da ist er!“) oder als Ergebnis von schwerer geistiger Behinderung bzw. Geisteskrankheit unternommen werden.

Die drei genannten Ebenen – Opferidentifikation, Depression und Täteridentifikation – spielen in der Psychotherapie eine große Rolle. Im ersten Fall müssen wir TherapeutInnen die große Lebensangst der KlientIn verstehen und darauf achten, dass sie sich nicht plötzlich im Affekt tötet, der einer Lebens-Panik entspricht. Auslöser sind oft zusätzliche Krisen (kein Geld mehr, eine Trennung …), und wo andere Menschen ihrer Verzweiflung verbal Ausdruck verleihen würden, kann es hier zur Kurzschlusshandlung kommen, im Sinne eines „So, jetzt erlaube ich es mir endlich, mich aus dem Leben zu nehmen.“

Anne Rivers Siddons Romanfigur, die es so tröstlich findet, dass der eigene Vater sich suizidiert hat, sodass sie die „Freiheit“ empfindet, es „jederzeit zu tun“ – was ihr auch die Freiheit gibt, es eben nicht zu tun –, diese Figur wird das erste Mal wirklich ernsthaft suizidal, als eine Krebserkrankung wieder aufflammt. Glücklicherweise erlaubt die Autorin ihrer Protagonistin, konkrete Konflikte durchzustehen, was sie in ihrer Persönlichkeit so weit reifen lässt, dass ihre Suizidalität verschwindet. Übrigens: Wenn die Mutter (nicht der Vater) sich suizidiert hat, ist die Wahrscheinlichkeit, dass sich eines der Kinder ebenfalls suizidiert, vier- bis sechsmal so hoch wie normalerweise. Ein Thema, das dringend näher untersucht werden müsste.

Was die Depression angeht, so steht oft ein „Wearout-Effekt“ im Zentrum: Schon so lange hat er oder sie darüber nachgedacht, es in allen Variationen durchgespielt – nun resigniert man zunehmend, plant die Tat bis ins Letzte und führt sie konsequent durch. Offenbar hatte ich Frau Aller noch nicht lange genug gekannt, um ihre heitere Gelassenheit als den „festen Entschluss zum Schlussmachen“ zu erkennen. Dies ist typisch für TherapeutInnen, die solche depressive Heiterkeit noch nicht erlebt haben – KollegInnen, die genügend Psychiatrieerfahrung haben, sind da oft schon eher gewieft, „la belle indifférence“ – die schöne Gleichgültigkeit, hier eines suizidalen Menschen, rechtzeitig wahrzunehmen.

Eine Variation dieses Themas ist die Selbsttötung tödlich kranker Menschen, die keine Hoffnung mehr auf Besserung kennen und äußerste Beeinträchtigungen bzw. Schmerzen sowie das Angewiesen-Sein auf andere Menschen unaushaltbar finden.

Wobei für das Motiv der „Selbst-Euthanasie“ nicht immer eine reale tödliche Erkrankung ursächlich sein muss, sondern es kann auch sein, dass nach (jahrelanger) Traumatisierung in der Person das tief sitzende Gefühl verankert ist: „Eigentlich hätte damals das Leben schon zu Ende sein müssen. Ich muss es – darf es – nur noch vollenden.“ In Klientinnen, die der organisierten Ausbeutung bzw. rituellen Gewalt entkommen, in denen sie per Mind Control zur Loyalität gegenüber der Tätergruppe verpflichtet wurden, gibt es sogenannte Suizidprogramme. Ein Teil davon – der alle paar Wochen wiederkehrt – ist nur dazu da, sie zu schwächen. Sie sollen immer wieder damit ringen, nicht leben zu „dürfen“. Ein anderer Teil aber, das basale „Es gibt kein Leben für dich, außer bei uns“, ist die ultimative „Erlaubnis“, sich endlich suizidieren zu „dürfen“ oder auch zu müssen, wenn man endgültig aus der Gemeinschaft mit den TäterInnen aussteigt. Dazu werde ich in *Wege der Traumabehandlung* Genaueres schreiben, weil das ein Spezialfall ist, der besondere Sicherungsmaßnahmen verlangt.

Was Suizid aus Täteridentifikation anrichten kann, haben wir durch Amokläufe, durch Selbstmordattentate und Terroranschläge fast täglich durch die visuellen Medien vor Augen; spätestens seit dem 11. September 2001 wurde in zahlreichen medial aufbereiteten Attentaten gezeigt, dass und wie Menschen bereit sind, aus Hass und durch Hass motivierte Ideologie sich selbst und andere in den Tod zu reißen.

In kleinerem Maßstab berichten auch unsere örtlichen Tageszeitungen häufig über sogenannte „Familientragödien“. Dies sind in der Regel nichts anderes als Gewaltakte von Männern gegen die mit ihnen verbundenen Frauen und / oder die gemeinsamen Kinder und stellen eine Art „Amoklauf“ dar, nicht selten mit dem Ziel des erweiterten Suizids. Häufig aus der grotesken narzisstischen Annahme heraus: Wenn ich nicht leben kann – meine Frau soll es auch nicht. Oder: Meine Kinder können nicht ohne mich, also muss ich sie „schützen“, indem ich sie mit in den Tod nehme …

Doch auch individuelle Taten können manchmal ein verzerrtes Grundmotiv haben: Man kann sich selbst so sehr hassen, dass man sich selbst einen grausamen Tod „bescheren“ will. Gerade Opfer von Sadisten haben diesen Hass oft so verinnerlicht, dass sie sich am liebsten selbst foltern und schließlich zerfleischen wollen. Bei Menschen mit einer dissoziativen Identitätsspaltung kann es auch dazu kommen, dass voll abgespaltene täteridentifizierte Anteile „die anderen da“ endlich töten wollen – wobei „die anderen da“ im eigenen Körper wohnen, aber diese abgespaltenen Anteile das nicht wissen oder nicht glauben, dass sie dann auch selbst sterben müssen.

6.4 Suizidalität begünstigende Faktoren

Es gibt aber auch noch andere, externe und interne, Gründe dafür, warum eine Persönlichkeit sich eher dem Tode als dem Leben zuneigt.

Suizidalität kann durch verschiedene Faktoren begünstigt werden, dazu gehören:

- Vorherige Suizide und vorzeitige Todesfälle in der Familie. (Es ist also doch kein Schutz, sondern eher eine besondere Vorbelastung, wenn sich andere Familienangehörige suizidiert haben!)
- Die KlientIn wurde „verflucht" („Du stirbst früh", „Du hast es nicht verdient zu leben", „Du wirst die Nächste sein").
- „Programmierungen" durch Täter im Bereich organisierter Kriminalität („Wenn du uns verrätst, wirst du anschließend ein Messer nehmen…"; „An deinem 30. Geburtstag wirst du …"), (dazu mehr in Kapitel 8 und in Band 2).
- Bei Persönlichkeitsspaltung (etwa Dissoziativer Identitätsspaltung): Suizidale Selbstanteile als „teilautonome" Bereiche in der Persönlichkeit, mit eigenem Willen und vom Alltagsbewusstsein völlig verschiedener Gedankenwelt ausgestattet, können leicht übersehen werden bzw. außer Kontrolle geraten.
- Die KlientIn ist selbst TäterIn gewesen und bei der Realisierung und psychischen Aufarbeitung dieser Handlungen dekompensiert sie („Ich habe das Recht auf Leben verwirkt.").
- „Russisches Roulette" als einzige Form, Entscheidungsmöglichkeit zu spüren (siehe auch Kapitel 7).
- Bislang „kontrollierte" Selbstverletzung gerät in einer bestimmten Krisensituation außer Kontrolle, zum Beispiel: Wo sie früher nur „geritzt" hat, beginnt sie sich jetzt zu zerfleischen …
- „Dammbruch" in Richtung Selbsttötung, ausgelöst durch den kumulativen Effekt mehrerer aufeinandertreffender Krisen bzw. kritischer Bedingungen: Einnahme psychisch wirksamer Substanzen (Drogen, Medikamente, Alkohol), akute Lebenskrise, externer Stress, schwere Erkrankung, Schwangerschaft, Überflutung mit traumatischen Erinnerungen.
- „Tunnelartige Verengung": Lange Gewöhnung an Suizidgedanken, die im Geist oft durchgespielt werden, Abbruch sozialer Kontakte, Arbeitslosigkeit … bewirken den plötzlichen „Dammbruch" – oder das „sanfte Hinübergleiten" von der Fantasie zur Tat.
- Manchmal ist Suizidalität ein Hinweis auf weiter fortgesetzte Traumatisierung, über die nicht gesprochen werden „darf"; etwa bei Kindern aus Familien, in denen Gewalt an der Tagesordnung ist, oder auch bei Frauen, die entweder noch mit Tätern aus der Herkunftsfamilie verbunden sind oder eine/n aktuell misshandelnde/n PartnerIn haben.

Erwin Ringel, ein bekannter österreichischer Suizidforscher, schrieb über Menschen, die sich nach Suizidversuchen in psychiatrische Behandlung begeben (mussten): „Die meisten Patienten waren während der ganzen Kindheit traumatisiert worden und man fand bei ihnen größtenteils statt Urvertrauen Urmisstrauen, statt Selbstständigkeit Unsicherheit und statt Initiative eine beträchtliche Hemmung, oft mit Schuldgefühlen verbunden".

Sie sehen, wir brauchen die Kategorie „Appell und Erpressung" gar nicht zu bemühen, um viel zu verstehen. Meiner Meinung nach sollten wir Menschen in ihrer Verzweiflung nicht auch noch denunzieren. Wer die Verzweiflung eines anderen Menschen nicht an sich heranlassen kann und ihn oder sie mit so zynischen Begriffen wie „Erpressung" belegen muss, sollte sich in unserem Beruf eine Supervision suchen, denn es könnte sich um eine Gegenübertragungsreaktion handeln. Oder vielleicht auch um ein eigenes Problem mit Suizidalität? Hierzu folgende Befunde:

Suizid als Verzweiflung der Helfer?

- Kinder, die sich suizidieren, sind oft überdurchschnittlich intelligent, kreativ und sozial. Sie gelten als besonders empfindsam und verletzbar.
- Erwachsene Helfer in allen Berufen sind besonders suizidgefährdet.
- Ärzte haben ein zwei- bis dreimal so hohes Suizidrisiko wie die Normalbevölkerung.
- Ärztinnen ein fünf- bis sechsmal so hohes!
- Unter allen Ärzten ist die Rate bei Psychiatern am höchsten.

Meine berufliche Erfahrung mit suizidalen Krisen – und welche Klientin, die schwer traumatisiert wurde, hat sie nicht irgendwann, auch und gerade im Laufe der Therapie, nämlich spätestens dann, wenn Traumamaterial durchgearbeitet wird! – meine Erfahrung also ist: In den wenigsten Fällen ist Erpressung das Motiv. Im Gegenteil. Ich glaube, sehr viele suizidale Menschen leiden darunter, dass sie Menschen hinterlassen, die sie mochten und die ratlos, verzweifelt und mit Schuldgefühlen zurückbleiben (würden). Meiner Vermutung nach ist dies der Hauptgrund dafür, warum so viele Suizidversuche von Frauen doch nicht gelingen: Sie haben da noch einen Menschen, dem oder der sie das nicht antun können, und doch gibt es diese Verzweiflung … Ist das nicht ein viel logischerer Gedanke, der weniger theoretische Vorannahmen braucht, als das Paradox des „Suizids als Erpressung" erklären zu müssen?

Sehr wohl aber ist es manchmal richtig, dass neben der wichtigeren aktuellen Verzweiflung auch ein gewisses Rachemotiv eine Rolle spielen mag, und zwar in Bezug auf die Eltern oder in einer schwierigen Partnerschaft: „Da seht ihr mal, was ihr angerichtet habt" – sozusagen der bittere Triumph des Opfers.

Doch ich bin davon überzeugt, dass dies die untergeordnete, sekundäre Motivation ist im Vergleich zur aktuellen und meist bereits chronisch vorhandenen Verzweiflung in den genannten Varianten.

Und was ist, wenn „es“ passiert ist? Wenn ein Mensch sich suizidiert hat und man bleibt zurück als Angehörige/r, KollegIn, FreundIn, PartnerIn, TherapeutIn? Dann bleibt nur die Trauer, und auch die will gelebt und durchlitten sein, will vielleicht aufgearbeitet werden wie ein Trauma.

In Band 2, *Wege der Traumabehandlung*, gehe ich auch näher auf die sogenannte „Trauerarbeit“ ein.

7. Warum erleben viele Traumatisierte den Zwang, sich selbst zu verletzen?

„Ich blute, also bin ich." (Kristin Teuber)

Würden Menschen mit chronischer Suizidalität (siehe Kapitel 6) ihre Gefühle auf ihren Ursprung zurückführen, könnten sie vielleicht sagen: „Ich war dem Tod schon einmal so nahe – irgendein Zwang oder eine Sehnsucht führt mich immer dorthin zurück." Ähnlich könnten es die Menschen ausdrücken, die sich immer wieder selbst verletzen: „Es hat so furchtbar wehgetan. Und etwas zwingt mich, es immer und immer wieder zu wiederholen"

Bücher aus den letzten Jahren, die sich mit dem Thema der Selbstverletzung auseinandersetzen, spiegeln diese Wahrheit wider: „Damit ich den inneren Schmerz nicht spüre" lautet zum Beispiel der Titel eines Ratgebers für betroffene Frauen und ihre Angehörigen. *A bright red scream* – ein hellroter Schrei – nennt Strong eine Analyse der Selbstverletzung als „Sprache des Schmerzes". Und Teuber schließlich nennt ihren Ratgeber zum Thema kurz und knapp: *Ich blute, also bin ich.*

In allen Fällen stimmt die Erkenntnis mit der überein, die der französische Philosoph und Psychiater Pierre Janet vor rund 130 Jahren hatte:

> **„Ein Trauma, das man nicht realisiert, muss man wiedererleben oder reinszenieren."**

Wer diese einfache Wahrheit verstanden hat, kann sich damit einiges erklären, was wir bei schwer traumatisierten Menschen – insbesondere bei Frauen nach sexueller Gewalterfahrung – häufig beobachten können: Sie kratzen, ritzen oder schneiden sich die Arme auf, drücken brennende Zigaretten auf ihrem Körper aus, schlagen mit dem Kopf gegen die Wand, verstümmeln sich im Genitalbereich oder an den Brüsten … Und meist stehen Angehörige und oft genug auch Profis vor einem Rätsel: Warum macht sie das nur? Warum tut sie (in selteneren Fällen auch: er) sich das selber an?

Reaktionen der Umwelt auf selbstverletzendes Verhalten reichen von Bagatellisieren („Sie kann nichts dafür" – „Macht nichts, ein Pflaster drauf und Schluss") über Entsetzen, Hilflosigkeit und Mitleid („O Gott, all das Blut!!" – „Jetzt haben wir so oft darüber gesprochen, und nichts hilft. Sie macht es trotzdem!" – „Das muss doch schrecklich sein, sich selbst so etwas anzutun!") bis hin zu Ärger, Wut und offenem Hass („Schon wieder!" – „Die ist das doch selbst schuld – wer so etwas macht, verdient kein Mitleid" – „Na, dann wollen wir sie mal ohne Betäubung nähen, damit sie ordentlich Schmerzen hat, vielleicht kuriert sie das.")

7.1 Gründe für selbstverletzendes Verhalten

Letztlich aber ist all dies Ausdruck der Ohnmacht angesichts eines Zwanges zur Selbstbeschädigung, der häufig keiner Veränderung zugänglich scheint. Außer der unmittelbaren Verbindung: Selbstverletzung ist eine Folge von Traumatisierung gibt es häufig kein gemeinsames Muster aller Menschen – wie gesagt, meist sind es Mädchen und Frauen, die sich selbst körperlichen Schaden zufügen. Sondern wir müssen genau hinsehen, um die vielen Gründe, Motive, Anlässe und Zwecke verstehen zu können.

Biologisch betrachtet ist die Sache ganz einfach: Mithilfe der Selbstverletzung „besorgt" sich die Betroffene, aufgrund chronischer Traumatisierung unter einem dauernden Serotoninmangel leidend, körpereigene Morphine (sogenannte Endorphine). Gleichzeitig „kratzt sie das letzte Serotonin aus sich heraus" – ein mit dem Gefühl von Ruhe und Behaglichkeit verbundenes Hormon. Und biologisch orientierte Psychiater überlegen bis heute – und haben viele Forschungsgelder darin investiert –, ob die „Kur" nicht einfach darin bestehen könnte, der Patientin ein bestimmtes Medikament zu geben (etwa Naltrexon, einen Morphin-Antagonisten), um damit den Selbstverletzungsdruck zu verringern. Dieser Ansatz kann aber nicht erklären, warum es weit überwiegend Frauen sind, die zum Mittel der Selbstverletzung greifen. Die Frage ist also: Warum?

Warum überwiegend Frauen?

Während die Umstehenden oft hilflos auf einen vollendeten Akt der Selbstverletzung reagieren, haben viele Selbstverletzerinnen ein ganz anderes Gefühl, das sie selten aussprechen, sondern eher nonverbal zum Ausdruck bringen: Sie betrachten Selbstverletzung als vorletzten Akt von Autonomie. Der letzte mögliche autonome Akt ist nach dieser Logik der Suizid.

Wieso Autonomie? Offenbar ist mithilfe der Selbstverletzung ein eigenes Handeln, eigenes Eingreifen, eine Form von „Der Druck ist unaushaltbar, und ich gebe ihm nach und: Ich bestimme!" möglich, das die Betreffende auf keine andere Weise erreichen kann.

So dient Selbstverletzung einem wesentlichen Zweck, der meist unbewusst ist: die Kontrolle über Affekte, also Gefühlszustände, zu bekommen. Kontrolle in dem Sinn, der traumatisierenden Grunderfahrung von absoluter Ohnmacht und schmerzvoller, unaushaltbarer, überwältigender Verzweiflung nicht mehr so hilflos ausgeliefert zu sein.

Nicht nur der Hintergrund, sondern auch der jeweilige Auslöser für einen Akt von Selbstverletzung ist Stress. Das ist bei chronisch sich selbst verletzenden Menschen nicht anders als bei Menschen, die sich selten und „zufällig" schneiden oder verbrennen. Doch was bei „Normalos" aus Unachtsamkeit, Fahrigkeit oder dem Zwang, mehrere Dinge auf einmal tun zu müssen, passiert, ist bei chronischen Selbstverletzerinnen ein eingespieltes Muster der Stressbewältigung, das bis zu ausgeklügelten Ritualen gehen kann.

Wir alle tun nicht nur vieles, um unsere Gesundheit und unser Wohlbefinden zu erhalten. Sondern die meisten Menschen greifen zumindest hin und wieder zu Mustern der Stressbewältigung, die nicht unbedingt förderlich sind: Das Glas zu viel abends nach einem anstrengenden Tag; das exzessive Arbeiten, um dem privaten Konflikt aus dem Weg zu gehen; das Schlucken von Beruhigungs-, Schmerz- und Schlafmitteln, statt sich mit den Gründen der Unruhe und der Schmerzen zu beschäftigen; das Rauchen; die Partydrogen; der „geklaute Lippenstift"; die Sportexzesse, nach denen Blessuren zurückbleiben; die Süßigkeitenorgien; der Konsumrausch nach stressreichen Arbeitswochen – der Möglichkeiten, sich direkt oder indirekt zu schädigen, gibt es viele.

In meinen Ausbildungskursen spreche ich manchmal über eine von Sigmund Freuds umstrittenen Trieb-Theorien, nämlich dass wir Menschen nicht nur mit einem „Eros" – einem Lebenstrieb – gesegnet seien. Wobei „Eros" für Freud nicht nur Erotik und Sexualität bedeutete, sondern auch Lebenserhaltung, Freude, Selbstschutz und Selbstfürsorge sowie alle Handlungsmotive, die lebensschaffend und lebenserhaltend sind. Nach Freud verfügen wir auch über einen „Thanatos" – einen Todestrieb, bei dem (Selbst-)Vernichtung, (Selbst-)Schädigung und „Böses tun" im Zentrum stehen.

Anschließend erzähle ich zum Beispiel, dass ich selbst, als ich noch rauchte, ideologisch mein Rauchen so gerechtfertigt habe: „Raucher sind einfach die interessanteren Menschen." Und äußere die Vermutung, dass zu den beliebtesten Selbstbeschädigungen diejenigen zählen, die sozial integrativ sind oder zumindest sozial anerkannt werden: Zu viel arbeiten, sich zu viel um Bedürftige kümmern sowie einige der oben genannten Alltagsselbstschädigungen können dazu dienen, in einer Gruppe von Gleichgesinnten anerkannt zu sein.

Dann gebe ich den KollegInnen als Kleingruppenarbeit auf, darüber zu sprechen, was sie selbst tun, um sich „zugrunde zu richten". Diese Übertreibung und das gemeinsame Lachen lassen viele befreit manche eigenen – ansonsten verschämt verschwiegenen – Selbstbeschädigungen äußern. Zumindest die Formen von Selbstverletzungen, die sozial anerkannt sind: zu viel arbeiten, sich von Bedürftigen nicht abgrenzen …; manche trauen sich auch an die Süßigkeitenorgien, das „Glas zu viel" oder ihr Rauch-Muster.

Diese gemeinsamen Gespräche über eigene problematische Verhaltensweisen fördern das Verstehen der – häufig sehr viel radikaleren – Verhaltensweisen von traumatisierten KlientInnen.

7.2 Selbstverletzung dient der Stressbewältigung

Um welche Art von Stress geht es bei traumatisierten Menschen? Zum einen kann es sich um einen aktuellen, äußeren Stress handeln. Sehr häufig sind es Beziehungsprobleme oder -konflikte, die Selbstverletzung auslösen. Oder etwas, das sie in unangenehmer Weise erinnert an Ereignisse, an die sie nicht erinnert werden wollen. Ereignisse, die mit eigenen Gewalterfahrungen zusammenhängen.

Oder es sind innere Auslöser, wie etwa: ein gegebenes Versprechen nicht einhalten können; ein Jahrestag einer Traumatisierung; ein schwelender und sich zuspitzender innerer Konflikt, ein gebrochenes Schweigegebot (etwa indem sie in der Therapie von Gewalterfahrungen gesprochen haben, die sie laut Täter niemandem erzählen dürfen) …

Von der Psychodynamik her hat die Selbstverletzung eine Doppelfunktion und ist somit Ausdruck eines inneren Konflikts. Es geht darum,

- etwas zu spüren: den Körper, einen Schmerz, Gefühle, Tränen, nachlassenden Druck, Erleichterung … und gleichzeitig
- etwas nicht zu spüren: das „Eigentliche", die Realität des Traumas, die Wahrheit des eigenen früheren Leides, die Unmöglichkeit, so weiterzumachen; die ohnmächtige Erschöpfung, die Wut … Damit hat Selbstverletzung, um noch einmal Pierre Janets frühe Erkenntnis zu zitieren, die klassische Bedeutung eines Symptoms: Es ist eine sekundäre fixe Idee, die von der primären fixen Idee ablenken soll: dem unbewältigten Teil der vergangenen (Trauma-)Erfahrung. Und wie bei jeder „Symptom-Trance" ist auch bei der Selbstverletzung die Dissoziation der entscheidende Faktor.

Der Ablauf einer solchen Selbstverletzungsattacke sieht in der Regel so aus:

1. Ein Auslöser tritt auf (z. B. Streit mit dem Freund).
2. Sie bekommt unangenehme Gefühle (Angst, verlassen zu werden, und gleichzeitig Wut auf den Freund).
3. Sie denkt schlecht über sich, wobei ihre Gedanken generalisieren: Von dem Ereignis aus werden sie immer allgemeiner und immer selbstkritischer bis selbstzerstörerisch. („Ich bin's ja auch nicht wert, dass er bei mir bleibt." „Alle Leute können mit mir machen, was sie wollen – für die bin ich einfach nur Dreck.")
4. Sie zieht sich von diesen unangenehmen Gefühlen und Gedanken zurück, indem ihre Gedanken beginnen, um die „fixe Idee" der Selbstverletzung zu kreisen. („Da im Bad – ach, meine Haut ist mir zu eng – die Rasierklinge – nein, nicht schon wieder – doch, ich muss, muss, muss es einfach tun.")
5. Sie erlebt eine Art seelischer und körperlicher Betäubung und dissoziiert zunehmend – und von da an hat sie den Auslöser bereits vergessen. („Ah, ich schneide, da ist das Blut; so, jetzt ist es gut.")
6. Nichts ist so erfolgreich wie der Erfolg. Die Dissoziation hat, zusammen mit dem Schneiden, ein positives Gefühl erzeugt, nämlich Erleichterung, Entspannung, Wohlgefühl. Damit ist die Wahrscheinlichkeit groß, dass ein Verhalten, das so „konditioniert" wurde, häufig wiederholt werden wird.
7. Leider bleibt es nicht bei dem guten Gefühl, denn sie sieht ihre aufgeschnittenen Arme an, kommt dabei allmählich aus der dissoziativen Trance heraus und sieht: „Oje, ich habe es schon wieder getan." Vielleicht muss die Wunde sogar genäht werden, was die aufkommenden Scham- und Schuldgefühle noch verstärkt.
8. Wenn der dadurch entstehende Druck zu groß wird – vielleicht fällt ihr jetzt auch wieder der Streit mit dem Freund ein –, dann kann eine Abwärtsspirale in Gang kommen: Wieder wird sie schlecht über sich denken, wird dissoziieren, sich schneiden …

Als Symptom hat Selbstverletzung häufig den Charakter einer Sucht. Das Ablaufschema der Selbstverletzung spricht dafür:

- innerer Drang oder Druck
- Selbstverletzung
- vorübergehende „Er-Lösung"
- neuer Druck baut sich auf …

Ähnlich wie bei anderen Süchten oder Zwängen wird Selbstverletzung oft schamvoll versteckt gehalten: Die langärmelige Bluse soll auch im Hochsommer den zerschnittenen Arm verdecken; das zwanghaft herbeigeführte Erbrechen nach heimlichem Fressanfall wird als „Magenverstimmung" erklärt; Schnitte und Verbrennungen werden sich an Stellen zugefügt (Bauch, Genitalbereich, Innenseite der Oberschenkel), die von Außenstehenden normalerweise nicht zu sehen sind.

Und – der Widersprüche gibt es viele – gleichzeitig enthält die Selbstverletzung (wie übrigens ja auch der Suizidversuch) einen nonverbalen Hilfeschrei: Sieh mal, es geht mir so schlecht, dass ich mich zum Krüppel verstümmele; oder so dünn werde, dass ich zum Skelett abmagere, oder … Statt über die Gefühle zu sprechen, werden sie in Handlungen umgesetzt.

Der Hilfeschrei kann auch noch konkreter sein: Sieh mal, ich werde immer noch misshandelt und muss mit der Selbstverletzung ein Zeichen setzen … Kinder und Frauen, die noch in Misshandlungszusammenhängen leben, verwenden häufig Selbstverletzung in dieser Signalfunktion. Tatsächlich reagiert die Umwelt aber leider oft mit Irritation, Ärger und Unverständnis auf diese Art von Zeichen. („Die will uns erpressen / sich nur interessant machen …")

Bei stark gespaltenen dissoziativen KlientInnen bedeutet die Selbstverletzung oft auch: „Sieh mal, bei ‚uns' innen ist ein Täterintrojekt tätig und hat ein inneres Folterritual (re-)inszeniert!"

Manchmal geht es auch um eine direkte Wiederholung externer früherer Gewalterfahrung: Das Messer in die Scheide stoßen anstatt des Penis früher; die Brennsalbe auf den Schamlippen erinnert an den brennenden Schmerz im Genitalbereich nach der Vergewaltigung; die verstümmelten Brustwarzen erinnern an die Bisswunden dort, die Täter ihr zugefügt haben; die Würgemale nach der Strangulierung erinnern an die Male von den Händen des Täters; die Wunden dürfen nicht heilen, weil sie damals auch so lange unversorgt blieben und im Grunde – zumindest seelisch – heute noch nicht verheilt sind.

Selbstverletzung nach sexueller Gewalt wiederholt häufig das Eindringende und Zerstörende der Gewalterfahrung: die Schnitte und Stiche durch die Haut, tief nach innen, schwärend.

7.3 Selbstverletzungen nach sexualisierter Gewalt

Besonders problematisch sind Selbstverletzungen nach sexualisierter Gewalt, während derer die Betroffene dem Tode auch durch körperliche Verletzung sehr nahe war. Erfahrungsgemäß gibt es bei einigen der Überlebenden von „Near Death Experiences" (Todesnäheerfahrungen) einen sehr starken Druck, die Todesnähe zu wiederholen.

Wiederholt werden auch der Hass und die Verachtung des Täters für das Opfer. Der Täter benutzte die Überlebende zu seiner Befriedigung wie einen Gegenstand, und statt sich selbst dafür zu hassen, hasst und verachtet er das Hilflose und Ausgelieferte in seinem Opfer. Dies führt oft zu dem Gefühl bei dem Opfer / der Überlebenden, nur ekelhafter „Müll“ zu sein, „beschmutzt und besudelt“ zu sein, verachtenswert zu sein – und diese Gefühle können Selbstverletzungsattacken auslösen.

Schon damals, als sie – etwa in der Familie – in der Hand des oder der Täter war, hat sie unter Umständen schon Selbstverletzung benutzt, als einziges Mittel, um „Nein“ zu sagen. Vielleicht hat sie sich unattraktiv machen wollen: unförmig dick oder spillerig dünn, oder mit schwärenden Wunden, oder narbenübersät … Ich habe sogar mehrfach Frauen kennengelernt, die sich als Form der Selbstverletzung immer wieder die Vagina zugenäht haben – auch noch Jahre nach der letzten Vergewaltigung!

Es gibt fließende Übergänge zwischen dem traumawiederholenden Charakter von Selbstschädigung und der Selbstverletzung als Täterverhalten. Etwa wenn die Betroffene „russisches Roulette“ mit sich selbst spielt: Sich in eine Badewanne voller Rasierklingen legt und zusieht, wie sich die Wanne mit ihrem Blut füllt, und erst versucht aufzustehen, wenn sie merkt, dass sie es gleich nicht mehr kann; wenn sie sich häufig in Extremsituationen begibt, bei denen sie „draufgehen“ könnte; wenn sie sich mithilfe von „Rekorden“ in ihren Verletzungsritualen (mindestens einen Liter Blut abzapfen, mindestens einmal ohnmächtig geworden sein etc.) quält; wenn sie andere dabei hilflos zusehen lässt, wie sie sich verletzt (die eigenen Kinder, PartnerIn, FreundIn, TherapeutIn …), und ihnen jede Hilfs- und Eingriffsmöglichkeit verweigert.

Das radikalste Selbstverletzungsverhalten als Täterverhalten ist der „erweiterte Suizid“, bei dem der oder die TäterIn das eigene „Draufgehen“ damit kombinieren, andere Menschen (Kinder, Zivilisten, Unschuldige) mit in den Tod zu reißen. Hier wird die eigene Verzweiflung kombiniert mit einer angeblich „richtigen Sache“: Die Kinder oder andere Menschen sollen nicht ins Heim oder vor einem ähnlichen Schicksal bewahrt werden oder die Tat soll ein politisches Fanal sein („Hätte man uns nicht gekündigt …“).

Therapieprobleme

Viele schwer traumatisierte Menschen haben ohnehin das Gefühl, als seien sie chronisch misshandelte und zu kurz gekommene Außenseiter. Die Gesellschaft interessiere sich nicht für sie, im Gegenteil quäle sie ständig aufs Neue mit Forderungen, die sie nicht bewältigen können. Wie oft habe ich KlientInnen sagen hören: „Immer muss ich büßen! Erst wurde ich gequält, vergewaltigt und habe kaum überlebt. Jetzt muss ich auch noch meine Therapiekosten bezahlen und gelte als ‚gestört‘!“ Nach dieser Logik wird dann auch die TherapeutIn zur TäterIn, wenn sie sagen muss, dass die Kassenfinanzierung ausläuft und entweder die Therapie beendet wird oder die KlientIn selbst die Kosten tragen muss. „Ich habe aufgrund der jahrelangen Gewalterfahrungen nicht die Ausbildung und Abschlüsse machen können, die ich von der Intelligenz oder meinen Fähigkeiten her hätte machen können – nun krebse ich mit sehr wenig Geld herum und muss auch noch die Therapiekosten zahlen!" Auch wenn ein Antrag beim „Fonds sexueller Missbrauch" Jahre braucht, bis er genehmigt wird – und schon im Vorfeld, wenn es darum geht, die eigenen Traumatisierungen z. B. dem Versorgungsamt gegenüber zu äußern, was dann zu kritischen Nachfragen bei den Beschuldigten führt –, immer gibt es durchaus auch solide Gründe dafür, sich entwertet, zurückgesetzt, im Heilungsprozess boykottiert zu fühlen. All das regt Menschen, die ohnehin rasch zu Selbstschädigungen greifen, in der Hinsicht noch einmal an.

Manchmal wird die Selbstverletzung wie auch andere Torpedierungsversuche der Therapie sogar von einer KlientIn eingesetzt, um sich an der Gesellschaft oder der „TäterIn, TherapeutIn" zu rächen.

Umgekehrt reagieren dann viele TherapeutInnen – wenn sie, wie es nur allzu oft geschieht, in eine der zahlreichen Übertragungs- und Gegenübertragungsfallen der Traumaarbeit geraten sind – ihrerseits mit Täterverhalten: Sie werden zynisch, beschuldigen die Überlebende, schuld an ihrer Misere zu sein, machen sich über sie lustig, beschimpfen und demütigen sie, boykottieren eine Antragsstellung, wenn das kompliziert zu werden droht, etc.

ÄrztInnen geraten besonders leicht durch ihr notwendig gewordenes Verhalten in die Tätersituation, und manche agieren dann auch ihre Wut an der PatientIn aus: Wenn eine ÄrztIn einer Frau einen Magenschlauch in den Mund zwingt, wenn sie sie künstlich ernähren, ihre Wunden vernähen, sie katheterisieren muss (weil die PatientIn z. B. durch Hungern oder Nicht-Trinken oder Drogen oder Medikamente-Nehmen oder Schneiden etc. ärztliche Hilfe benötigt) und die ÄrztIn sie dabei grob verletzt, nicht sterilisiertes Material verwendet, wenig sorgfältig arbeitet oder den Eingriff ohne Betäubung vornimmt; wenn sie ohne Versuch, die PatientIn zu beruhigen, sie anbindet oder Pflegepersonal anweist, sich nicht von der PatientIn „verarschen" zu lassen, etwa auf ihr Klingelzeichen nicht zu reagieren, wenn sie …

Glücklicherweise reicht mein Erinnerungsvermögen gar nicht aus, all die brutalen Übergriffe zu schildern, die Klinikpersonal und ÄrztInnen sowie PsychotherapeutInnen an SelbstverletzerInnen begangen haben und die mir im Laufe meiner Berufstätigkeit geschildert wurden. Der „Overkill" an Täterverhalten ist für Überlebende sexueller Gewalt natürlich die erneute Vergewaltigung, diesmal durch jemanden, an den oder die sie sich hilfesuchend gewendet haben. Leider kommt auch das wesentlich häufiger vor, als wir das für möglich halten möchten. Und dann kann es auch ein selbstverletzendes Verhalten sein, wenn die KlientIn oder PatientIn immer weiter zu diesem Arzt oder Therapeuten geht, weiterhin von demselben Pfleger behandelt wird und / oder sich sexuell und / oder emotional oder verbal misshandeln lässt, weil sie meint, es nicht besser verdient zu haben oder selbst an ihrer Misere schuld zu sein.

Und schließlich gibt es noch eine Gelegenheit, und zwar in allen Phasen der Psychotherapie, dass plötzlich (noch einmal) Selbstverletzung auftreten kann:

Wenn Selbstverletzung der einzige Ausdruck dafür ist, dass die KlientIn überfordert ist, dass zu schnell zu viel Traumamaterial aufgedeckt oder durchgearbeitet wurde. Auch hier wird deutlich, dass Selbstverletzung häufig anstelle eines verbalen „Neins" oder „Stopps" auftritt und eine Grenze markieren kann, die in der Therapie überschritten wurde. Es wurde zu intim, zu überflutend, zu eindringend, zu viel …

In jedem Fall sollte Selbstverletzung für die TherapeutIn ein wichtiges Signal sein. Irgendetwas will die KlientIn aussagen, und zwar etwas sehr Wesentliches. Und sie sollte verstanden werden, damit gemeinsam andere, weniger schädigende Versuche unternommen werden können, um Stress abzubauen und sich Gehör zu verschaffen. Ein wichtiger Satz ist hier: „Lass deine Gefühle sprechen, nicht handeln!" Eine der wesentlichen Aufgaben von Psychotherapie kann darin bestehen, die Signale der Selbstverletzung zu hören, zu verstehen – und die Selbstverletzung in konstruktives Stresscoping zu verwandeln. Im Band *Wege der Traumabehandlung* stelle ich hierzu einige Möglichkeiten vor.

8. Was ist das Besondere an ritueller Gewalt?

„Auch wenn es noch so brutal ist, eigentlich ist es das Zuhause. Und wo will ein Kind hin?“

(„Pauline“)

Vorbemerkung

Ein solches Kapitel hätte ich Ihnen – und mir – gern erspart. Mir geht es nicht anders als Ihnen – was Sie in diesem Kapitel lesen werden, von dem wollen wir alle nicht, dass es geschieht, und es schockiert, weil hier von sehr bewusster Folter gegen Kinder und Frauen in organisierten Täterkreisen die Rede ist. Mein Rat: Sie sollten dieses Kapitel nur im Detail lesen, wenn Sie nicht selbst von ritueller Gewalt betroffen sind – und wenn doch, dann nur mit fachkundiger Begleitung. Zwar habe ich visuelle Trigger (mögliche Auslöser für Flashbacks in Bildform) vermieden, doch auch im Text können zahlreiche unangenehme Details bei Betroffenen eigene Erinnerungen auslösen. Die vielleicht schwierigsten Textpassagen habe ich kursiv setzen lassen, damit Betroffene diese Schilderungen ggf. überspringen können.

In den letzten Jahrzehnten ist die Aufmerksamkeit weltweit auf eine bestimmte Form von Misshandlung gelenkt worden, die sich noch einmal auf besondere Weise auf die Opfer auswirkt: rituelle Gewalt. Nicht nur Zigtausende von Kindersoldaten in afrikanischen Ländern werden auf grausamste Weise „abgerichtet“, etwa indem sie in ritualisierter Weise Tiere töten und ihr Fleisch roh essen müssen, indem sie nicht nur selbst extrem gequält werden – auch sexuelle Gewalt ist an der Tagesordnung –, sondern auch andere Kinder und Erwachsene foltern und töten müssen.

Das alles können wir hierzulande glauben – es ist schrecklich, doch es ist weit weg. Wie aber ist das? Auch in westlichen Industrienationen werden etliche Tausend Kinder durch sexuelle Gewalt in Kombination mit ritualisierter Folter und erzwungenen Misshandlungen anderer Lebewesen „dressiert“, vorwiegend, um in der sogenannten (Kinder-)Pornoindustrie und zur Zwangsprostitution in Kombination mit bizarren „magischen Ritualen“ benutzt zu werden?

8.1 Was ist rituelle Gewalt?

Was vor Jahren noch als vereinzelte Extremtraumata erschien, gehört inzwischen in traumatherapeutischen Praxen und Kliniken sowie in Beratungsstellen gegen sexuelle Gewalt zum harten Alltag. Manche KollegInnen kennen einzelne Fälle, in anderen Einrichtungen sind bis zu einem Drittel der Klientel von diesem Thema betroffen. In einer Umfrage unter 300 ausgewählten Einrichtungen in Deutschland wurden bereits 1999 über 300 Fälle detailliert geschildert; es gab kaum angeschriebene KollegInnen, denen das Phänomen rituelle Gewalt nicht vertraut war. Seither wurden zahlreiche gut besuchte Fachveranstaltungen, Kongresse, Fortbildungen, Umfragen, Online-Befragungen, Interviews, Bachelor- und Masterarbeiten und mehrere Dissertationen zum Thema durchgeführt und verfasst, es gibt etliche Betroffenenberichte, Sach- und Fachbücher zum Thema sowie ein spezielles bundesweites Beratungstelefon: „Berta". Der unabhängige Beauftragte für Fragen des sexuellen Missbrauchs hat sich mit seinem Team des Themas angenommen, der bei ihm angesiedelte „Betroffenenrat" Empfehlungen herausgegeben, die AntragstellerInnen beim Fonds sexueller Missbrauch sind zu einem nicht geringen Teil Überlebende aus ritueller Gewalt … Und so sollte man denken, das Thema sei offen und in aller Munde.

Doch noch 2019 habe ich auf einem Symposium, bei dem ich neben Susanne Nick – die ihre empirisch fundierte Dissertation zum Thema zusammenfassend vortrug – Referentin war, erlebt, was seit 30 Jahren in immer noch gleicher Weise geschieht: Kriminalpolizei, das BKA und die Kriminologischen Forschungsinstitute geben sich ahnungslos: „Wir haben kein Hellfeld, es mag sein, dass es allenfalls ganz wenige Einzelfälle im Dunkelfeld gibt." Dies ist in Kombination mit der Verweigerung einer Zusammenarbeit mit den KlinikerInnen und ForscherInnen (das Thema sei ja nicht existent) ein Zirkelschluss …

Nach wie vor scheint das Thema ausschließlich bei BeraterInnen, ÄrztInnen, PsychotherapeutInnen, SozialforscherInnen „aufzutauchen", während die Strafverfolgungsbehörden fast durchgängig so tun, als handele es sich um eine Art „Hysterie". Wie kann das angehen?

Nun, zum einen erinnert es mich an die Entwicklung der Diskussion zum Thema sexualisierte Gewalt in der Familie. Noch 1975 hieß es im internationalen Psychiatrie-Jahrbuch, sexueller Missbrauch sei etwas ganz Seltenes, es käme nur in einer von einer Million Familien vor.

Dann erinnert es mich an die Auseinandersetzung darum, ob in Therapien gewonnene Erkenntnisse über Misshandlungsgeschehen wohl zutreffend seien. Da wurde behauptet, man müsse sich jederzeit an ein Trauma erinnern können, sonst sei es nie passiert. Es brauchte geradezu Tonnen von Fachliteratur, inklusive fMRT-Studien, PET-Scans, EEGs etc., um nachzuweisen: Doch, es gibt strukturelle Dissoziation, ein Gehirn kann verschiedene „Selbste" enthalten, die wenig bis keine Verbindung untereinander haben, wobei mindestens ein Anteil teilweise oder vollständig amnestisch sein kann für Gedächtnisinhalte traumatischer Art. Dissoziative Amnesie ist eine valide Diagnose, ebenso wie andere Dissoziationsdiagnosen, einschließlich partieller oder vollständiger dissoziativer Identitätsstruktur – was sich endlich auch im Diagnosehandbuch ICD-11 spiegelt.

Es erinnert mich weiterhin an die geradezu verzweifelten Versuche der inzwischen aufgelösten *False Memory Syndrome Foundation,* ein „falsches Erinnerungssyndrom" zu etablieren und zu behaupten, dieses würde von Therapeuten eingeredet. Internationale Forschergruppen untersuchten diese These und stellten stets aufs Neue fest: Da ist nichts dran.

Es erinnert mich zudem an Kampagnen von täterfreundlichen Ausbildern in Polizeiakademien, in der Art: „Sollte das Thema auf rituelle Gewalt kommen, wissen Sie sofort, dass das Quatsch ist."

Es erinnert mich an die Gegenreden bei dem Versuch, die ersten Frauenhäuser für misshandelte Frauen und ihre Kinder zu begründen: „Weisen Sie uns erst mal den Bedarf nach".

Ich könnte stundenlang so weitermachen.

Worauf ich hinaus will: Unsere Gesellschaft und ihre formalen Institutionen tun sich unendlich schwer damit, Gewaltopfer ernst zu nehmen. Stattdessen geschieht das, worauf Judith Herman in ihrem Buch „Die Narben der Gewalt" hingewiesen hat: Alle Berufsgruppen, die sich mit Gewaltthemen befassen, insbesondere wenn es um sexualisierte Gewalt geht, werden zusammen mit den Betroffenen entwertet: JournalistInnen, die darüber berichten, genauso wie SozialarbeiterInnen, die mit den Betroffenen arbeiten, ÄrztInnen, die sie behandeln, genauso wie PsychotherapeutInnen, die mit ihnen an die Aufarbeitung des Geschehens gehen, PolizistInnen genauso wie RechtsanwältInnen, die sie beraten und / oder vor Gericht vertreten, etc. Und das Thema rituelle Gewalt ist ein sehr hartes. Hier geht es um organisierte Formen von sexualisierter Ausbeutung, in denen Folter und ggf. spirituelle Beeinflussung angewandt werden, um die Opfer gefügig zu halten und möglichst lebenslang an die kriminelle Gruppe zu binden. Was bedeutet, dass es KlientInnen sind, die sich in der Regel erst aus äußerst destruktiven Bindungen befreien müssen, die häufig unter extremen Verletzungen und grausamen Erlebnisse leiden und die – wenn sie schon als Kind oder gar von Geburt an in einer solch zerstörerischen Gruppe groß geworden sind – sehr oft unter einer partiellen oder vollständigen DIS leiden. Und die massive ideologische Beeinflussung erlitten haben und oft nicht wissen, ob nicht die Täter-Wahrheiten die besseren Wahrheiten sind.

Ich kenne keine professionell arbeitende Person im Sozial- und Gesundheitswesen, die sich um diese Klientel reißt. Das hat mit den einzelnen Mädchen und Frauen nichts zu tun (etwa 90 Prozent und mehr, die im Gesundheitswesen mit einer solchen Hintergrundgeschichte auftauchen, sind körperlich weiblichen Geschlechts). Viele von ihnen sind äußerst tapfere, kreative, intelligente Menschen. Es hat ausschließlich damit zu tun, dass jede/r weiß, der sich professionell mit so einem Mädchen oder Jungen oder aus solchem Hintergrund kommenden Frauen oder Männern beschäftigen will oder muss, dass man den Ärger schon riechen kann. Das Umfeld wird sagen „Was, du glaubst der?" Oder: „Was, die ist noch in Täterhänden? Dann lass du mal die Finger davon, da kann man doch eh nichts machen!" Oder: „Viel zu gefährlich, das ist ja so eine Art Mafia dahinter, oder – oh Grusel, ein Satanistischer Kult, bloß nicht!" Oder: „Das macht mir Angst, dir nicht? Vielleicht tun die Täter dir was?!" Oder: „Die hat bestimmt selbst so schlimme Sachen machen müssen, die ist doch selbst auch gefährlich!" Oder es wird einfach gesagt: „Das gibt es sowieso nicht. Die ist doch histrionisch, narzisstisch gestört, die will sich nur interessant machen, hat sich das irgendwo angelesen. Alles neumodischer Kram aus den sozialen Netzwerken, Verschwörungsfantasien …"

Und da die meisten Menschen im Sozial- und Gesundheitswesen sich ohnehin vor Arbeit nicht retten können, schieben sie diese KlientInnen gern ab. „Viel zu schwierig, Prognose schlecht, passt nicht in unser Patientenspektrum." Oder: „Davon verstehe ich zu wenig, gehen Sie zu einem Spezialisten." Wenn es genügend solcher SpezialistInnen gäbe, wäre dagegen ja nichts einzuwenden. Nur: Da fast alle so denken, bleiben diese KlientInnen, wie gesagt, mit schwersten Traumageschichten, häufig noch in Täterhänden, oft unversorgt.

Es müssten sich eigentlich viel mehr KollegInnen mit den Spezifitäten dieser Klientel auskennen. Denn: Wer sich mit PTBS und komplexer PTBS beschäftigt hat, wer mit Überlebenden sexualisierter Gewalt zu tun hat, der oder die hat über kurz oder lang in der Beratungsstelle, Betreuungseinrichtung, Praxis oder Klinik auch die eine oder andere Person, die aus Zusammenhängen organisierter sexualisierter Ausbeutung und ritueller Gewalt stammt und dringend Hilfe zum Ausstieg braucht.

8.2 Was ist organisierte sexuelle Ausbeutung?

Organisierte sexuelle Ausbeutung ist ein Sammelbegriff, unter dem vieles zusammengefasst wird: Der Vater, der seine Tochter gezielt gegen Geld anderen Männern überlässt; Familienclans, in denen jeder mit jedem gewaltvoll umgeht und in denen immer wieder einzelne Mitglieder – Kinder, Frauen – gegen Geld zwangsprostituiert werden; Prostitutionsringe, die organisiert Menschenhandel betreiben und die „Requirierten" entweder als Arbeits- oder sogenannte Sexsklaven international vermarkten; und destruktive Gruppen wie rechtsradikale, religiöse FanatikerInnen sowie destruktive Sekten und Kulte, die ihre Opfer nicht nur körperlich, emotional und sexuell ausbeuten, sondern auch ideologisch indoktrinieren.

Viele dieser Fälle tauchen auf im Zusammenhang mit sogenannten destruktiven Kulten und Sekten, aber es gibt auch andere Zusammenhänge. Daher zunächst einmal eine Definition

Rituelle Gewalt – Definition

In zahlreichen Konferenzen von Fachleuten hat man sich auf folgende Definition geeinigt, wie sie z. B. auch auf der Website von ↗ http://www.vielfalt-info.de (Stand Frühjahr 2020) zu finden ist:

Rituelle Gewalt ist die systematische Anwendung schwerer körperlicher, psychischer und sexueller Gewalt in destruktiven Gruppierungen. Häufig dient eine Ideologie (z. B. Satanismus, Faschismus) als Sinngebung und Rechtfertigung der Gewalt und als erlerntes Werte- und Normensystem. Es gibt Verbindungen zur Organisierten Kriminalität (Menschenhandel, Zwangsprostitution, Drogenhandel etc.) und ein Schweigegebot. Ausstiegswillige werden unter Druck gesetzt, erpresst und verfolgt. In manchen Gruppierungen (z. B. satanische Kulte) sind Familien generationenübergreifend eingebunden. Es erfolgt eine frühkindliche Bindung an Täter, Kult und Ideologie. Funktionalität und Gehorsam werden durch lebenslange Konditionierung und Programmierung (Mind Control) erzwungen. Dabei wird in der Regel schon ab Geburt absichtlich eine Dissoziative Identitätsstruktur mit voneinander abgespaltenen Persönlichkeiten erzeugt. Ziel der systematischen Abrichtung ist es, eine innere Parallelwelt zu erschaffen, die durch die Täter jederzeit abrufbar und steuerbar ist und für die das Kind und später der Erwachsene im Alltag keine bewusste Erinnerung hat.

Rituelle Gewalt ist also eine brutale Form der Gewaltanwendung an Kindern, Jugendlichen und / oder Erwachsenen, bestehend aus körperlicher, sexueller und psychischer Misshandlung in Form von Ritualen, und wird mit ideologischer und / oder spiritueller Indoktrinierung kombiniert.

Rituelle Misshandlung dient der fein abgestimmten Ausübung von Macht und Kontrolle über die Individualität, Unabhängigkeit und Freiheit des Opfers – und zwar für das Opfer lebenslang. Das Opfer soll schweigen – aus Angst vor verstärkter Misshandlung, aus der Überzeugung heraus, selbst für die Misshandlung verantwortlich zu sein, und aus einer starken Verbindung zur Tätergruppe heraus. Die Täter geben sich viel Mühe, dem Opfer das Gefühl zu vermitteln, es hätte freiwillig und zu einem höheren Zweck die Misshandlung gewählt. Da es sich bei den Gruppierungen oft um solche handelt, die bewusst „das Böse" in den Mittelpunkt stellen (etwa gut 50 Prozent der Opfer schildern, dass es sich um eine Art von „Satanismus" gehandelt habe), haben die Opfer und Überlebenden typischerweise das Gefühl, „bis in den Kern hinein böse" zu sein.

Rituelle Misshandlung enthält häufig komplexe Rituale, die auch sehr gezielte Mind Control beinhalten, hier: Indoktrination im Sinne der rechtsradikalen, (pseudo-) religiösen bzw. „satanistischen" Ideologie. Sie finden innerhalb einer organisierten Gruppe statt und dienen u. a. dazu, auch den gesamten Bereich der Sinnstiftung im Sinne der Täter zu manipulieren, etwa die Entscheidung darüber, was gut und was böse, was hassenswert und was heilig sei – und vor allem: Wer wen aus welchen „spirituellen" Gründen quälen und sogar töten darf

Zwar gibt es auch andere als „satanische" Rituale, doch ein Großteil der Überlebenden destruktiver Kulte im westeuropäischen Raum schildern, dass sie rituell misshandelt wurden als Bestandteil einer angeblichen „Anbetung Satans/des Bösen" und zum Zweck, sie in satanischen Überzeugungen und Praktiken zu indoktrinieren. Rituelle Misshandlung besteht nur selten in einer einzelnen Episode. Gewöhnlich finden die Misshandlungen wiederholt über einen langen Zeitraum hinweg statt.

Zwei Aspekte sind wichtig:

1. Eine Geschichte extremer, überwältigender und nicht verkraftbarer Misshandlungen, die häufig zunächst tief im Persönlichkeitssystem verborgen wird und der dissoziativen Amnesie unterliegt. Viele Opfer spalten ihre Persönlichkeit aufgrund der Misshandlungen auf und entwickeln eine komplexe dissoziative Störung, viele eine dissoziative Identitätsstörung.
2. Die Misshandlungen fanden in einem Kontext statt, in dem sie als wesentlicher Bestandteil der religiösen Überzeugungen des Täters oder der Täter gerechtfertigt wurden. Rituelle Gewalt stellt das äußerste Ende des Spektrums an emotionaler, sexueller und körperlicher Misshandlung dar

Rituelle Misshandlung stellt besonders dann die schwerste Form von Misshandlung dar, wenn sie – wie es die Regel ist – in Form wiederholter Folter und elaborierter sadistischer Traumatisierungen stattfindet. Dies vor allem auch deshalb, weil nicht nur äußerste Schmerzzufügung Bestandteil der Folter ist, sondern auch die permanente Todesdrohung und der Zwang zur absoluten Geheimhaltung, zusammen mit dem Gefühl, einer „dunklen Elite“ anzugehören – je mehr man es schafft, die Qualen durchzuhalten.

8.3 Die Rolle der Täter und der Opfer

Tätergruppen sowohl im Bereich organisierte sexuelle Ausbeutung als auch die im Bereich rituelle Gewalt sind gewöhnlich untereinander mit anderen Tätergruppen organisierter Kriminalität gut vernetzt; davon erzählen die AussteigerInnen regelmäßig: Sie wurden „ausgeliehen“ oder „weitergereicht“ an andere Tätergruppen, etwa im Bereich Pornografie, Drogenhandel, Prostitution, politische Erpressung, Entführungen und (Auftrags-)Morde. Opfer und Überlebende wissen manchmal, wie sich die Gruppe oder der „Kreis“ nennt, in dem sie misshandelt wurden (sie selbst würden sagen: zu dem sie „gehören“), häufig aber auch nicht, weil sie nur ausschnitthaft wahrgenommen haben, dass sie „wieder irgendwo hingebracht wurden“.

Was wollen die Täter im Bereich rituelle Gewalt? Wie bei anderen mafiös organisierten Täterringen sind, so die Aussteigerberichte, die Gruppen in konzentrischen Kreisen organisiert: Im Innern befinden sich „Herrscherfamilien“ und ihre Nachkommen, in den nächsten Kreisen verwandte Familien und seit Generationen Verbundene, in den weiter außen liegenden Kreisen die Familien, deren Kinder man „verbrauchen“ kann (die also nicht für „höhere Aufgaben“ im Kult etc. vorgesehen sind). Dann in weiteren Kreisen Interessenten und Kunden. Die Interessenten in den äußeren Kreisen können zuschauen, werden geprüft und geworben, müssen zahlen oder ihre Kinder „abgeben“. Geld generieren die Gruppen über die Zwangsprostitution der Kinder, Jugendlichen und Frauen, die sie dazu nötigen können, sowie durch Erpressung von Kunden, die bei den Foltern dabei sind („Wir werden das Material, das wir dabei gefilmt haben, nicht verwenden – Sie werden uns einfach ab und zu einen Gefallen tun“), und durch das, was sie in ihren anderen „Geschäftszweigen“ außer dem „Hardcore-Rotlichtmilieu“ erzielen können, etwa durch Drogen- und Waffenhandel etc.

Weshalb die gezielte Einflussnahme in Form von Mind Control?

Ziel der Handlungen und Misshandlungen, die gelegentlich als „Programmierung“ im Sinne der Mind Control bezeichnet werden, ist die komplette tägliche Macht und Kontrolle über das Leben der Beteiligten des „Kreises“ bzw. der Gruppe. Die LeiterInnen, häufig „Großmeister" oder „Meister" genannt oder „Satan", „ER", „Seth", „Baphomet" oder andere Synonyme für den Teufel (eine Minderheit dieser Gruppen wird von Frauen geleitet) sind es, die den strikt hierarchisch organisierten Anhängern jeden Zugang zu wahrer Entscheidungsmöglichkeit, Unabhängigkeit und Freiheit verwehren. Begriffe wie „Freiheit" werden in einer Art „Orwell'scher Verdrehung" pervertiert, so wird „Freiheit" verstanden als die absolute willenlose Unterwerfung unter den Willen des „Meisters" etc. („Liebe unter Willen"). Letztlich soll das einzelne Opfer gelegentlich auch für größere kriminelle Aktivitäten benutzt werden, bei denen es um weiterreichende gesellschaftliche Macht und Kontrolle geht.

Das Ganze ist eine dunkle Welt, in der mehr Geld generiert und verschoben wird als in der „hellen Welt", in der die meisten von uns leben. Allein mit der organisierten Ausbeutung von Kindern und Frauen wird mehr Geld verdient als im gesamten internationalen Waffenhandel. Es ist ein gigantisches Geschäft, zumal die Opfer sich an die Gruppe, über die sie niemandem da draußen „in der hellen Welt" erzählen dürfen, möglichst auch sinnstiftend gebunden fühlen sollen.

Die Opfer fühlen anfangs eine ihnen natürlich scheinende Identifikation mit ihren MisshandlerInnen, da sie mit ihnen verwandt sind oder die TäterInnen dauerhaft eine bedeutende Rolle in ihrem Leben spielen. Denn die TäterInnen stammen vielleicht sogar aus der eigenen Herkunftsfamilie des Kindes. In jedem Fall tun sie alles, um das Opfer an sich zu binden: Sie geben vor, seine „eigentliche Familie" zu sein, „vermählen" es mit einem Ober-Täter z. B. als „Satansbraut", lassen es von bestimmten Personen regelmäßig von zu Hause abholen, fördern es, dass sich das Opfer in einen der Täter verlieben soll, führen Täuschungsrituale durch, in denen sie so tun, als hätten sie dem Opfer etwas „eingepflanzt" (s. u.), zwingen es, Sätze auswendig zu lernen, die es gebetsmühlenhaft wiederholen soll und die es auf „magische" Weise an die Gruppe binden, etc.

Die ultimative Viktimisierung geschieht, indem die Täter ihr Opfer nicht nur wiederholt und sorgfältig geplant foltern, wobei die Folter

a. die Form von „heiligen Ritualen" annimmt,
b. um die Sexualität des Opfers und dessen ureigene Identität kreist,

sondern auch, indem das Opfer gezwungen wird, dieselben Arten von Grausamkeiten, die es erleiden muss, auch anderen anzutun. Dazu gehört auch das rituelle Töten von

- Tieren (etwa Katzen und Hunde),
- bei weiblichen, geschwängerten Teilnehmerinnen in Ritualen zwangsabgetriebenen Embryonen,
- manchmal auch anderen Kindern und Erwachsenen.

Außenstehenden erscheinen solche Taten unglaubhaft – doch die Opfer, die reden, erzählen so detailliert davon, dass sie auch von den KollegInnen, die ihnen zuhören, eher für glaubwürdig eingeschätzt werden, wie die Umfragen und Studien zeigen.

Wie gesagt, bei uns im Westen möchte die Polizei das gern alles für ausgedachten Humbug halten. In vielen Ländern aber (z. B. in Afrika, Asien oder auch in den USA) gibt es qualifizierte Polizeibeamte, die Vorlesungen über rituelle und Kultmisshandlungen halten, wobei sie Fotos zeigen von Leichen, die mit Kultsymbolen verstümmelt wurden oder andere klare Anzeichen aufweisen, im Rahmen von rituellen Aktivitäten ermordet worden zu sein – Aktivitäten, wie sie viele noch lebende Opfer und Überlebende beschrieben haben. Dennoch wird häufig nicht in Richtung rituelle Gewalt ermittelt, wenn ein Mord geschehen ist, selbst wenn in diesem Zusammenhang deutliche Hinweise (etwa entsprechende Symbole, siehe unten) auftauchen.

Da Betroffene so häufig schildern, dass im Zusammenhang mit ritueller Gewalt auch Embryonen bzw. „Babys", manchmal auch ältere Kinder oder Jugendliche oder sogar Erwachsene ermordet worden seien, wird häufig die Frage aufgeworfen, wie so etwas denn in einer zivilisierten Gesellschaft möglich sei bzw. wo denn dann die Leichen blieben. Wenn die Leichen der durch rituelle Misshandlungen Getöteten nicht gefunden und entsprechend zugeordnet werden (s. o.), dann werden sie – so erzählen es Überlebende – als „normale" Verbrechensopfer in die Statistik eingehen – etwa als Drogentote auf der Bahnhofstoilette oder als Sexualleiche, die im Wald gefunden wurde. Außerdem bleiben Hunderte von Kindern, Jugendlichen und Frauen, die jedes Jahr „verschwinden", einfach für immer verschollen. Manche von ihnen könnten durch rituelle Gewalt ums Leben gekommen sein.

Weitere unappetitliche und grausame „Entsorgungswege" von durch rituelle Gewalt Getöteten laut Aussagen von Überlebenden: Die Getöteten seien entweder aufgegessen, verbrannt, in Säure aufgelöst oder auf Mülldeponien oder andere Weise „entsorgt" worden (bei einem inzwischen verurteilten Täter aus dem rituellen Gewaltbereich fand man ein Piranha-Becken mit „Fleischresten" darin). Die getöteten Opfer waren oft entweder Embryonen (von Außenstehenden unentdeckte Schwangerschaften bis zum Zwangsabort durch die MisshandlerInnen, gewöhnlich im fünften Monat) sowie Kinder, Jugendliche und Erwachsene, die keinen festen Wohnsitz bzw. keine sozialen Bindungen hatten und daher nicht in der Vermisstenstatistik auftauchten.

Das Opfer zu zwingen, Grausamkeiten zu begehen, ist der beste Schutz für die Täter, da solche Handlungen des Opfers auch gefilmt werden. Die Filme oder Fotos werden ihm gezeigt, und es erscheint dem Opfer damit unmöglich, sich aus der misshandelnden Gruppe zu befreien („Die da draußen in der hellen Welt halten dich für eine Verbrecherin. Nur wir können dich davor schützen, dass du ins Gefängnis kommst").

Oft ist die Pornoproduktion (etwa Snuff-Videos, also Real-Quäl-und-Tötungs-Filme) zumindest ein Nebenzweck, die Abrichtung durch die extreme Folter von früh an fast mit der wichtigste, das Verstärken des Schweigegebotes ein weiterer wichtiger Zweck solcher Rituale. Die Gruppenkohäsion wird durch den absoluten Tabubruch (Folter an Kindern und Frauen, Tötung von Tieren und Menschen etc.) immer wieder aufs Neue hergestellt, auch das ist ein Zweck der Rituale. Und schließlich glauben manche der TäterInnen tatsächlich, durch die absolute Härte der ungeheuerlichen Schmerzzufügung eine Art Killer oder „Herrenmenschen" erzeugen zu können, mit deren Hilfe sie die „Weltherrschaft" übernehmen würden. Im tiefsten Grund sind alle Gruppen, die rituelle Gewalt anwenden, von ihrer Ideologie her faschistisch, und es gibt – wie ein Hearing im Bundestag ergab – auch intensive personelle Verflechtungen zwischen Rechtsradikalen und Tätergruppen, in denen rituell misshandelt wird.

Eigentlich müssten sich also die Strafverfolgungsbehörden ausgesprochen intensiv dafür interessieren, was die AussteigerInnen erzählen – wenn sie denn bereit wären, sich ernsthaft damit auseinanderzusetzen. Denn was die AussteigerInnen ihren BeraterInnen, ÄrztInnen und PsychotherapeutInnen – wenn das Vertrauen groß genug ist – im Detail erzählen, kann einem die Haare zu Berge stehen lassen. Solche Gruppen sind auf jeden Fall gefährlich für die Demokratie, und ihnen sollte das Handwerk gelegt werden.

8.4 Tätergruppen

Die Täter(gruppen) im Falle der Kultmisshandlungen sind also keineswegs nur Satanisten, auch wenn die meisten Überlebenden uns von der Herrschaft einer teufelsgleichen Gestalt erzählen, vor dem sie Todesangst hatten. „Satanisten" aller Couleur haben derzeit massiven Zulauf, wie es häufig der Fall zu sein scheint in Zeiten des Niedergangs, in denen Menschen verzweifelt danach suchen, wie sie dem Ganzen einen Sinn geben oder ihren persönlichen Untergang vermeiden können. Opfer und Überlebende ritueller Gewalt haben auch andere religiöse Sekten benannt – wenn sie, wie gesagt, überhaupt wussten, wie sich die Misshandlergruppe nannte (manchmal wurden sie laut eigenen Berichten einfach an einen Ort gebracht, gequält und wieder nach Hause gebracht bzw. am Rand ihres Wohnortes ausgesetzt und haben versucht, alles zu „vergessen", wie es die Täter ihnen aufgetragen haben). Bis zum nächsten Anruf, in dem ihnen mitgeteilt wird, wann sie nach unten oder zum Bahnhof kommen sollen …

Meiner persönlichen Überzeugung nach handelt es sich bei den Gruppen, die rituelle Gewalt ausüben, um antidemokratische Geheimbünde. Gruppen, die Macht und Geldinteressen realisieren im Rahmen der organisierten kriminellen Welt, in der sie sich bewegen – durch den „Sklavenmarkt", den sie betreiben, indem sie die Kinder ihrer Mitglieder von kleinst an darauf drillen, dieser „geheimen Welt" anzugehören.

Rituelle Misshandlung ist meines Erachtens nicht das Ergebnis irgendeines „religiösen" Überzeugungssystems, sondern umgekehrt: „Verschiedene Überzeugungssysteme werden als ‚Masken' benutzt, hinter denen Verbrechen begangen werden. Solange die Botschaften immer gleich sind, machtvoll erscheinen und auf rituelle Weise wiederholt werden, erreichen die Täter damit ihre Zwecke", hat schon Gayle Woodsum in ihrem Buch zum Thema 1998 festgestellt.

Was TherapeutInnen dabei immer wieder bemerken: Die nächtliche Geheimbündelei, die massive finstere Gewalt, die Nutzung von Feuer, die Zufügung extremster Schmerzen, die zahllosen Vergewaltigungen, das alles unter wiederholter Darbietung von Symbolen, Ritualhandlungen, Geheimsprachen und Metaphern, schafft eine „Magie", erscheint den Opfern und Teilnehmenden als Ausdruck außerordentlicher, über-weltlicher Macht und Kontrolle, die dieser „Kreis" ausübt, und zwar nicht nur über das Leben ihrer Opfer, sondern vorgeblich als „eigentliche" Herrscher der Welt.

Die „Verschwörungstheorie" liegt also bei den Tätergruppen. Die HelferInnen haben alle Hände voll zu tun, die bizarre Welt aus brutalen Kriminellen zu verstehen und zu entzaubern, welche die KlientInnen erst einmal als Todesangst erzeugende „böse Welt" schildern. Der Sinn der Begleitung der KlientInnen besteht dann häufig darin, sie Schritt für Schritt die „Banalität des Bösen" erkennen zu lassen, und dass sie begreifen, dass sie um einer angeblich höheren Macht und zu einem angeblich höheren Zweck tatsächlich nur brutal betrogen und ausgebeutet wurden. Die Desillusionierung ist ein wesentlicher Bestandteil des äußeren und inneren Ausstiegs aus solchen kriminellen Gruppen. Erschwert wird sie oft durch die vielen Amnesien aufgrund der jahre- und jahrzehntelangen Misshandlungserfahrung sowie die tiefe strukturelle Dissoziation in der Persönlichkeit der Überlebenden.

8.5 Die Geschichte religiöser Begründungen für antisoziales Verhalten

Die Geschichte religiöser Begründungen für antisoziales Verhalten ist lang. Und auch die Gestalt Satans ist uralt. Im Tal des Indus fand man eine im Jahre 3000 v. Chr. hergestellte Figurine; sie stellt einen Mann mit Ziegenkopf dar, der mit übereinandergekreuzten Beinen, in sitzender Position von Tieren umgeben ist, die ihn anbeten. Ritualisierter Sex als Fruchtbarkeitsritus und Kindsopfer waren in der frühen semitischen wie in vielen anderen Religionen häufige Praktiken (wie der Historiker Martin Katchen bereits in einem 1992 erschienenen Buch über rituelle Gewalt: *Out of Darkness* eindrucksvoll geschildert hat).

Doch es blieb dem Christentum vorbehalten, die Dualität zum zentralen Thema zu machen: Hier das Gute, dort das Böse. Hier Gott, dort Satan. Die Guten kämpfen, so das Christentum, gegen das Böse und umgekehrt, so wie Gott und Satan sich ewig bekämpfen. Das Schicksal der Menschheit wie der einzelnen Menschen entscheidet sich nach der dualen Religionsphilosophie dadurch, wie gut sie waren zu Lebzeiten: Himmel oder Hölle.

Es gibt zwei grundlegende Elemente des Satanismus und aller ähnlichen Kulte:

- die Vorstellung der Welt als letztlich von bösen oder feindseligen Kräften kontrolliert (die Hölle auf Erden) und
- die Figur des Magiers oder „gefallenen Engels“ als Helden, der diese feindseligen Kräfte kontrollieren kann.

Seit der Spätantike, so ist es Religionshistorikern aufgefallen, entwickelte immer dann eine (Volks-)Gruppe eine Faszination für „das Böse“ oder „schwarze Magie“, wenn sie sich für zum Untergang verdammt hielt oder wenn sie sich bewusst antisozial verhielt und eine Art religiöser Rechtfertigung bedurfte.

Seit dem 15. Jahrhundert dokumentierte man in solchen Gruppen die Überzeugung, es sei wünschenswert und möglich, die Macht Satans nicht nur anzubeten und sie um Hilfe zu bitten, sondern sie auch zu manipulieren und zu eigenen Zwecken zu nutzen.

Judith Spencer beschreibt in ihrem Buch „Jenny“ die Innenansicht eines satanischen Kults aus der Sicht eines ihrer weiblichen Opfer. Die Kultideologie wird so zitiert: „Die Bösen können nicht in den Himmel. Wer böse ist, kommt in die Hölle, ein von Satan regiertes Flammenmeer. Diejenigen, die Satan dienen, werden in die Hölle kommen, doch nicht verbrennen“.

Wer sich selbst als „verdammt" oder „dem Untergang geweiht" ansieht, ist anfällig für das Gedankengut destruktiver Kulte. In heutigen Zeiten sind dies „Underdogs" und „Dropouts" sowie die Anhänger jeglicher Gegenkultur, seien es Faschisten oder Esoteriker. Manche davon sind bereit, eine große Portion Quälereien und Demütigungen hinzunehmen, um „ihr eigener Gott" werden zu können, wie dies die Satanisten seit Crowleys Zeiten (Order of The Golden Dawn; Ordo Templis Orientis und Ableger bis heute) versprechen:

„Tu, was du willst, ist das (einzige) Gesetz."

Das ist das Gesetz der Täter ritueller Misshandlungen, für die „Geopferten" gilt dieses Gesetz natürlich nicht.

Menschen, die sich dafür entscheiden, „bewusst böse" zu sein – z. B. eine sadistische, antisoziale Persönlichkeitsstruktur haben bzw. sich „bewusst bösen" Kreisen anschließen, zieht es zu destruktiven, pseudoreligiösen Ritualen, die Sinn im Leben stiften, wenn auch einen bösen. Die Tätergruppen sind zutiefst antidemokratisch ausgerichtet und haben, wie gesagt, eine erhebliche Affinität zu alt- und neofaschistischen Gruppierungen.

In ihrer Ideologie greifen Satanisten auf Gedanken zurück wie den Sozialdarwinismus (survival of the fittest – das Überleben der Geeignetsten), Nietzsches Theorie vom „Übermenschen" und seinem „Willen zur Macht" sowie auf faschistisches Gedankengut. Viele Klientinnen, die von ritueller Gewalt berichten, erzählen auch, dass zu Hause *Mein Kampf* von Adolf Hitler und andere Naziliteratur gelesen wurde; dass männliche Familienmitglieder zu „SS-Kameradschaftstreffen" gingen oder der – in den 1990er-Jahren verbotenen – „Wiking-Jugend" angehörten. Und seit den 10er-Jahren dieses Jahrhunderts scheint es vermehrt wieder Menschen zu faschistischen Organisationen und rechtsradikalen Parteien hinzuziehen, die erklärtermaßen die Demokratie abschaffen wollen. Immer wieder erzählen uns PatientInnen bzw. KlientInnen, dass – in Ostdeutschland wie in Westdeutschland – ein Teil ihrer Täter solchen Organisationen nahestehen oder Mitglied dort sind.

Zu rechtsradikalen Ansichten kommen seit Mitte des 19. Jahrhunderts, beginnend in den USA, okkultistische und geheimbündlerische (z. B. Freimaurer-)Philosophien und Anleihen beim Hinduismus (Karma) sowie die Anwendung von Hypnose bei Ritualen und zur Indoktrinierung in diesen Täterkreisen hinzu.

Schwarze und weiße (Wicca-)Magie als Mittel zur Bewusstseinserweiterung, unter Zuhilfenahme von Drogen, wurde vor allem im 20. Jahrhundert auch in den Kreisen der rituellen Misshandler propagiert. Einer von Crowleys Schülern, Jack Parsons, versuchte Ende der 1940er-Jahre zusammen mit Ron Hubbard – später der Gründer von Scientology – ein „moon child“ zu schaffen – ein Dämonenkind mit magischen Kräften. In der Jugendkultur seit den 1960er-Jahren wurde Satanismus populär als „Ästhetik des Terrors“. Bands wie die Rolling Stones (Sympathy for the Devil), die Doors, Alice Cooper, Kiss und insgesamt die Faszination der Heavy Metal- und Punk- sowie New-Wave-Szene, besonders in den 1980er-Jahren, für den Satanismus ließen destruktive Kulte für die Gegenkultur akzeptabel erscheinen.

Heute ist diese Black- und Death-Metal, Hip-Hop- sowie „Gruftie“-Szene – die Satanismus einfach „schick“ findet, ohne unbedingt zu wissen, was Hardcore-Satanisten so treiben – geradezu riesig. Kaum eine Band kommt ohne ikonografische oder gestische Anleihen an den Satanismus aus, blutrünstige und gewaltvolle Texte sind nicht nur im Gangsta-Rap selbstverständlich, und dass alle Frauen Nutten seien, denen man so richtig …, dass Juden und Ausländer schreckliche Menschen seien –, all das hören heute schon Zehnjährige von ihren internationalen Lieblingsbands.

Interessant ist, dass in städtischen Intellektuellenkreisen die Verehrung des Bösen seit etlichen Jahrzehnten als besonders gilt. Anton LaVeys in den 1960er-Jahren verfasste *Satanische Bibel* machte seit den 1970ern Furore, viele spirituell Sinnsuchende, die morbiden Phantasien gegenüber aufgeschlossen waren, interessierten sich seither für seine „Church of Satan“ (die auch in Deutschland etliche Ableger hat); gleichzeitig stieg die Faszination für faschistisches Gedankengut. Ebenfalls im gleichen Zeitraum veränderte sich die gesellschaftliche Akzeptanz nicht nur von Softpornos, sondern auch von Kinderfolterdokumentationen, vulgo Kinderpornografie, Sadomasochismus, sadistischste Krimis, Horror- bis hin zu Snuff-Filmen in Ausschnitten aufs Handy, parallel Enthauptungsvideos von Islamisten. All das Durcheinander in einer Kakofonie von brutalen Schnipseln prasselte auch auf Jugendliche ein – und alle, die sich dagegen wehren wollten und auf die Gefahren hinwiesen, wurden lächerlich gemacht und diffamiert. Dann galt zum Beispiel die POR-NO!-Kampagne von EMMA (seit den 1990er-Jahren immer wiederholt) auch in der „linken“ und „alternativen“ Presse als „spießig“, ja es wurde den Aktivistinnen der Antiporno-Kampagne rechte Gesinnung unterstellt, sie wollten Zensur und einen Law-und-Order-Staat etc. Man kann daran erkennen, wie sehr die Abwehr immer noch funktioniert, allen Aktivitäten, Publikationen, Kongressen, Fachtagungen etc. zum Trotz.

Da heute viele „Zusammenrottungen“ krimineller Art in sozialen Netzwerken stattfinden und teilweise das Darknet genutzt wird, gibt es von OpferschützerInnen immer wieder die Aufforderung an die Justiz, härter durchzugreifen. Und diese Forderung stößt auf (m. E. naive) Datenschutz- und andere Forderungen, etwa nach „freiem Internet“. Politisch und sozialpolitisch aufzuklären, mit JournalistInnen zusammenzuarbeiten, um in Features, Interviews und anderen Formaten die schwierige Thematik organisierter sexueller Ausbeutung und ritueller Gewalt zu erläutern und Forderungen nach mehr Opferschutz publik zu machen, verstehe ich als eine der wichtigen Aufgaben von uns Fachleuten.

Dabei begegnet mir immer wieder die Frage: Was treibt denn diese Leute in den Tätergruppen an, abgesehen von dem Bedürfnis nach Macht, Geld, sexueller Befriedigung (was übrigens schon völlig ausreichende Gründe sind)?

Woran glauben destruktive Kulte?

Grundüberzeugung der Satanisten und anderer destruktiver Kulte und (pseudo-) religiöser Gewalt-Gruppierungen ist, dass Gott entweder die Welt verlassen hat, sich nicht um sie kümmert oder sich sogar gegen sie gewandt hat. Also müssen nach dieser Logik die Einzelnen ihre eigene Macht des Stärkeren, Überlegenen entwickeln und sich durchsetzen. Im Universum existieren, so die Überzeugung der meisten Satanisten, viele intelligente Wesen, die nach eigener Art und Programmierung handeln: Engel oder Dämonen. Der Mensch (Mann) hingegen sei das einzige Wesen mit einem freien Willen, das die Möglichkeit habe, diese Wesen zu kontrollieren, per schwarzer Magie. Wer diese Möglichkeiten (angeblich) beherrscht, wird Magier, Großmeister, Hexer, Führer etc. genannt.

Eine Subkultur mit antiethischer Einstellung gegenüber der in der jeweiligen Gesellschaft dominanten Religion existierte und existiert in vielen Kulturen. Das Gegenstück zum Christentum ist Satanismus. Das Gegenstück zum Hinduismus ist das „linkshändige Tantra“ (Anbetung der Göttin Kali, insbesondere in ihrer Manifestation als „Durga“, Göttin der Macht). Dazugehörende Praktiken: Alkohol trinken, ritualisierter Sex, Fleisch essen, auch Menschenopfer.

Häufig wird vom organisierten Verbrechen einer Art Gegenreligion gefrönt, die ihre Taten rechtfertigt. Beispiel Japan: Die Yakuza kontrollieren Glücksspiel, Prostitution, Drogenhandel. Sie haben einen strikten Ehrenkodex, ähnlich wie die Mafia in Italien und andere Verbrecherorganisationen sowie Geheimlogen in vielen Ländern, etwa Freimaurer. Demütigende (Initiations-)Rituale, der gemeinsame Tabubruch gegenüber der „etablierten Gesellschaft“, Schweigegelübde, die Unterwerfung unter die absolute Macht des Führers und die rituell praktizierte Umdrehung der „etablierten Rituale“ kennzeichnen diese Gruppen.

Satanisten und Täter anderer destruktiver Kulte glauben z. B. (oder sie tun zumindest so, als ob sie es glaubten), dass verbotene sexuelle Praktiken, das Trinken von Blut und Urin, Tier- und Menschenopfer ihnen Macht verleihen. Sie drehen das

Kreuz um, sagen „Nema" statt Amen, beten zu Satan in „Schwarzen Messen", benutzen schwarze und rote statt weißer Kerzen etc.

Grundprinzip ihrer Magievorstellung ist, dass Blut die Lebensenergie enthält. Ritueller Sex (in der Regel als Vergewaltigung von Kindern und Frauen praktiziert) wird meist als Vor- und Nachspiel zu Blutopfern betrachtet. Folter soll das Opfer in einen Zustand maximaler Erregung versetzen; nach dieser Logik wird ein Lebewesen das Maximum an Lebensenergie im Moment des Todes austreten lassen. Wer dann diese Lebensenergie in sich aufnimmt, eignet sich, so die Überzeugung in destruktiven und Todeskulten, die Lebens- und spirituelle Kraft dieses Wesens an und erhöht seine eigene Macht. Ziel ist das hemmungslose Ausleben aller bösen Triebe – „Tu, was du willst, ist das einzige Gesetz" – sowie der Auf- und Ausbau persönlicher Macht und der („Welt"-)Herrschaft der eigenen antisozialen Gruppe.

Der satanische Kalender, nach dem viele Gruppierungen sich richten, basiert auf keltischen Überlieferungen, nach denen das Jahr in eine helle und eine dunkle Hälfte eingeteilt ist. Das neue Jahr beginnt mit dem Eintritt in die dunkle Hälfte an Halloween (31.10.); das dunkle Halbjahr endet am 1. Mai. Rund um beide Tage werden gewaltvolle Rituale gefeiert, ebenso an Lichtmess (2. Februar), und Lammas (2. August). Zusätzlich werden Sonnenwendrituale mit besonderen Foltern und Vergewaltigungen „gefeiert", am 21. März, 21. Juni, 21. September und 21.–25. Dezember. Auch die (Nächte der) Geburtstage der Kultmitglieder sind Anlass für rituelle Misshandlungen, ebenso Vollmond- oder Neumondnächte.

Gängige Symbole von Gruppen, die rituelle Gewalt als Kultmisshandlungen ausüben: Ein A im Kreis: Symbol für Anarchie (mag bei der rechtsradikalen Ausrichtung der Gruppen erstaunlich scheinen, ist auch eine gute Tarnung); umgedrehte Doppelaxt: Anti-Gerechtigkeit (hierdurch wird gleichzeitig ein zentrales Symbol der Lesbenbewegung pervertiert); ein Kreis, darin ein schwarzes Kreuz: schwarze Messe; Halbmond mit aufgeklappter Schere: Blutritual; umgedrehtes Kreuz (eine Verhöhnung des Christentums); umgedrehtes, auf der Spitze stehendes Pentagramm im Kreis: Symbol für den Ziegenkopf Satans; umgedrehter „dreiarmiger Leuchter": Symbol für Praktiken sexueller Magie (es werden also auch jüdische Symbole pervertiert); 666, laut Bibel „der Name der Bestie", Aleister Crowleys Symbol; FFF ebenso (F ist der sechste Buchstabe des Alphabets); Hakenkreuz im Kreis: Swastika, sollte ursprünglich die vier Jahreszeiten und Himmelsrichtungen andeuten, Symbol für Nazis; Dreieck oder Kreis, auf den Boden gezeichnet: Ort des Rituals, hier kann ein Dämon „festgehalten" werden.

In Deutschland berichten Überlebende oft auch von der „schwarzen Sonne", die sie als Symbol bei Ritualen an der Wand gesehen hätten. Die „schwarze Sonne" ist u. a. das Symbol des Thule-Ordens und anderer rechtsradikaler Gruppierungen. Sie enthält ein doppeltes Hakenkreuz und bedeutet: Die Tätergruppen, die dieses Symbol tragen, betrachten die Jahre 1933 bis 1945 auch als „offene Herrschaft eines unserer Kulte"; diese Art Herrschaft wollen sie wiedererrichten. Der Thule-Orden ist ebenso wie zahlreiche satanistische Kulte im Internet vertreten, und bei den meisten Websites kann man sich mit wenigen Clicks (Stichwort: Sexualmagie) mit einem Passwort, manchmal sogar ohne, zu seiner nächsten „regionalen Ritualgruppe" weiterempfehlen lassen, die dann erst einmal sehr gründlich schauen, wer sich ihnen da nähert. V-Leute in diese Gruppen hineinzubekommen, ist schlecht möglich; denn, wie mir ein Kripobeamter erzählte: Bereits im äußeren Kreis der „Kunden" wird man recht schnell nicht nur Material liefern müssen (dazu gibt es seit Ende 2019 eine gesetzliche Grundlage: Es wird Fake-Material zusammengestellt und geliefert), sondern im nächsten Schritt auch Kinder vergewaltigen müssen. Und das zu tun, nur um „weiter reinzukommen", ist ethisch und juristisch in Deutschland verboten.

Die meisten destruktiven Gruppen haben übrigens eine Website! Für einen Vortrag über rituelle Gewalt habe ich immer wieder mühelos über 50 solcher Gruppen im Internet gefunden. Natürlich sagt keine offen: „Wir foltern und vergewaltigen und töten" – doch da wird sich auch schon mal im Chat sehr zynisch über die „Vor- und Nachteile von Blutritualen" unterhalten, und die Ausstrahlung dieser Webseiten ist extrem gewalttätig und nekrophil. Ohne ein Passwort eingeben zu müssen, konnte ich auch Dutzende von Gewaltdarstellungen gegen Mädchen und Frauen finden, die auf den Websites dieser Gruppen oder deren Links zu finden waren.

Offenbar wird es dringend Zeit, dass sich die Gesetzeshüter intensiver um die Praktiken dieser Gruppierungen kümmern – damit es nicht nur die PsychotherapeutInnen und BeraterInnen sind, die um solche Verbrechen wissen.

8.6 Gehirnwäsche und Programmierung

Ein weiteres großes Problem, mit dem sich HelferInnen bei Menschen auseinandersetzen müssen, die mit rituellen Misshandlungen im Hintergrund zu ihnen kommen, ist Gehirnwäsche (Mind Control), in der Szene auch Programmierung genannt. Je geschickter die Tätergruppe, desto intensiver die mentale Beeinflussung der Opfer. Fast jede Misshandlung wird von einer Botschaft begleitet, die das Opfer internalisieren und auf die es nach Aufforderung durch die Täter auch reagieren muss. Verstärkt und verinnerlicht wird die Botschaft dadurch, dass die Misshandlung möglichst viele Erlebnisqualitäten erreicht: Sehen, Hören, Schmecken, Berührung sowie emotionale und sogar spirituelle Bedeutung.

Programmierung kann man sich etwa so vorstellen: Ein Kind (später: ein/e Jugendliche/r, ein/e Erwachsene/r, die/der durch die Tätergruppe „erzogen" werden soll oder es bereits wird) hat eine Kombination von extremsten Schmerzen und „abgefragten" Lerninhalten zu gewärtigen. Es soll absolut ohne eigenen Willen alles, wirklich alles tun (auch das Ekelhafteste, auch das Grausamste), ohne dem einen eigenen Willen entgegenzusetzen. Daher wird das Kind möglichst früh gezwungen, diskriminierend auf Töne, Licht, Geschmack etc., später Worte, Zahlen, Sätze, Gesten, Berührungen zu reagieren, und zwar genau so, wie das der Täter oder die Täterin will. Um das mit einem einfachen Beispiel zu illustrieren: Der Täter quält das Opfer so sehr, dass es in Todesnähe kommt. Er drückt das Gesicht des Kindes unter Wasser, würgt es, sticht ihm Nadeln ins Ohr oder unter die Finger- oder Fußnägel, verabreicht extrem schmerzhafte Elektroschocks, vergewaltigt es oral, anal, vaginal … Und sobald er bemerkt, dass das Opfer die Augen schließt oder erschlafft, „reißt" er es wieder in die Gegenwart zurück, so lange, bis ein todesnaher Zustand erreicht ist. Zu diesem Zeitpunkt ist das Kind bereit zu sterben – oder alles willenlos zu tun, was der Täter verlangt. Dann sagt der Quäler: „Gleich wird es gut sein. Mach die Augen zu." Das Kind tut es. „So", sagt der Täter sanft, „wenn ich es sage, wird jemand da in dir die Augen aufmachen. Und die, die die Augen aufmacht, wird Jasmin heißen. Jasmin wird alles tun, was ich sage …" Er quält weiter, das Kind erschlafft noch mehr. Dann sagt der Quäler: „Jasmin, Jasmin, du bist da – für IHN!" Und das Kind öffnet die Augen. Von dem Augenblick an „gibt" es eine Jasmin. Sie tut alles, was der Täter sagt. Und sie hat den Reim gehört: dass sie „für IHN" da ist. Und sie wird alles tun, was man sie „für IHN" zu tun heißt.

Es tut mir leid, wenn es Ihnen jetzt schlecht geworden ist. Ich ringe auch oft mit meinen Gefühlen, wenn ich einem Kinderanteil in einer solch gequälten Persönlichkeit begegne, der kalkweiß vor mir zurückweicht, mit erloschenem Blick. Oder einem, der mir schlotternd mit angstgeweiteten Augen zuflüstert: „Kommt jetzt der Aussucher?" Oder: „Der Richter kommt, der Richter." Oder der körperlich zusammensackt und im Rhythmus, als würde es gerade anal vergewaltigt, vor- und zurückschnellt und irgendeine Täterbotschaft wiederholt. Mir wird schlecht, wenn ein jugendlicher Anteil berichtet, dass er einer Tätergruppe vorgeführt wurde, wie sie, schier verdurstend, den Putz von der Wand leckt. Oder auf Fingerschnipsen eines „Programmierers" zusammengebrochen, auf zweimaliges Schnipsen wieder aufgesprungen, auf wieder einmal Schnipsen wieder zusammengebrochen ist (das, nachdem ich einmal aus Versehen mit den Fingern geschnipst hatte und eine Stimme aus dem Innern der Klientin mir bedeutet: „Jetzt zweimal schnipsen", und ich das Ergebnis zu sehen bekam).

Am schlimmsten ist es für alle Überlebenden, wenn sie berichten, wie ein anderes Opfer in ihrer Gegenwart zu Tode gefoltert wurde, während die Täter immer wieder sagten, das passiere, „weil du nicht gehorsam warst, DU bist das schuld!", und ihnen neue Instruktionen dabei gaben.

Wir HelferInnen hätten uns in unseren schrecklichsten Alpträumen nicht ausmalen können, was uns Überlebende nach und nach zu erkennen geben oder mit „neutralem Beobachter-Tonfall" berichten. Sie würden vielleicht Anteile erleben, die erwarten oder verlangen, dass Sie sie schlagen, die lächelnd sagen: „Wie willst du es haben?", während sie sich ausziehen (wollen, man muss sie rasch daran hindern). Oder die Sie anflehen: „Bitte, bitte, BITTE darf ich jetzt sterben?!" Manchmal werden Sie nach einer solchen Begegnung selbst Unterstützung brauchen, um nicht rasend vor Wut auf diese extrem verrohten Täter zu werden oder um nicht selbst weinend zusammenzubrechen, zumindest wenn Sie die Klientin mögen und trotz aller professioneller Distanz Ihr Bindungssystem einfach aufschreit – und Sie immer noch freundlich, respektvoll bei der Klientin sein müssen.

Vielleicht werden Sie aber auch beim Lesen denken: „Das kann doch nicht sein. Das haben die sich doch ausgedacht." Das würden Sie allerdings mit hoher Wahrscheinlichkeit nicht denken, wenn Sie dabei wären, WIE KlientInnen mit solchem Hintergrund das erzählen, nach und nach, über Jahre, wie jedes Puzzlestück dabei passt, sie sich nie widersprechen, es dadurch konsistente Geschichten ergibt und ein immer klareres Bild , wer was wann wo mit ihnen gemacht hat, da die Informationen nach und nach trotz Geheimhaltungsdruck offengelegt werden. Sie würden es glauben, weil die Menschen, die das erzählen, dabei von Schmerzen und anderen körperlichen, oft sehr drastischen, Reaktionen geschüttelt werden. Sie würden Narben aufscheinen sehen, „Asthma-Attacken" oder Fieberschübe erleben, Erbrechen oder sturzbachartige Blutungen. Sie würden mitbekommen, wie die Betroffenen selbst es nicht haben, nicht glauben wollen. Wie die Alltagspersönlichkeiten, sobald ein traumanaher Anteil (EP) etwas erzählt, hinterher entweder eine Amnesie dafür haben oder fieberhaft nach alternativen Erklärungen suchen („Ich erzähle manchmal Mist, was?") oder täterloyale Anteile nach vorn drängen: „Glauben Sie das bloß nicht, die will sich nur interessant machen, alles gut, alles gut, die ist bloß eine blöde …"

Programmierung hat also etwas damit zu tun, dass Täterbotschaften vom Opfer internalisiert werden, und zwar, das ist wichtig, in von den Tätern gewollten und „gemachten" Anteilen (wie im obigen Beispiel: „Jasmin").

8.7 Basisprogramme und die Folgen

Die Basis von allen Programmierungen, die Kernbotschaft sozusagen, heißt in einfachen Worten: „Es gibt kein Leben für dich außer bei uns." Was auch bedeutet: „Solltest du uns jemals verlassen, wirst du sterben." Dies wird dem Kind so früh und so drastisch wie möglich „eingebläut". Das ist der Grund, weshalb bei AussteigerInnen möglichst rasch an dieser fundamentalen Foltererfahrung gearbeitet werden sollte. (Siehe dazu meine Hinweise in Kapitel 15 von *Wege der Traumabehandlung.*) Denn die weiteren „Programme" machen sie fertig und lassen ihre Kräfte zunehmen erlahmen. Und zu diesen Programmen gehört: sich selbst bestrafen, wenn man nicht im Sinne der Täter „brav" war; phasenweise nicht essen, nichts Angenehmes tun, sich nicht waschen, nicht trinken dürfen (oder nur Ekliges, Verdorbenes etc.); bestimmte (Täter-)Telefonnummern anrufen, hilfreiche Kontakte abbrechen müssen; sich innen ständig mit täterloyalen Botschaften, Liedern, Flashbacks quälen müssen; zu bestimmten Zeiten vor der Haustür sein müssen, „vorbereitet" – frisch geduscht, in vorgeschriebener Kleidung, Magen und Darm entleert, die Anteile „vorn", die allen Aufforderungen gehorchen.

Das Schlimme ist, dass so viele Trainings schon so früh begonnen haben. Und nicht nur Männer waren die Täter an ihnen, auch Frauen gehören zu den „Programmierenden"! Sie weiten bereits vaginale und anale Öffnungen, zwingen das Kind auf die Waage und den heimischen Stepper („Du bist zu fett!"), geben ihm nur zu essen, wenn es wenigstens nicht zugenommen hat … Dadurch, dass man das Kind förmlich drillt, durch das Zusammensein mit grausamen Bindungspersonen und durch das erzwungene Begehen von grausamen Handlungen an anderen Lebewesen lernt das Kind, es sei „genauso wie" die TäterInnen. Diese Fehlinformation aufzudecken wird der Kern der Befreiungsarbeit sein. Viele Überlebende behalten in sich einen „unzerstörten und unzerstörbaren inneren Kern" oder irgendwelche Beobachter- oder Helferanteile („Glaube ihnen nicht, komm ich trage dich weg und nehme deinen Platz ein …"), der bei ihrer Befreiung helfen kann.

Opfer, die gezwungen wurden, Verbrechen zu begehen, sind keine Verbrecher und sollten auch nicht so behandelt werden. Dies haben z. B. auch die Siegermächte des Zweiten Weltkriegs eingesehen, als sie diejenigen Internierten in Konzentrationslagern, die gezwungen waren, andere zu selektieren, zu quälen und zu töten, nach der Befreiung zu Recht nicht unter Anklage gestellt haben. Denn die Befreier verstanden: Dies tun zu müssen war Bestandteil der Qualen der Internierten. Wir brauchen also heute ebenfalls gesetzliche Möglichkeiten wie Zeugenschutz, Opferschutzprogramme und die Kronzeugenregelung, um Aussagen von Überlebenden zu ermöglichen, die sonst Angst haben, sich selbst belasten zu müssen und dadurch im Gefängnis zu landen.

Im Bereich organisierte Kriminalität und rituelle Gewalt gibt es TäterInnen und Opfer-TäterInnen. Die TäterInnen haben tatsächlich die Wahl, was sie tun und nicht tun. Die Opfer-TäterInnen werden gezwungen, Grausamkeiten an anderen Lebewesen zu begehen, andernfalls sind sie vom Tode bedroht oder müssen zuschauen, ohne die Augen schließen zu dürfen, wie ein anderes Lebewesen zu Tode gequält wird. Keine TäterIn im Kultbereich wird normalerweise Außenstehende versuchen davon zu überzeugen, dass er/sie schreckliche Dinge getan hat, für die man bestraft werden müsse. Es sind die Opfer, die glauben, dass sie schuldig und schlecht sind und bestraft werden müssen – aufgrund der Gehirnwäsche, denen sie durch die Täter ausgesetzt waren. In der Regel werden sie erst gezwungen, Grausamkeiten zu begehen, was sie nur in einem dissoziativen Zustand fertigbringen. Und danach heißt es: „Schau dir an, was du getan hast! Du bist schlecht, ein Killer, man muss die Menschheit vor dir schützen! Nur bei uns bist du sicher. Wir werden dich nicht verraten – wenn du uns nicht verrätst, aber hier haben wir den Videobeweis, was du getan hast, und wenn du redest, dann …"

Ein zentraler Ansatzpunkt der Befreiungsarbeit (die häufig in Beratungsstellen, Psychotherapiepraxen oder Kliniken stattfindet) ist also, den Opfern und Überlebenden zu verdeutlichen: Wenn man machtlos ist, keine wirkliche Wahl hat und unter gewalttätiger Kontrolle durch die MisshandlerInnen steht, war das, was man tat, ein Bestandteil der Viktimisierung. Dann hat man nicht gewählt, Täter zu sein. Außerdem kann eine Tätergruppe es sich nicht leisten, das zu tun, vor dem sich so viele Überlebende ritueller Gewalt fürchten, nämlich die Videos mit ihren angeblich freiwillig begangenen kriminellen Handlungen an die Polizei zu schicken – schließlich hätten die Filmer als Nächstes eine kriminalpolizeiliche Ermittlung zu fürchten.

Allerdings gibt es auch Opfer, die zu TäterInnen werden und dann durchaus Freiheitsgrade in ihren Handlungen erleben und sich bewusst für „das Böse" entscheiden können. Dies in der Beratung bzw. Therapie mit den Überlebenden sorgfältig zu explorieren und von reinen „Handlungsautomatismen" und erzwungenen Misshandlungen zu unterscheiden ist auch Aufgabe der begleitenden Unterstützer- bzw. BehandlerInnen! Täterschaft, die verinnerlicht wurde und zum autonomen Bestandteil der Persönlichkeit geworden ist, zeigt sich oft auch außerhalb des Bereiches ritueller Gewaltszenarien, z. B. im Alltag gegenüber Schutzbefohlenen, Kindern, Haustieren …

Hinweise auf rituelle oder Misshandlungen

Innere Bilder, Träume, Erinnerungen, Flashbacks, Zwänge und Ängste

- Vergewaltigung in Verbindung mit Ketten, Fesseln, Aufgehängt-Sein;
- Kerzen und Feuer;
- Kot, Urin und Blut;
- Tiere, Tierkadaver und Teile davon, z. B. Ziegen, Kühe, Pferde, Hunde, Katzen, Kaninchen, Wölfe, Schlangen, Insekten, Spinnen etc.;
- bestimmte Bäume, Pflanzen, Blumen (die als Trigger wirken, z. B. bei Programmierungen benutzt);
- Nadeln, Spritzen, medizinische Geräte, Elektroschock-Geräte;
- Waffen: besondere Messer (z. B. Schlachtermesser, Stilett, Skalpell, Dolch, Schälmesser, Dreiecksmesser …), Degen und Schwerter, Äxte (z. B. Doppelaxt);
- Verkleidungen in Form von Kutten, Umhängen, Kapuzen, Masken, Tierköpfen …;
- „Monster", Puppen, Marionetten, ausgestopfte Tiere …;
- (satanische oder religiöse) Symbole wie (umgedrehtes) Kreuz, Pentagramm, Blutkreis, 666 etc.;
- Altäre oder Opfertische oder -steine;
- bizarre Hochzeitszeremonien;
- Uniformen;
- rituelle Szenarios – Rollenspiel, rituelle Misshandlungen etc.,
- Handzeichen, Zeichensprache – besonders die aus der Faust gereckten Zeige- und kleinen Finger: Zeichen für „den Gehörnten" (ist beiläufig zeigbar, weil auch viele junge Leute und Bands solche Zeichen verwenden), aber auch andere Zeichen, wie sie die jeweilige kriminelle Gruppe verwendet;
- Ziffern, Zahlen – oft in Kombination mit bestimmten Daten aus Aufforderungen zu Zwangsgedanken, -empfindungen und -handlungen;
- mehrere verkleidete TäterInnen; große, zeremoniell oder in Uniformen gekleidete Tätergruppen; „im Kreis herumgereicht werden", lange im Kreis laufen, z. B. um ein Feuer;
- Krankenhauszimmer, OPs, Gerichtssäle, Kapellen, Krypten, Friedhöfe, Gräber, Kirchen, Synagogen … – Täter aus den genannten Kreisen bevorzugen elaborierte Settings an medizinischen bzw. sakralen Orten;
- „Fliegen" – Hängen, durch die Luft schwingen, auf einem Stuhl rasch gedreht werden, im Rhönrad gedreht werden …, auch wenn dies mit anderen, Tieren oder Kindern z. B. geschieht, dient der Förderung von Dissoziation; manche Opfer sind auch tatsächlich mit dem Flugzeug geflogen, z. B. zu anderen Tätergruppen in andere Länder, da die kriminellen TäterInnen in diesem Bereich gut vernetzt

sind und sich die „abgerichteten“ Kinder, Jugendlichen und Frauen gegenseitig „ausleihen“ (in mehreren Fällen war das z.B. unauffällig kaschiert durch: „Wir besuchen unsere Partnerstadt in Frankreich“) etc.;

- Glocken, Klingeln, Pfeifen, insbesondere rhythmisch in bestimmten Sequenzen – als Trigger;
- Verstümmelung von Tieren und Menschen – zur Terrorisierung der Opfer und während „Kult“-Handlungen eingesetzt;
- Leichenteile von Tieren und Menschen, die man essen muss, Blut aus Schalen oder Totenschädeln trinken etc....

Gerüche

- von Kot, Urin oder Blut;
- von brennendem Haar, Leichen(teilen) oder allgemein Brandgeruch;
- Geruch von nasser Erde, Blättern, Gras;
- Geruch von Formaldehyd (darin werden von manchen Tätern die Leichen- oder Kadaverteile konserviert);
- Geruch von verdorbenem oder verbranntem oder vermodertem Fleisch oder anderer Nahrungsmittel.

Körperempfindungen, Schmerzen

- starke Kopfschmerzen;
- (Unter-)Bauchschmerzen, Schmerzen im Brustbereich (zum einen von Vergewaltigungen, aber nicht selten haben Täter das Opfer ohnmächtig werden lassen, es mit Blut beschmiert oder oberflächlich aufgeritzt und erzählen ihm, es sei jetzt „ein Satanskind“ in der Brust oder eine Bombe oder Würmer im Bauch oder im Herzen ...);
- starke Schmerzen im Bereich der Wirbelsäule (aufgrund der Schläge und des Umgedreht-Aufgehängt-Werdens oder der langen Aufenthalte in engen Behältnissen, aber auch aufgrund der Fesselungen und des Zwanges, lange in unnatürlichen Positionen zu verharren);
- plötzlich auftauchende „Male“ auf der Haut: Narben, Brandblasen, Schnitte, Schürfwunden, Brandstellen, Würgemale ... (aufgrund plötzlich auftauchender Erinnerungen an Misshandlungen – der Körper erinnert sich auch);
- „abgestorbene“ Hände oder Füße (aufgrund der Körpererinnerung an Fesselungen etc.);
- intensive Knochenschmerzen (z.B. sehr lange in der Kälte gewesen);

- Atemnot, Würgen, Husten (allgemeine Angstzeichen, aber evtl. auch: Traumaerinnerungen an Hyperventilation, Gewürgt-Werden oder aus anderen Gründen keine Luft bekommen);
- scharfe, schockartig auftretende Schmerzen, unkontrollierte Muskelkrämpfe (z. B. Erinnerungen an Elektroschocks etc.);
- Geschmack von Kot, Urin, Blut im Mund (viele KlientInnen brauchen dann rasch etwas zu trinken, einen Schluck Wasser oder Tee oder ein Pfefferminz, um die Intrusion zu vertreiben);
- Probleme mit dem Hören oder Sehen, Mundtrockenheit, bitterer oder fauliger Geschmack im Mund;
- Herzstolpern oder -rasen, dabei bleischweres Gefühl in Gliedmaßen oder Rumpf, extreme Schläfrigkeit: kann auf Drogenerfahrung hindeuten.

Emotionale Reaktionen auf rituelle Misshandlungserfahrung

- Angst davor, dass etwas Schreckliches passieren wird oder dass man nicht zu sich selbst kommt oder vor dem „Leer-Sein“ (der unkontrollierten Dissoziation aufgrund der extremen Foltererfahrung);
- extreme generalisierte Panik, häufige Todesangst;
- Gefühl, ständig beobachtet, kontrolliert, gejagt, jetzt gleich oder im Augenblick attackiert, geschlagen, vergewaltigt zu werden;
- Gefühl, „besessen“ zu sein, und zwar von einem allmächtigen Etwas oder Jemand, vor dem es kein Entkommen gibt (Achtung: Besessenheitstrance durch spirituelle Erfahrungen abgrenzen von dissoziativer Diagnose aufgrund von Misshandlungen!);
- Gefühl des Viele-Seins, ohne sich den anderen „da innen“ zuwenden zu dürfen (TäterInnen verhindern den Blick nach innen: „Schau MICH an!“);
- Gefühl der absoluten Hilflosigkeit und Ohnmacht;
- Glaube daran, über besondere (schwarz-)magische Fähigkeiten zu verfügen; vages emotionales „Wissen“, Dinge erlebt zu haben, die vollkommen abgedreht sind, außerhalb der normalen menschlichen Erfahrungen; Stolz, zu einer dunklen, grausamen Elite zu gehören; Gefühl dafür, getötet zu haben und jederzeit in der Lage zu sein, wieder zu töten (manche sind regelrecht stolz darauf: „Ich kann das am besten, da müssen die gar nicht so lange leiden!“);
- extreme Klaustrophobie und / oder Empfindungen oder Befürchtungen, in einen Käfig oder eine Kiste oder sonstige enge Räume gesperrt zu werden;
- Überzeugung, ein Verbrechen begangen oder etwas „Schreckliches“ getan zu haben;
- Angst davor, ins Gefängnis zu kommen; Gefühl, von Natur aus böse oder eine Gefahr für andere Menschen zu sein;

- Verwirrung hinsichtlich der Geschlechtsidentität (manchmal wurden sie wie ein Junge angezogen oder bekamen eine „Kutte wie die Männer"; manchmal wurden sie in ein weißes „Mädchen" [= Opfer-]Gewand gekleidet ...);
- das Gefühl, Geheimnisse zu hüten, die zu schrecklich sind, um sie mit anderen, nicht einmal mit anderen Misshandlungsüberlebenden, zu teilen.

Probleme mit dem Essen oder Trinken

- Aversion gegen oder extremes Verlangen auf bestimmte Speisen: Aversion z. B. gegen rotes oder rohes Fleisch; exzessives Essen von Süßigkeiten, Scharfem (Chili) oder Mentholhaltigem (Fisherman's Friends etc.);
- unregelmäßiges, entweder unmäßiges oder zu geringes Trinken, Aversion gegen Wasser (Täter lassen sie abwechselnd dürsten oder zwingen sie, Unmengen von Wasser zu trinken, und „erlauben" ihnen nur auf Kommando, ihre Blase zu leeren; entsprechen haben viele häufig Blasen- oder Nierenprobleme);
- Misstrauen gegen Nahrungsmittel oder Getränke: Täter haben ihnen „leckeres" Essen vorgesetzt, das verdorben war, „leckere" Getränke gegeben, die aus Urin oder Blut bestanden oder mit Drogen verseucht waren;
- chronische oder gelegentliche Stoffwechselstörungen (aufgrund der Manipulationen durch die Täter hinsichtlich Nahrung, Trinken, Leeren von Blase und Darm, Schlaf und aufgrund der extremen Folter).

Handlungen

- zwanghaftes oder wiederholtes Schreiben, Malen, Aussprechen oder Singen von Kultliedern, -symbolen, -sprüchen (war Teil der Mind Control und Programmierung);
- Märchenfiguren für echt halten, sich mit ihnen in Beziehung setzen oder sie fürchten (Täter haben sich oft so verkleidet);
- Drogen- und Alkoholmissbrauch;
- Selbstverletzung, -verstümmelung (häufig Bestandteil von Programmierungen, aber auch, um sich „wieder zu fühlen");
- Suizidversuche (aufgrund von Verzweiflung oder Programmierung);
- Angstreaktionen auf oder extreme Intoleranz gegenüber dem Schreien von Säuglingen oder Kindern;
- Nachspielen von Trauma-Szenen bei Kindern, Reinszenierungen bei Jugendlichen oder Erwachsenen, z. B. Hühner töten, die Federn auslegen; sich Blut abzapfen und aus einer Schale oder einem Totenkopf trinken oder damit malen; evtl. sogar in Trance das eigene Kind oder andere Kinder mit Fingern penetrieren (wie sie gelernt haben, kleine und kleinste Kinder auf Geheiß der TäterInnen „vorzubereiten") etc.

Achtung Mediziner – bei den folgenden Symptomen könnten rituelle oder Misshandlungen im Hintergrund sein:

- extreme Schlafstörungen sowie Albträume mit o.g. Inhalten; Narbenmuster in Form von – eventuell im Kreis angeordneten – „666“ oder „FFF“ oder Pentagramm oder umgedrehtem Kreuz; starke Vernarbungen und Wunden im Genital- und Analbereich; ungewöhnlich intensive innere Vernarbungen im Bauch- und Beckenraum; Spuren ehemaliger Knochenbrüche, z.B. eines Beckenbruchs;
- Verbrennungen: „abgeflämmte“ Brustwarzen oder Schambehaarung; atypische Erkrankungen wie atypisches Asthma, Pseudoepilepsien (dissoziative Krampfanfälle), Lähmungs- und neuronale Ausfallerscheinungen unbekannten Ursprungs; ungeklärter Verdacht auf Multiple Sklerose; chronische Blasen- oder Niereninfektionen; Geschlechtskrankheiten; chronische sonstige Infektionen;
- wenn solche oder andere o.g. Symptome an bestimmten Fest- oder Feiertagen, zur Sonnenwende etc. plötzlich vermehrt auftreten;
- unklare (gynäkologisch-)chirurgische Vorbehandlungen der Patientin, ohne dass Akten dafür existieren;
- Hinweise auf häufige Abtreibungen oder Fehlgeburten; Nennung von Kindern, ohne dass dafür Belege existieren (z.B. eine Geburtsurkunde);
- Geburtsdatum der Patientin liegt an einem christlichen Feiertag, evtl. wurde die Geburt auch manipuliert, damit das Datum „stimmt“ (durch Kaiserschnitt, wehentreibende Mittel etc.);
- zu bestimmten Zeiten im Jahr, u.a. zu den genannten Sonnenwend- und Feiertagen, gab es jeweils Einweisungen in die Psychiatrie;
- PatientIn hat im Laufe des Lebens unterschiedliche, aber schwere Diagnosen erhalten, wie etwa PTBS, komplexe PTBS, Borderline, Störung, bipolare Störung, Münchhausen bzw. artifizielle Störung, dissoziative Störungen, multiple Persönlichkeit, Schizophrenie, paranoide Psychose, Besessenheits-Trance, religiöser Wahn, dissoziale Störung, Zwangsstörung …

8.8 Häufig gestellte Fragen zu Programmen

Eines der Probleme, denen BehandlerInnen bei Opfern und Überlebenden von ritueller Gewalt begegnen, besteht in den Folgeerscheinungen der elaborierten Folter: den sogenannten „Programmen". Hier einige Antworten auf häufig gestellte Fragen dazu:

Was ist Programmierung? Eine planmäßig und unter Verwendung von Folter durchgeführte, erst unbedingte, dann bedingte Konditionierung („Wenn – dann"), welche die Person dazu veranlasst, auf Auslösereize hin Dinge zu denken, zu fühlen und zu tun, die ihrem integrierten, gesunden Erleben widersprechen, etwa sich selbst zu verletzen oder zu töten bzw. gegen ihren Willen den eigenen Schutz und die Selbstfürsorge zu vernachlässigen und wieder Kontakt zu Tätern aufzunehmen oder sich abrupt suizidieren zu müssen ..., obwohl sie dies jeweils von ihrem erklärten Wunsch her verhindern will.

Wer programmiert? Manchmal EinzeltäterInnen („Wenn ich dich anrufe, es dreimal klingeln lasse, auflege und wieder anrufe, dann wirst du gar nicht erst ans Telefon gehen, sondern zehn Minuten später vor die Tür kommen."), meist jedoch organisierte TäterInnen aus dem Bereich organisierte Ausbeutung bzw. rituelle Gewalt.

Wer wird programmiert? Im Prinzip kann jedes Individuum durch systematische Folter dazu gebracht werden, auf Auslösereize selbst-fremd zu reagieren. Meist jedoch werden Kinder programmiert, in der Regel so früh wie möglich.

Wie wird programmiert? Mit System und äußerster Verwirrung bzw. Schmerzzufügung. Zunächst wird das Kind verwirrt, häufig werden dabei Rhythmen und erste unangenehme Erfahrungen eingesetzt.

- Im Mutterleib: Heiß-kalt, Tritte oder Schläge gegen den Bauch, Lärm und Stille; bestimmte „unaushaltbare" Frequenzen in bestimmten Rhythmen.
- Beim Baby: Dito, außerdem Drehen im Raum, systematische Darbietung bzw. Entzug von Reizen, umgedreht aufhängen.
- Beim Kleinkind: Erste Diskriminierungsaufgaben, „falsch" wird bestraft und jeweils vom Täter umdefiniert. Darbietung von (Bildern von) Spielzeug, Lieblingstieren, Geschwistern, Angehörigen. Kind soll „wählen", was es mag (oder wer bestraft bzw. vernichtet werden soll) bzw. Drohung mit deren Vernichtung. Der Körper wird abwechselnd angenehm und unangenehm stimuliert.

- In allen Altersgruppen ab Kleinkind: Nackt frierend lange Zeit im Dunklen auf „Strafe“ warten müssen. Viele Stunden im Stehen verbringen müssen, ohne die Wand berühren zu dürfen. Extreme Schmerzzufügung durch: Elektroschocks, Nadeln unter den Finger- oder Fußnägeln, im Ohr, unter den Füßen. Abreißen der Fußnägel. Lange Zeit umgedreht aufgehängt werden. Und immer wieder: sexualisierte Gewalt in Form von Penetration durch Penis, Stock, Kreuz, Messer etc. in Mund, Vagina, Anus. Verletzungen durch scharfe Gegenstände wie (Ritual-)Messer, die z. B. vorher mit roter Farbe auf den Körper gemalt wurden. Erstickungsversuche durch „Waterboarding“ oder Würgen.
- In allen Altersgruppen ab Kleinkind: Zwang, alle Selbstschutzmaßnahmen abzulegen und in einen Zustand von Starrheit („Freeze“), Erschlaffung (total collapse) und absoluter Gleichgültigkeit sowie „Kadavergehorsam“ zu kommen. Etwa durch „Ekeltraining“: Kot und frisches Tier- oder Menschenfleisch essen, Urin und Blut trinken müssen unter Todesandrohung. Zwang, anderen Lebewesen Gewalt anzutun, sie aufzuschneiden und in ritualisierter Form zu foltern, zu verstümmeln und / oder zu töten. Absolutes Verbot, zu weinen oder zu schreien. Beides löst sofort vermehrte Folter aus. Stattdessen lächeln und sich bedanken müssen für jede Grausamkeit, die man erhält; gezwungen werden, um mehr davon zu betteln, weil man ja so „schlecht und schuldig“ sei, es nicht „gut genug“ gemacht habe … Schließlich werden die Auslöser mit Codes versehen: dreimal klingeln lassen, eine Ansichtskarte mit einem bestimmten Motiv, einem bestimmten Satz, Nummern und Daten etc.

Ich werde immer wieder gefragt:

Woher haben die TäterInnen das Wissen um Mind Control oder Gehirnwäsche?

Interessant ist z. B. Robert Jay Liftons bereits 1961 erschienene Studie an Menschen, die in China „Gehirnwäsche“ ausgesetzt waren. Diese Details spezifischer Versuche, einen Menschen zu „brechen“, hören wir so oder ähnlich auch von ehemaligen Kindersoldaten oder von politischen Folteropfern:

- lange Zeit gefesselt und eingekerkert sein;
- exzessiver Schlafentzug;
- Manipulation von Ernährung und Hygiene;
- Opfer hört immer wieder, es sei selbst schuld an seiner „Strafe“;
- wenn das Opfer unter Folter zum ersten Mal tut, was der Folterer sagt, wird die Folter noch verstärkt und dem Opfer gesagt, seine Anstrengungen seien „nicht gut genug“;
- Opfer wird gezwungen, andere Opfer zu misshandeln;
- Opfern wird gesagt, ihre MisshandlerInnen wüssten genau, was sie denken;

- Opfern wird dauernde Kritik an den eigenen Gedanken und Wünschen „beigebracht“ sowie sich vollkommen mit ihren MisshandlerInnen zu identifizieren.

Erfolgreich ist Programmierung durch Mind Control vor allem, weil sie:
a) Dissoziation gezielt hervorruft und nutzt,
b) klassisch konditioniert (wenn-dann),
c) mit operanten Konditionierungsmethoden fortgesetzt wird (System von Belohnungen und Bestrafungen),
d) methodisch vorgeht,
e) extreme, unerwartete Schmerzen zur Konditionierung einsetzt,
f) zielgerichtet ist („… und dann wirst du …“),
g) über viele Jahre immer wieder wiederholt wird.

Im Wesentlichen ist es ein (Um-)Erziehungsprogramm für den Verstand, das Gefühlsleben und die „natürlichen“ Handlungsimpulse des Opfers. Es handelt sich um ein erschreckendes, äußerst schmerzhaftes und mit lähmendem Entsetzen verbundenes Weitergeben von Botschaften, von denen die Täter wünschen, das Opfer möge sie sein Leben lang in sich und in die nächste Generation (heimlich) weitertragen.

Was ist ein Trigger? Wenn es um Programmierung geht: ein Reiz oder „Ein-Schalter“, der Täterbotschaften und -Aufforderungen ins Gehirn schwemmt und das Opfer zur Ausführung derselben zwingt.

Beispiele für Trigger bei ritueller Gewalt: Osterfeuer oder Feuer im Kamin, (Batterie-)Kabel, Keramik- oder Tontöpfe, Fackeln, Messer, „Grufti- oder Rechtsrock-Musik“; Geruch von verbranntem Fleisch etc. (s. o.), aber auch: Erinnerungsdaten, „Kult-Feiertage“ etc.

Um gezielt bestimmte Programme zu „öffnen“, benutzen Täter stärkere, komplexere Trigger oder Codes. Diese werden sorgfältig auf ein bestimmtes Opfer oder eine bestimmte Überlebende zugeschnitten, werden von bestimmten Menschen oder zu einer ganz bestimmten Zeit, Situation oder Gelegenheit „überbracht“: per Handy, Netzbotschaft auf dem Tablet, per Telefon, im Postkasten, in den Hausflur gelegt.

Die Programme in einem Opfer / einer Überlebenden bestehen aus allen Botschaften und Aufforderungen, die darauf abzielen, sie zu bestimmten Handlungen zu veranlassen.

Wie erreichen es die Täter, dass das Opfer „vergisst", was geschah?

- Indem sie es zwingen, sich aufzuspalten bzw. stark zu dissoziieren.
- Indem sie sagen: „Das wirst du vergessen oder es wird dir sehr schlecht gehen".
- Indem sie ihm erzählen oder die Suggestion erzeugen, es habe das alles nur geträumt. Häufig verwenden sie auch Drogen und Medikamente oder Alkohol …
- Forderungen zu vergessen werden mit Folter und Vergewaltigung verbunden.
- Indem sie einen „Ein"- und einen „Aus-Knopf" installieren. Ausgeblendet werden sollen alle Erinnerungen, die den TäterInnen / der Gruppe / dem „Kreis" gefährlich werden könnten. Andere Erinnerungen, die das Opfer stets daran erinnern sollen, was der Täter von ihm will, werden per Programmierung kodiert und ausgelöst (Wenn du dich an mein Gesicht erinnerst, wirst du genau diesen Schmerz (fügt Schmerz zu) erinnern …).

Welche Arten von Verhaltensweisen des Opfers versuchen Täter durch Programme zu steuern?

- Wann, wie und welche Erinnerungen zugänglich werden;
- Art und Ort der (Berufs-)Ausbildung, Art und Platz der Berufsausübung (viele Opfer und Überlebende sollen in sozialen und medizinischen sowie Rechtsberufen arbeiten; die „höheren Berufe" sind denen vorbehalten, die zum „engeren Kreis" gehören);
- ob, wo und wann Beziehungspartner ausgesucht werden; und wenn Ja: wer;
- ob, wann und wie viele Kinder ein Opfer oder eine Überlebende gebiert, adoptiert, in Pflege nimmt, großzieht;
- wann, wo und wie Kontakt zur Herkunftsfamilie aufgenommen und aufrechterhalten wird;
- wann, wo und wie das Opfer / die Überlebende erneut traumatisiert wird;
- wann und wohin welche täterloyalen Anteile im Opfer Kontakt mit den TäterInnen aufnehmen bzw. auf Täterbotschaften reagieren sollen.

Woran sind Programme zu erkennen?

- Das Opfer / die Überlebende empfindet einen starken Sog oder Zwang, sich auf bestimmte Weise zu fühlen oder zu verhalten, und zwar kontext-unabhängig, oft als überraschend und „verrückt" wahrgenommen (Trigger werden von ihr meist nicht erkannt).
- Wenn das Opfer realisiert, dass es sich um ein Programm handelt, und es versucht, sich dem entgegenzustemmen, wird der Druck deutlich stärker. In den An-

fangsphasen der De-Programmierung scheint es dem Opfer / der Überlebenden zunächst, als ginge es ihr immer schlimmer statt besser.

- Wenn die Programm-Botschaften nicht ausgeführt werden, scheinen sie immer lauter und „härter" zu werden – Täter haben in der Regel „Backup-Programme" installiert („Wenn du das nicht machst, wird automatisch das aufgehen ...").
- Solange das Opfer / die Überlebende den programmierten Aufforderungen keinen Widerstand entgegensetzt, sondern Folge leistet, erscheinen ihr die Krisen in ihrem Leben akzeptabel oder werden kaum bemerkt. Doch sobald entweder bewusst oder unbewusst Widerstand geleistet wird und das Opfer sich entgegen der programmierten Aufforderung verhält, wird ein weiteres Programm-Niveau ausgelöst. Da dieses noch zwingender scheint, werden sich die meisten Opfer / Überlebenden entsprechend verhalten, auch wenn sie dem ersten Programm widerstanden haben. Wenn sie dem zweiten Programm-Niveau widerstehen, wird ein drittes ausgelöst usw.

Was ist das Ziel der Programmierung? Ein absolut gehorsames Wesen zu haben, dem es gleichgültig ist, sich selbst in äußerste Gefahr zu bringen, das beliebig ferngesteuert werden kann und alles tut, was die Täter wollen. Die Überlebende kann längst in einer anderen Stadt bzw. in neuen Lebensumständen wohnen – die Tätergruppe will durch ihre Codes sofort zum Unbewussten des Opfers vordringen und es zu der vorher geplanten und eingeübten Verhaltensweise zwingen.

Zwei Ziele sind zentral:

- absolute Loyalität zu den Tätern („Kadavergehorsam") und
- Selbsttötung auf Verlangen.

Sekundäre, ebenfalls wesentliche und durch Programme geförderte Ziele sind:

- Das Opfer soll von sich aus Kontakt zu den Tätern aufnehmen und halten und
- sich „bestrafen" für jede Form der Illoyalität (wozu auch das Reden in der Psychotherapie gehört!).

Dies ermöglicht es den Tätern, die Überlebende „fernzuzünden": Ist sie nicht mehr brauchbar, soll sie sich möglichst suizidieren, zumindest aber schweigen und sich selbst verletzen.

Weitere Programmarten können sein:

- andere angreifen,
- extrem verwirrt sein,
- (Therapie-)Fortschritte rückgängig machen,
- TherapeutIn u.a. hilfreiche Personen (auch innere Anteile!) als hassenswerte Feinde betrachten und attackieren etc.

Woran ist zu erkennen, ob eine Klientin programmiert ist?

- Wenn sie unabhängig von aktuellem Erleben und auch außerhalb von Krisen plötzlich Verhaltensabläufe zeigt, die in die o.g. Zielrichtungen gehen und ihrem erklärten Selbstschutz extrem widerstreben.
- Die Klientin fühlt sich dabei wie fremdgesteuert.
- Die Verhaltensabläufe sind immer gleich und wirken ritualisiert.
- Die Codes und Auslöser sind anfangs unbewusst.

Wieso arbeitet Programmierung mit Dissoziation?

Beispiel: Die Täter wollen erreichen, dass das Opfer stets unterwürfig, liebenswürdig und gehorsam alles mitmacht, was sie von ihm verlangen, gleichgültig wie viel Schmerz und Entwürdigung es dabei erdulden muss. Dann werden sie es wiederholt foltern und dabei sein Verhalten „formen". Das Opfer lernt, dass jeder Widerstand nicht nur zwecklos ist, sondern zu noch mehr Folter führt. Auch jede kleinste Abweichung vom geforderten Verhalten – z. B. lächeln, um Sex betteln, Fellatio ausüben etc. – hat unerträgliche Schmerzen zur Folge, also wird das Opfer genau das tun, was von ihm verlangt wird.

Das geht nur mithilfe von Dissoziation. Dieses „Auseinanderschieben" von Bestandteilen des Erlebens – in tiefe Trance gehen, sich innerlich leer machen, nichts fühlen, nichts von sich wissen, absolut willenlos sein etc. – wird dem Opfer helfen, seine Rolle zu spielen. Dissoziation als Selbstschutz wird immer dann einsetzen, sobald das Opfer den Täter sieht bzw. spürt, dass der / die Täter es jetzt wieder absolut kontrollieren können. Deshalb können sich Überlebende oft lebenslang nicht wehren, wenn sie in ähnliche Situationen gelangen.

Der Zustand von dissoziativer Trance, in den das Opfer geht, sobald der Täter es in seiner Kontrolle hat, wird auch als Zustand des Getriggert-Seins bezeichnet. Sobald das Opfer diesen Zustand erreicht hat, kann der Täter seine Programm-Informationen in es hineinsprechen. Während das Opfer z. B. ganz ruhig dasteht, fast wie das unbeschwerte Kind, das vor sich hinträumt, kann der Täter ihm einen Namen geben, ein Alter, Persönlichkeitsmerkmale etc. Und er wird diese Information mit dem „Code", meistens dem Namen oder der Nummer der „Programm-Person" verbinden und versichern, dass die Person mit diesem Namen immer genau das tun wird, was er sagt. In multiplen Persönlichkeiten finden wir häufig solche „Programm-Personen". Allerdings spalten sich Kinder auch spontan auf, wenn sie über die entsprechende hohe dissoziative Fähigkeit verfügen – siehe Kapitel 2 und 5, nicht nur als „Programm-Personen". Es gibt also „spontane" Spaltungen und „gemachte". Das wird bei der Therapie und der Frage nach der „eigentlichen Identität" später eine nicht unbedeutende Rolle spielen („Wer bin ich / sind wir? Nur die von Tätern geschaffenen Figuren oder haben wir auch etwas Eigenes?!")

Der Name der „Programm-Person" kann dann wiederum als Trigger eingesetzt werden, etwa wenn das Opfer / die Überlebende zu Hause von den Tätern angerufen wird und nicht sofort „gehorcht".

Beispiel:

Ein Täter ruft Helga Müller (ein fiktiver Name) an. Er meldet sich nicht mit Namen, sondern schickt seinen Worten ein elektronisches Signal in Form dreier tiefer Töne voraus. Dann sagt er: „Kann ich Leila sprechen?" Helga Müller ist in ihrem Alltagsbewusstsein und sagt: „Da sind Sie falsch verbunden" und glaubt das auch. Doch ihr wird dann „schwummerig", es wird ihr wie schwarz von den Augen, in ihrem Innern beginnt es zu brodeln, und wenn „Leila" darauf geeicht wurde, Kontakt mit den Tätern aufzunehmen oder zu halten, wird dieses Programm dann ausgeführt.

Ein anderes Beispiel: Während ritueller Misshandlungen kann ein „Programm-Name" sofort das gewünschte Verhalten – etwa lächelnd um Sex betteln – auslösen.

Wie sich in Sicherheit bringen? Meist geht es vor allem darum, den Kontakt zu den Tätern abzubrechen, damit diese keine direkte Einwirkungsmöglichkeit mehr haben. Dies ist ein langer Weg. Die Drohungen von Tätern verunsichern auch TherapeutInnen und BegleiterInnen. Natürlich tun die Täter viel, um die Versuche zu unterbinden, das Opfer in Sicherheit zu bringen. Dabei richten sie sich jedoch nach ihrer üblichen Art, Macht und Kontrolle auszuüben. Einen starken Gegner, der u. U. sofort die Polizei ruft, werden sie nicht konfrontieren. Meistens versuchen sie über das Opfer den Druck auszuüben. Etwa indem sie es auf ihre manipulative Weise mit Drohungen, Triggern, Nennen der Namen der „Programm-Personen" etc. dazu bringen wollen, wieder zu ihnen zu kommen oder ihnen den Zugang zu ihnen wieder zu ermöglichen.

Wie werden HelferInnen bedroht? Viele Professionelle fürchten, die Täter würden ihnen dasselbe antun wie den Opfern. Dies ist jedoch in der Regel nicht so, denn das Risiko – die HelferIn könnte sich wehren, die Polizei oder Zeugen könnten hinzukommen etc. – ist den Tätern aus dem Bereich organisierte Kriminalität zu groß. Daher greifen sie zu den Methoden, die in aller Heimlichkeit dennoch einen gewissen Schrecken verbreiten können: Sie belästigen manche HelferIn mit Droh- oder anonymen Anrufen, legen ihnen tote Tiere oder Teile davon vor die Tür, versuchen sie zu kompromittieren (lancieren negative Gerüchte, rufen die Steuerfahndung an, schreiben negative Kommentare ins Netz etc.). Offene, direkte Bedrohungen kommen äußerst selten vor, und es gilt hier, sich nicht von den „geheimnisvollen" Drohungen abschrecken zu lassen.

Mein Tipp: Gut mit Behörden zusammenarbeiten, breites Netz an HelferInnen bilden; keine Geheimnisse bewahren, es sei denn diejenigen, die unmittelbar an die Schweigepflicht gebunden sind; bei auch nur andeutungsweisen Bedrohungen sofort ankündigen, dass man die Polizei ruft, und es im Zweifelsfall auch tun.

8.9 Sicherheit für die Opfer / Überlebenden

Meistens schaffen sie es nur, auszusteigen, wenn ihnen ein Netz von Leuten dabei hilft. Eines jedenfalls ist sicher: Ohne einen eigenen und vollständigen Prozess der Befreiung aus der Macht der Täter – also den äußeren UND den inneren Ausstieg – werden sich die Misshandlungen beliebig oft wiederholen – beliebig aus der Sicht der Täter. Die Opfer werden dann auch als Erwachsene denselben Misshandlungen ausgesetzt sein wie als Kinder. Sie brauchen dazu nicht einmal gekidnappt zu werden – es genügt ein Telefonanruf, ein bestimmtes Geräusch draußen in der Nacht, um wie somnambul aufzustehen, sich anzuziehen, vor die Tür zu gehen und in ein Täter-Auto zu steigen.

Erst wenn die Überlebende von ritueller Gewalt oder Kultmisshandlung ihre Situation wirklich begreift, keinen Kontakt mit jemandem hat, der / die mit ihrer Misshandlungsgeschichte unmittelbar zu tun hat / hatte, für die TäterInnen nicht mehr zugänglich ist, in einem Umfeld lebt, das nichts mehr mit der Misshandlung zu tun hat und von allen Misshandlungs-Programmen „unplugged" ist oder zumindest mit den restlichen umgehen kann, gibt es keine unmittelbare Gefahr der Reviktimisierung mehr.

Umgekehrt: Wenn ein Opfer dauernd weiter misshandelt wird, kann keine Aufarbeitung im Sinne von Traumabehandlung stattfinden. Wenn Überlebende ritueller Gewalt jahrelang mit stets wieder akuten und lebensbedrohlichen Krisen leben, ist dies unter Umständen ein Zeichen dafür, dass sie weiterhin misshandelt werden oder zumindest „unter Kuratel" der Täter stehen. Jede Traumabearbeitung ist dann eine Sisyphosarbeit, meist bringt sie wenig bis nichts. Dennoch muss man mit ihnen arbeiten. Und zwar am Ausstieg. In meinen Büchern *Wege der Traumabehandlung, Viele sein, Der Feind im Innern* sowie *Der innere Ausstieg* finden Sie mehr dazu.

Indikatoren für fortgesetzte Misshandlung bei Opfern ritueller Gewalt:

- wiederholte Belästigungen durch Täter wie Familienangehörige, Bekannte oder Unbekannte: Drohungen, auffällige Handzeichen, Schmierereien an der Wohnungstür …;
- Post aus einem Ort oder von einem Menschen, der mit der Misshandlung in Verbindung steht und/oder die Programm-Botschaften enthält; Grußkarten mit triggernden Motiven oder Sprüchen, mit Kultzeichen bemalte Postkarten, Fotos von Menschen, die mit der Misshandlung in Verbindung stehen;
- Telefonanrufe: anonyme, bei denen wortlos aufgelegt wird; bestimmtes Klingelsignal; elektronische Töne auf dem Anrufbeantworter, besonders nachts, besonders um eine bestimmte Nachtzeit (zwischen 2:00 h und 5:00 h); obszöne oder sonstige mit der Misshandlung in Verbindung stehende anonyme Anrufe; Kindersingen, Babyschreien, Drohanrufe; Anrufe von mit den Tätern in unmittelbarem Zusammenhang stehenden Familienmitgliedern oder Freunden des Inhalts, man mache sich Sorgen um sie und sie solle sich doch melden; ein weibliches Familienmitglied habe ein Kind bekommen und sie sei die „Patin"; oder es habe einen schlimmen Unfall/Krankheitsfall/Todesfall in der Familie gegeben; Bilder und Grußbotschaften als E-Mail, über WhatsApp, Telegram, Instagram, SnapChat und Facebook – und wo immer das Opfer/die Überlebende gerade im Netz unterwegs ist, Cyber-Mobbing.
- „Geschenke" von MisshandlerInnen; im Auto, vor der Tür, in der Wohnung „liegengelassene" (Kult-)Gegenstände; ausgekippter Müll vor der Haus- oder Wohnungstür; in Geschenkpapier eingewickelte Dinge, die unmittelbar mit der Misshandlung in Verbindung stehen (Kot, Kadaver etc.);
- Telefonüberwachung: meistens aber nicht beim Telefonieren erkennbar, da sich leider organisiert Kriminelle auch bei Internetportalen, Server-Anbietern, der Polizei etc. finden bzw. es leicht ist, an die entsprechende Überwachungssoftware zu kommen und diese bei Zugangsmöglichkeiten zur Wohnung, zum Arbeitsplatz oder zum PC/Handy etc. zu installieren;
- zu Fuß oder mit dem Auto offensichtlich verfolgt werden; TäterInnen zeigen sich in der Nähe; mit der Tätergruppe in Verbindung stehende Familienmitglieder wollen das Kind „von der Schule abholen" etc.; Menschen in Kleidungsstücken, wie sie bei der Misshandlung verwendet wurden (Masken, Kutten etc.) tauchen wie zufällig in ihrer Straße auf;
- Kontakt zu Menschen, die ihrerseits Kontakt zu den TäterInnen haben (z. B. Geschwister) und die dann indirekt Botschaften überbringen;
- nächtliche Geräusche außerhalb der Wohnung (bestimmtes rhythmisches Hupen, Rufen, Musik, Schreie, Kratzen, Klopfen, Pfeifen, Steinchen ans Fenster …), die triggern, besonders wiederholt um dieselbe Nachtstunde.

Kriminelle Handlungen, die als Trigger gemeint sein können:

- Vandalismus: entweder am Auto, am Haus / Wohnung oder anderem Besitz, enthält die Botschaft eskalierender Krise und dringender „Notwendigkeit", die Täter zu kontaktieren; oder als Schmierereien von Symbolen oder „Botschaften" auf Zetteln, Hauswänden, Wohnungstüren etc.
- versuchter oder tatsächlicher Diebstahl: Häufig haben die Täter einen Schlüssel zur Wohnung des Opfers (oft ohne dass dieses im Alltagsbewusstsein davon weiß) und entwenden Dinge oder hinterlassen andere (z. B. Botschaften auf dem PC oder dem Smartphone).
- versuchte oder tatsächliche Vergewaltigung: Wenn die Überlebende nicht zu den „vereinbarten" Treffen kommt, wird sie aufgesucht und zu Hause vergewaltigt oder vor dem Haus, auf der Straße etc. gestellt und genötigt, mitzukommen (z. B. durch Drücken eines Elektroschock-Gerätes gegen den Oberarm des Opfers).

Situationen / Gefühle / Verhaltensweisen des Opfers, die auf fortgesetzte Misshandlung verweisen

- massiver Zeitverlust, verbunden mit dem Gefühl, aktuell in einer Krise zu sein, entsetzt und in Todesangst zu sein;
- unerklärliche Verletzungen oder Narben;
- unerklärliche Einstichstellen an Armen und Beinen, unerklärliche intoxikierte Zustände;
- plötzliche „Ausbrüche", in denen das Opfer von (bevorstehenden) Misshandlungen erzählt (und ihm oft nicht geglaubt wird);
- chronisch unsichere soziale Beziehungen (auch in vielen Helfernetzwerken und den meisten Betroffenen-Chats und -Foren im Internet sind Täter anwesend!). Meist braucht es Außenstehende, die sagen: „Du musst da weg, du bist in großer Gefahr!"

Mein Tipp: Vor jedem Öffentlich-Machen (auch Anzeigen) von Misshandlungen muss die Überlebende erst einmal in Sicherheit sein! Bei rituell misshandelten Menschen ist das nicht so leicht festzustellen, da sie oft nicht genau wissen, ob sie noch Täterkontakt haben oder nicht, da dieser an ihrem Alltagsbewusstsein vorbei stattfindet. Daher sollten HelferInnen, auch wenn es ihnen sehr schwerfällt – etwa, weil die Betroffene erzählt, wann sich die Täter treffen, um Kinder zu misshandeln – sich äußerst vorsichtig verhalten. Zum einen die Glaubwürdigkeit des Opfers prüfen durch gute Diagnostik. Falls nichts dagegenspricht, dem Opfer prinzipiell Glauben zu schenken, beachten: Bei ritueller Gewalt handelt sich um organisierte Kriminalität. Wer hier versucht, „allein gegen die Mafia" zu agieren, bringt sich selbst in Gefahr und oft genug auch die Betroffenen.

Daher gilt insbesondere für professionelle HelferInnen, wie etwa TraumatherapeutInnen: Dem Opfer helfen, sich in Sicherheit zu bringen, ist in Ordnung. Hinter dessen Rücken Privatdetektiv zu spielen oder die Täter anzuzeigen ist es nicht. Sehr wohl aber können wir prinzipiell in Fachpublikationen, seriösen Medien und auch gegenüber den Strafverfolgungsbehörden unsere Informationen weitergeben, sofern dies der Schweigepflicht gegenüber den KlientInnen nicht widerspricht.

Entscheidend sind HelferInnen-Netzwerke: Nicht mit dem Wissen allein bleiben! Die schwierige Begleitung der Opfer und Überlebenden auf mehrere Schultern verteilen und sich regelmäßig austauschen.

Im Band *Wege der Traumabehandlung* gibt es in Kapitel 15 konkrete Hinweise zum Ausstieg aus Täterzusammenhängen und dem psychotherapeutischen Verändern, Entwirren und „Löschen" von durch systematischen Terror „eingepflanzten Programmbotschaften".

Nachwort und Ausblick

„Wenn wir Amerikaner heutzutage in die Welt hinausgehen, um Menschen auszulöschen, die sich im Recht fühlen, dann werden immer noch ihre Kinder da sein ... Manchmal denke ich, es müssten Menschen sein, die sich an den Zweiten Weltkrieg und an den Holocaust erinnern, die uns aus dieser Sackgasse herausführen können. Menschen, die das Extrem, das Inferno gesehen haben. Dann wieder scheint mir, dass jeder vernünftige Mensch einsehen muss, dass Gewalt die Welt nicht ändert ...

Um ehrlich zu sein, glaube ich, dass wir von der Moderne weiter entfernt sind als je zuvor."

(Martin Scorsese, 2003)

Vielleicht braucht es als Amerikaner heutzutage einen Hollywood-Regisseur, um simple, aber wichtige Wahrheiten auszusprechen. Ganz besonders in Zeiten, in denen auch politische Führer hemmungslos lügen, betrügen, sich bereichern, und dabei auch noch von ihren Parteien und Anhängern bejubelt werden. Scorsese ist in New Yorks „Little Italy" groß geworden. Er kennt kleine, sehr kleine Verhältnisse. Und manche seiner besten Freunde waren bei der Mafia, von der er selbst sich nicht nur stets fernhielt, sondern die er auch in seinen Filmen entlarvend porträtierte (z. B. in *Godfellas*).

Hier sind Sie nun beim Nachwort dieses Buches angekommen. Wie mag es Ihnen unterwegs ergangen sein? So, wie Sie in diesem Buch an vielen Stellen die Autorin erkennen können – manchmal durchaus ratlos, ohnmächtig, verzweifelt oder auch wütend –, so hatte ich Sie im Blick, als ich schrieb. Denn ein Buch ist eine Möglichkeit der Begegnung, wenn auch noch so indirekt.

Vielleicht hat es Sie gewundert, möglicherweise sogar manchmal gestört, dass ich das Prinzip der „neutralen Berichterstattung" (die ja tatsächlich niemals neutral ist, sondern oft nur so tut) gelegentlich bewusst verlassen habe. Und doch habe ich versucht, Sie vertraut zu machen mit zahllosen Forschungsergebnissen und mit der Essenz von Abertausenden von Therapiestunden, meinen und denen von KollegInnen, die mit Traumaüberlebenden arbeiten. Unumwunden gebe ich zu, dass ich versuche, Sie von manchem zu überzeugen, während ich vor anderem warne.

Lassen Sie mich zum Schluss auflösen, warum ich diese persönliche Erkennbarkeit gewählt habe: Weil ich möchte, dass Betroffene dieses Buch auch so lesen können, dass es sie ermutigt. Und weil meiner Erfahrung nach nur so überhaupt ein Kontakt von Nicht-Betroffenen zu den früh und langjährig traumatisierten Menschen möglich ist: Wir HelferInnen müssen uns um eine Begegnung bemühen und uns selbst dabei zeigen.

Eine Freundin hat mir einmal erzählt, wie sie im Tierheim einen riesigen, höchst aggressiven und scheuen Hund unter der Bank hervorlocken konnte, unter der er sich verkrochen hatte: Sie traute sich in den Käfig und blieb viele Stunden auf der Bank sitzen, reglos. Anfangs knurrte der Hund, zog sich immer weiter unter die Bank zurück; und meine Freundin wurde gewarnt, der Hund könne sie anfallen. Doch sie blieb einfach sitzen. Einen Arm ließ sie nach unten baumeln, die Hand nach hinten geöffnet, so dass der Hund ihren Duft auch aus der Entfernung aufnehmen konnte. Kurz bevor das Tierheim schließen wollte, spürte meine Freundin eine feuchte Nase, die ihre Hand berührte …

Ein männlicher Vorbesitzer hatte den Hund halb totgeschlagen. Deshalb war er so extrem scheu. Doch obwohl er hinkte und (vor allem natürlich gegen Männer) aggressiv war, wurde er durch die geduldige Kontaktaufnahme meiner Freundin vor dem Einschläfern bewahrt; sie konnte ihn noch einige Jahre begleiten (oder er sie), und ich durfte dieses wunderbare Tier auch einmal kennenlernen.

Was ich mit dieser Geschichte sagen möchte, ist offensichtlich: Wenn wir TraumatherapeutInnen uns nicht „erkennbar machen", dann bekommen wir kein Vertrauen von schwer verstörten und gequälten Lebewesen, und da sind misshandelte Menschen nicht anders als ein verstörter Hund. Ob dieser die „Duftmarke" des gutwilligen Menschen riechen oder ob ein Mensch auf andere Weise das Wesen des Gegenübers aufnehmen muss: In jedem Fall öffnen sich Lebewesen, die von Menschen gequält sind, einem anderen Menschen nicht, ohne dass dieser Vorleistungen erbringt, in diesem Fall zulässt, sich „erspüren zu lassen". Übrigens geht das nicht dann besonders gut, wenn man sich selbst als „toll" darstellt, sondern indem man sich aufrichtig zeigt.

Traumatherapie ist vielleicht die herausforderndste Art überhaupt, wie Psychotherapie stattfinden kann und muss. Manche KollegInnen werden über solche Worte die Nase rümpfen: nicht abstinent genug. Da möchte ich widersprechen: Es geht nicht um eine (pseudo-)objektive Abstinenz. Sondern um empathische Abstinenz. Wir dürfen uns als BehandlerInnen nicht verwickeln lassen in die Konflikte und Beziehungsdramen der KlientIn. Doch wir müssen ohne Wenn und Aber an ihrer Seite sein, ihre Not ernst nehmen und ihr warm und respektvoll begegnen. Wer versucht, sich als Persönlichkeit „herauszuhalten", wird das Vertrauen der durch und durch misstrauischen Menschen, insbesondere wenn sie von ihren ersten Bindungspersonen gequält wurden, nicht bekommen. Wer eine KlientIn betrachtet wie ein Insekt unter dem Mikroskop, wird zu tieferen Schichten ihres Wesens nicht vordringen dürfen. Denn eines haben die meisten früh traumatisierten Menschen gelernt: freundlich sein, so tun als ob, eine Fassade wahren, ein bisschen anbieten, beschwichtigen, sich unterwerfen – und ansonsten schauen, wie sie durchkommen.

Wenn wir in der Therapie mehr wollen als das, müssen wir vonseiten der TherapeutInnen aktiv etwas dafür tun.

Es würde mich sehr freuen, wenn Sie auch dem zweiten Band Ihre Aufmerksamkeit schenken, und ich bedanke mich herzlich dafür, dass Sie diesen hier gelesen haben.

Michaela Huber

Literatur

Vorbemerkung:

Dieses Literaturverzeichnis enthält auch schon die meiste Literatur für den zweiten Band, daher ist es recht umfangreich.

Mir war es wichtig, auch den FachkollegInnen die Möglichkeit zu geben, sich die beste Fachliteratur zum Thema Trauma, vor allem Komplextrauma und komplexe dissoziative Störungen sowie deren Diagnostik, anzuschauen.

Und ich bin ganz sicher, dass auch viele interessierte Laien ausgesprochen spannende Titel finden werden, teils auf Deutsch. Die Literaturdurchsicht umfasst vor allem die zitierte Literatur sowie das Beste aus den Jahren von 1995 bis 2020. Schmökern Sie doch mal durch!

Abilgaard, P. (2013): Stabilisierende Psychotherapie in akuten Krisen: Psychodynamisch Imaginative Traumatherapie (PITT) für die psychotherapeutische Grundversorgung in psychiatrischen Kliniken, Ambulanzen und Beratungsstellen. Stuttgart: Klett-Cotta.

Adam, H. & Bistritzky, H. (2017): Seelische Probleme von geflüchteten Kindern und Jugendlichen: Wie Schule und Kinderpsychiatrie kooperieren können. Berlin: Cornelsen. Adler, R. (1999): Crowded Minds. Now we can see multiple personalities emerge from the brain, in: *New Scientist,* 18. Dez., S. 26–31.

Aggleton, J. P. (Hrsg.) (1992): The Amygdala. Neurobiological Aspects of Emotion, Memory and Dysfunction. New York.

AGJ (Arbeitsgemeinschaft Kinder- und Jugendschutz Hamburg) (1996): Satanismus und Ritueller Mißbrauch. Dokumentation einer Fachtagung. Hamburg: ajs, 1996.

Ainsworth, M., Blehar, M., Waters, E. & Wall, S. (1978): Patterns of Attachment: A Psychological Study of the Strange Situation. Hillsdale NJ: Erlbaum.

Alberti, B. (2005): Die Seele fühlt von Anfang an: Wie pränatale Erfahrungen unsere Beziehungsfähigkeit prägen. München: Kösel.

Alderman, T. & Marshall, K. (1998): Amongst Ourselves, A Self-Help Guide to Living with Dissociative Identity Disorder. Oakland: New Harbinger.

Alderman, Tracy (1997): The Scarred Soul. Understanding & Ending Self-Inflicted Violence. A Self-Help Guide. Oakland: New Harbinger.

Alexander, P. C. (2012): Retraumatization and revictimization: An attachment perspective. In M. P. Duckworth & V. M. Follette (Hrsg..), Retraumatization: Assessment, treatment, and prevention. (S. 191–220). New York, NY: Routledge / Taylor & Francis Group.

Allen, J. G. (2013): Restoring mentalizing in attachment relationships: Treating trauma with plain old therapy. Arlington, VA: American Psychiatric Publishing, Inc.

Allen, J. G. & Smith, W. H. (Hrsg.) (1995): Diagnosis and Treatment of Dissociative Disorders. Northvale, NJ: Jason Aronson.

Allison, R. B. (1999): Minds in Many Pieces. Revealing the Spiritual Side of Multiple Personality Disorder. Los Osos, Kalifornien: CIE Publishing.

Alpert, J. L. (1995): Trauma, dissociation, and clinical study as a responsible beginning, in: *Conscious Cogn,* 4 (1), S. 125–129.

ALPHER, V. S. (1996): Identity and Introject in dissociative disorders, in: *Journal of Consulting and Clinical Psychology,* Vol. 64 (6), S. 1238–1244.

ALTER, C., PELCOVITZ, D., AXELROD, A., GOLDENBERG, B., HARRIS, H., MEYERS, B., GROFOIS, B., MANDEL, F., SEPTIMUS, A. & KAPLAN, S. (1996): Identification of PTSD in cancer survivors, in: *Psychosomatics,* Vol. 37, S. 137–143.

AMERICAN PSYCHIATRIC ASSOCIATION (1994): Diagnostic and Statistical Manual of Mental Disorders, (DSM-IV). Washington, DC: American Psychological Association.

AMERICAN PSYCHIATRIC ASSOCIATION (2013): Diagnostic and Statistical Manual of Mental Disorders, DSM-5, DC: American Psychological Association. Washington, DC: American Psychological Association.

AMOS, J., FURBER, G. & SEGAL, L. (2011): Understanding maltreating mothers: a synthesis of relational trauma, attachment disorganization, structural dissociation of the personality, and experiential avoidance. *Journal Of Trauma & Dissociation,* 12(5), S. 495–509.

ANDREATTA, M. P. (2006): Erschütterung des Selbst- und Weltverständnisses durch Traumata: Auswirkungen von primärer und sekundärer Traumaexposition auf kognitive Schemata. Kröning: Asanger.

ANDREATTA, P. (2015): Ohne Absicht schuldig: Psychische und soziale Folgen nicht intendierter Verletzung oder Tötung anderer. Gießen: Psychosozial-Verlag.

ANDRESKI, P., CHILCOAT, H. & BRESLAU, N. (1998): Post-traumatic stress disorder and somatization symptoms: A prospective study, in: *Psychiatric Research,* Vol. 79, S. 131–138.

ARBEITSGEMEINSCHAFT KINDER- UND JUGENDSCHUTZ HAMBURG (AGJ) (1996): Satanismus und Ritueller Missbrauch, Dokumentation einer Fachtagung. Hamburg: ajs.

BAARS, E. W., VAN DER HART, O., NIJENHUIS, E. R. S., CHU, J. A., GLAS, G. & DRAIJER, N. (2011): Predicting stabilizing treatment outcomes for complex posttraumatic stress disorder and dissociative identity disorder: An expertise-based prognostic model. *Journal of Trauma & Dissociation,* 12(1), S. 67–87. doi:10.1080/15299732.2010.514846.

BACHHOFEN, A. (2012): Trauma und Beziehung: Grundlagen eines intersubjektiven Behandlungsansatzes. Stuttgart: Klett-Cotta.

BAE, H., KIM, D. & PARK, Y. C. (2016). Dissociation predicts treatment response in eye-movement desensitization and reprocessing for posttraumatic stress disorder. *Journal Of Trauma & Dissociation: The Official Journal Of The International Society For The Study Of Dissociation (ISSD),* 17(1), S. 112–130.

BAER, U. & FRICK-BAER, G. (2016): Flucht und Trauma: Wie wir traumatisierten Flüchtlingen wirksam helfen können. Gütersloh: Gütersloher Verlagshaus Mohn.

BAER, U. (2018): Traumatisierte Kinder sensibel begleiten: Basiswissen und Praxisideen. Weinheim: Beltz.

BAIERL, M. ((2016): Praxishandbuch Traumapädagogik: Lebensfreude, Sicherheit und Geborgenheit für Kinder und Jugendliche. Göttingen: Vandenhoeck & Ruprecht.

BANGE, D. & KÖRNER, W. (2002): Handwörterbuch Sexueller Missbrauch. Göttingen: Hogrefe.

BANYARD, V. L., WILLIAMS, L. M. & SIEGEL, J. A. (2001): Understanding links among childhood trauma, dissociation, and women's mental health, in: *American Journal of Orthopsychiatry,* Vol. 71 (3), S. 311–321.

BARLOW, M. R. & CHU, J. A. (2014). Measuring fragmentation in dissociative identity disorder: The integration measure and relationship to switching and time in therapy. *European Journal Of Psychotraumatology,* 5.

BARLOW, M. R. (2011): Memory for complex emotional material in dissociative identity disorder. *Journal of Trauma & Dissociation,* 12(1), S. 53–66.

BARRETT, M. J. & STONE FISH, L. (2016): Komplexe Traumafolgestörungen erfolgreich behandeln. Paderborn: Junfermann.

BARWINSKI, R. (2010): Die erinnerte Wirklichkeit: Zur Bedeutung von Erinnerungen im Prozess der Traumaverarbeitung. Kröning: Asanger.

BARWINSKI, R. (2016). Resilienz in der Psychotherapie: Entwicklungsblockaden bei Trauma, Neurosen und frühen Störungen auflösen. Stuttgart: Klett-Cotta.

Barwinski-Fäh, R. (2005): Traumabearbeitung in psychoanalytischen Langzeitbehandlungen: Einzelfallstudie und Fallvergleich auf der Grundlage psychotraumatologischer Konzepte und Modelle. Kröning: Asanger.

Bauer, J. (2010): Das Gedächtnis des Körpers: Wie Beziehungen und Lebensstile unsere Gene steuern. Frankfurt a. M.: Eichborn.

Bausum, J. & Besser, L.-U. (Hrsg.) (2013): Traumapädagogik: Grundlagen, Arbeitsfelder und Methoden für die pädagogische Praxis. Weinheim: Beltz.

Bayne, T. J. (2002): Moral status and the treatment of Dissociative Identity Disorder. *The Journal Of Medicine And Philosophy,* 27(1), S. 87–105.

Becker, D. (2009): Extremes Leid und die Perspektive posttraumatischen Wachstums: Realitätsverleugnung, naives Wunschdenken oder doch ein Stück wissenschaftliche Erkenntnis? *Zeitschrift für Psychotraumatologie, Psychotherapiewissenschaft, Psychologische Medizin,* 7(1), S. 21–33.

Becker, T (1999): Ritual Abuse: A German Cult-Counsellors Perspective, in: *Empty Memories: Psychic Trauma and Dissociation.* Amsterdam.

Becker, T., Karriker, W., Overkamp, B. & Rutz, C. (2008): The Extreme Abuse Survey: preliminary findings regarding Dissociative Identity Disorder, in: Graeme Galton & Adah Sachs (Hg.): Forensic Aspects of Dissociative Identity Disorder; London: Karnac.

Becker-Fischer, M., Fischer, G. & Eichenberg, C. (2008): Sexuelle Übergriffe in Psychotherapie und Psychiatrie: Orientierungshilfen für Therapeut und Klientin. Kröning: Asanger.

Beckrath-Wilking, U., Biberacher, M., Dittmar, V. & Wolf-Schmid, R. (2013): Traumafachberatung, Traumatherapie und Traumapädagogik: Ein Handbuch für Psychotraumatologie im beratenden, therapeutischen und pädagogischen Kontext. Paderborn: Junfermann.

Bell, H., Jacobson, L., Zeligman, M., Fox, J. & Hundley, G. (2015): The role of religious coping and resilience in individuals with dissociative identity disorder. Counseling and Values, 60(2), S. 151– 63.

Belli, H., Akbudak, M., Ural, C., Solmaz, M., Dogan, Z. & Konkan, R. (2017): Is there a complex relation between social anxiety disorder, childhood traumatic experiences and dissociation? *Nordic Journal Of Psychiatry,* 71(1), S. 55–60.

Belz, M. & Özkan, I. (2017): Psychotherapeutische Arbeit mit Migranten und Geflüchteten. Göttingen: Vandenhoeck & Ruprecht.

Berg, F. (2014). Übungsbuch Resilienz: 50 praktische Übungen, die der Seele helfen, vom Trauma zu heilen. Paderborn: Junfermann.

Bergmann, M. S., Jocovy, M. E., Kestenberg, J. (Hrsg.) (1995): Kinder der Opfer – Kinder der Täter. Frankfurt / M.

Bering, R. (2007): Suizidalität und Trauma: Diagnostik und Intervention zur Vorbeugung suizidaler Erlebniszustände. Kröning: Asanger.

Bering, R. (2012): Verlauf der Posttraumatischen Belastungsstörung: Grundlagenforschung, Prävention, Behandlung. Aachen: Shaker.

Bernegger, A., Kienesberger, K., Carlberg, L., Swoboda, P., Ludwig, B., Koller, R. et al. (2015): Influence of sex on suicidal phenotypes in affective disorder patients with traumatic childhood experiences. [Der Einfluss des Geschlechts auf suizidale Phänotypen bei affektiv gestörten Patienten mit traumatischen Kindheitserfahrungen]. Plos One, 10(9).

Bertó, C., Ferrin, M., Barberá, M., Livianos, L., Rojo, L. & García-Blanco, A. (2017): Abnormal emotional processing in maltreated children diagnosed of Complex Posttraumatic Stress Disorder. Child Abuse & Neglect, 73, S. 42–50.

Besser, L.-U. (2002): Vom Vergessen und Wiederholen medizinischer Traumata zum heilsamen Erinnern. Posttraumatische Belastungs- und Somatisierungsstörungen bei Frühgeborenen und Kleinkindern, in: U. Sachsse, a. a. O., S. 174–206.

Bhuvaneswar, C. & Spiegel, D. (2013): An eye for an I: A 35-year-old woman with fluctuating oculomotor deficits and dissociative identity disorder. *International Journal of Clinical and Experimental Hypnosis,* 61(3), S. 351–370.

Bindungsforschung und Persönlichkeitsstörungen (2001), in: *Persönlichkeitsstörungen, Theorie und Therapie,* Bd. 5, S. 69–132.

BIRK, ANGELIKA, PROSS, CHRISTIAN & LANSEN, JOHAN (Hrsg.) (2002): Das Unsagbare. Die Arbeit mit Traumatisierten im Behandlungszentrum für Folteropfer Berlin. Heidelberg: Springer.

BISSON, J. I., BERLINER, L., CLOITRE, M., FORBES, D., JENSEN, T. K., LEWIS, C. & SHAPIRO, F. (2019): The International Society for Traumatic Stress Studies New Guidelines for the Prevention and Treatment of Posttraumatic Stress Disorder: Methodology and Development Process. *Journal Of Traumatic Stress,* 32(4), S 475–483.

BISWAS, J., CHU, J. A., PEREZ, D. L. & GUTHEIL, T. G. (2013): From the neuropsychiatric to the analytic: Three perspectives on dissociative identity disorder. *Harvard Review Of Psychiatry,* 21(1), S. 41–51.

BLEIMLING, J. (2018): Gegenübertragung und soziales Trauma: Eine Mikroanalyse des szenischen Erinnerns der Shoah in videografierten Zeitzeugengesprächen. Gießen: Psychosozial-Verlag.

BLIZARD, R. A. (1997): The origins of dissociative identity disorder from an object relations theory and attachment theory perspective, in: *Dissociation,* Vol. 10, No. 4, S. 246–254.

BLIZARD, R. A. (2001): Masochistic and sadistic ego states: Dissociative solutions to the dilemma of attachment to an abusive caretaker, in: *Journal of Trauma and Dissociation,* Vol. 2, No. 4, S. 37–58.

BLIZARD, R. A. (2003): Disorganized Attachment, Development of Dissociated Self States, and a Relational Approach to Treatment. *Journal of Trauma & Dissociation,* 4(3), S. 27–50. doi:10.1300/J229v04n03_03.

BLUHM, H. O. (1999 / 1948): How did they survive? Mechanisms of defence in Nazi concentration camp survivors, in: *American Journal of Psychotherapy,* 53 (1) S. 96–122.

BOCKERS, E. & KNAEVELSRUD, C. (2011): [Revictimisation: a bio-psycho-social model of vulnerability]. Psychotherapie, Psychosomatik, Medizinische Psychologie, 61(9-10), S. 389–397.

BOCKERS, E., ROEPKE, S., MICHAEL, L., RENNEBERG, B. & KNAEVELSRUD, C. (2014): Risk recognition, attachment anxiety, self-efficacy, and state dissociation predict revictimization. Plos One, 9(9).

BÖHM, K. (2016): EMDR in der Psychotherapie der PTBS: Traumatherapie praktisch umsetzen. Berlin: Springer.

BÖHM, T. & KAPLAN, S. (2009): Rache: Zur Psychodynamik einer umheimlichen Lust und ihrer Zähmung. Gießen: Psychosozial-Verlag.

BOHUS, M., SCHMAHL, C., FYDRICH, T., STEIL, R., MÜLLER-ENGELMANN, M., HERZOG, J. & PRIEBE, K. (2019): A research programme to evaluate DBT-PTSD, a modular treatment approach for Complex PTSD after childhood abuse. Borderline Personality Disorder And Emotion Dysregulation, 6, 7-7.

BOISSET-PIORO, M., EDAILE, J. & FITZCHARLES, M. (1995): Sexual and physical abuse in women with fibromyalgia syndrome, in: *Arthritis and Rheumatism,* Vol. 38 (2), S. 235–241.

BOLM, T. (2009): Mentalisierungsbasierte Therapie (MBT) für Borderline-Störungen und chronifizierte Traumafolgen. Köln: Deutscher Ärzte-Verlag.

BOMBERG, K.-H. (2018): Heilende Wunden: Wege der Aufarbeitung politischer Traumatisierung in der DDR. Gießen: Psychosozial-Verlag.

BONDJERS, K., HYLAND, P., ROBERTS, N. P., BISSON, J. I., WILLEBRAND, M. & ARNBERG, F. K. (2019): Validation of a clinician-administered diagnostic measure of ICD-11 PTSD and Complex PTSD: the International Trauma Interview in a Swedish sample. *European Journal Of Psychotraumatology,* 10(1), 1665617-1665617.

BONEY-MCCOY, S. & FINKELHOR, D. (1995): Psychosocial sequelae of violent victimization in a national youth sample, in: *Journal of Consulting and Clinical Psychology,* Vol. 63, S. 726–736.

BONEY-MCCOY, S. & FINKELHOR, D. (1996): Is youth victimization related to trauma symptoms and depression after controlling for prior symptoms and family relationships? A longitudinal, prospective study, in: *Journal of Consulting and Clinical Psychology,* Vol. 64, S. 1406–1416.

BOON, S., STEELE, K. & VAN DER HART, O. (2013): Traumabedingte Dissoziation bewältigen: Ein Skills-Training für Klienten und ihre Therapeuten. Paderborn: Junfermann.

BOOS, A. (2014): Kognitive Verhaltenstherapie nach chronischer Traumatisierung: Ein Therapiemanual. Göttingen: Hogrefe.

Boos, A. (2019): Traumatische Ereignisse bewältigen: Hilfen für Verhaltenstherapeuten und ihre Patienten. Göttingen: Hogrefe.

Boos, A., Ehlers, A., Maercker, A. & Schützwohl, M. (1998): Trauma, Kognitionen und chronische PTB: Eine Untersuchung an ehemaligen politischen Gefangenen in der DDR, in: *Zeitschrift für Klinische Psychologie,* 27, 244–253.

Boroske-Leiner, K., Hofmann, A. & Sack, M. (2008): Ergebnisse zur internen und externen Validität des Interviews zur komplexen Posttraumatischen Belastungsstörung (I-kPTBS). [Internal and external validity of the Interview zur komplexen Posttraumatischen Belastungsstörung (I-kPTBS), a diagnostic interview for the assessment of complex PTSD]. Psychotherapie, Psychosomatik, Medizinische Psychologie, 58(5), S. 192–199.

Boss, P. (2008): Verlust, Trauma und Resilienz: Die therapeutische Arbeit mit dem „uneindeutigen Verlust". Stuttgart: Klett-Cotta.

Bowlby, J.: Attachment and loss (1969), dt. (1975): Bindung. Eine Analyse der Mutter-Kind-Beziehung. München: Kindler.

Bowlby, John (2001): Das Glück und die Trauer. Herstellung und Lösung affektiver Bindungen. Stuttgart: Klett-Cotta.

Bowman, E. S. (2002): Sex composition and sex differences in the dissociative disorders: Relationship to trauma and abuse. In: F. Lewis-Hall, T. S. Williams, J. A. Panetta & J. M. Herrera (Hrsg.), Psychiatric illness in women: Emerging treatments and research. (S. 535–555). Arlington, VA: American Psychiatric Publishing, Inc.

Boysen, G. A. & VanBergen, A. (2013): A review of published research on adult dissociative identity disorder: 2000-2010. *The Journal Of Nervous And Mental Disease,* 201(1), S. 5–11.

Boysen, G. A. & VanBergen, A. (2014): Simulation of multiple personalities: A review of research comparing diagnosed and simulated dissociative identity disorder. Clinical Psychology Review, 34(1), S. 14–28.

Boysen, G. A. (2011): The scientific status of childhood dissociative identity disorder: A review of published research. *Psychotherapy And Psychosomatics,* 80(6), S. 329–334.

Brand, B. & Loewenstein, R. J. (2014): Does phasic trauma treatment make patients with dissociative identity disorder treatment more dissociative? *Journal of Trauma & Dissociation,* 15(1), S. 52–65.

Brand, B. L. & Lanius, R. A. (2014): Chronic complex dissociative disorders and borderline personality disorder: disorders of emotion dysregulation? Borderline Personality Disorder And Emotion Dysregulation, 1, S. 13–13.

Brand, B. L., Loewenstein, R. J. & Spiegel, D. (2014): Dispelling myths about dissociative identity disorder treatment: An empirically based approach. *Psychiatry: Interpersonal and Biological Processes,* 77(2), S. 169–189.

Brand, B. L., Sar, V., Stavropoulos, P., Krüger, C., Korzekwa, M., Martínez-Taboas, A. & Middleton, W. (2016): Separating fact from fiction: An empirical examination of six myths about dissociative identity disorder. *Harvard Review Of Psychiatry,* 24(4), S. 257–270.

Brand, B. L., Schielke, H. J., Putnam, K. T., Putnam, F. W., Loewenstein, R. J., Myrick, A. & Lanius, R. A. (2019): An online educational program for individuals with dissociative disorders and their clinicians: 1-year and 2-year follow-up. *Journal Of Traumatic Stress.*

Brand, B. L., Vissia, E. M., Chalavi, S., Nijenhuis, E. R. S., Webermann, A. R., Draijer, N. & Reinders, A. A. T. S. (2016): DID is trauma based: Further evidence supporting the trauma model of DID. Acta Psychiatrica Scandinavica, 134(6), S. 560–563.

Brand, B. L., Webermann, A. R., Snyder, B. L. & Kaliush, P. R. (2019): Detecting clinical and simulated dissociative identity disorder with the Test of Memory Malingering. *Psychological Trauma: Theory, Research, Practice, and Policy,* 11(5), S. 513–520.

Brandmaier, M. (2011): Wie gestaltet sich die Bewältigung traumatischer Erlebnisse im Exil? Möglichkeiten der psychosozialen Unterstützung traumatisierter Flüchtlinge in Deutschland. Münster: Lit.

Brauchle, G. (2012): Posttraumatische Reifung. In: C. Steinebach, D. Jungo & R. Zihlmann (Hrsg.), Positive Psychologie in der Praxis. Anwendung in Psychotherapie, Beratung und Coaching (S. 146–152). Weinheim: Beltz Psychologie Verlags Union.

Breitenbach, G. (2011): Innenansichten dissoziierter Welten extremer Gewalt: Ware Mensch – die planvolle Spaltung der Persönlichkeit. Erkennen – Verstehen – Behandeln. Kröning: Asanger.

Breitenbach, G., Requardt, H. & Drexler, K. (2013): Komplex-systemische Traumatherapie und Traumapädagogik. Kröning: Asanger.

Bremner, J.D. & Marmar, C.R. (Hrsg.) (1998): Trauma, Memory, and Dissociation. Washington, D.C.: American Psychiatric Press.

Bremner, J.D., Staib, L.H., Kaloupek, D., Southwick, S.M., Soufer, R. & Charney, D.S. (1999): Neural correlates of exposure to traumatic pictures and sound in Vietnam combat veterans with and without posttraumatic stress disorder: A positron emission tomography study, in: *Biological Psychiatry,* Vol., 45, S. 806–816.

Brenner, I. (2001): Dissociation of Trauma: Theory, Phenomenology, and Technique. Madison: International Universities Press.

Brenner, I. (2018): Die dunkle Materie der Seele: Dissoziation und Dissoziative Identitätsstörung als Folge schwerer Traumatisierungen. Gießen: Psychosozial-Verlag.

Brentzel, M. (2002): Anna O. Bertha Papenheim. Eine Biografie. Göttingen: Wallstein.

Brewin, C.R., Cloitre, M., Hyland, P., Shevlin, M., Maercker, A., Bryant, R.A. & Reed, G.M. (2017): A review of current evidence regarding the ICD-11 proposals for diagnosing PTSD and complex PTSD. Clinical Psychology Review, 58, S. 1–15.

Briere, J. & Scott, C. (2015). Complex Trauma in Adolescents and Adults: Effects and Treatment. The Psychiatric Clinics Of North America, 38(3), S. 515–527.

Briere, J. & Spinazzola, J. (2011): Einschätzung der Folgen komplexer Traumata. In: C.A. Courtois & J.D. Ford (Hrsg.), Komplexe traumatische Belastungsstörungen und ihre Behandlung. Eine evidenzbasierte Anleitung (S. 132–148). Paderborn: Junfermann.

Brisch, K.-H. (2001): Bindungsstörungen. Von der Bindungstheorie zur Therapie. Stuttgart: Klett-Cotta.

Brisch, K.-H. (2003): Bindung und Trauma. Stuttgart: Klett-Cotta.

Broad, C. (2014): Living with DID. In: L.X. Bowlby & D. Briggs (Hrsg.), Living with the reality of dissociative identity disorder: Campaigning voices. (S. 67–79). London: Karnac Books.

Brockhaus, U. & Kolshorn, M. (1993): Sexuelle Gewalt gegen Mädchen und Jungen – Mythen, Fakten, Theorien. Frankfurt: Campus.

Brodsky, B.S., Cloitre, M. & Dulit, R.S. (1995): Relationship of dissociation to self-mutilation and childhood abuse in borderline personality disorder, in: *American Journal of Psychiatry,* Vol. 152, S. 1788–1792.

Bronisch, T. & Brunner, J. (2002): Neurobiologie von suizidalem Verhalten und Trauma. [Neurobiology of suicidal behavior and trauma]. Suizidprophylaxe, 29(4), S. 123–134. Retrieved from http://search. ebscohost. com/login. aspx?direct=true&db=pdx&AN=0164003&lang=de&site=ehost-live.

Bronisch, T. & Lieb, R. (2008): Maternal suicidality and suicide risk in offspring. Psychiatric Clinics of North America, 31(2), S. 213–221.Brooks, G.R. & Silverstein, L.B. (1995): Understanding the dark side of masculinity: An interactive systems model. In: R.F. Levant & W.S. Pollack (Hrsg..): A new psychology of men. New York: Basic Books, S. 280–336.

Bronisch, T., Bohus, M., Dose, M., Reddemann, L. & Unckel, C. (2000): Krisenintervention bei Persönlichkeitsstörungen. Stuttgart: Klett-Cotta.

Brooks, M., Graham-Kevan, N., Robinson, S. & Lowe, M. (2019): Trauma characteristics and posttraumatic growth: The mediating role of avoidance coping, intrusive thoughts, and social support. Psychological Trauma: Theory, Research, Practice And Policy, 11(2), S. 232–238.

Brown, B.G., Sachs, R. Watkins, R. & Young, W.C. (1991): Patients Reporting Ritual Abuse in Childhood: A Clinical Syndrome. Report of 37 Cases, in: *Child Abuse & Neglect,* Vol. 15, S. 181–189.

Brown, D. (2011): Einschätzung der Bindungs- und Missbrauchsgeschichte sowie des Bindungsstils von Erwachsenen. In: C.A. Courtois & J.D. Ford (Hrsg..), Komplexe traumatische Belastungsstörungen und ihre Behandlung. Eine evidenzbasierte Anleitung (S. 149–169). Paderborn: Junfermann.

Brown, Daniel, Scheflin, Alan W. & Hammond, Corydon D. (1998): Memory, Trauma, Treatment & the Law. New York: W. W. Norton.

Brown, V. M., LaBar, K. S., Haswell, C. C., Gold, A. L., McCarthy, G. & Morey, R. A. (2014): Altered resting-state functional connectivity of basolateral and centromedial amygdala complexes in posttraumatic stress disorder. Neuropsychopharmacology: Official Publication Of The American College Of Neuropsychopharmacology, 39(2), S. 351–359.

Brunner, J. (2014): Die Politik des Traumas: Gewalterfahrungen und psychisches Leid in den USA, in Deutschland und in Israel / Palästina-Konflikt. Frankfurter Adorno-Vorlesungen 2009. Frankfurt a. M.: Suhrkamp.

Bruns, C. M. (2002): Perceived mutuality in child-adult relationships and severity of abuse as predictors of complex PTSD symptoms in women who were sexually abused as children. (63). ProQuest Information & Learning.

Bruns, W. (2011): Identifizierung v. Täterintrojektseiten bei werdenden Eltern. Roge: AV Recording Service GbR.

Buchheim, A., Erk, S., George, C., Kächele, H., Kircher, T., Martius, P. & Walter, H. (2008): Neural correlates of attachment trauma in borderline personality disorder: A functional magnetic resonance imaging study. [Neuronale Korrelate von Bindungstrauma bei Borderline-Persönlichkeitsstörung: Eine funktionelle Magnetresonanztomographie-Studie]. *Psychiatry Research: Neuroimaging Section,* 163(3), S. 223–235.

Bundesweite Arbeitsgemeinschaft der psychosozialen Zentren für Flüchtlinge und F., Bittenbinder, E., Kammerlander, A. & Rössel-Cunovic, M. (2006): Begutachtung traumatisierter Flüchtlinge: Eine kritische Reflexion der Praxis. Karlsruhe: von Loeper Literaturverlag.

Butollo, W. & Karl, R. (2012): Dialogische Traumatherapie: Manual zur Behandlung der Posttraumatischen Belastungsstörung. Stuttgart: Klett-Cotta.

Butollo, W., Hagl, M., Krüsmann, M., Maragkos, M. & Rosner, R. (2003): Trauma, Selbst und Therapie: Konzepte und Kontroversen in der Psychotraumatologie. Bern: Huber.

Büttner, M., Dulz, B., Sachsse, U., Overkamp, B. & Sack, M. (2014). Trauma und sexuelle Störungen: Multizentrische Untersuchung von Patienten mit komplexer Posttraumatischer Belastungsstörung. Psychotherapeut, 59(5), S. 385–391.

Calamari, E. & Pini, M. (2003): Dissociative experiences and anger proneness in late adolescent females with different attachment styles. Adolescence, 38(150), S. 287–303. Retrieved from.

Campbell, A. A., Wisco, B. E., Silvia, P. J. & Gay, N. G. (2019): Resting respiratory sinus arrhythmia and posttraumatic stress disorder: A meta-analysis. Biological Psychology, 144, S. 125–135.

Cannon, W. B. (1914): Emergency function of adrenal medulla in pain and major emotions, in: *American Journal of Physiology,* Vol. 3, S. 356–372.

Cantor, C. & Price, J. (2007): Traumatic entrapment, appeasement and complex post-traumatic stress disorder: evolutionary perspectives of hostage reactions, domestic abuse and the Stockholm syndrome. *The Australian And New Zealand Journal Of Psychiatry,* 41(5), S. 377–384.

Carter, N. (2014): Qualitative study of the experience of therapists working with clients with dissociative identity disorder. (75). ProQuest Information & Learning.

Chalavi, S., Vissia, E. M., Giesen, M. E., Nijenhuis, E. R. S., Draijer, N., Barker, G. J. & Reinders, A. A. T. S. (2015): Similar cortical but not subcortical gray matter abnormalities in women with posttraumatic stress disorder with versus without dissociative identity disorder. *Psychiatry Research: Neuroimaging,* 231(3), S. 308–319.

Chalavi, S., Vissia, E. M., Giesen, M. E., Nijenhuis, E. R. S., Draijer, N., Cole, J. H. & Reinders, A. A. T. S. (2015): Abnormal hippocampal morphology in dissociative identity disorder and post-traumatic stress disorder correlates with childhood trauma and dissociative symptoms. Human Brain Mapping, 36(5), S. 1692–1704.

Chamberlain, D. B. (1998): Woran Babys sich erinnern. Die Anfänge unseres Bewusstseins im Mutterleib. München: Kösel.

Chefetz, R. A. (2004): The paradox of „detachment disorders“: binding-disruptions as dissociative process. *Psychiatry,* 67(3), S. 246–255.

Chilebowski, S. M. & Gregory, R. J. (2012): Three cases of dissociative identity disorder and co-occurring borderline personality disorder treated with dynamic deconstructive psychotherapy. *American Journal Of Psychotherapy,* 66(2), S. 165–180.

Choi, H., Klein, C., Shin, M.-S. & Lee, H.-J. (2009): Posttraumatic stress disorder (PTSD) and disorders of extreme stress (DESNOS) symptoms following prostitution and childhood abuse. Violence Against Women, 15(8), S. 933–951.

Choi, K. W., Batchelder, A. W., Ehlinger, P. P., Safren, S. A. & O'Cleirigh, C. (2017): Applying network analysis to psychological comorbidity and health behavior: Depression, PTSD, and sexual risk in sexual minority men with trauma histories. *Journal Of Consulting And Clinical Psychology,* 85(12), S. 1158–1170.

Claas, P. & Schulze, C. (2002): Prozessorientierte Psychotherapie bei der Traumaverarbeitung. Tübingen: DGVT Deutsche Gesellschaft für Verhaltenstherapie.

Classen, C. C. P., Muller, R. T. P., Field, N. P. P., Clark, C. S. P. & Stern, E.-M. M. (2017): A naturalistic study of a brief treatment program for survivors of complex trauma. *Journal Of Trauma & Dissociation,* 18(5), S. 720–734.

Clifford, G., Meiser-Stedman, R., Johnson, R. D., Hitchcock, C. & Dalgleish, T. (2018): Developing an Emotion- and Memory-Processing Group Intervention for PTSD with complex features: a group case series with survivors of repeated interpersonal trauma. *European Journal Of Psychotraumatology,* 9(1), 1495980-1495980.

Cloitre, M. & Rosenberg, A. (2006): Sexual Revictimization: Risk Factors and Prevention. In: V. M. Follette & J. I. Ruzek (Hrsg.), Cognitive-behavioral therapies for trauma., 2nd ed. (S. 321–361). New York, NY: The Guilford Press.

Cloitre, M. (2012): Die Behandlung der komplexen Posttraumatischen Belastungsstörung kPTBS. Ein phasenorientiertes Modell. In: I. Özkan, U. Sachsse & A. Streeck-Fischer (Hrsg.), Zeit heilt nicht alle Wunden. Kompendium zur Psychotraumatologie (S. 53–64). Göttingen: Vandenhoeck & Ruprecht.

Cloitre, M., Cohen, L. R., Koenen, K. C., Schäfer, I., Schubert-Heukeshoven, S. & Teichert, M. (2014): Sexueller Missbrauch und Misshandlung in der Kindheit: Ein Therapieprogramm zur Behandlung komplexer Traumafolgen. Göttingen: Hogrefe.

Cloitre, M., Courtois, C. A., Charuvastra, A., Carapezza, R., Stolbach, B. C. & Green, B. L. (2011): Treatment of complex PTSD: results of the ISTSS expert clinician survey on best practices. *Journal Of Traumatic Stress,* 24(6), S. 615–627.

Cloitre, M., Garvert, D. W., Weiss, B., Carlson, E. B. & Bryant, R. A. (2014): Distinguishing PTSD, Complex PTSD, and Borderline Personality Disorder: A latent class analysis. *European Journal Of Psychotraumatology,* 5.

Cloitre, M., Shevlin, M., Brewin, C. R., Bisson, J. I., Roberts, N. P., Maercker, A. & Hyland, P. (2018): The International Trauma Questionnaire: development of a self-report measure of ICD-11 PTSD and complex PTSD. Acta Psychiatrica Scandinavica, 138(6), S. 536–546.

Cohen, J. A., Mannarino, A. P. & Deblinger, E. (2009). Traumafokussierte kognitive Verhaltenstherapie bei Kindern und Jugendlichen. Berlin: Springer.

Cohen, L., Berzoff, J. & Elin, M. (Hrsg.): (1995): Dissociative Identity Disorder, Northvale, NJ: Jason Aronson.

Cohen, Y. (2014): Das traumatisierte Kind: Psychoanalytische Therapie im Kinderheim. Frankfurt a. M.: Brandes & Apsel.

Coons, P. M. (1998): The Dissociative Disorders: Rarely Considered and Underdiagnosed. Psychiatric Clinics of North America, 21, S. 637–648.

Courtois, C. A. & Weiss, R. (2018): Early-life sexual trauma and adult-life hypersexual behavior (sex addiction) in males: Making the connection. In: R. B. Gartner (Hrsg.), Healing sexually betrayed men and boys: Treatment for sexual abuse, assault, and trauma. (S. 158–178). New York, NY: Routledge / Taylor & Francis Group.

Courtois, C. A. (2012): Retraumatization and complex traumatic stress: A treatment overview. In: M. P. Duckworth & V. M. Follette (Hrsg.), Retraumatization: Assessment, treatment, and prevention. (S. 163–190). New York, NY: Routledge / Taylor & Francis Group.

Craissati, J., McClurg, G. & Browne, K. (2002): The parental bonding experiences of sex offenders: A comparison between child molesters and rapists, in: *Child Abuse & Neglect,* Vol. 26, S. 909–921.

Crowell, J. A. (2012): Frühe Schädigung, Bindungsrepräsentationen und Partnerschaft. In: K. H. Brisch (Hrsg..), Bindungen – Paare, Sexualität und Kinder (S. 147–157). Stuttgart: Klett-Cotta.

Cyniak-Cieciura, M., Staniaszek, K., Popiel, A., Pragłowska, E. & Zawadzki, B. (2017): The structure of PTSD symptoms according to DSM-5 and IDC-11 proposal: A multi-sample analysis. *European Psychiatry: The Journal Of The Association Of European Psychiatrists,* 44, S. 179–186.

Czermak, Y. (2019). Borderline-Persönlichkeitsstörung und Trauma: Von guten und bösen Objekten, Täterintrojekten und Opfer-Selbstanteilen. Spectrum Psychiatrie, 2, S. 14–19.

Dagan, Y. & Yager, J. (2019). Posttraumatic Growth in Complex PTSD. *Psychiatry,* S. 1–16.

Dagan, Y. & Yager, J. (2019): Addressing Loneliness in Complex PTSD. *The Journal Of Nervous And Mental Disease,* 207(6), S. 433–439.

Dale, K. Y., Flaten, M. A., Elden, Å. & Holte, A. (2008): Dissociative identity disorder and prepulse inhibition of the acoustic startle reflex. Neuropsychiatric Disease and Treatment, 4(3), S. 653–662.

Dallam, Stefanie (2001): The long-term medical consequences of childhood trauma, in: K. Franey, R. Geffner & R. Falconer (Hrsg.): The cost of child maltreatment: Who pays? We all do. San Diego: Haworth, S. 1–14.

Damasio, A. (2000). The Feeling of What Happens. Body, Emotion and the Making of Consciousness. London: Vintage.

Damm, S. (1999): Ein kindlicher Totschläger verpasst den Einstieg ins Leben – Eine schwer traumatische Störung. In: Sigrid Damm (Hrsg.): Schwer traumatisierende Erfahrungen. Auswirkungen und Psychotherapie. Tübingen: Universitas.

Danner, D. (2016): JA zu mir! Trauma und seelisches Wachstum. Kröning: Asanger.

Darms, B. (2008): Trauma und Identität: Wie wirken sich traumatische Ereignisse auf die Identität aus und wie kann in der Sozialberatung Unterstützung geboten werden? Bern: Edition Soziothek.

de Becker, G. (1999): Mut zur Angst – Wie Intuition uns vor Gewalt schützt. Frankfurt/M.: Krüger.

de Jong, J. T. V. M., Komproe, I. H., Spinazzola, J., van der Kolk, B. A. & Van Ommeren, M. H. (2005): DESNOS in three postconflict settings: assessing cross-cultural construct equivalence. *Journal Of Traumatic Stress,* 18(1), S. 13–21.

De Jongh, A., Resick, P. A., Zoellner, L. A., van Minnen, A., Lee, C. W., Monson, C. M. & Bicanic, I. A. E. (2016): Critical Analysis of the Current Treatment Guidelines for Complex PTSD in Adults. Depression and Anxiety, 33(5), S. 359–369.

De Bellis, M. (2001): Developmental traumatology: The psychological development of maltreated children and its implications for research, treatment, and policy, in: *Development & Psychopathology,* Vol. 13, S. 539–564.

Deegener, G. (1995): Sexueller Mißbrauch: Die Täter. Weinheim: Beltz.

Deistler, I. & Vogler, A. (2002): Einführung in die Dissoziative Identitätsstörung – Multiple Persönlichkeit: Therapeutische Begleitung von schwer traumatisierten Menschen. Paderborn: Junfermann.

Dell, P. (2001): Why the diagnostic criteria for dissociative identity disorder should be changed, in: *Journal of Trauma and Dissociation,* Vol. 2, S. 7–37.

Dell, P. F. (2002): Dissociative phenomenology of dissociative identity disorder. The Journal Of Nervous And Mental Disease, 190(1), S. 10–15.

DePrince, A. P. (2005): Social cognition and revictimization risk. *Journal Of Trauma & Dissociation: The Official Journal Of The International Society For The Study Of Dissociation (ISSD),* 6(1), S. 125–141.

DePrince, A. P., Huntjens, R. J. C., & Dorahy, M. J. (2015): Alienation appraisals distinguish adults diagnosed with DID from PTSD. Psychological Trauma: Theory, Research, Practice And Policy, 7(6), S. 578–582.

Deutsch: P. Falkai, H. U. Wittchen et al. (2018): Diagnostisches und Statistisches Manual psychischer Störungen. Göttingen: Hogrefe.

Diamond, M. & Sigmundson, H. K. (1997): Sex reassignment at birth: A long term review and clinical implications, in: *Archives of Pediatric and Adolescent Medicine,* Vol. 151, S. 298–304.

Diegelmann, C. & Isermann, M. (2007): Trauma und Krise bewältigen: Psychotherapie mit TRUST (Techniken ressourcenfokussierter und symbolhafter Traumabearbeitung). Stuttgart: Klett-Cotta.

Diegelmann, C. (2010): TRUST: Impulse für einen integrativen Behandlungsansatz – Salutogenese, Resilienz und Positive Psychologie als Fundament. In: C. Diegelmann & M. Isermann (Hrsg.), Ressourcenorientierte Psychoonkologie. Psyche und Körper ermutigen (S. 80–98). Stuttgart: Kohlhammer.

Diekmann, A. et al. (1994): Gewohnheitstäter. Männer und Gewalt. Köln: PapyRossa.

Dilling, H., Mombour, W. & Schmidt, M. H. (Hrsg.) (1993): Internationale Klassifikation psychischer Störungen ICD-10. 2. korrigierte Auflage. Bern: Huber.

Dixius, A. & Möhler, E. (2019). Stress und Traumafolgen bei Kindern und Jugendlichen: Stabilisierende Interventionen nach Gewalt, Missbrauch und Flucht. Stuttgart: Kohlhammer.

Dolan, Y. (2009). Schritt für Schritt zur Freude zurück: Das Leben nach traumatischen Erfahrungen meistern. Heidelberg: Carl-Auer Verlag.

Dorahy, M. J., Brand, B. L., Şar, V., Krüger, C., Stavropoulos, P., Martínez-Taboas, A., & Middleton, W. (2014). Dissociative identity disorder: An empirical overview. *Australian and New Zealand Journal of Psychiatry,* 48(5), S. 402–417.

Dorahy, M. J., Corry, M., Black, R., Matheson, L., Coles, H., Curran, D., & Dyer, K. F. W. (2017). Shame, Dissociation, and Complex PTSD Symptoms in Traumatized Psychiatric and Control Groups: Direct and Indirect Associations With Relationship Distress. *Journal Of Clinical Psychology,* 73(4), S. 439–448.

Dorahy, M. J., Corry, M., Shannon, M., Webb, K., McDermott, B., Ryan, M. & Dyer, K. F. W. (2013). Complex trauma and intimate relationships: The impact of shame, guilt and dissociation. *Journal Of Affective Disorders,* 147(1–3), S. 72–79.

Dorahy, M. J., McCusker, C. G., Loewenstein, R. J., Colbert, K. & Mulholland, C. (2006). Cognitive inhibition and interference in dissociative identity disorder: The effects of anxiety on specific executive functions. *Behaviour Research And Therapy,* 44(5), S. 749–764.

Dorahy, M. J., Middleton, W., Seager, L., McGurrin, P., Williams, M. & Chambers, R. (2015). Dissociation, shame, complex PTSD, child maltreatment and intimate relationship self-concept in dissociative disorder, chronic PTSD and mixed psychiatric groups. *Journal Of Affective Disorders,* 172, S. 195–203.

Dorahy, M. J., Shannon, C., Seagar, L., Corr, M., Stewart, K., Hanna, D., & Middleton, W. (2009). Auditory hallucinations in dissociative identity disorder and schizophrenia with and without a childhood trauma history: Similarities and differences. *Journal of Nervous and Mental Disease,* 197(12), S. 892–898. doi:10.1097/NMD.0b013e3181c299ea.

Dorr, F., Sack, M. & Bengel, J. (2018). Validierung des Screenings zur komplexen Posttraumatischen Belastungsstörung (SkPTBS) – Revision. [Validation of the „Screening zur komplexen Posttraumatischen Belastungsstörung – Revision“ (SkPTBS; screening for complex PTSD)]. Psychotherapie, Psychosomatik, Medizinische Psychologie, 68(12), S. 525–533.

Dorrepaal, E., Thomaes, K., Hoogendoorn, A. W., Veltman, D. J., Draijer, N. & van Balkom, A. J. L. M. (2014). Evidence-based treatment for adult women with child abuse-related Complex PTSD: a quantitative review. *European Journal Of Psychotraumatology,* 5, 23613-23613.

Dorrepaal, E., Thomaes, K., Smit, J. H., van Balkom, A. J. L. M., Veltman, D. J., Hoogendoorn, A. W. & Draijer, N. (2012). Stabilizing group treatment for complex posttraumatic stress disorder related to child abuse based on psychoeducation and cognitive behavioural therapy: a multisite randomized controlled trial. Psychotherapy And Psychosomatics, 81(4), S. 217–225.

Dott, P. (2018). Todesangst und posttraumatisches Selbst: Über Melancholie und intensives Lebensgefühl bei schwerer Krankheit. Gießen: Psychosozial-Verlag.

Draijer, N. & Boon, S. (1999): The imitation of dissociative identity disorder: Patients at risk, therapists at risk, in: *The Journal of Psychiatry & Law,* Vol. 27 / Fall-Winter, S. 423–458.

Draijer, N. & Langeland, W. (1999): Childhood trauma and perceived parental dysfunction in the etiology of dissociative symptoms in psychiatric patients, in: *American Journal of Psychiatry*, Vol. 156, S. 379–385.

Drees, A. (1996): Folter: Opfer, Täter, Therapeuten: Neue Konzepte der Behandlung von Gewaltopfern. Gießen: Psychosozial-Verlag.

Drewes, D. (1995): Kinder im Datennetz. Pornographie und Prostitution in den neuen Medien. Frankfurt: Eichborn.

Drexler, K. (2017). Ererbte Wunden heilen: Therapie der transgenerationalen Traumatisierung. Stuttgart: Klett-Cotta.

Driessen, M., Beblo, T., Rau, H., Lange, W., Silva, A., Berea, R.C., Wulff, H. & Ratzka, S. (2002): Ist die Borderline-Persönlichkeitsstörung eine komplexe posttraumatische Störung? in: *Der Nervenarzt*, Bd. 73.

Driessen, M., Herrmann, J., Stahl, K., Zwaan, M., Meier, S., Hill, A., Osterheider, M. & Petersen, D. (2000): Magnetic resonance imaging volumes of the hippocampus and the amygdala in women with borderline.

Dubovsky, S.L. (1994): Challenges in conceptualizing psychotic mood disorders, in: *Bulletin of the Menninger Clinic*, 58 (2), S. 197–214.

Duffy, C. (1997): Implicit memory: Knowledge without awareness, in: *Neurology*, Vol. 49, S. 1200–1202.

Dulz, B. & Jensen, M. (2000): Aspekte einer Traumaätiologie in der Borderline-Persönlichkeitsstörung: psychoanalytisch-psychodynamische Überlegungen und empirische Daten, in: Kernberg et al., a.a.O., S. 167–194.

Dulz, B. & Sachse, U. (2000): Dissoziative Phänomene: Vom Tagtraum über die Multiple Persönlichkeit bis zur Dissoziativen Identitätsstörung, in: Kernberg et al., a.a.O., S. 237–257.

Dunn, G.E., Ryan, J.J., Paolo, A.M. & Van Fleet, J.N. (1995): Comorbidity of dissociative disorders among patients with substance use disorders, in: *Psychiatr. Serv*, Vol. 46, S. 153–156.

Dyer, K.F.W., Dorahy, M.J., Hamilton, G., Corry, M., Shannon, M., MacSherry, A., & McElhill, B. (2009). Anger, aggression, and self-harm in PTSD and complex PTSD. *Journal Of Clinical Psychology*, 65(10), Eckardt, J. (2005). Kinder und Trauma: Was Kinder brauchen, die einen Unfall, einen Todesfall, eine Katastrophe, Trennung, Missbrauch oder Mobbing erlebt haben. Göttingen: Vandenhoeck & Ruprecht.

Eckardt, J. (2017). Wenn Trauma und Trauer aufeinandertreffen: Betroffenen helfen, neuen Lebensmut zu finden. Göttingen: Vandenhoeck & Ruprecht.

Eckardt-Henn, A. & Hoffmann, S.O. (Hrsg.) (2003): Dissoziative Störungen des Bewusstseins. Stuttgart: Schattauer.

Ecker, B., Ticic, R. & Hulley, L. (2016). Der Schlüssel zum emotionalen Gehirn: Mit Gedächtnisrekonsolidierung die Ursachen von Symptomen beseitigen. Paderborn: Junfermann.

Eckhardt-Henn, A. (2017). Dissoziation als spezifische Abwehrfunktion schwerer traumatischer Erlebnisse – eine psychoanalytische Perspektive. In A. Eckhardt-Henn & C. Spitzer (Hrsg.), Dissoziative Bewusstseinsstörungen. Grundlagen, Klinik, Therapie (S. 127–143). Stuttgart: Schattauer.

Efraime, B., Jr. (2007). Psychotherapie mit Kindersoldaten in Mosambik: auf der Suche nach den Wirkfaktoren. Aachen: Shaker.

Egle, U.T., Joraschky, P., Lampe, A., Seiffge-Krenke, I. & Cierpka, M. (2016). Sexueller Missbrauch, Misshandlung, Vernachlässigung: Erkennung, Therapie und Prävention der Folgen früher Stresserfahrungen. Stuttgart: Schattauer.

Ehring, T. & Ehlers, A. (2019). Ratgeber Trauma und Posttraumatische Belastungsstörung: Informationen für Betroffene und Angehörige. Göttingen: Hogrefe.

Elklit, A., Hyland, P. & Shevlin, M. (2014). Evidence of symptom profiles consistent with posttraumatic stress disorder and complex posttraumatic stress disorder in different trauma samples. *European Journal Of Psychotraumatology*, 5.

Ellenberger, H.F. (1985): Die Entdeckung des Unbewussten. Zürich: Diogenes.

Elliott, D.M. (1997): Traumatic events: Prevalence and delayed recall in the general population, in: *Journal of Consulting and Clinical Psychology*, Vol. 65, No 5, S. 811–820.

Elliott, M. (1995): Female Sexual Abuse of Children, New York: Guilford.
Emerson, D. (2015). Trauma-Yoga in der Therapie: Die Einbeziehung des Körpers in die Traumabehandlung. Eine Anleitung für Therapeuten. Lichtenau: G. P. Probst Verlag.
Emerson, W. & Janus, L. (2012). Behandlung von Geburtstraumata bei Säuglingen und Kindern: Gesammelte Vorträge. Heidelberg: Mattes.
Emrich, H. M. & Rodewald, F. (2008). Borderline-Persönlichkeitsstörung (BPS) und Dissoziative Identitätsstörung (DIS). Variationen eines Themas oder abgrenzbare Störungsbilder? Psychopraxis, 11(4), S. 20–25.
Enders, U. (Hrsg.) (1995): Zart war ich, bitter war's. Handbuch gegen sexuelle Gewalt an Mädchen und Jungen. Köln: Kiepenheuer & Witsch.
Enquete-Kommission sogenannte ‚Sekten' und Psychogruppen (1998): Endbericht, Bundestagsdrucksache Nr. 13 / 10950.
Erlich, S. (2003). Trauma, Terror und Identitätsbildung. In T. Auchter, C. Büttner, U. Schultz-Venrath & H.-J. Wirth (Hrsg..), Der 11. September. Psychoanalytische, psychosoziale und psychohistorische Analysen von Terror und Trauma (S. 219–230). Gießen: Psychosozial-Verlag.
Evans, C., Ehlers, A., Mezey, G. & Clark, D. M. (2007). Intrusive memories in perpetrators of violent crime: Emotions and cognitions. *Journal Of Consulting And Clinical Psychology,* 75(1), S. 134–144.
Faller, K. C. (1994): Ritual Abuse: A review of research, in: *APSAC Advisor,* Spring, S. 19–27.
Farina, B., Speranza, A. M., Dittoni, S., Gnoni, V., Trentini, C., Vergano, C. M., & Marca, G. D. (2014). Memories of attachment hamper EEG cortical connectivity in dissociative patients. *European Archives Of Psychiatry And Clinical Neuroscience,* 264(5), S. 449–458.
Farina, B., Speranza, A. M., Imperatori, C., Quintiliani, M. I. & Marca, G. D. (2015). Change in heart rate variability after the Adult Attachment Interview in dissociative patients. *Journal of Trauma & Dissociation,* 16(2), S. 170–180.
Farley, M. Baral, I., Kiremire, M. & Sezgin, U. (1998): Prostitution in five countries: Violence and posttraumatic stress disorder, in: *Feminism and Psychology,* Vol. 8 (4), S. 415–426.
Felitti, V., Anda, T., Nordenberg, D., Williamson, D., Spitz, A., Edwards, V., Koss, M. & Marks, J. (1998): Relationship of childhood abuse and household dysfunction to many of the leading causes of death in adults: The adverse childhood experiences (ACE) study, in: *American Journal of Preventive Medicine,* Vol. 14(4), S. 245–257.
Fergusson, D. M. & Mullen, P. E. (1999): Child Sexual Abuse: An Evidence Based Approach. Thousand Oaks, CA: Sage.
Fiedler, P. (2013). Dissoziative Störungen. Göttingen: Hogrefe.
Figley, C., Bride, B. & Mazza, N. N. (Hrsg.) (1999): Death and trauma. London: Taylor & Francis Figueroa, E. & Silk, K. R. (1997): Biological implications of childhood sexual abuse in borderline personality disorder, in: *J Pers. Dis,* Vol. 11 (1), S. 71–92.
Filipas, H. H. & Ullman, S. E. (2006). Child Sexual Abuse, Coping Responses, Self-Blame, Posttraumatic Stress Disorder, and Adult Sexual Revictimization. *Journal Of Interpersonal Violence,* 21(5), S. 652–672.
Finkelhor, D. & Dziuba-Leatherman, J. (1994): Children as victims of violence: A national survey, in: *Pediatrics,* Vol. 94, S. 413–420.
Firus, C. (2018). Der lange Schatten der Kindheit: Seelische Verletzungen und Traumata überwinden. Ostfildern: Patmos.
Firus, C., Schleier, C., Geigges, W. & Reddemann, L. (2012). Traumatherapie in der Gruppe: Grundlagen, Gruppenarbeitsbuch und Therapie bei Komplextrauma. Stuttgart: Klett-Cotta.
Fischer, F. M. & Möller, C. (2018). Sucht, Trauma und Bindung bei Kindern und Jugendlichen. Stuttgart: Kohlhammer.
Fischer, G. & Riedesser, P. (Hrsg.) (1998): Lehrbuch der Psychotraumatologie. München: UTB.
Fischer, G. (2005). Neue Wege aus dem Trauma: Erste Hilfe bei schweren seelischen Belastungen. Düsseldorf: Walter.
Fischer, G., Klein, A., Orth, A. & Eichenberg, C. (2012). Vom Opfer zum Täter: Traumafokussiertes Profiling in der Kriminalpsychologie. Kröning: Asanger.

Fish, V. (2004). Some Gender Biases in Diagnosing Traumatized Women. In P. J. Caplan & L. Cosgrove (Hrsg.), Bias in psychiatric diagnosis. (S. 213–220). Lanham, MD: Jason Aronson.

Flatten, G., Gast, U., Hofmann, A., Knaevelsrud, C., Lampe, A., Liebermann, P., & Wöller, W. (2013). Posttraumatische Belastungsstörung: S3-Leitlinie und Quellentexte. Stuttgart: Schattauer.

Fleming, C. J. E. & Resick, P. A. (2016). Predicting three types of dissociation in female survivors of intimate partner violence. *Journal of Trauma & Dissociation,* 17(3), S. 267–285.

Fliss, C. & Igney, C. (2008). Handbuch Trauma und Dissoziation: Interdisziplinäre Kooperation für komplex traumatisierte Menschen. Lengerich: Pabst.

Fliss, C. (2012). Konditionierung und Programmierung von Nachfolgegenerationen in Kulten. Ausstiegsbegleitung, therapeutische Arbeit und Deprogrammierung. Trauma & Gewalt, 6(4), S. 330–341.

Fliss, C. (2013). Psychotherapie bei noch bestehendem Täterkontakt. In M. Sack, U. Sachsse & J. Schellong (Hrsg.), Komplexe Traumafolgestörungen. Diagnostik und Behandlung von Folgen schwerer Gewalt und Vernachlässigung (S. 373–379). Stuttgart: Schattauer.

Fliss, C. (2018). Opfer-Täter-Bindung bei organisierter Ritueller Gewalt. Besonderheiten der ambulanten Psychotherapie. Trauma. *Zeitschrift für Psychotraumatologie und ihre Anwendungen,* 16(1), S. 26–38.

Fliss, C. M. (2019). Organisierte rituelle Gewalt: Besonderheiten einer Traumatherapie. Trauma & Gewalt, 13(2), S. 128–138.

Foa, E. B., Riggs, D. S., Dancu, C. V & Rothbaum, B. O. (1993): Reliability and validity of a brief instrument for assessing post-traumatic stress disorder (PSS), in: *Journal of Traumatic Stress,* Vol. 6, S. 459–473.

Fooken, I. & Heuft, G. (2014). Das späte Echo von Kriegskindheiten: Die Folgen des Zweiten Weltkriegs in Lebensverläufen und Zeitgeschichte. Göttingen: Vandenhoeck & Ruprecht.

Foote, B., Smolin, Y., Kaplan, M., Legatt, M. E. & Lipschitz, D. (2006): Prevalence of dissociative disorders in psychiatric outpatients. *The American Journal Of Psychiatry,* 163(4), S. 623–629.

Ford, J. D. (2011). Future directions in conceptualizing complex post-traumatic stress syndromes in childhood and adolescence: Toward a developmental trauma disorder diagnosis. In V. Ardino (Hrsg.), Post-traumatic syndromes in childhood and adolescence: A handbook of research and practice. (S. 433–448): Wiley-Blackwell.

Ford, J. D., Courtois, C. A., Steele, K., Hart, O. v. d. & Nijenhuis, E. R. S. (2005). Treatment of complex posttraumatic self-dysregulation. *Journal Of Traumatic Stress,* 18(5), S. 437–447.

Ford, J. D., Schneeberger, A. R., Komarovskaya, I., Muenzenmaier, K., Castille, D., Opler, L. A. & Link, B. (2017). The Symptoms of Trauma Scale (SOTS): Psychometric evaluation and gender differences with adults diagnosed with serious mental illness. *Journal Of Trauma & Dissociation: The Official Journal Of The International Society For The Study Of Dissociation (ISSD),* 18(4), S. 559–574.

Ford, J. D., Stockton, P., Kaltman, S. & Green, B. L. (2006). Disorders of extreme stress (DESNOS) symptoms are associated with type and severity of interpersonal trauma exposure in a sample of healthy young women. *Journal Of Interpersonal Violence,* 21(11), S. 1399–1416.

Forstmeier, S., Kuwert, P., Spitzer, C., Freyberger, H. J. & Maercker, A. (2009). Posttraumatic growth, social acknowledgment as survivors, and sense of coherence in former German child soldiers of World War II. *American Journal of Geriatric Psychiatry,* 17(12), S. 1030–1039.

Fossion, P., Leys, C., Vandeleur, C., Kempenaers, C., Braun, S., Verbanck, P. & Linkowski, P. (2015). Transgenerational transmission of trauma in families of Holocaust survivors: the consequences of extreme family functioning on resilience, sense of coherence, anxiety and depression. *Journal Of Affective Disorders,* 171, S. 48–53.

Fraser, G. A. (Hrsg.) (1997): The Dilemma of Ritual Abuse. Cautions and Guides for Therapists. Washington: American Psychiatric Press.

Freck, S. (2011). Psychische Traumatisierung und Bindungsqualität im Spiegel frühkindlicher Entwicklung. Frankfurt a. M.: Lang.

Freud, S. (1896): Zur Ätiologie der Hysterie, in: ders.: Gesammelte Werke, hg. von Freud et al., Bd. 1. London: Imago, 1952.

Freud, S. (1916/17): Vorlesungen zur Einführung in die Psychoanalyse, in: Gesammelte Werke, Bd. I, Frankfurt/M.: S. Fischer, S. 75–312.

Frewen, P., Zhu, J. & Lanius, R. (2019). Lifetime traumatic stressors and adverse childhood experiences uniquely predict concurrent PTSD, complex PTSD, and dissociative subtype of PTSD symptoms whereas recent adult non-traumatic stressors do not: results from an online survey study. *European Journal Of Psychotraumatology,* 10(1).

Freyberger, H. J., Spitzer, C. & Stieglitz, R.-D. (1999): Fragebogen zu Dissoziativen Symptomen FDS (Testmanual). Bern: Hans Huber.

Freyd, J. J. (1996): Betrayal Trauma: The logic of forgetting childhood abuse. Cambridge: Harvard University Press.

Friedman, M. J., Resick, P. A., Bryant, R. A. & Brewin, C. R. (2011). Considering PTSD for DSM-5. Depression And Anxiety, 28(9), S. 750–769.

Friedman, M., Charney, D., Deutch, A. (Hrsg.) (1995): Neurobiological and Clinical Consequences of Stress: From Normal Adaptation to PTSD. Philadelphia: Lippincott-Raven.

Fritsch, R. C. (2006). Surviving unspeakable trauma: numbing the inner life. *Psychiatry,* 69(4), S. 302–305.

Fritze, J. (2000): Neurobiologie der Posttraumatischen Belastungsstörung, in P. Hartwich et al., a. a.O., S. 29–36.

Fritzsche, K. & Hartman, W. (2016). Einführung in die Ego-State-Therapie. Heidelberg: Carl-Auer Verlag.

Fröhling, U. (1996): Vater unser in der Hölle: Ein Tatsachenbericht (über Rituelle Gewalt). Seelze-Velber: Kallmeyer'sche Verlagsbuchhandlung.

Fröhling, U. (1999): Sexualisierte Gewalt gegen Frauen im Spiegel der Medien, unveröff. Vortragsmanuskript.

Fröhling, U. (2001a): „So etwas kann man doch nicht vergessen!" Warum wir uns manchmal an das Schlimmste nicht erinnern können, in: May a. a.O., S. 65–74.

Fröhling, U. (2001b): Kampf gegen Feinde in Masken oder schwarzen Anzügen, in: May, a. a.O., S. 125–133.

Fröhling, U. und „Pauline" (2001): „Es ist keine ‚Störung', die man hat, sondern man hat sich damit gerettet, um überhaupt zu überleben", in: May, a. a.O., 29–42.

Frommberger, U., Schlickewei, W., Nyberg, E., Stieglitz, R.-D., Kuner, E. & Berger, M. (1998): Die psychischen Folgen nach Verkehrsunfällen, in: *Unfallchirurgie,* Vol. 3, S. 122–128.

Frommberger, U., Stieglitz, R.-D., Nyberg, E., Straub, S., Berger, M. (1998) Der Einfluß des „Kohärenzgefühls" auf die Entwicklung Posttraumatischer Belastungsstörungen nach Verkehrsunfällen. In: Salutogenese (W. Schüffel et al., Hrsg.), S. 337–340, Ullstein Medical, Wiesbaden.

Frommberger, U., Stieglitz, R.-D., Straub, S., Nyberg, E., Schlickewei, W., Kuner, E. & Berger, M. (1999): The Concept of „Sense of Coherence" and the development of posttraumatic stress disorder in traffic accident victims, in: *Journal of Psychosomatic Research,* Vol. 46 (4), S. 343–348.

Gagnon, K. L., Lee, M. S. & DePrince, A. P. (2017). Victim–perpetrator dynamics through the lens of betrayal trauma theory. *Journal of Trauma & Dissociation,* 18(3), S. 373–382.

Gahleitner, S. B. & Zimmermann, D. (2017). Das pädagogisch-therapeutische Milieu in der Arbeit mit Kindern und Jugendlichen: Trauma- und Beziehungsarbeit in stationären Einrichtungen. Köln: Psychiatrie-Verlag.

Gahleitner, S. B. (2005). Neue Bindungen wagen: Beziehungsorientierte Therapie bei sexueller Traumatisierung. München: Reinhardt.

Gahleitner, S. B. (2005). Sexuelle Gewalt und Geschlecht: Hilfen zur Traumabewältigung bei Frauen und Männern. Gießen: Psychosozial-Verlag.

Gahleitner, S. B. (2011). Das Therapeutische Milieu in der Arbeit mit Kindern und Jugendlichen: Trauma- und Beziehungsarbeit in stationären Einrichtungen. Bonn: Psychiatrie-Verlag.

Gahleitner, S. B., Gerlich, K., Heiler, R., Hinterwallner, H., Schneider, M. & Völschow, Y. (2018). Psychosoziale Arbeit mit traumatisierten Frauen aus Gewaltverhältnissen: Ergebnisse aus einer Studie zum Thema Menschenhandel mit dem Zweck sexueller Ausbeutung. Kröning: Asanger.

GAHLEITNER, S. B., ZIMMERMANN, D. & ZITO, D. (2017). Psychosoziale und traumapädagogische Arbeit mit geflüchteten Menschen. Göttingen: Vandenhoeck & Ruprecht.

GALTON, G. (2008). Some clinical implications of believing or not believing the patient. In A. Sachs & G. Galton (Hrsg.), Forensic aspects of dissociative identity disorder. (S. 116–126). London: Karnac Books.

GANSER, S. J. (1898): Ueber einen eigenartigen hysterischen Dämmerzustand, in: *Archiv für Psychiatrie und Nervenkrankheiten,* Bd. 30, S. 633–640.

GANTT, L. & TINNIN, L. W. (2007). Intensive trauma therapy of PTSD and dissociation: An outcome study. *The Arts in Psychotherapy,* 34(1), S. 69–80.

GARBE, E. (2015). Das kindliche Entwicklungstrauma: Verstehen und bewältigen. Stuttgart: Klett-Cotta.

GAST, U. & WABNITZ, P. (2017). Dissoziative Störungen erkennen und behandeln. Stuttgart: Kohlhammer.

GAST, U. & WIRTZ, G. (2016). Dissoziative Identitätsstörung bei Erwachsenen: Expertenempfehlungen und Praxisbeispiele. Stuttgart: Klett-Cotta.

GAST, U. (2003). Das Konzept der Komplexen Dissoziativen Störungen. Psychodynamische Psychotherapie, 2(2), S. 79–90.

GAST, U. (2004). Die Dissoziative Identitätsstörung (DIS). In U. Sachsse (Ed.), Traumazentrierte Psychotherapie. Theorie, Klinik und Praxis (S. 59–79). Stuttgart: Schattauer.

GAST, U. (2004). Dissoziative Identitätsstörung – valides und dennoch reformbedürftiges Konzept. In L. Reddemann, A. Hofmann & U. Gast (Hrsg.), Psychotherapie der dissoziativen Störungen. Krankheitsmodelle und Therapiepraxis – störungsspezifisch und schulenubergreifend (S. 26–36). Stuttgart: Thieme.

GAST, U. (2013). Diagnostische und therapeutische Herausforderungen bei Patienten mit Dissoziativer Identitätsstörung. Persönlichkeitsstörungen – Theorie und Therapie, 17(2), S. 87–98.

GAST, U., OSWALD, T. & ZÜNDORF, F. (2000): SKID-D. Strukturiertes Klinisches Interview für DSM-IV Dissoziative Störungen. Göttingen: Hogrefe.

GAST, U., RODEWALD, F., NICKEL, V. & EMRICH, H. M. (2001a): Prevalence of Dissociative Disorders among Psychiatric Inpatients in a German University Clinic, in: *Journal of Nervous and Mental Disease,* Vol. 189, S. 249–257.

GAST, URSULA, RODEWALD, FRAUKE, KERSTING, ANETTE & EMRICH, HINNERK M. (2001b): Diagnostik und Therapie Dissoziativer (Identitäts-)Störungen, in: *Psychotherapeut,* Bd. 46, S. 289–300.

GIARRATANO, P., FORD, J. D. & NOCHAJSKI, T. H. (2017). Gender Differences in Complex Posttraumatic Stress Symptoms, and Their Relationship to Mental Health and Substance Abuse Outcomes in Incarcerated Adults. *Journal Of Interpersonal Violence.*

GILBAR, O. (2019). Examining the boundaries between icd-11 ptsd / cptsd and depression and anxiety symptoms: A network analysis perspective. *Journal Of Affective Disorders.*

GLASSER, M., KOLVIN, I., CAMPBELL, D., GLASSER, A., LEITCH, I. & FARRELLY, S. (2001): Cycle of child sexual abuse: links between being a victim and becoming a perpetrator, in: *British Journal of Psychiatry,* Nr. 179, S. 482–494.

GLEAVES, D. H., MAY, C. M. & CARDENA, C. (2001): An examination of the diagnostic validity of dissociative identity disorder, in: *Clinical Psychological Review,* Vol. 21, S. 577–608.

GLOGER-TIPPELT, GABRIELE (Hrsg.) (2001): Bindung im Erwachsenenalter. Ein Handbuch für Forschung und Praxis. Bern / Göttingen: Hans Huber.

GLÜCK, T. M., TRAN, U. S., RANINGER, S. & LUEGER-SCHUSTER, B. (2016). The influence of sense of coherence and mindfulness on PTSD symptoms and posttraumatic cognitions in a sample of elderly Austrian survivors of World War II. International Psychogeriatrics, 28(3), S. 435–441.

GOLD, STEVEN N. & FAUST, JAN (2003): Trauma Practice in the Wake of September 11, 2001. Binghamtom, NY: Haworth.

GOLDBECK, L., ALLROGGEN, M., MÜNZER, A. & FEGERT, J. M. (2017). Sexueller Missbrauch. Göttingen: Hogrefe.

GOLYKINA, K. & RYLE, A. (1999): The identification and characteristics of the partially dissociated states of patients with borderline personality disorder, in: *British Journal of Medical Psycholgy,* Vol. 72, S. 429–445.

GÖTZE, PAUL & RICHTER, MONIKA (Hrsg.) (2000): Aber mein Innerstes überlasst mir selbst. Verstehen von suizidalem Erleben und Verhalten. Göttingen: Vandenhoeck & Ruprecht.

GRAND, S. (2000): The Reproduction of Evil: A clinical and cultural perspective. Hillsdale, NJ: The Analytic Press.

GRENNAN, M. (2016). The role of mentalization in the relationship between trauma severity and symptomatology following circumscribed and complex traumatic experience. (76). ProQuest Information & Learning.

GRONAU, W., MEYER-LINDENBERG, A. & DRESSING, H. (2015). Difficulties in the assessment of trauma-related disorders. Versicherungsmedizin, 67(1), S. 19–24.

GROSSMANN, K. E., GROSSMANN, K. ET AL. (2002): Attachment Relationships and Appraisal of Partnership: From Early Experience of Sensitive Support to Later Relationship Representation. In: L. Pulkkinen & A. Caspi (Hrsg.): Paths to Successful Development. Cambridge.

GRUEN, ARNO (2000): Der Fremde in uns. Stuttgart: Klett-Cotta.

GRÜNBERG, KURT & STRAUB, JÜRGEN (Hrsg.) (2001): Unverlierbare Zeit. Psychosoziale Spätfolgen des Nationalsozialismus bei Nachkommen von Opfern und Tätern. Tübingen: edition diskord.

GSCHWEND, G. (2004). Notfallpsychologie und Trauma-Akuttherapie: Ein kurzes Handbuch für die Praxis. Bern: Huber.

GSCHWEND, G. (2004). Trauma-Psychotherapie: Ein Manual für die Praxis. Bern: Huber.

GSCHWEND, G. (2006). Nach dem Trauma: Ein Ratgeber für Betroffene und ihre Angehörigen. Bern: Huber.

GSCHWEND, G. (2012). Notfallpsychologie und Trauma-Akuttherapie: Ein kurzes Handbuch für die Praxis. Bern: Huber.

GUFLER, M. (2015). Mythos Stockholm-Syndrom. Innsbruck: Limbus Verlag.

GUŠIĆ, S., CARDEÑA, E., BENGTSSON, H. & SØNDERGAARD, H. P. (2016). Adolescents' dissociative experiences: The moderating role of type of trauma and attachment style. *Journal of Child & Adolescent Trauma,* 9(4), S. 341–351.

GUSTAFSSON, P. E., NELSON, N. & GUSTAFSSON, P. A. (2010). Diurnal cortisol levels, psychiatric symptoms and sense of coherence in abused adolescents. *Nordic Journal Of Psychiatry,* 64(1), S. 27–31.

GUSTAFSSON, P. E., NILSSON, D. & SVEDIN, C. G. (2009). Polytraumatization and psychological symptoms in children and adolescents. *European Child & Adolescent Psychiatry,* 18(5).

HACKING, I. (1996): Multiple Persönlichkeit. Zur Geschichte der Seele in der Moderne. München: Carl Hanser.

HADDOCK, DEBORAH BRAY (2001): The Dissociative Identity Disorder Sourcebook. New York: McGraw Hill.

HAGL, M. (2008). Psychische Folgen von Verkehrsunfällen: Zur Rolle der peritraumatischen Dissoziation. Berlin: Logos-Verlag.

HALLENBERGER, F. (2006). Psychologische Krisenintervention für Einsatzkräfte: Hilfe nach traumatischem Stress. Frankfurt a. M.: Verlag für Polizeiwissenschaft.

HALLENBERGER, F. (2008). Trauma Banküberfall: Psychologische Krisenintervention und Intervention. Frankfurt a. M.: Verlag für Polizeiwissenschaft.

HALTIGAN, J. D. & ROISMAN, G. I. (2015). Infant attachment insecurity and dissociative symptomatology: findings from the NICHD Study of Early Child Care and Youth Development. *Infant Mental Health Journal,* 36(1), S. 30–41.

HALVORSEN, J. Ø., STENMARK, H., NEUNER, F. & NORDAHL, H. M. (2014). Does dissociation moderate treatment outcomes of narrative exposure therapy for PTSD? A secondary analysis from a randomized controlled clinical trial. Behaviour Research And Therapy, 57, S. 21–28.

HANSWILLE, R. & KISSENBECK, A. (2008). Systemische Traumatherapie: Konzepte und Methoden für die Praxis. Heidelberg: Carl-Auer Verlag.

HANTKE, L. & GÖRGES, H.-J. (2012). Handbuch Traumakompetenz: Basiswissen für Therapie, Beratung und Pädagogik. Paderborn: Junfermann.

Hantke, L. (1999): Trauma und Dissoziation. Modelle der Verarbeitung traumatischer Erfahrungen. Berlin: Wissenschaftlicher Verlag.

Harari, D., Bakermans-Kranenburg, M. J. & van Ijzendoorn, M. J. (2007). Attachment, disorganization, and dissociation. In E. Vermetten, M. Dorahy & D. Spiegel (Hrsg.), Traumatic dissociation: Neurobiology and treatment. (S. 31–54). Arlington, VA: American Psychiatric Publishing, Inc.

Härle, D. (2016). Praxisbuch traumasensitives Yoga: Über die heilende Wirkung von Yoga bei komplexen Traumata. Paderborn: Junfermann.

Härle, D. (2018). Trauma und Coaching: Trauma-Signale erkennen und professionell handeln. Paderborn: Junfermann.

Harms, L. (2017). Trauma und Resilienz: Symptome verstehen, Heilung fördern. Paderborn: Junfermann.

Hartwich, P., Haas, S., Maurer, K., Pflug, B. & Schlegel, S. (Hrsg.) (2000): Posttraumatische Erkrankungen. Konvergenz psychischer und somatischer Veränderungen. Sternenfels: Verlag Wissenschaft & Praxis.

Harvey, J. H. & Miller, D. (Hrsg.) (2000): Loss and Trauma. General and Close Relationship Perspectives. Philadelphia: Brunner-Routledge.

Hauer, C. (2005). Transpersonal aspects of the treatment of Dissociative Identity Disorder as a result of ritual abuse: A mutual descent into the underworld. (65). ProQuest Information & Learning.

Hausmann, C. (2006). Einführung in die Psychotraumatologie. Wien: Facultas.

Hausmann, C. (2010). Notfallpsychologie und Traumabewältigung: Ein Handbuch. Wien: Facultas WUV Universitätsverlag.

Hawkins, E. J., Malte, C. A., Grossbard, J. R. & Saxon, A. J. (2015): Prevalence and Trends of Concurrent Opioid Analgesic and Benzodiazepine Use Among Veterans Affairs Patients with Post-traumatic Stress Disorder, 2003–2011. Pain Medicine (Malden, Mass.), 16(10), S. 1943–1954.

Hecker, T. & Maercker, A. (2015). Komplexe posttraumatische Belastungsstörung nach ICD-11. Beschreibung des Diagnosevorschlags und Abgrenzung zur klassischen Posttraumatischen Belastungsstörung. Psychotherapeut, 60(6), S. 547–561.

Hecker, T., Huber, S., Maier, T. & Maercker, A. (2018). Differential Associations Among PTSD and Complex PTSD Symptoms and Traumatic Experiences and Postmigration Difficulties in a Culturally Diverse Refugee Sample. *Journal Of Traumatic Stress,* 31(6), S. 795–804.

Hediger, K. & Zink, R. (2017). Pferdegestützte Traumatherapie. München: Reinhardt.

Heedt, T. (2017). Psychotraumatologie: Traumafolgestörungen und ihre Behandlung griffbereit. Stuttgart: Schattauer.

Hegadoren, K. M., Lasiuk, G. C. & Coupland, N. J. (2006). Posttraumatic stress disorder Part III: health effects of interpersonal violence among women. Perspectives In Psychiatric Care, 42(3), S. 163–173.

Heilbronner, K. (1903): Ueber Fugues und fugue-ähnliche Zustände, in: *Jahrbücher für Psychiatrie und Neurologie,* Bd. 23, S. 107–206.

Heiliger, A. & Wischnewski, T. (2003): Verrat am Kindeswohl: Erfahrungen von Müttern mit dem Sorge- und Umgangsrecht, München: Frauenoffensive.

Heiliger, A. (2000): Täterstrategien und Prävention. Sexueller Mißbrauch an Mädchen innerhalb familialer und familienähnlicher Strukturen. München: Frauenoffensive.

Heinl, P. (1994): „Maikäfer flieg, dein Vater ist im Krieg …" Seelische Wunden aus der Kriegskindheit. München: Kösel.

Held, T. (2019). Die potentiell traumatische Erfahrung – wie entscheidet sich, ob es zur Traumafolgestörung kommt? Lehren aus der Forschung an Holocaust-Überlebenden. Kinderanalyse, 27(2), S. 111–131.

Heller, L. & LaPierre, A. (2013). Entwicklungstrauma heilen: Alte Überlebensstrategien lösen – Selbstregulierung und Beziehungsfähigkeit stärken – Das Neuroaffektive Beziehungsmodell zur Traumaheilung NARM. München: Kösel.

Hensel, T. (2017). Stressorbasierte Psychotherapie: Belastungssymptome wirksam transformieren – Ein integrativer Ansatz. Stuttgart: Kohlhammer.

Herman, J. L. (2018): Die Narben der Gewalt: Paderborn: Junfermann.

Herzka Bollinger, R. (2008). Jenseits sprachlicher Grenzen: Verarbeitung von Migrationserfahrung mit inneren und äußeren Bildern. Kunstpsychotherapie mit kriegstraumatisierten Migranten. Berlin: MWV Medizinisch-Wissenschaftliche Verlagsgesellschaft.

Herzog, J. I., Niedtfeld, I., Rausch, S., Thome, J., Mueller-Engelmann, M., Steil, R., & Schmahl, C. (2019). Increased recruitment of cognitive control in the presence of traumatic stimuli in complex PTSD. *European Archives Of Psychiatry And Clinical Neuroscience,* 269(2), S. 147–159.

Herzog, S., D'Andrea, W., DePierro, J. & Khedari, V. (2018). When stress becomes the new normal: Alterations in attention and autonomic reactivity in repeated traumatization. *Journal of Trauma & Dissociation,* 19(3), S. 362–381.

Hesse, E. & Main, M. (1999): Second-generation effects of unresolved trauma as observed in non-maltreating parents: Dissociated, frightened, and threatening parental behavior, in: *Psychoanalytic Inquiry,* Vol. 19, S. 481–540.

Hesse, E. & Main, M. (2000): Disorganized infant, child, and adult attachment: Collapse in behavioural and attentional strategies, in: *Journal of the American Psychoanalytic Association,* Vol. 48, S. 1097–1127.

Hillebrandt, R. (2004). Das Trauma in der Psychoanalyse: Eine psychologische und politische Kritik an der psychoanalytischen Traumatheorie. Gießen: Psychosozial-Verlag.

Hiller, R. & Hensel, T. (2017). ResonaT – Ressourcenorientierte narrative Traumatherapie: Kindern und Jugendlichen mit komplexen Traumafolgestörungen helfen. Göttingen: Vandenhoeck & Ruprecht.

Hirsch, M. (2017). Schuld und Schuldgefühl: Zur Psychoanalyse von Trauma und Introjekt. Göttingen: Vandenhoeck & Ruprecht.

Hirsch, M. (2018). Körperdissoziation. Göttingen: Vandenhoeck & Ruprecht.

Hiskey, S., Javenbakht, F. & Troop, N. A. (2017). Development of the Mini-BCIBS. A brief bi-directional measure of posttraumatic growth. *European Journal of Psychological Assessment,* 33(6), S. 471–474.

Hitzler, M.; Karabatsiakis, A. & Kolassa, I-T.: Biomolekulare Vulnerabilitätsfaktoren psychischer Erkrankungen. Einfluss von chronischem und traumatischem Stress auf das Immunsystem, freie Radikale und Mitochondrien. *Psychotherapeut,* 64 (4), S. 329–348.

Hochauf, R. (2007). Frühes Trauma und Strukturdefizit: Ein psychoanalytisch-imaginativ orientierter Ansatz zur Bearbeitung früher und komplexer Traumatisierungen. Kröning: Asanger.

Hochauf, R. (2011). Übertragungsspezifik von Täter-Introjekten. Roge: AV Recording Service GbR.

Hoffmann, S. O. & Eckart-Henn, A. (Hrsg.) (2003): Dissoziative Störungen des Bewusstseins. Stuttgart: Schattauer.

Hofmann, A. (2002): Gewaltopfer im Strafverfahren – Opferschutz und Beschuldigtenrechte aus der Sicht der Psychotraumatologie, in: S. Barton (Hrsg.): Verfahrensgerechtigkeit und Zeugenbeweis. Interdisziplinäre.

Hofmann, A., Galley, N. & Solomon, R. (2006). EMDR: Therapie psychotraumatischer Belastungssyndrome. Stuttgart: Thieme.

Hofmann, A., Galley, N. & Solomon, R. (2006). EMDR: Therapie psychotraumatischer Belastungssyndrome. Stuttgart: Thieme.

Hofmann, A., Reddemann, L. & Gast, U. (Hrsg.) (2003): Behandlung dissoziativer Störungen. Stuttgart: Thieme.

Holderegger, H. (2017). Der Umgang mit dem Trauma: Die „traumatisierende" Übertragung als Schlüssel in der Traumatherapie. Kröning: Asanger.

Hopper, A., Ciorciari, J., Johnson, G., Spensley, J., Sergejew, A. & Stough, C. (2002). EEG coherence and dissociative identity disorder: Comparing EEG coherence in DID hosts, alters, controls and acted alters. *Journal of Trauma & Dissociation,* 3(1), S. 75–88.

HOPPER, E. K. & GONZALEZ, L. D. (2018). A Comparison of Psychological Symptoms in Survivors of Sex and Labor Trafficking. Behavioral Medicine (Washington, D. C.), 44(3), S. 177–188.

HOWELL, E. F. (1997): Masochism: A bridge to the other side of abuse, in: *Dissociation,* Vol. 10 (4), S. 240–245.

HOWELL, E. F. (2002): „Good Girls", „Sexy Bad Girls", and „Warriors": The Role of Trauma and Dissociation in the Creation and Reproduction of Gender, in: *Journal of Trauma and Dissociation,* Vol. 3, No 4, S. 5–32.

HOWELL, E. F. (2003): Back to the „states": Victim and abuser states in borderline personality disorder, in: *Psychoanalytic Dialogues.*

HUBER, M. & FREI, P. C. (2009). Von der Dunkelheit zum Licht: Trauma, Krankheit und Todesnähe überwinden. Paderborn: Junfermann.

HUBER, M. & PLASSMANN, R. (Hrsg.) (2012): Transgenerationale Traumatisierung. Paderborn: Junfermann.

HUBER, M. & REHLING, I. (1987 / 1994): Dein ist mein halbes Herz, was Freundinnen einander bedeuten. Frankfurt: Fischer.

HUBER, M. (1992): MPS, in: *EMMA,* September.

HUBER, M. (2002): Traumaarbeit im Kosovo, in: *Wissenschaft und Frieden,* Heft 2, S. 30–33.

HUBER, M. (2003). Wege der Traumabehandlung: Trauma und Traumabehandlung, Teil 2. Paderborn: Junfermann.

HUBER, M. (2010). Multiple Persönlichkeiten: Seelische Zersplitterung nach Gewalt. Paderborn: Junfermann.

HUBER, M. (2010): Multiple Persönlichkeiten. Seelische Zersplitterung nach Gewalt. Paderborn: Junfermann.

HUBER, M. (2011). Viele sein: Ein Handbuch. Komplextrauma und dissoziative Identität – verstehen, verändern, behandeln. Paderborn: Junfermann.

HUBER, M. (2013). Der Feind im Innern: Psychotherapie mit Täterintrojekten. Wie finden wir den Weg aus Ohnmacht und Gewalt? Paderborn: Junfermann.

HUBER, M. (2013). Kontakt mit den „Vielen" aufbauen: Schwere dissoziative Störungen und die therapeutische Beziehung. Müllheim: Auditorium Netzwerk.

HUBER, M. (2018): Der innere Ausstieg. Transgenerationale Gewalt überwinden. Norderstedt: BoD.

HUBER, M., BECKER, T. & KERNEN, E. (Hrsg.) (2019): Aus vielen Ichs ein Selbst? Trauma, Dissoziation und Identität. Paderborn: Junfermann.

HUBER, M., KERNEN, E. & BECKER, T. (Hrsg.) (2018): Integration des Fremden?! Trauma, Dissoziation und Migration. Paderborn: Junfermann.

HUDSON, P. S. (1991): Ritual Child Abuse. Saratoga, CA: R & E Publishers.

HÜLSHOFF, T. (2017). Psychosoziale Intervention bei Krisen und Notfällen. München: Reinhardt.

HUNTJENS, R. J. C., PETERS, M. L., POSTMA, A., WOERTMAN, L., EFFTING, M. & VAN DER HART, O. (2005). Transfer of newly acquired stimulus valence between identities in dissociative identity disorder (DID). Behaviour Research And Therapy, 43(2), S. 243–255.

HUNTJENS, R. J. C., PETERS, M. L., WOERTMAN, L., VAN DER HART, O. & POSTMA, A. (2007). Memory transfer for emotionally valenced words between identities in dissociative identity disorder. Behaviour Research And Therapy, 45(4), S. 775–789.

HUNTJENS, R. J. C., POSTMA, A., HAMAKER, E. L., WOERTMAN, L., VAN DER HART, O. & PETERS, M. (2002). Perceptual and conceptual priming in patients with dissociative identity disorder. Memory & Cognition, 30(7), S. 1033–1043.

HUNTJENS, R. J. C., POSTMA, A., PETERS, M. L., WOERTMAN, L. & VAN DER HART, O. (2003). Interidentity amnesia for neutral, episodic information in dissociative identity disorder. *Journal Of Abnormal Psychology,* 112(2), S. 290–297.

HUNTJENS, R. J. C., RIJKEBOER, M. M. & ARNTZ, A. (2019). Schema therapy for Dissociative Identity Disorder (DID): Rationale and study protocol. *European Journal Of Psychotraumatology,* 10(1).

HUNTJENS, R. J. C., WESSEL, I., HERMANS, D. & VAN MINNEN, A. (2014). Autobiographical memory specificity in dissociative identity disorder. *Journal Of Abnormal Psychology,* 123(2), S. 419–428.

Huntjens, R. J. C., Wessel, I., Ostafin, B. D., Boelen, P. A., Behrens, F. & van Minnen, A. (2016). Trauma-related self-defining memories and future goals in Dissociative Identity Disorder. *Behaviour Research And Therapy,* 87, S. 216–224.

Hyland, P., Murphy, J., Shevlin, M., Vallières, F., McElroy, E., Elklit, A., & Cloitre, M. (2017). Variation in post-traumatic response: the role of trauma type in predicting ICD-11 PTSD and CPTSD symptoms. *Social Psychiatry And Psychiatric Epidemiology,* 52(6), S. 727–736.

Hyland, P., Shevlin, M., Brewin, C. R., Cloitre, M., Downes, A. J., Jumbe, S., & Roberts, N. P. (2017). Validation of post-traumatic stress disorder (PTSD) and complex PTSD using the International Trauma Questionnaire. Acta Psychiatrica Scandinavica, 136(3), S. 313–322.

Hyland, P., Shevlin, M., Fyvie, C. & Karatzias, T. (2018). Posttraumatic Stress Disorder and Complex Posttraumatic Stress Disorder in DSM-5 and ICD-11: Clinical and Behavioral Correlates. *Journal Of Traumatic Stress,* 31(2).

Hyland, P., Shevlin, M., Fyvie, C., Cloitre, M. & Karatzias, T. (2019). The relationship between ICD-11 PTSD, complex PTSD and dissociative experiences. *Journal Of Trauma & Dissociation,* S. 1–11.

Imm-Bazlen, U. & Schmieg, A.-K. (2016). Begleitung von Flüchtlingen mit traumatischen Erfahrungen. Berlin: Springer.

International Society for the Study of Trauma and Dissociation (2011): Guidelines for Treating Dissociative Identity Disorder in Adults, Third Revision: Summary version. *Journal of Trauma & Dissociation,* 12(2), S. 188–212.

International Society for the Study of, T., Dissociation, Chu, J. A., Gast, U. & Wirtz, G. (2014). Expertenempfehlung für die Behandlung der Dissoziativen Identitätsstörung (DIS) bei Erwachsenen. Deutsche Übersetzung der 3. Bearbeitung. (Mit 6 Einzelbeiträgen). Trauma & Gewalt, 8(1), S. 7–71.

Irle, E., Lange, C., Sachsse, U. & Weniger, G. (2009). Further evidence that post-traumatic stress disorder but not dissociative disorders are related to amygdala and hippocampal size reduction in trauma-exposed individuals. Acta Psychiatrica Scandinavica, 119(4), S. 330–331.

Irle, E., Lange, C., Sachsse, U. & Weniger, G. (2010): Neurale und neuropsychologische Veränderungen bei traumatisierten Patientinnen mit dissoziativen Störungen und BPS. Persönlichkeitsstörungen – Theorie und Therapie, 14(2), S. 79–90.

Iverson, K. M., Litwack, S. D., Pineles, S. L., Suvak, M. K., Vaughn, R. A. & Resick, P. A. (2013): Predictors of intimate partner violence revictimization: The relative impact of distinct PTSD symptoms, dissociation, and coping strategies. *Journal Of Traumatic Stress,* 26(1), S. 102–110.

Jacobs, S. & de Jong, A. (2007): EMDR und Biofeedback in der Behandlung von Posttraumatischen Belastungsstörungen: Ein neuropsychotherapeutisches Behandlungsprogramm. Göttingen: Hogrefe.

James, D. (1998): Multiple Personality in the Courts: A Review of the North American Experience, in: *Journal of Forensic Psychiatry,* Vol. 9, S. 339–361.

Janet, P. (1889): L'automatisme psychologique. Paris: Alcan.

Janet, P. (1929): L'Evolution Psychologique de la Personnalité. Paris: Chahine.

Janet, P. (1945): La croyance délirante. Schweizerische Zeitschrift für Psychologie, Nr. 4, S. 164.

Janet, P. 1976): Les medications psychologiques, 3 Bde., Reprint: Arno Press, New York, 1976.

Jansen Estermann, C. (2014): Trauma und interkulturelle Gestalttherapie: Traumatischen Erfahrungen mit eigenen Ressourcen begegnen. Bergisch Gladbach: Edition Humanistische Psychologie.

Jegodtka, R. & Luitjens, P. (2016): Systemische Traumapädagogik: Traumasensible Begleitung und Beratung in psychosozialen Arbeitsfeldern. Göttingen: Vandenhoeck & Ruprecht.

Jegodtka, R. (2013): Berufsrisiko Sekundäre Traumatisierung? Im Arbeitkontext den Folgen nationalsozialistischer Verfolgung begegnen. Heidelberg: Carl-Auer Verlag.

Jelinski, J. (2012): Es war nicht deine Schuld: Eine empirische Studie zur Bedeutung des Schuldgefühls bei weiblichen Opfern sexuellen Missbrauchs in der Familie. Gießen: Psychosozial-Verlag.

Johnson, D. M., Sheahan, T. C. & Chard, K. M. (2003): Personality disorders, coping strategies, and posttraumatic stress disorder in women with histories of childhood sexual abuse. *Journal Of Child Sexual Abuse,* 12(2), S. 19–39.

Joksimovic, L., Bergstein, V. & Rademacher, J. (2019): Mentalisierungsbasierte Psychotherapie und Beratung von Geflüchteten: Grundlagen und Interventionen für die Praxis. Stuttgart: Kohlhammer.

Joseph, S. (2015): Was uns nicht umbringt: Wie es Menschen gelingt, aus Schicksalsschlägen und traumatischen Erfahrungen gestärkt hervorzugehen. Berlin: Springer Spektrum.

Joubert, D., Webster, L. & Hackett, R.K. (2012): Unresolved attachment status and trauma-related symptomatology in maltreated adolescents: an examination of cognitive mediators. *Child Psychiatry And Human Development,* 43(3), S. 471–483.

Juen de Quintero, C. (2006): The anaholistic approach : A trans-cultural approach in trauma treatment.

Juen, B., Brauchle, G., Hötzendorfer, C., Beck, T., Krampl, M., Andreatta, P., & Ploner. (2004): Handbuch der Krisenintervention. Innsbruck: Studia Universitätsverlag.

Kahn, G. (2018): Sexuelle Komplextraumata: Das Innere-Kinder-Retten als wirksames Verfahren der sanften Traumaverarbeitung. Gießen: Psychosozial-Verlag.

Kaplan, S. (2010): Wenn Kinder Völkermord überleben: Über extreme Traumatisierung und Affektregulierung. Gießen: Psychosozial-Verlag.

Karatzias, T. & Cloitre, M. (2019): Treating Adults With Complex Posttraumatic Stress Disorder Using a Modular Approach to Treatment: Rationale, Evidence, and Directions for Future Research. *Journal Of Traumatic Stress.*

Karatzias, T., Hyland, P., Bradley, A., Cloitre, M., Roberts, N.P., Bisson, J.I. & Shevlin, M. (2019): Risk factors and comorbidity of ICD-11 PTSD and complex PTSD: Findings from a trauma-exposed population based sample of adults in the United Kingdom. Depression And Anxiety, 36(9), S. 887–894.

Karatzias, T., Hyland, P., Bradley, A., Fyvie, C., Logan, K., Easton, P., & Shevlin, M. (2019): Is self-compassion a worthwhile therapeutic target for ICD-11 complex PTSD (CPTSD)? Behavioural and Cognitive Psychotherapy, 47(3), S. 257–269.

Karatzias, T., Murphy, P., Cloitre, M., Bisson, J., Roberts, N., Shevlin, M., & Hutton, P. (2019): Psychological interventions for icd-11 complex ptsd symptoms: Systematic review and meta-analysis. Psychological Medicine.

Karatzias, T., Shevlin, M., Hyland, P., Brewin, C.R., Cloitre, M., Bradley, A., & Roberts, N.P. (2018): The role of negative cognitions, emotion regulation strategies, and attachment style in complex post-traumatic stress disorder: Implications for new and existing therapies. British *Journal of Clinical Psychology,* 57(2), S. 177–185.

Kardiner, A. (1941): The Traumatic Neuroses of War. New York: Paul Hober.

Karr-Morse, R. & Wiley, M.S. (2013): Sich krank fürchten: Welche Rolle Kindheitstraumata für Erkrankungen im Erwachsenenalter spielen. Paderborn: Junfermann.

Kastenmüller, A., Greitemeyer, T., Epp, D., Frey, D. & Fischer, P. (2012): Posttraumatic growth: Why do people grow from their trauma? Anxiety, Stress, and Coping, 25(5), S. 477–489.

Katchen, M.H. & Sakheim, D.K. (1992): Satanic Beliefs and Practices, in: Sakheim & Devine, a.a.O., S. 21–43.

Katchen, M.H. (1992): The History of Satanic Religions, in: Sakheim & Devine, a.a.O., S. 1–19.

Kaye-Tzadok, A. & Davidson-Arad, B. (2016): Posttraumatic growth among women survivors of childhood sexual abuse: Its relation to cognitive strategies, posttraumatic symptoms, and resilience. Psychological Trauma: Theory, Research, Practice And Policy, 8(5), S. 550–558.

Keilson, H. & Sarphatie, H.R. (2005): Sequentielle Traumatisierung bei Kindern: Untersuchung zum Schicksal jüdischer Kriegswaisen. Gießen: Psychosozial-Verlag.

Keleman, S. (2005): Formen des Leids: Emotionale Verletzungen und ihre somatischen Muster. Berlin: Leutner.

Kerig, P.K. & Modrowski, C.A. (2018): Testing gender-differentiated models of the mechanisms linking polyvictimization and youth offending: Numbing and callousness versus dissociation and borderline traits. *Journal Of Trauma & Dissociation,* 19(3), S. 347–361.

Kissane, M., Szymanski, L., Upthegrove, R. & Katona, C. (2014): Complex posttraumatic stress disorder in traumatised asylum seekers: A pilot study. *The European Journal of Psychiatry,* 28(3), S. 137–144.

Kizilhan, I. (2008): Die Gegenwärtigkeit der Vergangenheit: Die Funktionen des Erinnerns traumatisierender Erlebnisse. Berlin: Regener.

Kizilhan, J. I. (2016): Handbuch zur Behandlung kriegstraumatisierter Frauen: Transkulturelle Behandlungsmethoden und Techniken am Beispiel der Frauen aus dem Irak. Berlin: VWB Verlag für Wissenschaft und Bildung.

Kleck, M. (2006): Trauma und Nachkriegszeit: Gesellschaftliche und sozioökonomische Einflüsse auf die psychische Gesundheit vertriebener Frauen in Bosnien und Herzegovina. München: Verlag Dr. Hut.

Klee, E. (1984): Die armen Irren. Das Schicksal der seelisch Kranken. Düsseldorf: Patmos.

Klee, E. (1998): Was sie taten. Was sie wurden. Frankfurt: Fischer.

Klee, E. (1999): Euthanasie im NS-Staat. Die Vernichtung lebensunwerten Lebens. Frankfurt: Fischer.

Klee, E. (2001): Deutsche Medizin im Dritten Reich. Karrieren vor und nach 1945. Frankfurt: Fischer.

Kleefeldt, E. (2018): Resilienz, Empowerment und Selbstorganisation geflüchteter Menschen: Stärkenorientierte Ansätze und professionelle Unterstützung. Göttingen: Vandenhoeck & Ruprecht.

Klees, E. (2008): Geschwisterinzest im Kindes- und Jugendalter: Eine empirische Täterstudie im Kontext internationaler Forschungsergebnisse. Lengerich: Pabst.

Klees, K. (2018): Traumasensible Paartherapie: Mit dem Traum(a)-Haus-Konzept aus der Beziehungskrise. Paderborn: Junfermann.

Kleim, B. & Ehlers, A. (2009): Evidence for a curvilinear relationship between posttraumatic growth and posttrauma depression and PTSD in assault survivors. *Journal Of Traumatic Stress*, 22(1), S. 45–52.

Kleining, B. & Schumacher, A. (Hrsg.) (2001): Psychotraumatologie in der Onkologie. Der Krebs und seine Behandlung – ein Trauma. Lengerich: Pabst Science Publishers.

Klingberg, I. (2011): Psychische Folgen von Kriegen bei ZivilistInnen. Belm-Vehrte: Sozio-Publishing.

Kluft, R. P. (2012): Hypnosis in the treatment of dissociative identity disorder and allied state: An overview and case study. South African *Journal of Psychology*, 42(2), S. 146–155.

Kluft, R. P. (2014): Pacing in der Traumatherapie: Verarbeitung der traumatischen Erinnerungen bei dissoziativen Störungen mit der Technik der Fraktionierten Abreaktion. Lichtenau: G. P. Probst Verlag.

Kluft, R. P. & Fine, C. G. (Hrsg.) (1993): Clinical Perspectives on Multiple Personality Disorder. Washington DC: American Psychiatric Press.

Knefel, M. & Lueger-Schuster, B. (2013): An evaluation of ICD-11 PTSD and complex PTSD criteria in a sample of adult survivors of childhood institutional abuse. *European Journal Of Psychotraumatology*, 4.

Knefel, M., Lueger-Schuster, B., Karatzias, T., Shevlin, M. & Hyland, P. (2019): From child maltreatment to ICD-11 complex post-traumatic stress symptoms: The role of emotion regulation and re-victimisation. *Journal Of Clinical Psychology*, 75(3), S. 392–403.

Koch, T. & Liedl, A. (2019): STARK: Skills-Training zur Affektregulation – Ein kultursensibler Ansatz: Therapiemanual für Menschen mit Flucht- und Migrationshintergrund. Stuttgart: Schattauer.

Kogan, I. (1998): Der stumme Schrei der Kinder. Die zweite Generation der Holocaust-Opfer. Frankfurt: S. Fischer.

Kogan, I. (2011): Mit der Trauer kämpfen: Schmerz und Trauer in der Psychotherapie traumatisierter Menschen. Stuttgart: Klett-Cotta.

Kohler-Spiegel, H. (2017): Traumatisierte Kinder in der Schule: verstehen – auffangen – stabilisieren. Ostfildern: Patmos.

Koltermann, U. (2002): Menschenverachtendes Weltbild. Zahl der Satansanhänger steigt beständig, in: *Reutlinger General-Anzeiger*, 22. Juni.

Kong, L. L., Allen, J. J. B. & Glisky, E. L. (2008): Interidentity memory transfer in dissociative identity disorder. *Journal Of Abnormal Psychology*, 117(3).

König, L. (2018): Bindung in Therapie und Beratung: Ein ressourcenorientierter Ansatz für die Arbeit mit Kindern. Weinheim: Beltz.

Konrad, S. (2007): „Jeder hat seinen eigenen Holocaust": Die Auswirkungen des Holocaust auf jüdische Frauen dreier Generationen. Eine internationale psychologische Studie. Gießen: Psychosozial-Verlag.

Korittko, A. & Pleyer, K.H. (2014): Traumatischer Stress in der Familie: Systemtherapeutische Lösungswege. Göttingen: Vandenhoeck & Ruprecht.

Korittko, A. (2016): Posttraumatische Belastungsstörungen bei Kindern und Jugendlichen. Heidelberg: Carl-Auer Verlag.

Korol, S. (2008): Familial and social support as protective factors against the development of dissociative identity disorder. *Journal of Trauma & Dissociation,* 9(2), S. 249–267.

Korzekwa, M.I., Dell, P.F., Links, P.S., Thabane, L. & Fougere, P. (2009): Dissociation in borderline personality disorder: a detailed look. *Journal Of Trauma & Dissociation: The Official Journal Of The International Society For The Study Of Dissociation (ISSD),* 10(3), S. 346–367.

Kozlowska, W. (2019): A thematic analysis of practitioners' understanding of domestic abuse in terms of post-traumatic stress disorder (ptsd) and complex-ptsd (c-ptsd). Counselling & Psychotherapy Research.

Kraemer, H. (2003): Das Trauma der Gewalt: Wie Gewalt entsteht und sich auswirkt. Psychotraumata und ihre Behandlung. München: Kösel.

Kraemer, H. (2005): Trauma-Bewältigung: Wege aus der persönlichen Katastrophe. Zürich: Orell Füssli.

Kramer, Joel & Alstad, Diana (1995): Masken der Macht. Die Guru Papers. Warum Menschen bereit sind, sich einem Guru zu unterwerfen. Frankfurt: Zweitausendeins.

Krammer, S., Grosse Holtforth, M., Soyka, M. & Liebrenz, M. (2019): Erfassung der komplexen Posttraumatischen Belastungsstörung mit dem revidierten Trauma Symptom Inventory (TSI-2). Fortschritte der Neurologie, Psychiatrie, 87(6), S. 364–371.

Krammer, S., Kleim, B., Simmen-Janevska, K. & Maercker, A. (2016): Childhood trauma and complex posttraumatic stress disorder symptoms in older adults: A study of direct effects and social-interpersonal factors as potential mediators. *Journal of Trauma & Dissociation,* 17(5), S. 593–607.

Krampl, M. (2007): Einsatzkräfte im Stress: Auswirkungen von traumatischen Belastungen im Dienst. Kröning: Asanger.

Kratzer, L., Heinz, P., Schennach, R., Schiepek, G.K., Padberg, F. & Jobst, A. (2019): Inpatient Treatment of Complex PTSD Following Childhood Abuse: Effectiveness and Predictors of Treatment Outcome. Psychotherapie, Psychosomatik, Medizinische Psychologie, 69(3-04), S. 114–122.

Krause, B. (2012): Bindung und Mentalisierung bei schizophrenen Patienten unter Berücksichtigung der Auswirkungen traumatischer Kindheitserfahrungen. Regensburg: Roderer.

Krischer, M. (2002): Zur Genese und Dynamik sexueller Interaktionen zwischen Männern und weiblichen Kindern: Eine empirische Untersuchung auf der Basis forensisch-psychologischer Gutachten. Herbolzheim: Centaurus.

Kröger, C., Ritter, C. & Bryant, R.A. (2012): Akute Belastungsstörung. Göttingen: Hogrefe.

Krüger, A. & Reddemann, L. (2007): Psychodynamisch Imaginative Traumatherapie für Kinder und Jugendliche: PITT-KID – Das Manual. Stuttgart: Klett-Cotta.

Krüger, A. (2007): Erste Hilfe für traumatisierte Kinder. Düsseldorf: Patmos.

Krüger, A. (2008): Akute psychische Traumatisierung bei Kindern und Jugendlichen: Ein Manual zur ambulanten Versorgung. Stuttgart: Klett-Cotta.

Krüsmann, M. & Müller-Cyran, A. (2005): Trauma und frühe Interventionen: Möglichkeiten und Grenzen von Krisenintervention und Notfallpsychologie. Stuttgart: Pfeiffer bei Klett-Cotta.

Kubany, E.S., McCaig, M.A. & Laconsay, J.R. (2015): Das Trauma häuslicher Gewalt überwinden: Ein Selbsthilfebuch für Frauen. Göttingen: Hogrefe.

Kühn, M. & Bialek, J. (2017): Fremd und kein Zuhause: Traumapädagogische Arbeit mit Flüchtlingskindern. Göttingen: Vandenhoeck & Ruprecht.

Kühner, A. (2008): Trauma und kollektives Gedächtnis. Gießen: Psychosozial-Verlag.

Kunzke, D. & Güls, F. (2003): Diagnostik einfacher und komplexer posttraumatischer Störungen im Erwachsenenalter. Eine Übersicht für die klinische Praxis. Psychotherapeut, 48(1), S. 50–70.

Kunzke, D. (2008): Sucht und Trauma: Grundlagen und Ansätze einer psychodynamisch-integrativen Behandlung. Gießen: Psychosozial-Verlag.

Laddis, A. (2019): The disorder-specific psychological impairment in complex PTSD: A flawed working model for restoration of trust. *Journal Of Trauma & Dissociation: The Official Journal Of The International Society For The Study Of Dissociation (ISSD),* 20(1), S. 79–99.

Laddis, A., Dell, P.F. & Korzekwa, M. (2017): Comparing the symptoms and mechanisms of „dissociation" in dissociative identity disorder and borderline personality disorder. *Journal Of Trauma & Dissociation,* 18(2), S. 139–173.

Lalor, K. & McElvaney, R. (2010): Child sexual abuse, links to later sexual exploitation/high-risk sexual behavior, and prevention/treatment programs. Trauma, Violence & Abuse, 11(4), S. 159–177.

Lamagna, J. & Gleiser, K.A. (2007): Building a secure internal attachment: an intra-relational approach to ego strengthening and emotional processing with chronically traumatized clients. *Journal Of Trauma & Dissociation,* 8(1), S. 25–52.

Lampe, A. & Gahleitner, S.B. (2018): Kehren sie immer wieder zum Täter zurück? Mehrperspektivische Überlegungen zum Verständnis der Täter-Opfer-Bindung bei misshandelten Frauen. Trauma & Gewalt, 12(1), S. 6–12.

Landolt, M.A. (2012): Psychotraumatologie des Kindesalters: Grundlagen, Diagnostik und Interventionen. Göttingen: Hogrefe.

Lang, K. (2015): Trauma und Schule: Umgang mit traumatisierten Kindern und Jugendlichen in Regelschulen. Saarbrücken: AV Akademikerverlag.

Lang-Rollin, I. (2019): „Neue" Diagnose: Die komplexe Posttraumatische Belastungsstörung in der ICD-11. Ärztliche Psychotherapie, 14(1), S. 18–25.

Lanius, R.A., Bluhm, R.L. & Frewen, P.A. (2011): How understanding the neurobiology of complex post-traumatic stress disorder can inform clinical practice: A social cognitive and affective neuroscience approach. Acta Psychiatrica Scandinavica, 124(5), S. 331–348.

Lasogga, F. & Münker-Kramer, E. (2009): Psychosoziale Notfallhilfe. Edewecht: Stumpf und Kossendey.

Leahy, T., Pretty, G. & Tenenbaum, G. (2004): Perpetrator methodology as a predictor of traumatic symptomatology in adult survivors of childhood sexual abuse. *Journal of Interpersonal Violence,* 19(5), S. 521–540.

Lebois, L.A. M., Wolff, J.D., Hill, S.B., Bigony, C.E., Winternitz, S., Ressler, K.J. & Kaufman, M.L. (2019): Preliminary Evidence of a Missing Self Bias in Face Perception for Individuals with Dissociative Identity Disorder. *Journal Of Trauma & Dissociation,* 20(2), S. 140–164.

Lebois, L.A. M., Wolff, J.D., Hill, S.B., Bigony, C.E., Winternitz, S., Ressler, K.J. & Kaufman, M.L. (2019): Preliminary Evidence of a Missing Self Bias in Face Perception for Individuals with Dissociative Identity Disorder. *Journal Of Trauma & Dissociation,* 20(2), S. 140–164.

Leenarts, L.E. W., Diehle, J., Doreleijers, T.A. H., Jansma, E.P. & Lindauer, R.J. L. (2013): Evidence-based treatments for children with trauma-related psychopathology as a result of childhood maltreatment: a systematic review. *European Child & Adolescent Psychiatry,* 22(5), S. 269–283.

Leenarts, L.E. W., Vermeiren, R.R. J.M., van de Ven, P.M., Lodewijks, H.P. B., Doreleijers, T.A. H. & Lindauer, R.J. L. (2013): Relationships between interpersonal trauma, symptoms of posttraumatic stress disorder, and other mental health problems in girls in compulsory residential care. *Journal Of Traumatic Stress,* 26(4), S. 526–529.

Lemke, J. (2006): Sekundäre Traumatisierung: Klärung von Begriffen und Konzepten der Mittraumatisierung. Kröning: Asanger.

Leonard, D. & Tiller, J. (2016): Dissociative identity disorder (DID) in clinical practice—What you don't see may hurt you. *Australasian Psychiatry,* 24(1), S. 39–41.

Leuzinger-Bohleber, M. & Hettich, N. (2018): „Fremd bin ich eingezogen …": STEP-BY-STEP: Ein Pilotprojekt zur Unterstützung von Geflüchteten in einer Erstaufnahmeeinrichtung. Gießen: Psychosozial-Verlag.

Leuzinger-Bohleber, M., Wolff, A. & Ahlheim, R. (2009): Frühe Kindheit als Schicksal? Trauma, Embodiment, Soziale Disintegration. Psychoanalytische Perspektiven. Stuttgart: Kohlhammer.

Levine, P. A. & Kline, M. (2005): Verwundete Kinderseelen heilen: Wie Kinder und Jugendliche traumatische Erlebnisse überwinden können. München: Kösel.

Levine, P. A. (2016): Trauma und Gedächtnis: Die Spuren unserer Erinnerung in Körper und Gehirn. Wie wir traumatische Erfahrungen verstehen und verarbeiten. München: Kösel.

Lev-Wiesel, R. (2005): Dissociative identity disorder as reflected in drawings of sexually abused survivors. The Arts in Psychotherapy, 32(5), S. 372–381.

Lewis, S. J., Arseneault, L., Caspi, A., Fisher, H. L., Matthews, T., Moffitt, T. E., & Danese, A. (2019): The epidemiology of trauma and post-traumatic stress disorder in a representative cohort of young people in England and Wales. *The Lancet. Psychiatry,* 6(3), S. 247–256.

Liddell, B. J., Nickerson, A., Felmingham, K. L., Malhi, G. S., Cheung, J., Den, M., & Bryant, R. A. (2019): Complex Posttraumatic Stress Disorder Symptom Profiles in Traumatized Refugees. *Journal Of Traumatic Stress.*

Lieberman, A. F. & Van Horn, P. (2015): Psychotherapie mit Babys und Kleinkindern: Die psychodynamische Behandlung der Auswirkungen von Stress und Trauma auf die frühe Bindung. Frankfurt a. M.: Brandes & Appel.

Liedl, A., Knaevelsrud, C. & Müller, J. (2014): Trauma und Schmerz: Manual zur Behandlung traumatisierter Schmerzpatienten. Stuttgart: Schattauer.

Liedl, A., Schäfer, U. & Knaevelsrud, C. (2013): Psychoedukation bei posttraumatischen Störungen: Manual für Einzel- und Gruppensetting. Stuttgart: Schattauer.

Lifton, R. J. (1961): Thought Reform and the Psychology of Totalism. New York: W. W. Norton.

Lifton, R. J. (1987): The Nazi Doctors: Medical killing and the psychology of genocide. New York: Basic Books.

Lindstrøm, H. & Sniehotta, J. (2016): Abwegig – Überleben und Therapie bei ritueller Gewalt. Kröning: Asanger.

Linehan, M. (1998): Dialektisch-behaviorale Therapie der Borderline-Persönlichkeitsstörung. Praxis und Manual. München: CIP-Medien.

Liotti, G. (2004): Trauma, dissociation, and disorganized attachment: Three strands of a single braid. Psychotherapy: Theory, Research, Practice, Training, 41(4), S. 472–486.

Liotti, G. (2006): A model of dissociation based on attachment theory and research. *Journal Of Trauma & Dissociation,* 7(4), S. 55–73.

Liotti, G. (2008): Bindungsprozesse bei dissoziativen Störungen. In B. Strauß (Hrsg.), Bindung und Psychopathologie (S. 106–143). Stuttgart: Klett-Cotta.

Liotti, G. (2009): Attachment and dissociation. In P. F. Dell & J. A. O'Neil (Hrsg.), Dissociation and the dissociative disorders: DSM-5 and beyond. (S. 53–65). New York, NY: Routledge / Taylor & Francis Group.

Liss, H. (2002): Dissoziation bei forensischen Patienten. Berlin: Mensch-und-Buch-Verlag.

Litvin, J. M., Kaminski, P. L. & Riggs, S. A. (2017): The Complex Trauma Inventory: A Self-Report Measure of Posttraumatic Stress Disorder and Complex Posttraumatic Stress Disorder. *Journal Of Traumatic Stress,* 30(6), S. 602–613.

Loewenstein, R. J. (1993): Anna O: Reformulation as a case of multiple personality disorder, in: J. M. Goodwin (Hrsg.): Rediscovering Childhood Trauma: Historical Casebook and clinical applications. Washington, DC: *American Psychiatric Press,* S. 139–167.

Löffler, S., Bogausch, A., Knappe, R., Joraschky, P. & Pöhlmann, K. (2012): Wachstum oder Wunde? Sinnfindung und Traumabewältigung bei Patienten mit Posttraumatischer Belastungsstörung. Zeitschrift Fur Psychosomatische Medizin Und Psychotherapie, 58(2), S. 192–204.

Lüderitz, S. (2005): Wenn die Seele im Grenzbereich zwischen Vernichtung und Überleben zersplittert: Auswirkungen auf Behandlungskonzepte der Dissoziativen Identitätsstörung. Paderborn: Junfermann.

Ludewig-Kedmi, R., Spiegel, M. V. & Tyrangiel, S. (Hrsg.) (2002): Das Trauma des Holocaust zwischen Psychologie und Geschichte. Zürich: Chronos.

Lueger-Schuster, B. & Pal-Handl, K. (2004): Wie Pippa wieder lachen lernte: Elternratgeber für traumatisierte Kinder. Wien: Springer.

Lukas, B. (2003): Das Gefühl, ein No-Body zu sein: Depersonalisation, Dissoziation und Trauma. Eine Einführung für Therapeuten und Betroffene. Paderborn: Junfermann.

Lützner-Lay, E. (2016): Trauma und Resilienz in Beratung und Therapie: Wie die Schatten unserer Geschichte uns begleiten und die Lebenskraft in uns trägt. Wiesbaden: Springer Fachmedien.

Lyons-Ruth, K., Bronfman, E. & Parsons, E. (1999): Maternal frightened, frightening, or atypical behavior and disorganized infant attachment patterns, in: *Monographs of the Society for Research in Child Development,* Vol. 64, S. 67–96.

Maercker, A. (2017): Trauma und Traumafolgestörungen. München: Beck.

Maercker, A., Beauducel, A. & Schützwohl, M. (2000): Trauma severity and initial reactions as precipitating factors for posttraumatic stress symptoms and chronic dissociation in former political prisoners, in: *Journal of Traumatic Stress,* Vol. 13 (4), S. 651–660.

Maercker, A., Hecker, T., Augsburger, M. & Kliem, S. (2018): ICD-11 Prevalence Rates of Posttraumatic Stress Disorder and Complex Posttraumatic Stress Disorder in a German Nationwide Sample. *The Journal Of Nervous And Mental Disease,* 206(4), S. 270–276.

Magfie, J., Cicchetti, D. & Toth, S.L. (2001): The development of dissociation in maltreated preschool-aged children, in: *Development and Psychopathology,* Vol. 13, S. 233–254.

Main, M. & Hesse, E. (1998): Frightening, frightened, dissociated, deferential, sexualised, and disorganized parental behavior: A coding system for frightening parent-infant interactions. Berkeley: University of California in Berkeley.

Main, M. & Solomon, J. (1986): Discovery of an insecure-disorganzed/disoriented attachment pattern: Procedures, findings, and implications for the classification of behavior, in: T.B. Brazelton & M. Yogman (Hrsg.): Affective development in infancy. Norwood, NJ: Ablex, S. 95–124.

Mandau, L. (2000): Die Frauenfalle. Wenn gute Mädchen böse werden: Physische, psychische und verbale Gewalt von Frauen. Bergisch-Gladbach: Lübbe.

Markowitsch, H.J. (2001): Stressbezogene Gedächtnisstörungen und ihre möglichen Hirnkorrelate, in: Streeck-Fischer et al., a.a.O., S. 72–93.

Markowitsch, H.J., Kessler, J., Weber-Luxenburger, G., Albers, M. & Heiss, W.D. (1998): Psychic trauma causing grossly reduced brain metabolism and cognitive deterioration, in: *Neuropsychologia,* Vol. 36, S. 77–82.

Marks, R.P. (2012): Täterintrojekte in der Behandlung von dissoziativen Kindern. In R. Vogt (Hrsg.), Täterintrojekte. Diagnostische und therapeutische Behandlungsmodelle dissoziativer Strukturen (S. 139–160). Kröning: Asanger.

Marsh, R.J., Dorahy, M.J., Verschuere, B., Butler, C., Middleton, W. & Huntjens, R.J.C. (2018): Transfer of episodic self-referential memory across amnesic identities in dissociative identity disorder using the Autobiographical Implicit Association Test. *Journal Of Abnormal Psychology,* 127(8), S. 751–757.

Matsakis, A. (2004): Wie kann ich es nur überwinden? Ein Handbuch für Trauma-Überlebende. Paderborn: Junfermann.

May, A. et al. (Hrsg.) (2001): Rituelle Gewalt. Berlin: die Jonglerie.

McBride, O., Hyland, P., Murphy, J. & Elklit, A. (2019): Network analysis of posttraumatic stress experiences of adults seeking psychological treatment for childhood sexual abuse. *Journal Of Traumatic Stress.*

McCann, I.L. & Pearlman, L.A. (1990): Psychological Trauma and the Adult Survivor: Theory, Therapy, and Transformation. New York: Brunner/Mazel.

McFadden, J. (2011): The role of disorganized attachment and insecure environment in the development of pathological dissociation and multiple identities. *The Journal Of Analytical Psychology,* 56(3), S. 348–353.

McGee, S.L., Höltge, J., Maercker, A. & Thoma, M.V. (2018): Sense of coherence and stress-related resilience: Investigating the mediating and moderating mechanisms in the development of resilience following stress or adversity. *Frontiers In Psychiatry,* 9, 378-378.

McLean, L. M. & Gallop, R. (2003): Implications of childhood sexual abuse for adult borderline personality disorder and complex posttraumatic stress disorder. *The American Journal Of Psychiatry,* 160(2), S. 369–371.
McNally, R. J. (2003): Remembering Trauma. Boston: Harvard University Press.
McNerney, M. W., Sheng, T., Nechvatal, J. M., Lee, A. G., Lyons, D. M., Soman, S., & Adamson, M. M. (2018): Integration of neural and epigenetic contributions to posttraumatic stress symptoms: The role of hippocampal volume and glucocorticoid receptor gene methylation. Plos One, 13(2).
Metcalfe, J. & Jacobs, W. J. (1996): A „Hot-System / Cool-System". View of Memory under Stress, in: *PTSD Research Quarterly,* Vol. 7, S. 1–3.
Metzner, F., Pahlke, S., Diesing, A., Marin, N., Klasen, F., Pawils, S., & Richter-Appelt, H. (2018): Komplexe Traumafolgestörungen bei Kindern und Jugendlichen in Forschung und Praxis. Praxis der Kinderpsychologie und Kinderpsychiatrie, 67(3), S. 239–256.
Middleton, W. (2013): Ongoing incestuous abuse during adulthood. *Journal of Trauma & Dissociation,* 14(3), S. 251–272.
Middleton, W. (2013): ‚Parent–child incest that extends into adulthood: A survey of international press reports, 2007–2011' and ‚ongoing incestuous abuse during adulthood': Reply. *Journal of Trauma & Dissociation,* 14(5), S. 580–583.
Middleton, W. (2017): Extreme adaptations in extreme and chronic circumstances: The application of ‚weaponized sex' to those exposed to ongoing incestuous abuse. *Journal of Trauma & Dissociation,* 18(3), S. 284–303.
Mihr, B. (2017): Kulturelles Gedächtnis zwischen Normalitätssehnsucht und Trauerdefizit: Eine psychoanalytisch-sozialpsychologische Studie zur deutschen Erinnerungskultur. Gießen: Psychosozial-Verlag.
Miller, A. (2014): Jenseits des Vorstellbaren: Therapie bei Ritueller Gewalt und Mind-Control. Kröning: Asanger.
Miller, A. (2016): Werde, wer Du wirklich bist: Mind Control und Rituelle Gewalt überwinden. Kröning: Asanger.
Millhahn, U. (2003): Szenen, die man im Spielfilm schnell wegzappen würde. Opfer okkult verbrämter Gewalt brechen zunehmend ihr Schweigen, in: *Frankfurter Rundschau,* 11. Februar.
Mlodoch, K. (2017): Gewalt, Flucht – Trauma? Grundlagen und Kontroversen der psychologischen Traumaforschung. Göttingen: Vandenhoeck & Ruprecht.
Möhlen, H. (2005): Ein psychosoziales Interventionsprogramm für traumatisierte Flüchtlingskinder: Studienergebnisse und Behandlungsmanual. Gießen: Psychosozial-Verlag.
Morgan, S. (2003): Wenn das Unfassbare geschieht – vom Umgang mit seelischen Traumatisierungen: Ein Ratgeber für Betroffene, Angehörige und ihr soziales Umfeld. Stuttgart: Kohlhammer.
Morina, N. & Ford, J. D. (2008): Complex sequelae of psychological trauma among Kosovar civilian war victims. *The International Journal Of Social Psychiatry,* 54(5), S. 425–436.
Morton, J. (2017): Interidentity amnesia in dissociative identity disorder. *Cognitive Neuropsychiatry,* 22(4), S. 315–330.
Moser, T. (2018): Verbal – Präverbal – Averbal: Psychotherapie an der Sprachgrenze. Frankfurt a. M.: Brandes & Apsel.
Mujawayo, E. & Zito, D. (2017): Dem Leben wieder einen Sinn geben. Die Arbeit im Psychosozialen Zentrum für Flüchtlinge (PSZ) Düsseldorf. Familiendynamik, 42(1), S. 4–9.
Müller, C. (2014): Schatten des Schweigens, Notwendigkeit des Erinnerns: Kindheiten im Nationalsozialismus, im Zweiten Weltkrieg und in der Nachkriegszeit. Gießen: Psychosozial-Verlag.
Muller, R. T. (2013): Wenn Patienten keine Nähe zulassen: Strategien für eine bindungsbasierte Traumatherapie. Stuttgart: Klett-Cotta.
Müller-Hohagen, J. (2005): Verleugnet, verdrängt, verschwiegen: Seelische Nachwirkungen der NS-Zeit und Wege zu ihrer Überwindung. München: Kösel.
Münker-Kramer, E. (2015): Traumazentrierte Psychotherapie mit EMDR. München: Reinhardt.
Myrick, A. C., Brand, B. L. & Putnam, F. W. (2013): For better or worse: the role of revictimization and stress in the course of treatment for dissociative disorders. *Journal Of Trauma & Dissociation,* 14(4), S. 375–389.

MYRICK, A. C., CHASSON, G. S., LANIUS, R. A., LEVENTHAL, B. & BRAND, B. L. (2015): Treatment of complex dissociative disorders: A comparison of interventions reported by community therapists versus those recommended by experts. *Journal of Trauma & Dissociation,* 16(1), S. 51–67.

MYRICK, A. C., WEBERMANN, A. R., LOEWENSTEIN, R. J., LANIUS, R., PUTNAM, F. W. & BRAND, B. L. (2017): Six-year follow-up of the treatment of patients with dissociative disorders study. *European Journal Of Psychotraumatology,* 8(1).

NAUMANN-LENZEN, M. (2003): Frühe, wiederholte Traumatisierung, Bindungsdesorganisation und Entwicklungspsychopathologie – Ausgewählte Befunde und klinische Optionen. Praxis der Kinderpsychologie und Kinderpsychiatrie, 52(8), S. 595–619.

NICK, S. & RICHTER-APPELT, H. (2016): Zeugnisse der Wandlung: Integrationsprozesse von Frauen mit Dissoziativer Identitätsstörung: Eine qualitative Pilotstudie = Indications of change: Integration processes in women with dissociative identity disorder—A qualitative pilot study. Trauma & Gewalt, 10(3), S. 218–229.

NICK, S., SCHRÖDER, J., BRIKEN, P. & RICHTER-APPELT, H. (2018): Organisierte und rituelle Gewalt in Deutschland: Kontexte der Gewalterfahrungen, psychische Folgen und Versorgungssituation = Organized and ritual violence in Germany—Contexts, psychic effects, care situation. Trauma & Gewalt, 12(3), S. 244–261.

NIEHÖRSTER, G. (2011): Traumaexposition und Posttraumatische Belastungsstörungen bei Freiwilligen Feuerwehren. Hamburg: Kovac.

NIENSTEDT, M. & WESTERMANN, A. (2007): Pflegekinder und ihre Entwicklungschancen nach frühen traumatischen Erfahrungen. Stuttgart: Klett-Cotta.

NIJENHUIS, E. (2016): Die Trauma-Trinität: Ignoranz – Fragilität – Kontrolle: Die Entwicklung des Traumabegriffs / Traumabedingte Dissoziation: Konzept und Fakten. Göttingen: Vandenhoeck & Ruprecht.

NIJENHUIS, E. R. S. (2006): Somatoforme Dissoziation: Phänomene, Messung und theoretische Aspekte. Paderborn: Junfermann.

NIJENHUIS, E. R.S., SPINHOVEN, PH., VAN DYCK, R., VAN DER HART, O. & VANDERLINDEN, J. (1996): The Development and Psychometric Characteristics of the Somatoform Dissociation Questionnaire (SDQ-20), in: *Journal of Nervous and Mental Disease,* Vol. 184, S. 688–694.

NIJENHUIS, E. R.S., SPINHOVEN, PH., VAN DYCK, R., VAN DER HART, O. & VANDERLINDEN, J. (1998): Degree of Somatoform and Psychological Dissociation in Dissociative Disorder is Correlated with Reported Trauma, in: *Journal of Traumatic Stress,* Vol. 11, 711–730.

NILSSON, D., HOLMQVIST, R. & JONSON, M. (2011): Self-reported attachment style, trauma exposure and dissociative symptoms among adolescents. Attachment & Human Development, 13(6), S. 579–595.

NOBLITT, J. R. & PERSKIN, P. S. (2000a): Cult- and Ritual Trauma Disorder – A Proposed Diagnosis in DSM-Format, in: Noblitt & Perskin, a. a.O., S. 187 ff.

NOBLITT, J. R. & PERSKIN, P. S. (2000b): Cult and Ritual Abuse. Its History, Anthropology, and Recent Discovery in Contemporary America, Revised Edition. Westport: Praeger.

NOLL, J. G., HOROWITZ, L. A., BONANNO, G. A., TRICKETT, P. K. & PUTNAM, F. W. (2003): Revictimization and self-harm in females who experienced childhood sexual abuse: results from a prospective study. *Journal Of Interpersonal Violence,* 18(12), S. 1452–1471.

NORD, C., HÖGER, D. & ECKERT, J. (2000): Bindungsmuster von Psychotherapeuten, in: *Persönlichkeitsstörungen, Theorie und Therapie,* Vol. Bd. 4, Nr. 2, S. 76–86.

Nr. 9, S. 820–829.

OGAWA, J. R., SCROUFE, L. A., WEINFIELD, N. S., CARLSON, E. A. & EGELAND, B. (1997): Development and the fragmented self: Longitudinal study of dissociative symptomatology in a nonclinical sample, in: *Development and Psychopathology,* Vol. 9, S. 855–879.

OGDEN, P., MINTON, K. & PAIN, C. (2010): Trauma und Körper: Ein sensumotorisch orientierter psychotherapeutischer Ansatz. Paderborn: Junfermann.

OLBRICHT, I. (2004): Wege aus der Angst: Gewalt gegen Frauen. Ursachen, Folgen, Therapie. München: Beck.

OPPENHEIMER, H. (1892): Die traumatische Neurose. Berlin.

Osterman, J. & van der Kolk, B. (1998): Awareness during anesthesia and post-traumatic stress disorder, in: *General Hospital Psychiatry*, Vol. 20, S. 274–281.

Ottisova, L., Smith, P. & Oram, S. (2018): Psychological Consequences of Human Trafficking: Complex Posttraumatic Stress Disorder in Trafficked Children. Behavioral Medicine (Washington, D. C.), 44(3), S. 234–241.

Ottomeyer, K. (2011): Die Behandlung der Opfer: Über unseren Umgang mit dem Trauma der Flüchtlinge und Verfolgten. Stuttgart: Klett-Cotta.

Overkamp, B. (2005): Differentialdiagnostik der dissoziativen Identitätsstörung (DIS) in Deutschland – Validierung der Dissociative Disorders Interview Schedule (DDIS).

Overkamp, B. (2018): Opfer: Diagnostik posttraumatischer Störungen. In: J. Gysi, J. & Rüegger, P. (Hrsg.) (2018): Handbuch sexualisierte Gewalt. Therapie, Prävention und Strafverfolgung (S. 181–193). Bern: Hogrefe.

Overkamp, B., Hofmann, A., Huber, M. & Dammann, G. (1997): Dissoziative Identitätsstörung – eine Persönlichkeitsstörung? In: *Persönlichkeitsstörungen, Theorie und Therapie*, S. 74–84.

Özkan, I. & Belz, M. (2019): Sprachreduzierte Ressourcen- und Traumastabilisierungsgruppe: Manuale zur Gruppenpsychotherapie mit Geflüchteten und Migranten. Stuttgart: Schattauer.

Padhy, S., Jhanda, S. & Malhotra, S. (2016): Dissociative disorder in children and adolescents. In S. Malhotra & P. Santosh (Hrsg.), Child and adolescent psychiatry: Asian perspectives. (S. 19–32). New York, NY: Springer Science + Business Media.

Palić, S. & Elklit, A. (2014): Personality dysfunction and complex posttraumatic stress disorder among chronically traumatized Bosnian refugees. *The Journal Of Nervous And Mental Disease*, 202(2), S. 111–118.

Palic, S., Zerach, G., Shevlin, M., Zeligman, Z., Elklit, A. & Solomon, Z. (2016): Evidence of complex posttraumatic stress disorder (CPTSD) across populations with prolonged trauma of varying interpersonal intensity and ages of exposure. *Psychiatry Research*, 246, S. 692–699.

Pancheri, C., Caredda, M., Pacchiarotti, I., Chiaie, R. D. & Biondi, M. (2017): Dissociative Identity Disorder, self-hypnosis and psychotic-like symptoms: A problem of differential diagnosis. Rivista di Psichiatria, 52(5), S. 208–211.

Parkinson, F. (2003): Traumatische Störungen überwinden und heilen: Gefühle ausleben – Ängste bewältigen: Ratgeber zur Selbsthilfe für Betroffene, Angehörige und medizinisches Fachpersonal. Zürich: Oesch.

Parra, F., George, C., Kalalou, K. & Januel, D. (2017): Ideal parent figure method in the treatment of complex posttraumatic stress disorder related to childhood trauma: A pilot study. *European Journal Of Psychotraumatology.*

Paulsen, S. (2014): Trauma und Dissoziation mit neuen Augen sehen: Ego-State-Therapie und EMDR bei DIS und PTBS. Lichtenau: G. P. Probst Verlag.

Pearlman, L. A. & Courtois, C. A. (2005): Clinical Applications of the Attachment Framework: Relational Treatment of Complex Trauma. *Journal Of Traumatic Stress*, 18(5), S. 449–459.

Peichl, J. (2007): Innere Kinder, Täter, Helfer & Co: Ego-State-Therapie des traumatisierten Selbst. Stuttgart: Klett-Cotta.

Peichl, J. (2008): Destruktive Paarbeziehungen: Das Trauma intimer Gewalt. Stuttgart: Klett-Cotta.

Peichl, J. (2013): Die inneren Trauma-Landschaften: Borderline, Ego-State, Täter-Introjekt. Stuttgart: Schattauer.

Peichl, J. (2013): Innere Kritiker, Verfolger und Zerstörer: Ein Praxishandbuch für die Arbeit mit Täterintrojekten. Stuttgart: Klett-Cotta.

Peichl, J. (2018): Integration in der Traumatherapie: Vom Opfer zum Überlebenden. Stuttgart: Klett-Cotta.

Peles, E., Adelson, M., Seligman, Z., Bloch, M., Potik, D. & Schreiber, S. (2014): Psychiatric comorbidity differences between women with history of childhood sexual abuse who are methadone-maintained former opiate addicts and non-addicts. *Psychiatry Research*, 219(1), S. 191–197.

Peles, E., Seligman, Z., Bloch, M., Potik, D., Sason, A., Schreiber, S. & Adelson, M. (2016): Sexual Abuse and its Relation to Chronic Pain among Women from a Methadone Maintenance Clinic versus a Sexual Abuse Treatment Center. *Journal Of Psychoactive Drugs*, 48(4), S. 279–287.

PERKONIGG, A., HÖFLER, M., CLOITRE, M., WITTCHEN, H.-U., TRAUTMANN, S. & MAERCKER, A. (2016): Evidence for two different ICD-11 posttraumatic stress disorders in a community sample of adolescents and young adults. *European Archives Of Psychiatry And Clinical Neuroscience,* 266(4), S. 317–328.

PERNICIARO, L. A. (2015): The influence of skepticism and clinical experience on the detection of dissociative identity disorder by mental health clinicians. (75). ProQuest Information & Learning.

personality disorder and early traumatization, in: *Arch Gen Psychiat,* Vol. 57, S. 1115–1122.

PETER, B. (2011): On the history of dissociative identity disorders in Germany: the doctor Justinus Kerner and the girl from Orlach, or possession as an „exchange of the self". The International *Journal Of Clinical And Experimental Hypnosis,* 59(1), S. 82–102.

PETERS, M. (2018): Das Trauma von Flucht und Vertreibung: Psychotherapie älterer Menschen und der nachfolgenden Generationen. Stuttgart: Klett-Cotta.

PFAFFENZELLER, M. (2014): Todesangst und Überleben nach extremer Gewalt: Interviews mit traumatisierten Menschen in der Türkei, Südamerika und Ruanda. Ochsenfurt: Kulturmaschinen Verlag.

PFEIFFER, E. & GOLDBECK, L. (2019): Traumafokussierte pädagogische Gruppenintervention für junge Flüchtlinge: Das Programm „Mein Weg". Göttingen: Hogrefe.

PHILLIPS, M. & FREDERICK, C. (2003): Handbuch der Hypnotherapie bei posttraumatischen und dissoziativen Störungen. Heidelberg: Carl-Auer Verlag.

PIEPER, G. & BENGEL, J. (2008): Traumatherapie in sieben Stufen: Ein kognitiv-behaviorales Behandlungsmanual (SBK). Bern: Huber.

PLASSMANN, R., SEIDEL, M., BURKART, T. & UEBELE, C. (2007): Die Kunst des Lassens: Psychotherapie mit EMDR für Erwachsene und Kinder. Gießen: Psychosozial-Verlag.

POERSCH, D. (2007): Vertrauen und Kindesmissbrauch: Aspekte und Konsequenzen für die praktische Arbeit mit missbrauchten Kindern. Saarbrücken: VDM-Verlag Dr. Müller.

POLAT, A. (2015): Trauma und Sozialisation: Zu den Auswirkungen von Flüchtlingserfahrungen auf die nachfolgende Generation. Wiesbaden: Springer VS.

POLLOCK, B. E., MACFIE, J. & ELLEDGE, L. C. (2017): Evidence for phase-based psychotherapy as a treatment for dissociative identity disorder comorbid with major depressive disorder and alcohol dependence. *Journal Of Trauma & Dissociation,* 18(4), S. 595–609.

PRECIN, P. (2011): Return to work: A case of PTSD, dissociative identity disorder, and satanic ritual abuse. *Work: Journal of Prevention, Assessment & Rehabilitation,* 38(1), S. 57–66.

PRESS, A. (2012): Auswirkungen frühkindlicher Traumata auf die Malentwicklung. Regensburg: Roderer.

PROKOP, A. (2016): Gewalt und Mimikry: Vom frühen Trauma zum Amoklauf. Wiesbaden: Springer Fachmedien.

PROSS, C. (2009): Verletzte Helfer: Umgang mit dem Trauma: Risiken und Möglichkeiten sich zu schützen. Stuttgart: Klett-Cotta.

PUTNAM, F. W. & LOEWENSTEIN, R. J. (2000): Dissociative Identity Disorder, in: B. J. Kaplan & V. A. Sadock (Hrsg.): Kaplan and Sadock's Comprehensive Textbook of Psychiatry, S. 1552–1564. Philadelphia: Lippincott, Williams & Wilkins.

QUINNET, P. G. (2000): Es gibt etwas Besseres als den Tod. Suizidgefährdung – Rat und Hilfe. Freiburg: Herder.

RAHIM, M. (2014): Developmental trauma disorder: an attachment-based perspective. *Clinical Child Psychology And Psychiatry,* 19(4), S. 548–560.

RAMIKIE, T. S. & RESSLER, K. J. (2018): Mechanisms of Sex Differences in Fear and Posttraumatic Stress Disorder. *Biological Psychiatry,* 83(10), S. 876–885.

RASS, E., SPITZER, C. & SCHORE, A. N. (2017): Bindung, Bindungstrauma und Dissoziation. In A. Eckhardt-Henn & C. Spitzer (Hrsg.), Dissoziative Bewusstseinsstörungen. Grundlagen, Klinik, Therapie (S. 61–77). Stuttgart: Schattauer.

REDDEMANN, L. & DEHNER-RAU, C. (2018): Trauma heilen: Ein Übungsbuch für Körper und Seele. Stuttgart: Trias.

REDDEMANN, L. (2007): Zur Theorie der Ego-States und der Bezug zur Arbeit auf der „inneren Bühne“. In C. Geißler, P. Geißler & O. Hofer-Moser (Hrsg.), Körper, Imagination und Beziehung in der Traumatherapie. Tagungsband zum 6. Wiener Symposium ‚Psychoanalyse und Körper‘ 2006 (S. 191–207). Gießen: Psychosozial-Verlag.

REDDEMANN, L. (2011): Psychodynamisch Imaginative Traumatherapie: PITT – Das Manual. Ein resilienzorientierter Ansatz in der Psychotraumatologie. Stuttgart: Klett-Cotta.

REDDEMANN, L. (2018): Kriegskinder und Kriegsenkel in der Psychotherapie: Folgen der NS-Zeit und des Zweiten Weltkriegs erkennen und bearbeiten – Eine Annäherung. Stuttgart: Klett-Cotta.

REDDEMANN, L., HOFMANN, A. & GAST, U. (2011): Psychotherapie der dissoziativen Störungen: Krankheitsmodelle und Therapiepraxis – störungsspezifisch und schulenübergreifend. Stuttgart: Thieme.

REDDEMANN, L., KINDERMANN, L.-S. & LEVE, V. (2013): Imagination als heilsame Kraft im Alter. Stuttgart: Klett-Cotta.

REDDEMANN, L., LÜCKE, S. & APPEL-RAMB, C. (2016): Imagination als heilsame Kraft: Ressourcen und Mitgefühl in der Behandlung von Traumafolgen. Stuttgart: Klett-Cotta.

REICHELT, S. (2008): Prozessorientiertes Malen als traumatherapeutische Intervention: Ein Beitrag zur ressourcenfundierten Bewältigung von Extremerfahrungen in Kindheit und Adoleszenz. Regensburg: Roderer.

REICHERT, E., SEGAL, C. & FLANNERY-SCHROEDER, E. (2015): Trauma, attentional biases, and revictimization among young adults. *Journal of Trauma & Dissociation*, 16(2), S. 181–196.

REINDERS, A. A. T. S. (2008): Cross-examining dissociative identity disorder: neuroimaging and etiology on trial. Neurocase, 14(1), S. 44–53.

REINDERS, A. A. T. S., CHALAVI, S., SCHLUMPF, Y. R., VISSIA, E. M., NIJENHUIS, E. R. S., JÄNCKE, L., & ECKER, C. (2018): Neurodevelopmental origins of abnormal cortical morphology in dissociative identity disorder. Acta Psychiatrica Scandinavica, 137(2), S. 157–170.

REINDERS, A. A. T. S., MARQUAND, A. F., SCHLUMPF, Y. R., CHALAVI, S., VISSIA, E. M., NIJENHUIS, E. R. S., & VELTMAN, D. J. (2019): Aiding the diagnosis of dissociative identity disorder: pattern recognition study of brain biomarkers. *The British Journal Of Psychiatry: The Journal Of Mental Science*, 215(3), S. 536–544.

REINDERS, A. A. T. S., NIJENHUIS, E. R. S., PAANS, A. M. J., KORF, J., WILLEMSEN, A. T. M. & DEN BOER, J. A. (2003): One brain, two selves. Neuroimage, 20(4), S. 2119–2125.

REINDERS, A. A. T. S., NIJENHUIS, E. R. S., QUAK, J., KORF, J., HAAKSMA, J., PAANS, A. M. J., & DEN BOER, J. A. (2006): Psychobiological characteristics of dissociative identity disorder: a symptom provocation study. *Biological Psychiatry*, 60(7), S. 730–740.

REINDERS, A. A. T. S., WILLEMSEN, A. T. M., DEN BOER, J. A., VOS, H. P. J., VELTMAN, D. J. & LOEWENSTEIN, R. J. (2014): Opposite brain emotion-regulation patterns in identity states of dissociative identity disorder: A PET study and neurobiological model. *Psychiatry Research: Neuroimaging*, 223(3), S. 236–243.

REINDERS, A. A. T. S., WILLEMSEN, A. T. M., VOS, H. P. J., DEN BOER, J. A. & NIJENHUIS, E. R. S. (2012): Fact or factitious? A psychobiological study of authentic and simulated dissociative identity states. Plos One, 7(6).

RENGGLI, F. (2018): Früheste Erfahrungen – Ein Schlüssel zum Leben: Wie unsere Traumata aus Schwangerschaft und Geburt ausheilen können. Gießen: Psychosozial-Verlag.

RENNEBACH, R. ET AL. (2002): Satanismus und Rechtsradikalismus – Brüder im Geiste? Ergebnis einer Anhörung im SPD-Fraktionssaal, Berliner Reichstag, 19. Juni.

RESICK, P. A. & MAERCKER, A. (2003): Stress und Trauma: Grundlagen der Psychotraumatologie. Bern: Huber.

RESICK, P. A., NISHITH, P. & GRIFFIN, M. G. (2003): How well does cognitive-behavioral therapy treat symptoms of complex PTSD? An examination of child sexual abuse survivors within a clinical trial. CNS Spectrums, 8(5), S. 340–355.

REXHAUSEN, J. E. (2003): Felduntersuchung zum Nebennierenrinden-Hormon Cortisol bei Frauen mit Borderline-Persönlichkeitsstörung. Göttingen: Cuvillier.

Ribáry, G., Lajtai, L., Demetrovics, Z. & Maraz, A. (2017): Multiplicity: An Explorative Interview Study on Personal Experiences of People with Multiple Selves. Frontiers In Psychology, 8, S. 938–938.

Richter, H.-G. (2006): Imagination und Trauma: Bilder und Träume von traumatisierten Menschen. Frankfurt a. M.: Lang.

Rieber, R. W. (2002): The duality of the brain and the multiplicity of minds: can you have it both ways? *History Of Psychiatry,* 13(49 Pt 1), S. 3–17.

Riggs, S. A., Sahl, G., Greenwald, E., Atkison, H., Paulson, A. & Ross, C. A. (2007): Family environment and adult attachment as predictors of psychopathology and personality dysfunction among inpatient abuse survivors. Violence And Victims, 22(5), S. 577–600.

Ritual Abuse Task Force. Los Angeles County Commission for Women (1989): Ritual Abuse: Definitions, Glossary, The Use of Mind Control; deutsche Übersetzung: Köln: Zartbitter, 1996.

Rivers Siddons, Anne (2002): Muscheln im Sand. München: Ullstein.

Røberg, L., Nilsen, L. & Røssberg, J. I. (2018): How do men with severe sexual and physical childhood traumatization experience trauma-stabilizing group treatment? A qualitative study. *European Journal Of Psychotraumatology,* 9(1).

Robertson, N. (2014): Spiritual aspects of DID. In L. X. Bowlby & D. Briggs (Hrsg.), Living with the reality of dissociative identity disorder: Campaigning voices. (S. 13–21). London: Karnac Books.

Robertson, S. (2017): Transgender people: Adversity and relationship to complex trauma. (78). ProQuest Information & Learning.

Rodewald, F., Dell, P. F., Wilhelm-Gössling, C. & Gast, U. (2011): Are major dissociative disorders characterized by a qualitatively different kind of dissociation? *Journal Of Trauma & Dissociation: The Official Journal Of The International Society For The Study Of Dissociation (ISSD),* 12(1), S. 9–24.

Rodewald, F., Gast, U. & Emrich, H. M. (2006): Screening auf Komplexe Dissoziative Störungen mit dem Fragebogen für dissoziative Symptome (FDS). [Screening for major dissociative disorders with the FDS (Fragebogen für dissoziative Symptome), the German version of the Dissociative Experiences Scale]. Psychotherapie, Psychosomatik, Medizinische Psychologie, 56(6), S. 249–258.

Rodewald, F., Wilhelm-Gössling, C., Emrich, H. M., Reddemann, L. & Gast, U. (2011): Axis-I comorbidity in female patients with dissociative identity disorder and dissociative identity disorder not otherwise specified. *The Journal Of Nervous And Mental Disease,* 199(2), S. 122–131.

Romanus-Ludewig, A. (2019): Resilienz- und bindungsorientierte Traumatherapie (RebiT): Ein Handbuch. Paderborn: Junfermann.

Rösch, S. (2014): Sehnsucht nach dem Tod. Wie ich traumatisierte Menschen mit Todeswunsch begleite. P&S, 2, S. 46–49.

Rosenberg, F. (2010): Introjekt und Trauma: Einführung in eine integrative psychoanalytische Traumabehandlung. Frankfurt a. M.: Brandes & Apsel.

Rosenthal, G. (1999): Sexuelle Gewalt in Kriegs- und Verfolgungszeiten, in: Medica Mondiale (Hrsg.): Krieg, Geschlecht und Traumatisierung. Frankfurt / M.

Rosenthal, G. (2001): Transgenerationale Folgen von Verfolgung und von Täterschaft. Familien von Shoah-Überlebenden und von Nazi-Tätern, in: Streeck-Fischer et al., a. a.O., S. 174–206.

Rosenthal, G. (Hrsg.) (1997): Der Holocaust im Leben von drei Generationen. Familien von Überlebenden der Shoah und von Nazi-Tätern, Gießen: Psychosozial-Verlag.

Rösing, I. (2007): Der verwundete Heiler: Kritische Analyse einer Metapher. Kröning: Asanger.

Rosner, R. & Steil, R. (2009): Ratgeber Posttraumatische Belastungsstörung: Informationen für Betroffene, Eltern, Lehrer und Erzieher. Göttingen: Hogrefe.

Ross, C. (2012): Täterintrojekte in der Trauma Model Therapy (TMT). In R. Vogt (Hrsg.), Täterintrojekte. Diagnostische und therapeutische Behandlungsmodelle dissoziativer Strukturen (S. 85–95). Kröning: Asanger.

Ross, C. (2017): Treatment strategies for programming and ritual abuse. *Journal of Trauma & Dissociation,* 18(3), S. 454–464.

Ross, C. A. (2011): Possession experiences in dissociative identity disorder: a preliminary study. *Journal Of Trauma & Dissociation: The Official Journal Of The International Society For The Study Of Dissociation (ISSD),* 12(4).

Ross, C. A. (2015): When to suspect and how to diagnose dissociative identity disorder. *Journal of EMDR Practice and Research,* 9(2), S. 114–120.

Rössel-Čunović, M. (2018): Hilfe ohne Grenzen? Gesundheitsressourcen erhalten in der psychosozialen Begleitung von Geflüchteten. Göttingen: Vandenhoeck & Ruprecht.

Rost, C. & Overkamp, B. (2018): Selbsthilfe bei posttraumatischen Symptomen: Übungen für Körper, Geist und Seele. Paderborn: Junfermann.

Rothenberger, A. & Hüther, G. (1997): Die Bedeutung psychosozialer Belastungen im Kindesalter für die strukturelle und funktionelle Hirnreifung: Neurobiologische Grundlagen der Entwicklungspsychopathologie, in: *Praxis der Kinderpsychiatrie,* Bd. 46, S. 623–644.

Rothschild, B. (2002): Der Körper erinnert sich. Die Psychophysiologie des Traumas und der Traumabehandlung. Essen: Synthesis.

Rousseau, C. (2015): Ein Schritt nach vorne? Die Berücksichtigung des Kindes- und Jugendalters bei der Überarbeitung der trauma- und belastungsbezogenen Störungen in DSM-5 und ICD-11. Kindheit und Entwicklung, 24(3), S. 137–145.

Ruden, R. A. (2012): Wenn Vergangenes nicht vergeht: Seelische Traumatisierung. Ursachen und Behandlung. Tübingen: DGVT Deutsche Gesellschaft für Verhaltenstherapie.

Rufer, M., Held, D., Cremer, J., Fricke, S., Moritz, S., Peter, H. & Hand, I. (2006): Dissociation as a Predictor of Cognitive Behavior Therapy Outcome in Patients with Obsessive-Compulsive Disorder. Psychotherapy And Psychosomatics, 75(1), S. 40–46.

Ruppert, F. (2007): Seelische Spaltung und innere Heilung: Traumatische Erfahrungen integrieren. Stuttgart: Klett-Cotta.

Ruppert, F. (2018): Wer bin Ich in einer traumatisierten Gesellschaft? Wie Täter-Opfer-Dynamiken unser Leben bestimmen und wie wir uns daraus befreien. Stuttgart: Klett-Cotta.

Ryle, A. (1997a): The structure and development of borderline personality disorder: A proposed model, in: *British Journal of Psychiatry,* Vol. 170, S. 82–87.

Ryle, A. (1997b): Cognitive Analytic Therapy and Borderline Personality Disorder: The Model and the Method. Chichester: Wiley.

Sachs, A. (2011): As thick as thieves, or the ritual abuse family – An attachment perspective on a forensic relationship. In V. Sinason (Hrsg.), Attachment, trauma and multiplicity: Working with dissociative identity disorder., 2nd ed. (S. 75–82). New York, NY: Routledge / Taylor & Francis Group.

Sachs, A. (2017): Through the lens of attachment relationship: stable DID, active DID and other trauma-based mental disorders. *Journal Of Trauma & Dissociation: The Official Journal Of The International Society For The Study Of Dissociation (ISSD),* 18(3), S. 319–339.

Sachser, C., Keller, F. & Goldbeck, L. (2017): Complex PTSD as Proposed for ICD-11: Validation of a New Disorder in Children and Adolescents and Their Response to Trauma-Focused Cognitive Behavioral Therapy. *Journal of Child Psychology and Psychiatry,* 58(2), S. 160–168.

Sachsse, U. (2006): Beziehung als Trauma: der nicht sexuelle Missbrauch. Persönlichkeitsstörungen – Theorie und Therapie, 10(2), S. 99–104.

Sachsse, U. (2012): Neurobiologische Grundlagen und Veränderungen nach traumatischen Lebenserfahrungen. In I. Özkan, U. Sachsse & A. Streeck-Fischer (Hrsg.), Zeit heilt nicht alle Wunden. Kompendium zur Psychotraumatologie (S. 65–84). Göttingen: Vandenhoeck & Ruprecht.

Sachsse, U., Özkan, I. & Streeck-Fischer, A. (2002): Traumatherapie – was ist erfolgreich? Göttingen: Vandenhoeck & Ruprecht.

Sack, M., Gromes, B. & Lempa, W. (2010): Schonende Traumatherapie: Ressourcenorientierte Behandlung von Traumafolgestörungen. Stuttgart: Schattauer.

Saint Arnault, D. & Sinko, L. (2019): Hope and Fulfillment After Complex Trauma: Using Mixed Methods to Understand Healing. Frontiers In Psychology, 10, 2061-2061.

Salter, M. (2017): Organized abuse in adulthood: Survivor and professional perspectives. *Journal Of Trauma & Dissociation,* 18(3), S. 441–453.

Sandberg, D. A. (2010): Adult attachment as a predictor of posttraumatic stress and dissociation. *Journal of Trauma & Dissociation,* 11(3), S. 293–307. doi:10.1080/15299731003780937.

Sar, V., Akyüz, G. & Doğan, O. (2007): Prevalence of dissociative disorders among women in the general population. *Psychiatry Research,* 149(1–3), S. 169–176.

Şar, V., Alioğlu, F., Akyuz, G., Tayakisi, E., Öğülmüş, E. F. & Sönmez, D. (2017): Awareness of identity alteration and diagnostic preference between borderline personality disorder and dissociative disorders. *Journal of Trauma & Dissociation,* 18(5), S. 693–709.

Şar, V., Dorahy, M. J. & Krüger, C. (2017): Revisiting the etiological aspects of dissociative identity disorder: A biopsychosocial perspective. Psychology Research and Behavior Management, 10.

Sar, V., Middleton, W. & Dorahy, M. J. (2012): The scientific status of childhood dissociative identity disorder: A review of published research. Psychotherapy And Psychosomatics, 81(3), S. 183–184.

Sar, V., Önder, C., Kilincaslan, A., Zoroglu, S. S. & Alyanak, B. (2014): Dissociative identity disorder among adolescents: Prevalence in a university psychiatric outpatient unit. *Journal of Trauma & Dissociation,* 15(4), S. 402–419.

Satyanarayana, V. A., Chandra, P. S. & Vaddiparti, K. (2015): Mental health consequences of violence against women and girls. Current Opinion In *Psychiatry,* 28(5), S. 350–356.

Sautter, C. (2005): Wenn die Seele verletzt ist: Trauma – Ursachen und Auswirkungen. Wolfegg: Verlag für Systemische Konzepte.

Savitz, J., Solms, M., Pietersen, E., Ramesar, R. & Flor-Henry, P. (2004): Dissociative identity disorder associated with mania and change in handedness. Cognitive And Behavioral Neurology: Official *Journal Of The Society For Behavioral And Cognitive Neurology,* 17(4), S. 233–237.

Scaer, R. (2014): Das Trauma-Spektrum: Verborgene Wunden und die Kraft der Resilienz. Lichtenau: G. P. Probst Verlag.

Scaer, R. (2017): Acht Schlüssel zur Gehirn-Körper-Balance: Neurophysiologische Grundlagen einer somatisch orientierten Traumatherapie. Lichtenau: G. P. Probst.

Schäfer, S. K., Becker, N., King, L., Horsch, A. & Michael, T. (2019): The relationship between sense of coherence and post-traumatic stress: a meta-analysis. *European Journal Of Psychotraumatology,* 10(1).

Schäfer, U., Rüther, E. & Sachsse, U. (2006): Hilfe und Selbsthilfe nach einem Trauma: Ein Ratgeber für seelisch schwer belastete Menschen und ihre Angehörigen. Göttingen: Vandenhoeck & Ruprecht.

Schay, P. & Liefke, I. (2009): Sucht und Trauma: Integrative Traumatherapie in der Drogenhilfe. Wiesbaden: VS Verlag für Sozialwissenschaften.

Scheffer Lindgren, M. & Renck, B. (2008): ‚It is still so deep-seated, the fear': psychological stress reactions as consequences of intimate partner violence. *Journal Of Psychiatric And Mental Health Nursing,* 15(3), S. 219–228.

Schellong, J. (2013): Diagnostische Klassifikation von Traumafolgestörungen. In M. Sack, U. Sachsse & J. Schellong (Hrsg.), Komplexe Traumafolgestörungen. Diagnostik und Behandlung von Folgen schwerer Gewalt und Vernachlässigung (S. 42–58). Stuttgart: Schattauer.

Scherwath, C. & Friedrich, S. (2016): Soziale und pädagogische Arbeit bei Traumatisierung. München: Reinhardt.

Schlesinger-Kipp, G. (2012): Kindheit im Krieg und Nationalsozialismus: PsychoanalytikerInnen erinnern sich. Gießen: Psychosozial-Verlag.

Schlumpf, Y. R., Nijenhuis, E. R. S., Chalavi, S., Weder, E. V., Zimmermann, E., Luechinger, R., & Jäncke, L. (2013): Dissociative part-dependent biopsychosocial reactions to backward masked angry and neutral faces: An fMRI study of dissociative identity disorder. Neuroimage. Clinical, 3, S. 54–64.

Schlumpf, Y. R., Reinders, A. A. T. S., Nijenhuis, E. R. S., Luechinger, R., van Osch, M. J. P. & Jäncke, L. (2014): Dissociative part-dependent resting-state activity in dissociative identity disorder: a controlled FMRI perfusion study. Plos One, 9(6).

Schmidbauer, W. (2008): Er hat nie darüber geredet: Das Trauma des Krieges und die Folgen für die Familie. Stuttgart: Kreuz.

SCHMIDT, C. (2004): Das entsetzliche Erbe: Träume als Schlüssel zu Familiengeheimnissen. Göttingen: Vandenhoeck & Ruprecht.
SCHMIDT, I. (2004): Die Folgen früher Gewalterfahrung: Eine Untersuchung der Schreckreizreaktivität bei lebensgeschichtlich früh traumatisierten Frauen. Göttingen: Cuvillier.
SCHMITZ, U. (2004): Konzentrative Bewegungstherapie (KBT) zur Traumabewältigung: Ein handlungsorientierter Ansatz. Göttingen: Vandenhoeck & Ruprecht.
SCHMUCKER, M. & KÖSTER, R. (2014): Praxishandbuch IRRT: Imagery Rescripting & Reprocessing Therapy bei Traumafolgestörungen, Angst, Depression und Trauer. Stuttgart: Klett-Cotta.
SCHNECK, U. (2017): Psychosoziale Beratung und therapeutische Begleitung von traumatisierten Flüchtlingen. Köln: Psychiatrie-Verlag.
SCHNEIDER, A. (2012): Wunden, die nicht heilen wollen: Psychotherapie nach Unfall mit Verletzung. Ein Behandlungsmanual. Paderborn: Junfermann.
SCHNEIDER, I., BERTSCH, K., IZURIETA HIDALGO, N. A., MÜLLER, L. E., DEFIEBRE, N. & HERPERTZ, S. C. (2019): The Sound and Face of Others: Vocal Priming Effects on Facial Emotion Processing in Posttraumatic Stress Disorder. Psychopathology, S. 1–11.
SCHORE, A. N. (2007): Affektregulation und die Reorganisation des Selbst. Stuttgart: Klett-Cotta.
SCHRADER, C. (2012): Mit den Augen die Seele bewegen: Wege aus dem Trauma für Menschen mit geistiger Behinderung durch EMDR und BHS. Marburg: Lebenshilfe-Verlag.
SCHROETER, P. T., DAHME, B. & NUTZINGER, D. O. (2002): Self-injurious behavior in women with eating disorders, in: *American Journal of Psychiatry,* Vol. 159 (3), S. 408–411.
SCHUBBE, O., PÜSCHEL, I., GEBHARDT, K., RENSSEN, M. & BAMBACH, S. (2016): Traumatherapie mit EMDR: Ein Handbuch für die Ausbildung. Göttingen: Vandenhoeck & Ruprecht.
SCHUBERT, C. F., SCHMIDT, U. & ROSNER, R. (2016): Posttraumatic growth in populations with posttraumatic stress disorder – A systematic review on growth-related psychological constructs and biological variables. Clinical Psychology and Psychotherapy, 23(6), S. 469–486.
SCHÜEPP, R., MATTHESS, H. & MENNE, B. (2013): Komplexe Traumafolgestörungen und Borderline-Persönlichkeitsstörung. In M. Sack, U. Sachsse, & J. Schellong (Hrsg.), Komplexe Traumafolgestörungen. Diagnostik und Behandlung von Folgen schwerer Gewalt und Vernachlässigung (S. 409–420). Stuttgart: Schattauer.
SCHÜTZENBERGER, A. A. (2001): Oh, meine Ahnen! Wie das Leben unserer Vorfahren in uns wiederkehrt. Heidelberg: Carl-Auer.
SCHWARTZ, H. (2000): Dialogues with forgotten voices. Relational Perspectives on child abuse trauma and treatment of dissociative disorders. New York: Basic Books.
SCHWARTZ, H. (2012): Behandlung und Transformation von täteridentifizierten States bei dissoziativen Patienten – Eine Alchemie von Wölfen und Schafen. In: R. Vogt (Hrsg.), Täterintrojekte. Diagnostische und therapeutische Behandlungsmodelle dissoziativer Strukturen (S. 97–138). Kröning: Asanger.
SCHWARTZ, M. F. & GALPERIN, L. (2002): Hyposexuality and Hypersexuality Secondary to Childhood Trauma and Dissociation, in: *Journal of Trauma and Dissociation*, Vol. 5, No. 4, S. 10–120.
SCHWARZ, M. (2010): Ohnmacht der Helfer: Reaktionen erster Ansprechpartner nach sexueller Gewalt. Marburg: Tectum Verlag.
SCORSESE, MARTIN, IN EINEM INTERVIEW MIT KATJA NICODEMUS (2003) zu seinem Film „Gangs of New York“, in: *Die Zeit,* Nr. 8, S. 35.
SCOTT-TILLEY, D., TILTON, A. & SANDEL, M. (2010): Biologic correlates to the development of posttraumatic stress disorder in female victims of intimate partner violence: implications for practice. Perspectives In Psychiatric Care, 46(1), S. 26–36.
SEEDAT, S., STEIN, M. B. & FORDE, D. R. (2003): Prevalence of dissociative experiences in a community sample: Relationship to gender, ethnicity, and substance use. *Journal of Nervous and Mental Disease,* 191(2), S. 115–120.
SEIDLER, G. H. (2013): Psychotraumatologie: Das Lehrbuch. Stuttgart: Kohlhammer.
SELYE, H. (1976): The Stress of Life. New York.
SENDER, I. (2000): Ratgeber Borderline-Syndrom. Wissenswertes für Betroffene und deren Angehörige. München: CIP-Medien.

Sendera, A. & Sendera, M. (2013): Trauma und Burnout in helfenden Berufen: Erkennen, Vorbeugen, Behandeln – Methoden, Strategien und Skills. Wien: Springer.

Seng, J.S., Sperlich, M., Low, L.K., Ronis, D.L., Muzik, M. & Liberzon, I. (2013): Childhood abuse history, posttraumatic stress disorder, postpartum mental health, and bonding: A prospective cohort study. *Journal of Midwifery & Women's Health,* 58(1), S. 57–68.

Seyfried, D. & Winkler, R. (2008): Ein Tag in Pauls Familie: Arbeitsmaterial für kindliche Zeugen von häuslicher Gewalt. Tübingen: DGVT Deutsche Gesellschaft für Verhaltenstherapie.

Shaffer, R. & Cozolino, L. (1995): Adults who report childhood ritualistic abuse, in: *Journal of Psychology and Theology,* Vol. 20(3), S. 188–193.

Shah, H. & Weber, T. (2013): Trauer und Trauma: Die Hilflosigkeit der Betroffenen und der Helfer und warum es so schwer ist, die jeweils andere Seite zu verstehen. Kröning: Asanger.

Shapiro, F. (2013): EMDR – Grundlagen und Praxis: Handbuch zur Behandlung traumatisierter Menschen. Paderborn: Junfermann.

Shevlin, M., Hyland, P., Karatzias, T., Fyvie, C., Roberts, N., Bisson, J.I., & Cloitre, M. (2017): Alternative models of disorders of traumatic stress based on the new ICD-11 proposals. Acta Psychiatrica Scandinavica, 135(5), S. 419–428.

Shibayama, M. (2011): [Differential diagnosis between dissociative disorders and schizophrenia]. Seishin Shinkeigaku Zasshi = Psychiatria Et Neurologia Japonica, 113(9), S. 906–911.

Siegel, D.J. (2006): Wie wir werden, die wir sind. Paderborn: Junfermann.

Sigurdardottir, S., Halldorsdottir, S. & Bender, S.S. (2012): Deep and almost unbearable suffering: Consequences of childhood sexual abuse for men's health and well-being. Scandinavian *Journal of Caring Sciences,* 26(4), S. 688–697.

Silberg, J. (Hrsg.) (1996): The Dissociative Child. Diagnosis, Treatment, and Management. Lutherville: Sidran.

Simon, N., Roberts, N.P., Lewis, C.E., van Gelderen, M.J. & Bisson, J.I. (2019): Associations between perceived social support, posttraumatic stress disorder (PTSD) and complex PTSD (CPTSD): Implications for treatment. *European Journal Of Psychotraumatology,* 10(1).

Sinason, V. (2008): From social conditioning to mind control. In A. Sachs & G. Galton (Hrsg.), Forensic aspects of dissociative identity disorder. (S. 167-184). London: Karnac Books.

Sinason, V. (2011): Attachment, trauma and multiplicity: Working with dissociative identity disorder, 2nd ed. New York, NY: Routledge / Taylor & Francis Group.

Sinason, V. (2014): Übertragung und Gegenübertragung in der Arbeit mit schwer dissoziativen Täterintrojekten. Trauma. Zeitschrift für Psychotraumatologie und ihre Anwendungen, 12(4), S. 26–33.

Sinason, V. (2016): Die Identifikation mit dem Täter und der Umgang mit dem Täter-Introjekt: Ein ungewöhnlich komplexes Bindungsmuster innerhalb der dissoziativen Identitätsstörung, das eher zum Scheitern als zum Erfolg der Behandlung führen kann. In K.H. Brisch (Hrsg.), Bindungstraumatisierungen. Wenn Bindungspersonen zu Tätern werden (S. 74–91). Stuttgart: Klett-Cotta.

Sinason, V. (2017): Dying for love: An attachment problem with some perpetrator introjects. *Journal Of Trauma & Dissociation: The Official Journal Of The International Society For The Study Of Dissociation (ISSD),* 18(3), S. 340–355.

Smith, G., Cox, D. & Saradjian, J. (2000): Selbstverletzung – „Damit ich den inneren Schmerz nicht spüre". Ein Ratgeber für betroffene Frauen und ihre Angehörigen. Zürich: Kreuz.

Smith, M. (1994): Gewalt und sexueller Missbrauch in Sekten. Zürich: Kreuz.

Snekkevik, H., Anke, A.G. W., Stanghelle, J.K. & Fugl-Meyer, A.R. (2003): Is sense of coherence stable after multiple trauma? Clinical Rehabilitation, 17(4), S. 443–453.

Snyder, B.L. (2018): Women with dissociative identity disorder who experience intimate partner violence. *Journal Of Psychosocial Nursing And Mental Health Services,* 56(5).

Solomon, J. & George, C. (Hrsg.) (1999): Attachment disorganization. New York: Guilford.

Solomon, Z., Dekel, R. & Mikulincer, M. (2008): Complex trauma of war captivity: a prospective study of attachment and post-traumatic stress disorder. Psychological Medicine, 38(10), S. 1427–1434.

SOMBROEK, H. (2009): Innere Kollaborateure, Saboteure und Zerstörer. Die Psychodynamik des frühen Traumas aus der Innenperspektive des Opfers. [Internal collaborators, saboteurs, and destroyers – The psychodynamics of early trauma from the internal perspective of the victim]. Trauma & Gewalt, 3(3), S. 224–230.

SOMER, E. (2013): Wie können wir dissoziative Störungen vor Gericht interpretieren und das Kreuzverhör überstehen? Roge: AV Recording Service GbR.

SOMER, E. (2014): Psychotherapie auf dem Prüfstand: Dissoziative Störungen vor Gericht. In: R. Vogt (Hrsg.), Verleumdung Verrat bei dissoziativen Traumafolgestörungen (S. 198–208). Kröning: Asanger Verlag.

SONNE, J. C. (2001): It's Proven but Not Believed. An Exploration of Psychosocial Resistances to Acceptance of the Reality of Prenatal Mentation, Communication, and Psychic Trauma, in: *International Journal of Prenatal and Perinatal Psychology and Medicine,* Vol. 13 (1 / 2), S. 43–82.

SOUTHWICK, S., KRYSTAL, J. H., BREMNER, J. D., MORGAN III, C. A. ET AL. (1997): Noradrenergic and sertonogergic function in posttraumatic stress disorder, in: *Archives of General Psychiatry,* Vol. 54/8, S. 749–758.

SOUTHWICK, S., YEHUDA, R. & WANG, S. (1998): Neuroendocrine alterations in post-traumatic stress disorder, in: *Psychiatric Annals,* Vol. 28 (8), S. 436–450.

SOUZA, R. R., ROBERTSON, N. M., PRUITT, D. T., GONZALES, P. A., HAYS, S. A., RENNAKER, R. L., & MCINTYRE, C. K. (2019): Vagus nerve stimulation reverses the extinction impairments in a model of PTSD with prolonged and repeated trauma. Stress (Amsterdam, Netherlands), 22(4), S. 509–520.

SPANGENBERG, E. (2008): Dem Leben wieder trauen: Traumaheilung nach sexueller Gewalt. Düsseldorf: Patmos.

SPANGENBERG, E. (2015): Behutsame Trauma-Integration (TRIMB): Belastende Erfahrungen lösen mit Atmung, Bewegung und Imagination. Stuttgart: Klett-Cotta.

SPENCER, J. (1995): Jenny (Biografie einer Frau, die rituell misshandelt wurde). Frankfurt: Fischer.

SPIEGEL, D., LOEWENSTEIN, R. J., LEWIS-FERNÁNDEZ, R., SAR, V., SIMEON, D., VERMETTEN, E., & DELL, P. F. (2011): Dissociative disorders in DSM-5. Depression And Anxiety, 28(12).

SPITZER, C. & FREYBERGER, H. J. (2008): [Gender differences in dissociative disorders]. Bundesgesundheitsblatt, Gesundheitsforschung, Gesundheitsschutz, 51(1), S. 46–52.

SPITZER, C., BARNOW, S., FREYBERGER, H. J. & GRABE, H. J. (2007): Dissociation predicts symptom-related treatment outcome in short-term inpatient psychotherapy. *The Australian And New Zealand Journal Of Psychiatry,* 41(8), S. 682–687.

SPITZER, C., BARNOW, S., WINGENFELD, K., ROSE, M., LÖWE, B. & GRABE, H. J. (2009): Complex post-traumatic stress disorder in patients with somatization disorder. *Australian and New Zealand Journal of Psychiatry,* 43(1), S. 80–86.

SPITZER, C., KLAUER, T., GRABE, H.-J., LUCHT, M., STIEGLITZ, R.-D., SCHNEIDER, W. & FREYBERGER, H. J. (2003): Gender differences in dissociation. A dimensional approach. [Geschlechtsunterschiede bei Dissoziation. Ein dimensioneller Ansatz]. Psychopathology, 36, S. 65–70.

ST. JUST, A. (2005): Soziales Trauma: Balance finden in einer unsicheren Welt. München: Kösel.

STADNIK, R. D., BRAND, B. & SAVOCA, A. (2013): Personality assessment inventory profile and predictors of elevations among dissociative disorder patients. *Journal Of Trauma & Dissociation: The Official Journal Of The International Society For The Study Of Dissociation (ISSD),* 14(5), S. 546–561.

STADTMANN, M. P., MAERCKER, A., BINDER, J. & SCHNEPP, W. (2018): Why do I have to suffer? Symptom management, views and experiences of persons with a CPTSD: A grounded theory approach. *BMC Psychiatry,* 18.

STAMBOLIS, B. (2014): Aufgewachsen in „eiserner“ Zeit: Kriegskinder zwischen Erstem Weltkrieg und Weltwirtschaftskrise. Gießen: Psychosozial-Verlag.

STAMM, B. H. (Hrsg.) (2002): Sekundäre Traumastörungen. Wie Kliniker, Forscher & Erzieher sich vor traumatischen Auswirkungen ihrer Arbeit schützen können. Paderborn: Junfermann.

STANG, K. & SACHSSE, U. (2014): Trauma und Justiz: Juristische Grundlagen für Psychotherapeuten – psychotherapeutische Grundlagen für Juristen. Stuttgart: Schattauer.

Staszewski, N. (2017): Trauma und Alter: Zur Konzeptualisierung psychosozialer Arbeit mit Shoah-Überlebenden in Deutschland. Weinheim: Beltz Juventa.

Steele, H. (2003): Unrelenting catastrophic trauma within the family: When every secure base is abusive. Attachment & Human Development, 5(4), S. 353–366. doi:10.1080/14616730310001633438.

Steele, H. (2011): Multiplicity revealed in the Adult Attachment Interview: When integration and coherence means death. In V. Sinason (Hrsg.), Attachment, trauma and multiplicity: Working with dissociative identity disorder, 2nd ed. (S. 37–46). New York, NY: Routledge / Taylor & Francis Group.

Steele, K. (2013): Bindungsstörungen und Abhängigkeiten als Herausforderung in der Traumatherapie. Müllheim: Auditorium Netzwerk.

Steger, F. & Schochow, M. (2016): Traumatisierung durch politisierte Medizin: Geschlossene Venerologische Stationen in der DDR. Berlin: MWV Medizinisch-Wissenschaftliche Verlagsgesellschaft.

Steinbauer, M., Jagsch, R. & Kryspin-Exner, I. (2002): Stress im Polizeiberuf. Verarbeitung belastender Ereignisse im Dienst. Frankfurt: Verlag für Polizeiwissenschaft.

Steinberg, M. & Schnall, M. (2000): The Stranger in the Mirror. Dissociation – the Hidden Epidemic. New York: HarperCollins.

Steinberg, M. (1993): Structured clinical interview for DSM-IV dissociative disorders (SCID-D). Washington: American Psychiatric Press.

Steinberg, M., Cicckettі, D., Buchanan, J., Rakfeldt, J. & Rounsaville, B. (1994): Distinguishing between multiple personality disorder (dissociative identity disorder) and schizophrenia using the Structured Clinical Interview for DSM-IV Dissociative Disorders, in: *Journal of Nervous and Mental Disease,* Vol. 18, S. 495–502.

Stewart, B. L., Dadson, M. R. & Fallding, M. J. (2011): The application of attachment theory and mentalization in complex tertiary structural dissociation: A case study. *Journal of Aggression, Maltreatment & Trauma,* 20(3), S. 322–343.

Stiftung „Zum Wohl des Pflegekindes" (Hrsg.) (2001): 1. Jahrbuch des Pflegekinderwesens. Schwerpunktthema: Traumatisierte Kinder. München: Schulz-Kirchner-Verlag.

Stoller, R. J. (1997): Splitting. A Case of Female Masculinity. New Haven: Yale University Printing.

Stompe, T. (2017): Dissoziative Identitätsstörungen und schizophrene Wahnidentitäten. Spectrum Psychiatrie, 4, S. 26–31.

Strasburger, H. & Waldvogel, B. (2015): Sight and blindness in the same person: Gating in the visual system. *PsyCh Journal,* 4(4), S. 178–185.

Stratenwerth, I. & Bock, T. (1998): Stimmen hören. Botschaften aus der inneren Welt. Hamburg: Kabel.

Streeck-Fischer, A. (2014): Trauma und Entwicklung: Adoleszenz – frühe Traumatisierungen und ihre Folgen. Stuttgart: Schattauer.

Streeck-Fischer, A., Sachsse, U. & Özkan, I. (Hrsg.) (2001): Körper, Seele, Trauma. Biologie, Klinik und Praxis. Göttingen: Vandenhoeck & Ruprecht.

Strong, M. (1998): A Bright Red Scream: Self-mutilation and the language of pain. New York: Penguin Sutherland, W. G. (1990): Teachings in the Science of Osteopathie. Sutherland Cranial Teaching, Texas.

Studien zu Recht und Staat. Baden-Baden: Nomos.

Tagay, S., Schlottbohm, E. & Lindner, M. (2016): Posttraumatische Belastungsstörung: Diagnostik, Therapie und Prävention. Stuttgart: Kohlhammer.

Tang, S. S. S. & Freyd, J. J. (2012): Betrayal trauma and gender differences in posttraumatic stress. Psychological Trauma: Theory, Research, Practice, and Policy, 4(5), S. 469–478.

Tegtmeier, C. & Tegtmeier, M. A. (2011): PTBS – Das unsichtbare Leid: Posttraumatische Belastungsstörung. Handbuch für Einsatzkräfte und deren Angehörige. Berlin: Walhalla.

Terr, L. (1995): Schreckliches Vergessen, heilsames Erinnern. Traumatische Erfahrungen drängen ans Licht. München: Kindler.

Terr, L. (2001): Was passiert mit Erinnerungen nach traumatischen Belastungen? In: Streeck-Fischer et al., S. 23–42.

Teuber, K. (2000): „Ich blute, also bin ich". Selbstverletzung der Haut von Mädchen und jungen Frauen. Herbolzheim: Centaurus.

Thaler-Singer, M. & Lalich, J. (1997): Sekten. Wie Menschen ihre Freiheit verlieren und wiedergewinnen können. Heidelberg: Carl Auer.

Thomaes, K., Dorrepaal, E., Draijer, N., de Ruiter, M.B., Elzinga, B.M., van Balkom, A.J., & Veltman, D.J. (2012): Treatment effects on insular and anterior cingulate cortex activation during classic and emotional Stroop interference in child abuse-related complex post-traumatic stress disorder. Psychological Medicine, 42(11), S. 2337–2349.

Thomaes, K., Dorrepaal, E., van Balkom, A.J.L.M., Veltman, D.J., Smit, J.H., Hoogendoorn, A.W. & Draijer, N. (2015): [Complex PTSD following early-childhood trauma: emotion-regulation training as addition to the PTSD guideline]. Tijdschrift Voor Psychiatrie, 57(3), S. 171–182.

Tomlinson, K. & Baker, C. (2019): Women's Auto / Biography and Dissociative Identity Disorder: Implications for Mental Health Practice. *The Journal Of Medical Humanities,* 40(3), S. 365–387.

Torres, A., Garcia-Esteve, L., Navarro, P., Tarragona, M.J., Imaz, M.L., Ascaso, C., & Martín-Santos, R. (2013): Relationship between intimate partner violence, depressive symptomatology, and personality traits. *Journal of Family Violence,* 28(4), S. 369–379.

TraumaHilfeZentrum Nürnberg (Hrsg.) (2018): Selbsthilfebuch für traumatisierte Flüchtlinge, erhältlich in Deutsch und zahlreichen anderen Sprachen, unter: selbsthilfebuch@gmail. com.

Treu, G. (2003): „Heil Hitler, für fünf Pfennig Senf!": Jugend im Dritten Reich. Zur Psychologie nazistischer Sozialisation. Gießen: Psychosozial Verlag.

Trickey, D., Siddaway, A.P., Meiser-Stedman, R., Serpell, L. & Field, A.P. (2012): A meta-analysis of risk factors for post-traumatic stress disorder in children and adolescents. Clinical Psychology Review, 32(2), S. 122–138.

Tripolt, R. (2016): Bewegung als Ressource in der Traumabehandlung: Praxishandbuch IBT – Integrative Bewegte Traumatherapie. Stuttgart: Klett-Cotta.

Trobisch-Lütge, S. (2004): Das späte Gift: Folgen politischer Traumatisierung in der DDR und ihre Behandlung. Gießen: Psychosozial-Verlag.

Trost, A. (2018): Bindungswissen für die systemische Praxis: Ein Handbuch. Göttingen: Vandenhoeck & Ruprecht.

Tschauner, M. (2006): Die Anhörung von kindlichen Opfern sexueller Gewalt aus psychotraumatologischer Sicht. Frankfurt a. M.: Verlag für Polizeiwissenschaft.

Tschoeke, S., Borbé, R., Steinert, T. & Bichescu-Burian, D. (2019): A Systematic Review of Dissociation in Female Sex Workers. *Journal Of Trauma & Dissociation,* 20(2), S. 242–257.

Tschoeke, S., Steinert, T. & Bichescu-Burian, D. (2019): Causal connection between dissociation and ongoing interpersonal violence: A systematic review. Neuroscience and Biobehavioral Reviews, 107, S. 424–437.

Tschöke, S., Eisele, F. & Steinert, T. (2016): Persistierender Täterkontakt bei einer Patientin mit dissoziativer Identitätsstörung = Psychiatrische Praxis, 43(4), S. 225–227.

Tschöpe-Scheffler, S. (1999): Kinder brauchen Wurzeln und Flügel. Erziehung zwischen Bindung und Autonomie. Mainz: Matthias-Grünewald.

Twaite, J.A. & Rodriguez-Srednicki, O. (2004): Childhood Sexual and Physical Abuse and Adult Vulnerability to PTSD: The Mediating Effects of Attachment and Dissociation. *Journal of Child Sexual Abuse: Research, Treatment & Program Innovations for Victims, Survivors & Offenders,* 13(1), S. 17–38.

Twombly, J. (2012): Offenkundige und verborgene Täterintrojekte bei dissoziativ gestörten Patienten. In R. Vogt (Hrsg.), Täterintrojekte. Diagnostische und therapeutische Behandlungsmodelle dissoziativer Strukturen (S. 171–188). Kröning: Asanger.

Vachss, A. & Leggewie, C., (1994): Über das Böse. Frankfurt: Eichborn.

Valdez, C.E. & Lilly, M.M. (2019): The Effects of Dissociation on Analogue Trauma Symptoms After Trauma Processing Among Women With Varying Histories of Lifespan Victimization. *Journal Of Interpersonal Violence.*

Van der Hart, O. & Brom, D. (2000): When the Victim Forgets. Trauma-Induced Anmesia and Its Assessment in Holocaust Survivors, in: Shalev et al., a.a.O., S. 233–248.

Van der Hart, O. & Nijenhuis, E. (2001): Generalized dissociative amnesia: Episodic, semantic and procedural memories lost and found, in: *Australian and New Zealand Journal of Psychiatry,* Vol. 35, S. 589–600.

Van der Hart, O. et al.: Ritual Abuse in European Countries: A clinicians perspective, in: Fraser, a. a.O., S. 142ff.

Van der Hart, O., Bolt, H. & van der Kolk, B. A. (2005): Memory fragmentation in dissociative identity disorder. *Journal Of Trauma & Dissociation,* 6(1), S. 55–70.

Van der Hart, O., Brown, P. & Graafland, M. (1999): Trauma-induced dissociative amnesia in World War I combat soldiers, in: *Australian and New Zealand Journal of Psychiatry,* Vol. 33, S. 37–46.

van der Hart, O., Nijenhuis, E. R. S. & Steele, K. (2008): Das verfolgte Selbst: Strukturelle Dissoziation und die Behandlung chronischer Traumatisierung. Paderborn: Junfermann.

Van der Hart, O., Nijenhuis, E. R.S. & Steele, K. (2003): The haunted self: Chronic traumatization and the psychology of action. New York: W. W. Norton.

Van der Kolk, B. (2015): Verkörperter Schrecken: Traumaspuren in Gehirn, Geist und Körper und wie man sie heilen kann. Lichtenau: G. P. Probst Verlag.

Van Der Kolk, B., Ford, J. D. & Spinazzola, J. (2019): Comorbidity of developmental trauma disorder (DTD) and post-traumatic stress disorder: findings from the DTD field trial. *European Journal Of Psychotraumatology,* 10(1).

Van Dijke, A., Ford, J. D., Frank, L. E. & van der Hart, O. (2015): Association of childhood complex trauma and dissociation with complex posttraumatic stress disorder symptoms in adulthood. *Journal of Trauma & Dissociation,* 16(4), S. 428–441.

Van Dijke, A., Hopman, J. A. B. & Ford, J. D. (2018): Affect dysregulation, psychoform dissociation, and adult relational fears mediate the relationship between childhood trauma and complex posttraumatic stress disorder independent of the symptoms of borderline personality disorder. *European Journal Of Psychotraumatology,* 9(1).

Van Ijzendoorn, M. H. & Bakermans-Kranenburg, M. J. (2008): The distribution of adult attachment representations in clinical groups: A meta-analytic search for patterns of attachment in 105 AAI studies. In H. Steele & M. Steele (Hrsg.), Clinical applications of the Adult Attachment Interview. (S. 69–96). New York, NY: Guilford Press.

Van Kampenhout, D. (2008): Die Tränen der Ahnen: Opfer und Täter in der kollektiven Seele. Heidelberg: Carl-Auer Verlag.

Van Vliet, N. I., Huntjens, R. J. C., van Dijk, M. K. & de Jongh, A. (2018): Phase-based treatment versus immediate trauma-focused treatment in patients with childhood trauma-related posttraumatic stress disorder: study protocol for a randomized controlled trial. Trials, 19(1), S. 138–138.

Vanderlinden, J., van Dyck, R., Vandereycken, W. et al. (1993): The Dissociation Questionnaire (DIS-Q): development and characteristics of a new self-report questionnaire, in: Clinical Psychology & Psychotherapy, Vol.1, S. 21–27.

Vang, M. L., Ben-Ezra, M. & Shevlin, M. (2019): Modeling Patterns of Polyvictimiztion and Their Associations with Posttraumatic Stress Disorder and Complex Posttraumatic Stress Disorder in the Israeli Population. *Journal Of Traumatic Stress.*

Vissia, E. M., Giesen, M. E., Chalavi, S., Nijenhuis, E. R. S., Draijer, N., Brand, B. L. & Reinders, A. A. T. S. (2016): Is it trauma- or fantasy-based? Comparing dissociative identity disorder, post-traumatic stress disorder, simulators, and controls. Acta Psychiatrica Scandinavica, 134(2), S. 111–128.

Vlahakes, A. L. (2018): The influence of clinician theoretical orientation on the detection and diagnosis of dissociative identity disorder. (79). ProQuest Information & Learning.

Vloet, A., Simons, M., Vloet, T. D., Sander, M., Herpertz-Dahlmann, B. & Konrad, K. (2014): Long-term symptoms and posttraumatic growth in traumatised adolescents: Findings from a specialised outpatient clinic. *Journal Of Traumatic Stress,* 27(5), S. 622–625.

Vogt, I. (2013): Verleumdung und Verrat in der Psychotherapie dissoziativer PatientInnen. Roge: AV Recording Service GbR.

Vogt, R. (2012): Täterintrojekte: Diagnostische und therapeutische Behandlungsmodelle dissoziativer Strukturen. Kröning: Asanger.

Vogt, R. (2016): Täterbindung: Gruppentherapie und Soziale Neurobiologie. Kröning: Asanger.

Volbert, R. (2004): Beurteilung von Aussagen über Traumata: Erinnerungen und ihre psychologische Bewertung. Bern: Huber.

Volkan, V. D. (2012): Die Erweiterung der psychoanalytischen Behandlungstechnik bei neurotischen, traumatisierten, narzisstischen und Borderline-Persönlichkeitsorganisationen. Gießen: Psychosozial-Verlag.

Völker, R. (2002): Sexuelle Traumatisierung und ihre Folgen: Die emotionale Dimension des sexuellen Missbrauchs. Opladen: Leske + Budrich.

Volmer, J. (2013): Bewegt ins Gleichgewicht: Misshandelte und missbrauchte Jungen in psychomotorischer Therapie. München: Reinhardt.

von Eichborn, V. (2010): Sexuelle Gewalterfahrung – die Kraft der Betroffenen: Posttraumatisches Wachstum und biografische Bildungsprozesse. Marburg: Tectum Verlag.

von Hinckeldey, S. & Fischer, G. (2002): Psychotraumatologie der Gedächtnisleistung: Diagnostik, Begutachtung und Therapie traumatischer Erinnerungen. München: Reinhardt.

Wager, N. M. (2013): Sexual revictimization: Double betrayal and the risk associated with dissociative amnesia. *Journal of Child Sexual Abuse: Research, Treatment & Program Innovations for Victims, Survivors & Offenders,* 22(7), S. 878–899.

Wagner, B. & Maercker, A. (2010): Trauma and posttraumatic growth in Germany. In T. Weiss & R. Berger (Hrsg.), Posttraumatic growth and culturally competent practice. Lessons learned from around the globe (S. 73–84). Hoboken: Wiley.

Walg, M. (2017): Stabilisierungstraining für jugendliche Flüchtlinge mit Traumafolgestörungen. München: CIP-Medien.

Waller, N. & Scheidt, C. E. (2010): Erzählen als Prozess der (Wieder-)Herstellung von Selbstkohärenz. Überlegungen zur Verarbeitung traumatischer Erfahrungen. Zeitschrift Fur Psychosomatische Medizin Und Psychotherapie, 56(1), S. 56–73.

Wamser-Nanney, R. & Cherry, K. E. (2018): Children's trauma-related symptoms following complex trauma exposure: Evidence of gender differences. Child Abuse & Neglect, 77, S. 188–197.

Warger, R. (2015): Der plötzliche Todesfall Jugendlicher – Unterstützungsmöglichkeiten in der Schule: Ein Handbuch für Schulleitung, Lehrpersonal, Krisenteams an Schulen sowie schulexterne psychosoziale und psychologische Fachkräfte. Innsbruck: Studia Universitätsverlag.

Watkins, J. G. & Watkins, H. H. (2003): Ego-States – Theorie und Therapie: Ein Handbuch. Heidelberg: Carl-Auer Verlag.

Weber, T. C. (2019): Traumafokus: Eine neuropsychotherapeutische Methode zur Verarbeitung von psychischem Stress, Traumata und chronischem Schmerz. Wien: Facultas Verlag.

Webermann, A. R., Brand, B. L. & Chasson, G. S. (2014): Childhood maltreatment and intimate partner violence in dissociative disorder patients. *European Journal Of Psychotraumatology,* 5.

Webster, K. D., Michalowski, S. & Hranilovich, T. E. (2018): Multimodal treatment with ECT for identity integration in a patient with dissociative identity disorder, complex post-traumatic stress disorder, and major depressive disorder: A rare case report. *Frontiers In Psychiatry,* 9.

Weidner, F., Emme von der Ahe, H., Lesner, A., Baer, U., Frick-Baer, G., Alandt, G., & Blome, S. (2016): Alter und Trauma – Unerhörtem Raum geben: Abschlussbericht zum Projekt „Alte Menschen und Traumata – Verständnis, Erprobung und Multiplikation von Interventions- und Fortbildungsmöglichkeiten". Frankfurt a. M.: Mabuse-Verlag.

Weinberg, D. (2005): Traumatherapie mit Kindern: Strukturierte Trauma-Intervention und traumabezogene Spieltherapie. Stuttgart: Pfeiffer bei Klett-Cotta.

Weinberg, D. (2010): Psychotherapie mit komplex traumatisierten Kindern: Behandlung von Bindungs- und Gewalttraumata der frühen Kindheit. Stuttgart: Klett-Cotta.

Weinberg, D. (2015): Verletzte Kinderseele: Was Eltern traumatisierter Kinder wissen müssen und wie sie richtig reagieren. Stuttgart: Klett-Cotta.

Weiser, R. & Dunemann-Gulde, A. (2010): Yoga in der Traumatherapie. Stuttgart: Klett-Cotta.

Weiss, H. (2017): Trauma, Schuldgefühl und Wiedergutmachung: Wie Affekte innere Entwicklung ermöglichen. Stuttgart: Klett-Cotta.

WENIGER, G., LANGE, C., SACHSSE, U. & IRLE, E. (2008): Amygdala and hippocampal volumes and cognition in adult survivors of childhood abuse with dissociative disorders. Acta Psychiatrica Scandinavica, 118(4), S. 281–290.

WERNER, K. B., MCCUTCHEON, V. V., CHALLA, M., AGRAWAL, A., LYNSKEY, M. T., CONROY, E., & NELSON, E. C. (2016): The association between childhood maltreatment, psychopathology, and adult sexual victimization in men and women: Results from three independent samples. Psychological Medicine, 46(3), S. 563–573.

WHIFFEN, V. E. & MACINTOSH, H. B. (2005): Mediators of the Link Between Childhood Sexual Abuse and Emotional Distress: A Critical Review. Trauma, Violence & Abuse, 6(1), S. 24–39.

WHITFIELD, CH. L., SILBERG, J. & FINK, P. J. (2002): Misinformation. Concerning Child Sexual Abuse and Adult Survivors. New York: Haworth.

WIDOM, C. S., CZAJA, S. J. & DUTTON, M. A. (2008): Childhood victimization and lifetime revictimization. Child Abuse & Neglect, 32(8), S. 785–796.

WIESKERSTRAUCH, L. (2002): Höllenleben. Ein Film über rituelle Gewalt, und (2003): Höllenleben 2: Der Kampf der Opfer. ARD.

WIESMANN, U. (2013): Salutogenese und Trauma – Salutogenese in der Traumatherapie. Praxis Klinische Verhaltensmedizin und Rehabilitation, 26(2), S. 111–119.

WIESMÜLLER, E. (2014): Traumaadaptierte Musiktherapie: Musiktherapie mit Erwachsenen, die an (komplexen) Traumafolgestörungen leiden. Wiesbaden: Reichert.

WILDWASSER BIELEFELD (Hrsg.) (1997): Der aufgestörte Blick. Multiple Persönlichkeiten, Frauenbewegung und Gewalt. Bielefeld: Kleine.

WILLIAMS, M. B. & NUSS, S. G. (2002): Developing and maintaining a psychoeducational group for persons diagnosed as DID / MPD / DDNOS. In M. B. Williams & J. F. Sommer, Jr. (Hrsg.), Simple and complex post-traumatic stress disorder: Strategies for comprehensive treatment in clinical practice. (S. 165–211). Binghamton, NY: Haworth Maltreatment and Trauma Press / The Haworth Press.

WILLIAMS, M. B. & POIJULA, S. (2012): Das PTBS-Arbeitsbuch: Wirksame Techniken zur Überwindung von Symptomen traumatischer Belastung. Lichtenau: G. P. Probst Verlag.

WINTER, C. (2015): Tausend Tode und ein Leben: Sexualisierte Gewalt gegen Kinder – Ursachen, Folgen und Therapie. Stuttgart: Kohlhammer.

WIRTZ, U. (2018): Stirb und werde: Die Wandlungskraft traumatischer Erfahrungen. Ostfildern: Patmos.

WITTE, S. (2018): Geschwister im Kontext von Misshandlung, Missbrauch und Vernachlässigung: Risikokonstellationen, Qualität der Geschwisterbeziehung und aktuelle psychische Belastung. Weinheim: Beltz Juventa.

WITTMANN, A. J. (2015): Kinder mit sexuellen Missbrauchserfahrungen stabilisieren: Handlungssicherheit für den pädagogischen Alltag. München: Reinhardt.

WITTMANN, L. & SCHNYDER, U. (2014): Integration posttraumatischer Veränderungen – Die Geschichte vom Baum, der unter schlechten Bedingungen wachsen musste. In K. Priebe & A. Dyer (Hrsg.), Metaphern, Geschichten und Symbole in der Traumatherapie (S. 243–248). Göttingen: Hogrefe.

WIZELMAN, L. (2009): Wenn der Krieg nicht endet: Schicksale von traumatisierten Soldaten und ihren Angehörigen. Bonn: Balance Buch und Medien Verlag.

WOLF, M. (2017): Krieg, Trauma, Politik: Gewalt und Generation: Die unbewusste Dynamik. Frankfurt a. M.: Brandes & Apsel.

WÖLLER, W. (2006): Trauma und Persönlichkeitsstörungen: Psychodynamisch-integrative Therapie. Stuttgart: Schattauer.

WÖLLER, W., FUNKE, U., MATTHESS, H., PAPE, W., SCHNABEL, S. & SCHULDT, E. (2014): Bindungstrauma und Borderline-Störung: Ressourcenbasierte Psychodynamische Therapie (RPT). Stuttgart: Schattauer.

WOODSUM, G. M. (1998): The Ultimate Challenge. A revolutionary, sane and sensible response to ritualistic and cult-related abuse. Laramie: Thomson-Shore Inc.

Wu, X., Kaminga, A.C., Dai, W., Deng, J., Wang, Z., Pan, X. & Liu, A. (2019): The prevalence of moderate-to-high posttraumatic growth: A systematic review and meta-analysis. *Journal Of Affective Disorders,* 243, S. 408–415.

Wuttke, G. (1998): Kinderprostitution, Kinderpornografie, Tourismus. Eine Bestandsaufnahme. Göttingen: Lamuv.

Yanartaş, Ö., Özmen, H.A., Citak, S., Zincir, S.B. & Sünbül, E.A. (2014): An outpatient clinical study of dissociative disorder not otherwise specified. *Comprehensive Psychiatry,* 55(4), S. 755–761.

Yehuda, R. (2001): Die Neuroendokrinologie bei Posttraumatischer Belastungsstörung im Licht neuer neuroanatomischer Befunde, in: Streeck-Fischer et al., a.a.O., S. 43–71.

Yehuda, R. (Hrsg.) (1998): Psychological Trauma. Washington: American Psychiatric Press.

Yu, J., Ross, C.A., Keyes, B.B., Li, Y., Dai, Y., Zhang, T., & Xiao, Z. (2010): Dissociative disorders among Chinese inpatients diagnosed with schizophrenia. *Journal Of Trauma & Dissociation,* 11(3), S. 358–372.

Yucel, B., Ozyalcin, S., Sertel, H.O. et al. (2002): Childhood traumatic events and dissociative experiences in patients with chronic headache and low back pain, in: *Clinical Journal of Pain,* Vol. 18(6), S. 394–401.

Zamir, O., Szepsenwol, O., Englund, M.M. & Simpson, J.A. (2018): The role of dissociation in revictimization across the lifespan: A 32-year prospective study. Child Abuse & Neglect, 79, S. 144–153.

Zeidner, M. & Aharoni-David, E. (2015): Memories of Holocaust-related traumatic experiences, sense of coherence, and survivors' subjective well-being in late life. some puzzling findings. Anxiety, Stress, and Coping, 28(3), S. 254–271.

Zentner, K. (2009): Mensch im Dunkel: Eine qualitative Fallstudie zu osteuropäischen Opfern von Frauenhandel. Ein Beitrag zur Psychotraumatologie. Frankfurt a. M.: Lang.

Zerubavel, N., Messman-Moore, T.L., DiLillo, D. & Gratz, K.L. (2018): Childhood Sexual Abuse and Fear of Abandonment Moderate the Relation of Intimate Partner Violence to Severity of Dissociation. *Journal Of Trauma & Dissociation,* 19(1), S. 9–24.

Zillig, U. (2016): Komplex traumatisierte Mütter: Biografische Verläufe im Spannungsfeld von Traumatherapie, Psychiatrie und Jugendhilfe. Opladen: Budrich.

Zimmermann, D. (2016): Traumapädagogik in der Schule: Pädagogische Beziehungen mit schwer belasteten Kindern und Jugendlichen. Gießen: Psychosozial-Verlag.

Znoj, H. (2016): Trennung, Tod und Trauer: Geschichten zum Verlusterleben und zu dessen Transformation. Bern: Hogrefe.

Zöllner, T., Calhoun, L.G. & Tedeschi, R.G. (2006): Trauma und persönliches Wachstum. In A. Maercker & R. Rosner (Hrsg.), Psychotherapie der Posttraumatischen Belastungsstörungen. Krankheitsmodelle und Therapiepraxis – störungsspezifisch und schulenübergreifend (S. 36–45). Stuttgart: Thieme.

Zöllner, T., Karl, A., Maercker, A., Hickling, E.J. & Blanchard, E.B. (2005): Manual zur Kognitiven Verhaltenstherapie von Posttraumatischen Belastungsstörungen bei Verkehrsunfallopfern. Lengerich: Pabst.

Zucker, M., Spinazzola, J., Blaustein, M. & van der Kolk, B.A. (2006): Dissociative symptomatology in posttraumatic stress disorder and disorders of extreme stress. *Journal Of Trauma & Dissociation,* 7(1), S. 19-31.

Zumbeck, S. (2001): Die Prävalenz traumatischer Erfahrungen, Posttraumatischer Belastungsstörung und Dissoziation bei Prostituierten. Eine explorative Studie. Hamburg: Dr. Kovac.

Internetressourcen

Internetressourcen für Betroffene, interessierte Laien und Profis aller Berufsgruppen

Im Netz kann man zahlreiche Psychotrauma-Zentren, Traumahilfe-Zentren, Trauma-Institute, Netzwerke von TraumatherapeutInnen und Arbeitsgruppen zum Thema Trauma finden, auch spezialisierte, wie etwa zum Thema Organisierte Ausbeutung, Dissoziation bzw. Rituelle Gewalt. Es lohnt sich sehr, dabei darauf zu achten, dass die Quelle seriös ist.

Ähnliches gilt für Selbsthilfeforen: Bitte darauf achten, dass das Forum moderiert wird, da sich in vielen Chats im Netz TäterInnen tummeln.

Zum Thema sexualisierte Gewalt im Netz s. u. a.:

↗ http://www.innocenceindanger.de

Zum Thema dissoziative Identität informiert u. a. der Verein Vielfalt e.V.:

↗ http://www.vielfalt-info.de

Viele Menschen, die selbst eine Traumafolgestörung bzw. eine dissoziative Identitätsstruktur haben, betreiben eigene Websites, die teilweise gut verlinkt sind und viele Informationen sowie Erfahrungsaustausch bieten. Auch hier bitte bei jeder Korrespondenz die eigene Identität gut schützen. Es empfiehlt sich als sogenannte/r Betroffene/r, nicht mit dem eigenen Klarnamen ins Netz zu gehen, da man sonst ggf. Cybergrooming bzw. Cybermobbing ausgesetzt sein kann.

Sachliche Informationen zum Thema organisierte Ausbeutung und rituelle Gewalt gibt es u. a. bei:

↗ http://www.infoportal-rg.de

Das bundesweite kostenlose Hilfetelefon zum Thema rituelle Gewalt ist sowohl für Fachleute wie für Betroffene, Angehörige und Laien zugänglich, die Fragen zum Thema haben. Man darf anonym bleiben! Die Telefonberatung heißt:

Berta und ist erreichbar unter der Telefonnummer 0800 3050750

Seriöse Trauma-Fachgesellschaften, die ein breites Spektrum an Diskussionen und Informationen zu wissenschaftlichen Fortschritten und Behandlungsmethoden bieten und jeweils jährlich eine Fachtagung für Professionelle, die mit Traumatisierten arbeiten, ausrichten, sind u. a.

DeGPT: Deutschsprachige Gesellschaft für Psychotraumatologie,
↗ http://www.degpt.de

DGTD e.V.: Deutsche Gesellschaft für Trauma und Dissoziation,
↗ http://www.dgtd.de

PatientInnen / KlientInnen, die sich fehlbehandelt fühlen und deren PsychotherapeutInnen einer der Fachgesellschaften angehören, können sich dort an die jeweilige Ethikkommission wenden. Und natürlich an die zuständige Psychotherapeuten- bzw. Ärztekammer.

Allgemein zu Psychotherapie-Beschwerden arbeitet und berät der Ethikverein:
↗ http://www.ethikverein.de

Für Fachleute zur internationalen Vernetzung empfehlen sich:

ESTD – European Society for Trauma and Dissociation,
↗ https://www.estd.org/

ISTSS – International Society for Traumatic Stress Studies,
↗ https://istss.org

ISSTD – International Society for the Study of Trauma and Dissociation,
↗ https://www.isst-d.org/

Auf den Webseiten der Organisationen finden sich auch zahlreiche Hinweise, u. a. auf wissenschaftliche Publikationen, Newsletter etc.

Eine Psychotrauma-Supportliste führt auch Michaela Huber. Nähere Infos zu dieser Netzwerk-Mailingliste unter: vorwald@michaela-huber.com

Auf ↗ http://www.michaela-huber.com gibt es u. a. die Möglichkeit, Vortragsfolien herunterzuladen und sich über Fortbildungen, Vorträge, Bücher etc. von Michaela Huber zu informieren.

Anhang | Fragebogen

Vorbemerkung zu den Fragebogen

Es gibt inzwischen eine unendliche Fülle von diagnostischen Fragebogen im Netz. Im Diagnostik-Kapitel habe ich auf einige hingewiesen.

Die Fragebogen, die nicht über ↗ http://www.testzentrale.de (von Fachleuten mit Nachweis) zu bestellen sind, sondern frei im Netz erhältlich sind, hat u. a. diese Website aufgelistet: ↗ http://www.gewiss-ev.de/Downloads/Diagnostik/Wissenschaft/Lizenzfreie-Traumadiagnostik-Download

Darunter auch einige in anderen Sprachen.

Unter der Website ↗ https://www.kindertraumainstitut.de/userfiles/files/Trauma-Screening_Diagnose_KJ_1_2020.pdf kann man die Quellen für zahlreiche diagnostische Screening-Instrumente speziell für Kinder und Jugendliche erfahren.

A propos andere Sprachen: Das Traumahilfezentrum Nürnberg (↗ http://www.thzn.org) hat zahlreiche Materialien in vielen Sprachen, auch ein hervorragendes Selbsthilfebuch für traumatisierte Flüchtlinge (selbsthilfebuch@gmail.com) herausgebracht.

Die im Folgenden abgedruckten Fragebogen können jeweils bei den AutorInnen in der aktualisierten Form nachgefragt werden. Sie sind vor allem zur Illustration der zu diagnostizierenden Phänomene einer Traumafolgestörung gedacht. Sollten Sie selbst daraufhin den Eindruck haben, an einer Traumafolgestörung zu leiden, ist es empfehlenswert, die Selbstdiagnostik zu ergänzen oder zu ersetzen durch eine, die von Fachleuten durchgeführt wird. Inwieweit eine Trauma-Diagnostik valide sein kann, hängt oft mit dem Kontext, der Stimmung, dem Persönlichkeitshintergrund und weiteren, etwa körperlichen Bedingungen zusammen.

Anhang 1: Putnams Fragebogen für dissoziative Störungen bei Kindern und Jugendlichen

Fremdbeurteilungs-Fragebogen für dissoziative Störungen bei Kindern und Jugendlichen ab etwa 6 Jahren

Nachfolgend sind eine Reihe von Verhaltensweisen aufgeführt, die Kinder schildern können. Für jedes Merkmal, das jetzt oder in den letzten 12 Monaten auf das Kind zutrifft, bitte die Ziffer 2 einkreisen, wenn dies auf das Kind ganz sicher zutrifft. Kreisen Sie 1 ein, wenn das Merkmal irgendwie oder manchmal bei dem Kind vorkommt. Wenn das Merkmal nicht zutrifft, kreisen Sie bitte die 0 ein.

1. Das Kind erinnert sich nicht an schmerzvolle oder traumatische Erfahrungen oder verleugnet diese, obwohl man weiß, dass diese passiert sind.	0 1 2
2. Das Kind gerät manchmal in Dämmer- oder Trancezustände oder erscheint des Öfteren wie „nicht von dieser Welt". Möglicherweise berichten ErzieherInnen oder LehrerInnen, dass es sehr oft Tagträume hat.	0 1 2
3. Das Kind zeigt rasche Veränderungen in seiner Persönlichkeit. Es kann wechseln zwischen scheu und offen, feminin und maskulin oder furchtsam und aggressiv.	0 1 2
4. Das Kind ist ungewöhnlich vergesslich oder verwirrt in Bezug auf Dinge, die es eigentlich wissen müsste. Es vergisst den Namen von Freunden, Lehrern oder anderen wichtigen Personen, verliert Eigentum oder verirrt sich leicht.	0 1 2
5. Das Kind hat ein sehr schlechtes Zeitgefühl. Es lebt ohne Zeitablauf; denkt, es ist Morgen, wenn es in Wirklichkeit schon Nachmittag ist. Es weiß nicht, welcher Tag heute ist, und kann keine genauen Zeitangaben machen, wann was passiert ist.	0 1 2
6. Das Kind zeigt deutliche Schwankungen von Tag zu Tag oder von Stunde zu Stunde in Bezug auf Fertigkeiten, Wissen, Lieblingsspeisen, sportliches Können. Beispiele sind: veränderte Handschrift, plötzliches Nachlassen der Merkfähigkeit für früher Gelerntes wie das Einmaleins, Rechtschreibung, Gebrauch von (Spiel-)Geräten.	0 1 2
7. Das Kind zeigt deutliche Rückentwicklungstendenzen im altersgemäßen Verhalten. Z. B. kann eine Zwölfjährige plötzlich in Babysprache sprechen, am Daumen nuckeln oder malen wie eine Vierjährige.	0 1 2
8. Das Kind hat große Schwierigkeiten damit, aus Erfahrung zu lernen. So verändern z. B. Erklärungen, Erziehungsmaßnahmen oder sogar Strafen sein Verhalten nicht.	0 1 2

9. Das Kind beharrt auf „Lügen“ oder bleibt beim Leugnen von Fehlverhalten, obwohl es sich tatsächlich nachweislich so verhalten hat.	**0 1 2**
10. Das Kind spricht von sich selbst in der dritten Person (z. B. als „sie“ oder „er“) oder besteht manchmal darauf, mit anderen Namen gerufen zu werden. Ebenso kann es behaupten, dass Dinge, die es selbst getan hat, einer anderen Person passiert sind.	**0 1 2**
11. Das Kind hat rasch wechselnde körperliche Beschwerden wie Kopf- oder Magenschmerzen. Es kann sich in der einen Minute über Kopfschmerzen beklagen und in der anderen Minute alles vergessen haben.	**0 1 2**
12. Das Kind ist ungewöhnlich sexuell frühreif und legt ein nicht altersgemäßes sexuelles Verhalten mit anderen Kindern und Erwachsenen an den Tag.	**0 1 2**
13. Das Kind leidet an unerklärlichen Verletzungen oder verletzt sich manchmal unverständlicherweise selbst.	**0 1 2**
14. Das Kind berichtet, dass es Stimmen hört, die zu ihm sprechen. Die Stimmen können freundlich oder ärgerlich sein, kommen von „eingebildeten Spielkameraden“ oder klingen wie die Stimmen von Eltern, Freunden oder Lehrern.	**0 1 2**
15. Das Kind stellt sich einen oder mehrere leibhaftige Spielkameraden vor. Es kann darauf bestehen, dass so eine eingebildete „FreundIn“ für Dinge verantwortlich sei, die das Kind selbst getan hat.	**0 1 2**
16. Das Kind hat heftige Wutausbrüche, oft ohne erkennbaren Grund, und zeigt in diesen Phasen eine ungewöhnliche körperliche Stärke.	**0 1 2**
17. Das Kind wandelt nachts im Schlaf.	**0 1 2**
18. Das Kind hat ungewöhnliche Erlebnisse in der Nacht. Z. B. kann es berichten, Geister gesehen zu haben oder dass Dinge passieren, die man ihm nicht anlasten dürfe, wie kaputtes Spielzeug, unerklärliche Verletzungen.	**0 1 2**
19. Das Kind spricht oft mit sich selbst, kann dabei mit anderer Stimme reden oder sich selbst beschimpfen.	**0 1 2**
20. Das Kind hat zwei oder mehr eigenständige Persönlichkeiten, die jeweils die Kontrolle über sein Verhalten ausüben können.	**0 1 2**

Hinweis: Achten Sie bei der Auswertung auch auf die eingekreiste 1 – hier gilt es, näher nachzufragen bzw. weiter zu beobachten. Der Fragebogen fragt nach Hinweisen auf die Dissoziationsformen Amnesie, Depersonalisation, Derealisierung, Fugue und dissoziative Identitätsstörung (multiple Persönlichkeitsstörung).

Literatur: Putnam et al., 1993

Anhang 2: Der Somatization Dissociation Questionnaire (SDQ-20) von Nijenhuis, van der Hart & Vanderlinden

Übersetzt von Bettina Overkamp, überarbeitet von Michaela Huber

Dieser Fragebogen fragt nach verschiedenen körperlichen Symptomen oder Körperempfindungen, die Sie entweder nur für kurze Zeit oder aber auch über einen längeren Zeitraum gehabt haben könnten.

Bitte geben Sie an, inwieweit Sie derartige körperliche Empfindungen im letzten Jahr erlebt haben. Kreisen Sie dafür bei jeder Frage die Zahl (in der ersten Spalte) ein, die Ihrer Erfahrung am meisten / am besten entspricht. Die Zahlen stehen für folgende Zuordnungen:

1 = Dies habe ich überhaupt nicht erlebt
2 = Dies habe ich manchmal erlebt
3 = Dies habe ich öfter erlebt
4 = Dies habe ich ziemlich häufig erlebt
5 = Dies habe ich sehr häufig erlebt

Wenn Sie ein körperliches Symptom erlebt haben, geben Sie bitte nach der Einschätzung der Häufigkeit in einem zweiten Schritt an, ob ein Arzt / eine Ärztin dieses Gefühl / Erleben auf eine körperliche Erkrankung zurückgeführt hat. Kreuzen Sie dafür entweder „JA“ oder „NEIN“ in der Spalte „Liegt eine körperliche Ursache vor?“ an. Wenn Sie „JA“ angekreuzt haben, schreiben Sie bitte hinter „nämlich“ auch die körperliche Erkrankung auf (soweit sie Ihnen bekannt ist).

Beispiel:

Manchmal ...:	*Ausmaß, in dem Sie das Symptom erleben*	*Ist eine körperliche Erkrankung als Ursache bekannt?*
klappere ich mit den Zähnen	1 2 3 4 5	Nein Ja, nämlich:
habe ich Wadenkrämpfe	1 2 3 4 5	Nein Ja, nämlich:

Wenn Sie in der ersten Spalte die „1“ eingekreist haben (= Dies habe ich überhaupt nicht erlebt), dann brauchen Sie in der Spalte „Ist eine körperliche Erkrankung als Ursache bekannt?“ auch nichts anzukreuzen.

Wenn Sie aber die 2, 3, 4 oder 5 eingekreist haben, dann müssen Sie bitte auch JA oder NEIN in der Spalte einer möglichen körperlichen Erkrankung ankreuzen.

Bitte beantworten Sie alle 20 Fragen und lassen Sie keine aus.

Vielen Dank für Ihre Mitarbeit.

Hier nun die Fragen:

Manchmal ...:	*Ausmaß, in dem Sie das Symptom erleben*	*Ist eine körperliche Erkrankung als Ursache bekannt?*
1. habe ich Probleme beim Wasserlassen	1 2 3 4 5	Nein Ja, nämlich
2. schmecken mir Sachen nicht, die ich eigentlich gerne mag. (Bei Frauen: außerhalb von Schwangerschaft oder Periode)	1 2 3 4 5	Nein Ja, nämlich
3. höre ich nahe Geräusche, als ob sie von weit weg kämen?	1 2 3 4 5	Nein Ja, nämlich
4. ist das Wasserlassen schmerzhaft	1 2 3 4 5	Nein Ja, nämlich
5. fühlt sich mein ganzer Körper oder ein Körperteil wie taub an	1 2 3 4 5	Nein Ja, nämlich
6. kommen mir Dinge oder Personen größer vor als normalerweise	1 2 3 4 5	Nein Ja, nämlich
7. bekomme ich Anfälle, die aussehen wie ein epileptischer Anfall	1 2 3 4 5	Nein Ja, nämlich
8. ist mein ganzer Körper oder ein Körperteil schmerzunempfindlich	1 2 3 4 5	Nein Ja, nämlich
9. mag ich Gerüche nicht, die ich normalerweise durchaus mag	1 2 3 4 5	Nein Ja, nämlich
10. habe ich (auch ohne Geschlechtsverkehr) Schmerzen in den Geschlechtsorganen	1 2 3 4 5	Nein Ja, nämlich

1 = Dies habe ich **überhaupt nicht** erlebt
2 = Dies habe ich **manchmal** erlebt
3 = Dies habe ich **öfter** erlebt
4 = Dies habe ich **ziemlich häufig** erlebt
5 = Dies habe ich **sehr häufig** erlebt

Manchmal ...:	*Ausmaß, in dem Sie das Symptom erleben*	*Ist eine körperliche Erkrankung als Ursache bekannt?*
11. höre ich eine Zeit lang nichts (als wäre ich vorübergehend taub)	**1 2 3 4 5**	Nein Ja, nämlich
12. sehe ich eine Zeit lang nichts (als wäre ich vorübergehend blind)	**1 2 3 4 5**	Nein Ja, nämlich
13. sehen die Dinge in meiner Umgebung anders aus als sonst (z. B. so, als würde ich sie durch einen Tunnel sehen oder nur einen Teil davon sehen können)	**1 2 3 4 5**	Nein Ja, nämlich
14. kann ich viel besser oder viel schlechter riechen als normalerweise	**1 2 3 4 5**	Nein Ja, nämlich
15. fühlt es sich so an, als wäre mein Körper oder ein Körperteil gar nicht da	**1 2 3 4 5**	Nein Ja, nämlich
16. kann ich nicht (oder nur mit großer Anstrengung) schlucken	**1 2 3 4 5**	Nein Ja, nämlich
17. kann ich nächtelang nicht schlafen, bin aber tagsüber fit und aktiv	**1 2 3 4 5**	Nein Ja, nämlich
18. kann ich nicht (oder nur mit großer Anstrengung) sprechen, oder kann nur flüstern	**1 2 3 4 5**	Nein Ja, nämlich
19. bin ich eine Zeit lang wie gelähmt	**1 2 3 4 5**	Nein Ja, nämlich
20. wird mein ganzer Körper eine Zeit lang ganz steif	**1 2 3 4 5**	Nein Ja, nämlich

1 = Dies habe ich **überhaupt nicht** erlebt
2 = Dies habe ich **manchmal** erlebt
3 = Dies habe ich **öfter** erlebt
4 = Dies habe ich **ziemlich häufig** erlebt
5 = Dies habe ich **sehr häufig** erlebt

Zur besseren Auswertung bitten wir Sie noch um einige demografische Angaben (bitte ankreuzen):

Geschlecht:	____ Frau	____ Mann
Alter:	____ Jahre	
Familienstand:	____ ledig	____ verheiratet
	____ getrennt / geschieden	____ verwitwet
Beruflicher Status:	____ SchülerIn / StudentIn	____ in Ausbildung
	____ Hausfrau / Hausmann	____ arbeitslos
	____ berufstätig (Teilzeit)	____ berufstätig (Vollzeit)

Bitte überprüfen Sie zum Abschluss noch einmal, ob Sie auch alle 20 Fragen beantwortet haben.

Wir bedanken uns herzlich für Ihre Mitarbeit!

Nähere Informationen erhältlich unter ↗ http://www.enijenhuis.nl

Anhang 3: Der Personality Structure Questionnaire (PSQ) von Anthony Ryle

Übersetzung: Michaela Huber

Fragebogen zur Persönlichkeitsstruktur (PSQ)

Das Ziel dieses Fragebogens ist es, Ihnen Gelegenheit zu geben, selbstbestimmte Aspekte Ihrer Persönlichkeit zu umschreiben. Menschen unterscheiden sich auf vielfältigste Weise von anderen, und sie können sich auch innerlich manchmal sehr unterschiedlich empfinden. Mithilfe dieses Fragebogens können Sie feststellen, inwieweit Sie den Eindruck von sich selbst haben, konstant oder „eins" zu sein; oder inwieweit Sie sich als vielfältig oder „viele" oder als aus unterschiedlichen Teilpersönlichkeiten bestehend wahrnehmen; oder inwieweit Sie von sich den Eindruck haben, zwischen zwei oder mehr ganz unterschiedlichen und scharf voneinander getrennten seelischen Zuständen zu bestehen.

Die meisten von uns erleben sich irgendwo zwischen diesen gegensätzlichen Vorstellungen. Ein „seelischer Zustand" (state of mind) besteht aus einer charakteristischen Stimmung, einer ganz eigenen Selbst- und Fremdwahrnehmung und aus einer besonderen Art, mit den eigenen Gefühlen in Kontakt zu sein und sie kontrollieren zu können (oder auch: nicht kontrollieren zu können). Solche Zustände sind klare, erkennbare Arten zu sein; entweder man ist in einem solchen Zustand oder nicht. Häufig überkommen sie einen ganz plötzlich; sie können nur ganz kurz andauern oder tagelang anhalten. Manchmal, aber nicht immer, wechseln diese Zustände aufgrund von Veränderungen in der Umgebung oder durch irgendein Ereignis.

Bitte machen Sie deutlich, welche Beschreibung am ehesten zutrifft, indem Sie den entsprechenden Kreis ganz ausmalen.

Malen Sie bitte den Kreis ganz aus, etwa so: ●, nicht so: ⊗ oder so: ∅

Malen Sie bitte nur einen Kreis per Frage aus. Bitte beantworten Sie alle Fragen. Vielen Dank für Ihre Hilfe. Alle Informationen unterliegen der Schweigepflicht und werden vertraulich behandelt.

1 = Stimmt genau
2 = Stimmt
3 = Vielleicht
4 = Stimmt
5 = Stimmt genau

Bitte nur einen Kreis pro Frage ausmalen.						
	1	2	3	4	5	
1. Mein Selbstgefühl ist immer gleich.	○	○	○	○	○	Wie ich mich gebe oder fühle, verändert sich ständig.
2. Die unterschiedlichen Menschen in meinem Leben sehen mich immer gleich.	○	○	○	○	○	Die unterschiedlichen Menschen in meinem Leben sehen mich so verschieden, als wäre ich nicht dieselbe Person.
3. Ich habe ein stabiles und unveränderliches Selbstgefühl.	○	○	○	○	○	Ich bin zu unterschiedlichen Zeiten so verschieden, dass ich mich frage, wer ich wirklich bin.
4. Ich habe von mir nicht den Eindruck, als hätte ich gegensätzliche Anteile.	○	○	○	○	○	Ich habe das Gefühl, aus zwei (oder mehr) Anteilen zu bestehen, die sich scharf voneinander unterscheiden.
5. Meine Stimmung und mein Selbstgefühl ändern sich nur selten abrupt.	○	○	○	○	○	Meine Stimmung kann sich abrupt so verändern, dass ich mich unwirklich oder außer Kontrolle fühle.
6. Meine Stimmungswechsel sind immer verständlich.	○	○	○	○	○	Oft verwirren mich meine Stimmungswechsel, weil sie mir ohne Grund oder übertrieben vorkommen.
7. Ich verliere niemals die Kontrolle über mich.	○	○	○	○	○	Ich gerate in Zustände, in denen ich die Kontrolle über mich verliere und mich selbst oder andere verletze.
8. Ich bedauere nie etwas von dem, was ich gesagt oder getan habe.	○	○	○	○	○	Ich gerate in Zustände, in denen ich Dinge sage oder tue, die mir hinterher oft sehr leid tun.

Aus: Pollock, P.H., Broadbent, M., Clarke, S., Dorrian, A.J. & Ryle, A. (2001): The Personality Structure Questionnaire (PSQ): A measure of the multiple states model of identity disturbance in cognitive analytic therapy, in: Clinical Psychology and Psychotherapy, Vol. 8, S. 59–72

Anhang 4: Die „States Description Procedure“ von Anthony Ryle

Schwierige und instabile seelische Zustände

Manche Menschen finden es schwierig, ihr Verhalten und ihre Erfahrungen zu kontrollieren, weil sich zu unterschiedlichen Zeiten manches sehr schwierig anfühlt. Bitte kreuzen Sie an, ob von den folgenden Aussagen einiges auf Sie zutrifft, und wenn Ja, in welcher Ausprägung:

1. Wie ich mich selbst und wie ich mich in Bezug auf andere fühle, kann stark schwanken: Ich kann von einem Zustand zu einem völlig entgegengesetzten wechseln.	++ + o
2. Manche Zustände können von intensiven, extremen und unkontrollierbaren Gefühlen begleitet sein.	++ + o
3. Andere Zustände fühlen sich an wie emotional leer, wie unwirklich oder völlig durcheinander.	++ + o
4. Manche Zustände sind begleitet von intensiven Schuldgefühlen oder Ärger auf mich selbst oder dem Drang, mich selbst zu verletzen.	++ + o
5. Andere Zustände sind von dem Gefühl begleitet, dass ich anderen nicht trauen kann, dass sie mich enttäuschen oder verletzen werden.	++ + o
6. In wieder anderen Zuständen bin ich unwahrscheinlich ärgerlich oder wütend und möchte anderen am liebsten etwas tun.	++ + o
7. Manchmal kann ich mit meinen verwirrenden Gefühlen nur dadurch fertig werden, dass ich sie ausblende und mich gefühlsmäßig von anderen Menschen entferne.	++ + o

Tabelle der (möglichen) Selbst-Zustände

Bitte schätzen Sie jeden Ihrer möglichen Selbst-Zustände daraufhin ein, ob er auf Sie 5 = sehr stark zutrifft, 4 = zutrifft, 3 = weder zutrifft noch nicht zutrifft, 2 = nicht zutrifft oder 1 = überhaupt nicht zutrifft.

Name der PatientIn	Name der TherapeutIn				Datum / Anzahl der Sitzungen			
				Zustände				
Beschreibungen	**A**	**B**	**C**	**D**	**E**	**F**	**G**	**H**	**I**
Von Gefühlen überwältigt									
Ich fühle mich schwach									
Ich fühle mich glücklich									
Ich fühle mich ärgerlich									
Ich fühle mich traurig									
Ich fühle mich schuldig									
Ich fühle mich außer Kontrolle									
Ich fühle mich unwirklich									
Andere scheinen kritisch mir gegenüber zu sein									
Andere scheinen mich zu beneiden									
Andere scheinen mich angreifen zu wollen									

	Zustände								
Beschreibungen	**A**	**B**	**C**	**D**	**E**	**F**	**G**	**H**	**I**
Andere scheinen mich zu bewundern									
Andere scheinen mich zu mögen									
Ich vertraue anderen									
Ich bin von anderen abhängig									
Ich habe andere unter Kontrolle									
Ich will andere verletzen									
Von Gefühlen abgeschnitten									

Als ich die Tabelle ausgefüllt habe, war ich in Zustand:

Name der verschiedenen Zustände:

A: **D:** **G:**

B: **E:** **H:**

C: **F:** **I:**

Literatur: Golykina & Ryle, 1999

Anhang 5: Das Interview zur komplexen Posttraumatischen Belastungsstörung IK-PTBS von Martin Sack und anderen

Vorbemerkung für KollegInnen: Bei dem beiliegenden Interview zur komplexen PTBS handelt es sich um eine noch nicht vollständig validierte deutschsprachige Überarbeitung des SIDES (Structured Interview for Disorders of Extreme Stress not otherwise specified; Van der Kolk et al. 1999). Das Interview deckt alle 6 Kriterienbereiche der komplexen Posttraumatischen Belastungsstörung ab. In der deutschen Bearbeitung erfolgte gegenüber dem Original eine Vereinfachung hinsichtlich der Beschränkung auf aktuell (im letzten Monat) vorliegende Symptome. Darüber hinaus wurde die Skala Somatisierung gekürzt und den Diagnosekriterien der undifferenzierten Somatoformen Störung (ICD-10 F45.1) angepasst.

Die Auswertung des Fragebogens erfolgt analog zum Interview für komplexe PTBS durch Auszählen der als sicher vorhanden und kriteriumsgemäß ausgeprägten Items (d.h. Kodierung 3 angekreuzt) in Bezug zu den jeweiligen Skalen (siehe Auswertungsbogen). Zusätzlich zur Einschätzung des Vorliegens einer komplexen Posttraumatischen Belastungsstörung (alle 6 Störungsbereiche vorhanden) hat sich die Auswertung der Kriterien für eine subsyndromale komplexe PTBS (5 von 6 Störungsbereichen vorhanden) in der Praxis bewährt. Als Index für den Schweregrad und als Verlaufsparameter dient der Summescore über alle Items.

Eine SPSS-Syntax-Datei mit den Auswertungs-Algorithmen kann bei Bedarf zur Verfügung gestellt werden. Kontakt: www.martinsack.de.

Interview zur komplexen Posttraumatischen Belastungsstörung (IK-PTBS)

Erstellt auf der Grundlage des SIDES-Interviews. Autoren: Van der Kolk, Pelcovitz, Herman, Roth, Kaplan, Waldinger, Guastela, Spitzer (1999); dt. Übersetzung und Bearbeitung: Sack, Hofmann (2001).

Bitte lesen Sie die Fragen im Interview laut vor. Eingeschätzt werden soll das Vorliegen der entsprechenden Symptomatik im letzten Monat. Eine kurze Beschreibung der Bewertungskriterien findet sich in Klammern.

Kodierung:

1 = nicht vorhanden
2 = vorhanden, jedoch nicht kriteriumsgemäß ausgeprägt
3 = sicher vorhanden und kriteriumsgemäß ausgeprägt
? = zu wenig Information, nicht einschätzbar

Instruktion:

Ich lese Ihnen einige Aussagen vor, die Schwierigkeiten beschreiben, die manche Menschen nach schweren Belastungen erleben. Bitte geben Sie an, ob die Aussage in Bezug auf den letzten Monat zutrifft.

I. Störungen der Regulation von Affekten und Impulsen

a) Stimmungsschwankungen mit Unfähigkeit, sich selbst zu beruhigen

1. **Sind Sie schon durch kleine Probleme aus der Fassung zu bringen? Werden Sie beispielsweise bei einer geringen Frustration wütend oder weinen Sie leicht?** (Übermäßig starke emotionale Erregung schon bei geringem Anlass)

   letzter Monat ? 1 2 3

2. **Haben Sie Schwierigkeiten, wieder Abstand zu gewinnen und sich zu beruhigen, wenn Sie innerlich aufgewühlt sind?** (Unfähigkeit, Abstand von belastenden Emotionen zu gewinnen)

   letzter Monat ? 1 2 3

3. **Fällt es Ihnen schwer, Möglichkeiten zu finden, um zur Ruhe zu kommen?** (Beruhigung erfordert ganze Energie oder Einsatz extremer Mittel, z. B. Alkohol, Drogen, selbstverletzendes Verhalten)

   letzter Monat ? 1 2 3

b) Verminderte Steuerungsfähigkeit von aggressiven Impulsen

4. **Sind Sie meistens irgendwie gefährlich?** (Ärger dominiert so sehr, dass die Erledigung von Alltagsaufgaben behindert wird)

   letzter Monat ? 1 2 3

5. **Haben Sie Gedanken und Vorstellungen, jemanden zu verletzen?**
(Zumindest täglich Gedanken, andere Menschen zu verletzen)

letzter Monat ? 1 2 3

6. **Fällt es Ihnen schwer, Ihren Ärger zu kontrollieren?**
(Anschreien von anderen Menschen, Werfen von Gegenständen oder körperlicher Angriff)

letzter Monat ? 1 2 3

7. **Machen Sie sich Sorgen darüber, wie andere Leute reagieren, wenn sie merken, wie viel Wut Sie in sich haben?**
(Äußert oder zeigt einer Person niemals offen Ärger)

letzter Monat ? 1 2 3

c) Autodestruktive Handlungen und Selbstverletzen

8. **Passieren Ihnen häufig Unfälle oder kommen Sie oft nur knapp daran vorbei, einen Unfall zu haben?**
(Mindestens 2 ernsthafte Unfälle in den letzten 6 Monaten)

letzter Monat ? 1 2 3

9. **Sind Sie nachlässig, was Ihre Sicherheit betrifft?**
(Es werden nicht kalkulierbare Risiken in Bezug auf potenziell gefährliche Personen oder unsichere Orte eingegangen)

letzter Monat ? 1 2 3

10. **Haben Sie versucht, sich absichtlich selbst zu verletzen, etwa durch Schnittverletzungen oder Verbrennungen?**
(Selbstverletzen in der Form von Kneifen, Kratzen, Schlagen, Schneiden u.a.)

letzter Monat ? 1 2 3

d) Suizidalität

11. **Haben Sie daran gedacht, sich das Leben zu nehmen?**
(Suizidversuch, parasuizidale Handlungen oder häufige Suizidgedanken)

letzter Monat ? 1 2 3

e) Störungen in der Sexualität

12. **Ist es Ihnen unangenehm, körperlich berührt zu werden?**
(Körperliche Berührungen werden regelmäßig vermieden oder können überhaupt nicht toleriert werden)

letzter Monat ? 1 2 3

13. **Vermeiden Sie es, an Sexualität zu denken oder sich sexuell zu betätigen?**
(Gedanken an Sex oder Sexualkontakte werden vermieden oder können überhaupt nicht toleriert werden)

letzter Monat ? 1 2 3

14. **Denken Sie mehr an Sex, als Ihnen lieb ist, bzw. fühlen Sie eine Art inneren Zwang, sich sexuell zu betätigen?**
(Die gedankliche Beschäftigung mit Sex hat zwanghafte Züge und verhindert die Teilnahme an anderen Aktivitäten)

letzter Monat ? 1 2 3

15. **Gehen Sie sexuelle Kontakte ein, bei denen Sie wissen, dass Sie sich dabei möglicherweise in Gefahr bringen?**
(Offensichtliche Gefahr und Bedrohung werden allenfalls retrospektiv erkannt bzw. der Betreffende bringt sich selbst wissentlich im Zusammenhang mit sexuellen Kontakten in Gefahr)

letzter Monat ? 1 2 3

f) Exzessives Risikoverhalten

16. Setzen Sie sich gefährlichen Situationen aus? Kommen Sie beispielsweise mit Leuten zusammen, die Ihnen etwas antun könnten, oder halten Sie sich an unsicheren Orten auf oder fahren Sie zu schnell?
(Erkennt offensichtlich gefährliche Situationen und Bedrohung allenfalls retrospektiv oder bringt sich wissentlich selbst in Gefahr)

letzter Monat ? 1 2 3

II. Störungen der Wahrnehmung oder des Bewusstseins

a) Amnesien

17. Können Sie sich an Teile Ihres Lebens nicht erinnern? Sind sie beispielsweise unsicher, ob bestimmte wichtige Dinge Ihnen tatsächlich passiert sind oder nicht?
(Bedeutende Gedächtnislücken im Alltag oder längere Perioden fehlender Erinnerung in Bezug auf die Lebensgeschichte)

letzter Monat ? 1 2 3

b) Dissoziative Episoden und Depersonalisation

18. Haben Sie Schwierigkeiten, Ihren Alltag zu planen und zu organisieren?
(Kommt ständig zur falschen Zeit an den falschen Ort bzw. hat deshalb Schwierigkeiten in der alltäglichen Lebensführung)

letzter Monat ? 1 2 3

19. Klinken Sie sich innerlich aus der realen Welt aus, wenn Sie Angst haben oder unter Stress stehen?
(Derealisation mit Rückzug in eine eigene Welt oder ein Gefühl, als ob die eigene Existenz aufhört)

letzter Monat ? 1 2 3

20. **Empfinden Sie sich manchmal als unwirklich, so als wären Sie in einem Traum oder als wären Sie gar nicht wirklich anwesend?**
(Depersonalisierung mit starkem Gefühl von Irrealitat, verbunden mit Schwierigkeiten, in die Wirklichkeit zurückzukehren)

letzter Monat ? 1 2 3

21. **Haben Sie manchmal das Gefühl, dass es in Ihnen mehrere Personen gibt, die zu verschiedenen Zeiten steuern, wie Sie sich verhalten?**
(Unterschiedliche Persönlichkeitsanteile kämpfen um Kontrolle des Verhaltens oder kontrollieren diese zu unterschiedlichen Zeiten)

letzter Monat ? 1 2 3

III. Störungen der Selbstwahrnehmung

a) Unzureichende Selbstfürsorge

22. **Haben Sie das Gefühl, dass Sie im Grunde keinen Einfluss darauf haben, was in Ihrem Leben passiert?**
(Der Betreffende hält sich permanent nicht an Verabredungen und Absprachen, wie z. B. jemandem telefonisch zurückzurufen, oder vernachlässigt die Selbstfürsorge, z. B. Einkaufen, Körperhygiene, Essen)

letzter Monat ? 1 2 3

b) Gefühl, dauerhaft zerstört zu sein

23. **Haben Sie das Gefühl, dass etwas mit Ihnen nicht stimmt, was nie wieder heilen kann?**
(Gefühl, auf Dauer völlig oder teilweise zerstört worden zu sein)

letzter Monat ? 1 2 3

c) Schuldgefühle

24. **Fühlen Sie sich dauernd schuldig wegen aller möglichen Sachen?**
(Schreibt sich permanent selbst die Schuld für Dinge zu, die schieflaufen, auch wenn der Betreffende nichts damit zu tun hatte)

letzter Monat ? 1 2 3

d) Scham

25. **Schämen Sie sich so, dass Sie anderen nicht erlauben, Sie wirklich kennenzulernen? Vermeiden Sie beispielsweise Gespräche mit anderen Menschen oder spielen Sie ihnen etwas vor?**
(Vermeidet, sich den meisten Menschen gegenüber zu öffnen, aus Angst, dass andere die eigenen schlechten Seiten näher kennenlernen könnten)

letzter Monat ? 1 2 3

e) Gefühl, isoliert und abgeschnitten von der Umwelt zu sein

26. **Fühlen Sie sich fern von anderen Menschen und ganz anders als sie?**
(Gefühl, anders als alle anderen Menschen zu sein oder entfremdet von anderen Menschen zu sein)

letzter Monat ? 1 2 3

f) Bagatellisieren von gefährlichen Situationen

27. **Machen sich andere Menschen manchmal mehr Sorgen um Ihr Wohlergehen hinsichtlich potenziell gefährlicher oder gewalttätiger Situationen als Sie selbst?**
(Setzt sich potenziell gefährlichen Situationen aus, z. B. betrunken Auto fahren, Prostitution oder begibt sich in eindeutige Gefahr für Leib und Leben)

letzter Monat ? 1 2 3

IV. Störungen in der Beziehung zu anderen Menschen

a) Unfähigkeit, zu vertrauen

28. Fällt es Ihnen schwer, anderen Menschen zu vertrauen?
(Kann erst vertrauen, nachdem andere Menschen ihre Vertrauenswürdigkeit immer wieder bewiesen haben, oder vertraut prinzipiell niemandem)

letzter Monat ? 1 2 3

29. Vermeiden Sie Kontakt zu anderen Menschen
(Sucht keinen Kontakt zu anderen Menschen aus eigener Aktivität oder erwidert keine Kontaktangebote, z. B. per Telefon oder Brief)

letzter Monat ? 1 2 3

30. Haben Sie Schwierigkeiten, Meinungsverschiedenheiten und Konflikte auszutragen?
(Hat Schwierigkeiten, andere Standpunkte anzuhören oder einen eigenen Standpunkt zu beziehen, oder bricht Kontakte aufgrund von Konflikten ohne Klärungsversuch ab)

letzter Monat ? 1 2 3

b) Reviktimisierungen

31. Geraten Sie immer wieder in Situationen, bei denen Ihre Grenzen verletzt werden?
(Findet sich selbst wiederholt in missbrauchenden Beziehungen oder gefährlichen Situationen wieder)

letzter Monat ? 1 2 3

c) Viktimisierung anderer Menschen

32. **Haben Sie andere Menschen verletzt?**
(Bekommt von anderen Menschen wiederholt gesagt, wie verletzend der Betreffende sein kann, oder hat wiederholt absichtlich andere seelisch oder körperlich verletzt)

letzter Monat ? 1 2 3

V. Somatisierung

a) Somatoforme Beschwerden

33. **Hatten Sie in den letzten vier Wochen körperliche Beschwerden wie z. B. Kopfschmerzen, Schwindel, Bauchschmerzen, Erschöpfung etc., ohne dass eine Erkrankung vorlag bzw. ohne dass ein hinzugezogener Arzt eine körperliche Erkrankung feststellen konnte?**
(Vorliegen mindestens eines erheblichen Körpersymptoms, das nicht ausreichend durch eine körperliche Erkrankung erklärbar ist)

letzter Monat ? 1 2 3

34. **War das Ausmaß dieser körperlichen Beschwerden so stark, dass Sie einen Arzt aufsuchen mussten, oder so stark, dass Sie in Ihrem Alltagsleben erheblich beeinträchtigt waren?**
(Erhebliche Gesundheitseinschränkungen oder Arztbesuch aufgrund der somatoformen Beschwerden)

letzter Monat ? 1 2 3

b) Hypochondrische Ängste

35. Machen Sie sich über Ihre körperlichen Beschwerden Sorgen oder denken Sie daran, an einer ernsthaften Erkrankung zu leiden, auch wenn Ihr Arzt sagt, dass alles in Ordnung ist?
(Erhebliche hypochondrische Ängste. Der Betreffende ist auch durch wiederholte ärztliche Versicherung nicht davon zu überzeugen, dass keine organische Erkrankung vorliegt)

letzter Monat ? 1 2 3

VI. Veränderungen von Lebenseinstellungen

a) Fehlende Zukunftsperspektive

36. Fühlen Sie sich in Bezug auf die Zukunft hoffnungslos und pessimistisch?
(Fehlen einer Zukunftsplanung oder völlige Unfähigkeit, an die Zukunft zu denken)

letzter Monat ? 1 2 3

37. Haben Sie die Hoffnung aufgegeben, in einer Liebesbeziehung Glück zu finden?
(Der Betreffende kann keine liebevollen Empfindungen anderen Menschen gegenüber aufbringen oder fühlt sich anderen Menschen gegenüber so fremd, dass er sich nicht vorstellen kann, jemals für irgendjemanden Liebe zu empfinden.)

letzter Monat ? 1 2 3

38. Haben Sie die Hoffnung aufgegeben, Befriedigung in der Arbeit zu finden?
(Arbeit wird nur noch als Last und ohne jede Befriedigung erlebt)

letzter Monat ? 1 2 3

b) Verlust von persönlichen Grundüberzeugungen und Werten

39. Hat das Leben für Sie seinen Sinn verloren?
(Sieht keinen Sinn im Leben, findet keinen Grund, für den es sich lohnt zu leben)

letzter Monat ? 1 2 3

40. Hat sich Ihre Lebenseinstellung verändert oder haben sich Ihre religiösen Überzeugungen verändert?
(Völlige Umwertung grundlegender Lebensüberzeugungen im Sinne einer Desillusionierung und Entwertung bis hin zur völligen Ablehnung der Werte und Ansichten, mit denen die Person aufwuchs)

letzter Monat ? 1 2 3

Auswertungsblatt IK-PTBS: aktuelles Vorliegen einer komplexen PTBS (DESNOS)

(Auswertungskriterien adaptiert nach Pelcovitz et al. 1997)

I. Störungen der Regulation von Affekten und Impulsen

a) Stimmungsschwankungen mit Unfähigkeit, sich selbst zu beruhigen (2 von 3 Items vorhanden)	ja	nein
b) Verminderte Steuerungsfähigkeit von aggressiven Impulsen (2 von 4 Items vorhanden)	ja	nein
c) Autodestruktive Handlungen und Selbstverletzen	ja	nein
d) Suizidalität	ja	nein
e) Störungen in der Sexualität	ja	nein
f) Exzessives Risikoverhalten	ja	nein
Mindestens a) und mind. ein Kriterium von b) – f) erfüllt	**ja**	**nein**

II. Störungen der Wahrnehmung oder des Bewusstseins

a) Amnesien	ja	nein
b) Dissoziative Episoden und Depersonalisation	ja	nein
Ein Kriterium von a) – b) erfüllt	**ja**	**nein**

III. Störungen der Selbstwahrnehmung

a) Unzureichende Selbstfürsorge	ja	nein
b) Gefühl, dauerhaft zerstört zu sein	ja	nein
c) Schuldgefühle	ja	nein
d) Scham	ja	nein
e) Gefühl, isoliert und abgeschnitten von der Umwelt zu sein	ja	nein
f) Bagatellisieren von gefährlichen Situationen	ja	nein
Zwei Kriterien von a) – f) erfüllt	**ja**	**nein**

IV. Störungen in der Beziehung zu anderen Menschen

a) Unfähig, zu vertrauen	ja	nein
b) Reviktimisierungen	ja	nein
c) Viktimisierung anderer Menschen	ja	nein
Ein Kriterium von a) – c) erfüllt	**ja**	**nein**

V. Somatisierung

a) Somatoforme Symptome	ja	nein
b) Hypochondrische Ängste	ja	nein
Ein Kriterium von a) – b) erfüllt	**ja**	**nein**

VI. Veränderungen von Lebenseinstellungen

a) Fehlende Zukunftsperspektive	ja	nein
b) Verlust von persönlichen Grundüberzeugungen und Werten	ja	nein
Ein Kriterium von a) – b) erfüllt	**ja**	**nein**

Vorliegen einer komplexen Posttraumatischen Belastungsstörung:

Alle Störungsbereiche von I – VI vorhanden	**ja**	**nein**

Anhang 6: Fragebogen zur Rituellen Gewalt an Kindern von Pamela Hudson

Übersetzt von Thorsten Becker

A. Symptom-Cluster bei jungen Opfern

1. Agiert das Kind zwanghaft erotisches Verhalten aus, z. B. durch Nachspielen sexueller Handlungen?

   ○ Ja

   ○ Nein

   Anmerkungen:

2. Entwickelt das Kind eine plötzliche Furcht vor Regen, dem Badezimmer, Baden oder Haarewaschen?

   ○ Ja

   ○ Nein

   Anmerkungen:

3. Hat das Kind Albträume, nächtliche Furcht (Schreien, Sitzen im Bett und Nichterkennen der Eltern) oder nächtliche Schweißausbrüche?

   ○ Ja

   ○ Nein

   Anmerkungen:

4. Entwickelt das Kind eine extreme Angst davor, von den Eltern getrennt zu werden? Weigert sich das Kind plötzlich, in die Schule oder den Kindergarten zu gehen?

   ○ Ja

   ○ Nein

   Anmerkungen:

5. Entwickelt das Kind plötzlich ein überaggressives Verhalten oder hat es Stimmungsschwankungen („Koller") oder widersetzt es sich oder stört beim Lernen in der Schule?

   ○ Ja

   ○ Nein

   Anmerkungen:

6. Hat das Kind plötzlich eine Essstörung entwickelt / seine Essgewohnheiten verändert, z. B. indem es sich weigert Fleisch, Spaghetti, Ketchup, Tomaten zu sich zu nehmen?

   ○ Ja

   ○ Nein

   Anmerkungen:

7. Zeigt das Kind Furcht, wenn es Zeit ist, ins Bett zu gehen, weigert sich, alleine zu schlafen, entwickelt eine Furcht vor Dunkelheit oder weigert sich, ins Bett zu gehen?

   ○ Ja

   ○ Nein

   Nicht angegeben, aber:

8. Muss sich das Kind häufiger ohne ersichtlichen Grund übergeben? Klagt das Kind häufiger über Bauchschmerzen?

   ○ Ja

   ○ Nein

   Nicht angegeben, aber:

9. Gab es eine gründliche, beweissichernde Untersuchung durch einen im Bereich von sexuellem Kindesmissbrauch / Kindesmisshandlung erfahrenen Arzt / Pädiater mit Untersuchungsergebnissen, die denen sexueller Übergriffe entsprechen?

   ○ Ja

   ○ Nein

   Nicht angegeben, aber:

10. Hat sich das Verhalten des Kindes auf der Toilette plötzlich verändert oder umgekehrt? Kotet oder nässt das Kind ein?

   ○ Ja

   ○ Nein

   Nicht angegeben, aber:

11. Erscheint das Kind zeitweise verwirrt / benommen, unter Drogen gesetzt oder erschöpft, wenn es aus dem Elternhaus, dem Kindergarten oder der Schule kommt?

   ○ Ja

   ○ Nein

   Nicht angegeben, aber:

B. *Aussagen über sexuelle Übergriffe*

1. Berichtet das Kind von Gruppensex unter Kindern oder davon, von anderen Kindern belästigt worden zu sein?

   ○ Ja

   ○ Nein

   Nicht angegeben, aber:

2. Berichtet das Kind von fremden Erwachsenen, Mitarbeitern des Kindergartens / der Schule oder von Babysittern belästigt worden zu sein?

   ○ Ja

   ○ Nein

   Nicht angegeben, aber:

C. Aussagen über physische oder psychische Misshandlung

1. Berichtet das Kind davon, in einem Käfig oder „Gefängnis" eingeschlossen worden zu sein?

   ○ Ja

   ○ Nein

   Nicht angegeben, aber:

2. Berichtet das Kind davon, dass die MisshandlerInnen damit gedroht haben, seine Eltern, Geschwister oder Haustiere zu töten, wenn es „erzählt"?

   ○ Ja

   ○ Nein

   Nicht angegeben, aber:

3. Berichtet das Kind davon, in eine Kiste oder einen Sarg eingesperrt worden zu sein?

   ○ Ja

   ○ Nein

   Nicht angegeben, aber:

4. Berichtet das Kind davon, unter Wasser gehalten / gedrückt worden zu sein?

   ○ Ja

   ○ Nein

   Nicht angegeben, aber:

5. Berichtet das Kind davon, mit Pistolen oder Messern bedroht worden zu sein?

   ○ Ja

   ○ Nein

   Nicht angegeben, aber:

6. Berichtet das Kind davon, oral oder über eine Injektion mit Nadeln („gepiekt“) Drogen verabreicht bekommen zu haben?

   ○ Ja

   ○ Nein

   Nicht angegeben, aber:

7. Berichtet das Kind davon, während des Missbrauchs / der Misshandlungen fotografiert oder gefilmt worden zu sein?

   ○ Ja

   ○ Nein

   Nicht angegeben, aber:

8. Berichtet das Kind davon
   - mit Stricken, Drähten oder Kabeln gefesselt,
   - an Haken gehängt,
   - in Schränke gesperrt,
   - auf ein (auf der Spitze stehendes) Pentagramm gelegt
   - oder an ein umgekehrtes Kreuz gefesselt

   worden zu sein?

   ○ Ja

   ○ Nein

   Nicht angegeben, aber:

9. Beschreibt das Kind, dass die MisshandlerInnen Roben oder / und Masken sowie Kerzen getragen haben?

   ○ Ja

   ○ Nein

   Nicht angegeben, aber:

10. Beschreibt das Kind, verkleidet an einer (Schein-)Hochzeitsfeier teilgenommen zu haben?

   ○ Ja

   ○ Nein

   Nicht angegeben, aber:

11. Berichtet das Kind davon, dass auf es uriniert und gekotet wurde? Berichtet das Kind, dass es Kot und / oder Urin zu sich nehmen musste?

   ○ Ja

   ○ Nein

   Nicht angegeben, aber:

12. Beschreibt das Kind das Quälen und Töten von Tieren (dies kann auch das Trinken von Tierblut beinhalten)?

   ○ Ja

   ○ Nein

   Nicht angegeben, aber:

13. Beschreibt das Kind, dass es operiert worden ist oder das „irgendetwas“ mit seinem Körper gemacht wurde, irgendetwas, dass das Kind weder verändern noch kontrollieren kann?

   ○ Ja

   ○ Nein

   Nicht angegeben, aber:

14. Beschreibt das Kind die Folterung und sexuellen Übergriffe auf sich selbst oder andere?

   ○ Ja

   ○ Nein

   Nicht angegeben, aber:

15. Beschreibt das Kind, dass kleine Kinder und Babys getötet, zerteilt und von Ritualteilnehmern gegessen wurden und dass es manchmal daran teilnehmen musste? (Der Untersuchende sollte das Kind dahingehend befragen, ob das Kind gesehen hat, dass Jugendliche oder Erwachsene getötet und gegessen wurden; dies ist von Kindern in einigen Fällen berichtet worden.)

   ○ Ja

   ○ Nein

   Nicht angegeben, aber:

16. Berichtet das Kind davon, aus der Einrichtung mit einem Auto, Flugzeug, Hubschrauber, Boot oder einem ungewöhnlichen Fahrzeug / Transportmittel fortgebracht worden zu sein?

   ○ Ja

   ○ Nein

   Nicht angegeben, aber:

17. Beschreibt das Kind, dass es zu Kirchen, anderen Tageseinrichtungen oder Friedhöfen gebracht wurde, um es zu terrorisieren, zu foltern oder sexuelle Übergriffe zu begehen?

   ○ Ja

   ○ Nein

   Nicht angegeben, aber:

18. Beschreibt das Kind, dass es an unterirdische Plätze wie Höhlen, Krypten, „dem Loch“ oder Tunneln gebracht wurde, um es noch weiter zu terrorisieren, zu foltern oder sexuelle Übergriffe zu begehen?

    ○ Ja

    ○ Nein

    Nicht angegeben, aber:

19. Spricht das Kind von einem „Popomann“ oder einer „Badefrau“ bzw. „Waschfrau“?

    ○ Ja

    ○ Nein

    Nicht angegeben, aber:

Zusatzinformationen

Ausstellungsdatum:

Gegenwärtiges Alter des Kindes:

Geschlecht:

Kind hält sich auf bei:

1. Eltern
2. Verwandten
3. Pflegeeltern
4. Einrichtungen (Name, Ort?)

Vermutete / Angegebene Dauer des Missbrauchs / der Misshandlung:
von __ / __ bis __ / __

Alter zum Zeitpunkt des Missbrauchs / der Misshandlung:

Alter zum Zeitpunkt der ersten Offenbarung:

Kind wird / wurde wegen Missbrauch / Misshandlung behandelt:
Wenn nein – warum nicht?

Beschuldigte Täter:
- einer / mehrere
- männlich / weiblich / beides
- Verwandte / Freunde / Fremde
- Hautfarbe

Ort der geschilderten Misshandlung:
1. Zu Hause
2. Schule
3. Vorschule
4. Kindergarten
5. erweiterte Familie
6. Sommerlager
7. kirchliche Einrichtung
8. andere

- Untersuchung durch Strafverfolgung?
- Täter ermittelt?
- Täter verurteilt?
- Person, die den Fragebogen beantwortet hat:

  Beziehung zum Kind:
  Name:
  Straße:
  Postleitzahl, Ort:
  Bundesland:
  Telefon:

Veröffentlicht in: Pamela Hudson, Ritual Child Abuse – Discovery, Diagnosis and Treatment; Saratoga, 1991; S. 31–38.

Index